全国普通高等中医药院校药学类专业第三轮规划教材

中药分析学（第3版）

（供中药学、药学及相关专业用）

主　编　张　丽　尹　华

副主编　千国平　王小平　张　玲　马东来　肖　伟　包贝华

编　委　（以姓氏笔画为序）

千国平（湖北中医药大学）　马东来（河北中医药大学）

王　皎（云南中医药大学）　王小平（陕西中医药大学）

尹　华（浙江中医药大学）　包贝华（南京中医药大学）

朱晓静（山东中医药大学）　刘永静（福建中医药大学）

张　丽（南京中医药大学）　张　玲（安徽中医药大学）

罗庆云（南京农业大学）　周　晋（湖南中医药大学）

周婷婷（海军军医大学）　耿　婷（南京中医药大学翰林学院）

肖　伟（江苏康缘药业股份有限公司）　蒙雄裕（浙江中医药大学）

秘　书　张　毅（南京中医药大学）

中国健康传媒集团

中国医药科技出版社

内 容 提 要

本教材是“全国普通高等中医药院校药学类专业第三轮规划教材”之一，依照教育部相关文件和精神，根据专业教学要求和本课程特点，紧扣《中国药典》2020年版（一部）编写而成。全书共分十章，主要介绍了中药分析学的概念、研究对象、任务及特点、中药分析的基本程序、国家药品标准、中药鉴别、检查、含量测定、中药中各类化学成分分析、生物样品内中药化学成分的分析、中药生产过程的质量分析以及中药质量标准的制定等内容。本教材为“书网融合”教材，即纸质教材有机融合电子教材、教学配套资源（PPT、微课、视频、图片等）、题库系统、数字化教学服务（在线教学、在线作业、在线考试），使教学资源更加多样化、立体化。

本教材实用性强，主要供中医药院校中药学、药学及相关专业使用，也可供其他相关专业的中药分析学课程教学使用。

图书在版编目（CIP）数据

中药分析学/张丽，尹华主编．—3版．—北京：中国医药科技出版社，2023.7（2024.12重印）

全国普通高等中医药院校药学类专业第三轮规划教材

ISBN 978－7－5214－4008－9

Ⅰ.①中… Ⅱ.①张… ②尹… Ⅲ.①中药材－药物分析－中医学院－教材 Ⅳ.①R284.1

中国国家版本馆CIP数据核字（2023）第128803号

美术编辑 陈君杞
版式设计 友全图文

出版 **中国健康传媒集团**｜中国医药科技出版社
地址 北京市海淀区文慧园北路甲22号
邮编 100082
电话 发行：010－62227427 邮购：010－62236938
网址 www.cmstp.com
规格 889mm×1194mm $^{1}/_{16}$
印张 16
字数 447千字
初版 2015年8月第1版
版次 2023年7月第3版
印次 2024年12月第2次印刷
印刷 北京印刷集团有限责任公司
经销 全国各地新华书店
书号 ISBN 978－7－5214－4008－9
定价 49.00元

出版说明

“全国普通高等中医药院校药学类专业第二轮规划教材”于2018年8月由中国医药科技出版社出版并面向全国发行，自出版以来得到了各院校的广泛好评。为了更好地贯彻落实《中共中央　国务院关于促进中医药传承创新发展的意见》和全国中医药大会、新时代全国高等学校本科教育工作会议精神，落实国务院办公厅印发的《关于加快中医药特色发展的若干政策措施》《国务院办公厅关于加快医学教育创新发展的指导意见》《教育部　国家卫生健康委　国家中医药管理局关于深化医教协同进一步推动中医药教育改革与高质量发展的实施意见》等文件精神，培养传承中医药文化，具备行业优势的复合型、创新型高等中医药院校药学类专业人才，在教育部、国家药品监督管理局的领导下，中国医药科技出版社组织修订编写“全国普通高等中医药院校药学类专业第三轮规划教材”。

本轮教材吸取了目前高等中医药教育发展成果，体现了药学类学科的新进展、新方法、新标准；结合党的二十大会议精神、融入课程思政元素，旨在适应学科发展和药品监管等新要求，进一步提升教材质量，更好地满足教学需求。通过走访主要院校，对2018年出版的第二轮教材广泛征求意见，针对性地制订了第三轮规划教材的修订方案。

第三轮规划教材具有以下主要特点。

1.立德树人，融入课程思政

把立德树人的根本任务贯穿、落实到教材建设全过程的各方面、各环节。教材内容编写突出医药专业学生内涵培养，从救死扶伤的道术、心中有爱的仁术、知识扎实的学术、本领过硬的技术、方法科学的艺术等角度出发与中医药知识、技能传授有机融合。在体现中医药理论、技能的过程中，时刻牢记医德高尚、医术精湛的人民健康守护者的新时代培养目标。

2.精准定位，对接社会需求

立足于高层次药学人才的培养目标定位教材。教材的深度和广度紧扣教学大纲的要求和岗位对人才的需求，结合医学教育发展“大国计、大民生、大学科、大专业”的新定位，在保留中医药特色的基础上，进一步优化学科知识结构体系，注意各学科有机衔接、避免不必要的交叉重复问题。力求教材内容在保证学生满足岗位胜任力的基础上，能够续接研究生教育，使之更加适应中医药人才培养目标和社会需求。

3. 内容优化，适应行业发展

教材内容适应行业发展要求，体现医药行业对药学人才在实践能力、沟通交流能力、服务意识和敬业精神等方面的要求；与相关部门制定的职业技能鉴定规范和国家执业药师资格考试有效衔接；体现研究生入学考试的有关新精神、新动向和新要求；注重吸纳行业发展的新知识、新技术、新方法，体现学科发展前沿，并适当拓展知识面，为学生后续发展奠定必要的基础。

4. 创新模式，提升学生能力

在不影响教材主体内容的基础上保留第二轮教材中的“学习目标”“知识链接”“目标检测”模块，去掉“知识拓展”模块。进一步优化各模块内容，培养学生理论联系实践的实际操作能力、创新思维能力和综合分析能力；增强教材的可读性和实用性，培养学生学习的自觉性和主动性。

5. 丰富资源，优化增值服务内容

搭建与教材配套的中国医药科技出版社在线学习平台“医药大学堂”（数字教材、教学课件、图片、视频、动画及练习题等），实现教学信息发布、师生答疑交流、学生在线测试、教学资源拓展等功能，促进学生自主学习。

本套教材的修订编写得到了教育部、国家药品监督管理局相关领导、专家的大力支持和指导，得到了全国各中医药院校、部分医院科研机构和部分医药企业领导、专家和教师的积极支持和参与，谨此表示衷心的感谢！希望以教材建设为核心，为高等医药院校搭建长期的教学交流平台，对医药人才培养和教育教学改革产生积极的推动作用。同时，精品教材的建设工作漫长而艰巨，希望各院校师生在使用过程中，及时提出宝贵意见和建议，以便不断修订完善，更好地为药学教育事业发展和保障人民用药安全有效服务！

数字化教材编委会

主　编　张　丽　尹　华

副主编　干国平　王小平　张　玲　马东来　肖　伟　包贝华

编　委（以姓氏笔画为序）

干国平（湖北中医药大学）　马东来（河北中医药大学）

王　皎（云南中医药大学）　王小平（陕西中医药大学）

尹　华（浙江中医药大学）　包贝华（南京中医药大学）

朱晓静（山东中医药大学）　刘永静（福建中医药大学）

张　丽（南京中医药大学）　张　玲（安徽中医药大学）

罗庆云（南京农业大学）　周　晋（湖南中医药大学）

周婷婷（海军军医大学）　耿　婷（南京中医药大学翰林学院）

肖　伟（江苏康缘药业股份有限公司）　蒙雄裕（浙江中医药大学）

秘　书　张　毅（南京中医药大学）

前言 PREFACE

中药分析学是以中医药理论为指导，综合运用物理学、化学、生物学和信息学等分析理论和方法，研究中药质量评价方法及标准的一门应用性学科，是中药学一级学科的重要组成部分。中药分析学是中药学类专业的核心课程之一，课程教学目标是完成中药学类专业人才培养方案中要求学生掌握中药分析基本技能，培养学生具备中药品质评价的基本能力和技能及中药成分的分析评价等任务。

《中药分析学》是“全国普通高等中医药院校药学类专业第三轮规划教材”之一，根据教育部相关文件精神及中药学类、药学类专业教学要求和课程特点编写而成。《中药分析学》，自2015年8月首次出版以来，经多年教学实践，使用效果受到同行们的肯定，并成功获评“十三五”江苏省高等学校重点教材。为适应新形势下高素质创新型、应用型人才培养要求，本次第三版教材修订在保留上一版教材体系框架与结构的基础上，紧扣《中国药典》2020年版（一部），对部分内容进行更新与完善，力求突出内容的进展性、系统性；分析方法的可靠性、普及性；格式体例的规范性、新颖性以及应用实例的代表性和示范性。在体现中药分析特点的同时，充分反映中药分析的发展趋势与《中国药典》2020年版的精髓。本版教材更加完善并丰富了数字化教学资源，以期为教材使用者提供更为全面的学习内容。

党的二十大对人才培养和科学研究提出了更高要求，这些要求亦是编写高质量专业教材的动力所在。本教材在编写中强化了课程思政和劳动育人理念，通过思政元素的挖掘，使学生在专业课程的学习中不断强化中医药自信和职业素养。作为一门实践性很强的课程，本教材通过实例，不断强化学生劳动出真知的感悟。本教材同时配套有《中药分析学实验》，内容精选单元实验、综合性和设计性实验，旨在培养学生规范操作，引导学生感悟实践出真知的劳动意识，激发学生自主学习的积极性。

本教材共分为十章，编者以中药质量标准制定为主线进行相关内容编写。编写内容与具体分工如下：第一章绪论（张丽）；第二章中药分析的依据与基本程序（尹华），第三章中药分析供试品的制备（干国平）；第四章中药的鉴别（张玲、刘永静）；第五章中药的检查（王小平、罗庆云）；第六章中药的含量测定（周晋、朱晓静）；第七章中药各类化学成分的分析（马东来、蒙雄裕、王皎）；第八章生物样品内中药成分的分析（周婷婷）；第九章中药生产过程质量分析（耿婷、肖伟）；第十章中药质量标准的制定（包贝华）；编写秘书（张毅）。本教材可供中医药院校中药学类和药学类专业使用，也可供其他相关专业的中药分析学课程教学使用。同时，也可供从事中药质量检验、中药生产、中药新药研发等工作的专业技术人员参阅。

本教材在编写过程中得到了各编者所在单位的大力支持，南京中医药大学药学院张毅老师参加了大量的协编工作，在此一并表示衷心的感谢。本教材不足之处在所难免，敬请同行专家、学者及各高等中医药院校师生不吝赐教，以便再版时修订。

编　者

2023年5月

CONTENTS 目录

第一章　绪　论

PPT

学习目标

知识目标

1. **掌握**　中药分析学的概念、意义、研究对象和任务。
2. **熟悉**　中药分析的研究内容和特点。
3. **了解**　中药分析的历史沿革与发展。

技能目标　通过本章的学习，能够明确中药分析的意义、目的、任务，了解中药分析的历史沿革和发展趋势，具备区分中药分析与化学药物分析特点的能力。

素质目标　具备既掌握中医药传统理论基础知识，又熟悉现代药品质量评价项目的综合素质。

作为中华民族宝贵的文化遗产，中药以其独特的疗效，尤其是对一些疑难病症良好的临床疗效，在世界范围内产生着越来越广泛而积极的影响。作为特殊的商品，中药的质量与人民的身体健康及生命安全息息相关，但中药的质量评价方法及标准受限于中医药独特的理论体系和复杂的物质基础而面临着巨大的挑战。近年来，如何在充分发挥中药深厚的理论体系与丰富的临床实践经验优势的基础上，通过思路与方法的突破和创新，解决中药质量评价与标准的关键问题，实现中药从原药材到药品的质量评价方法与手段的发展创新，提高中药质量控制水平，推动中药的现代化和国际化，是中药分析学科的重要研究任务，也是中药分析工作者的努力方向。

第一节　中药分析学的研究对象、意义和任务

一、中药分析学的研究对象

微课1

中药分析学（analysis of chinese material medica）是以中医药理论为指导，综合运用物理学、化学、生物学和信息学等分析理论和方法，研究中药质量评价方法及标准的一门应用性学科，其研究对象包括中药材、中药饮片、中药提取物和中药制剂，是中药学一级学科的重要组成部分。

中药材（chinese crude drugs）简称“药材”，是指取自天然、经产地加工而成的药用物质，是中药饮片的原料药。中药饮片（prepared slices of chinese crude drugs）简称“饮片”，是指按照中医药理论，将中药材经过加工炮制后可直接用于中医临床或制剂生产的药品。中药提取物（extractives of chinese material medica）简称“提取物”，是指从中药中制得的挥发油、油脂、有效部位和有效成分，包括以水或醇等为溶剂经提取制得的流浸膏、浸膏或干浸膏、含有一类或数类有效成分的有效部位和含量达到90%以上的单一有效成分。中药制剂（traditional chinese medicine preparations）简称“制剂”，是指在中医药理论指导下，以中药饮片或提取物等为原料，按规定的处方和方法加工制成一定剂型的药品。目前，临床使用的中药制剂从使用范围上可分为中成药和医院制剂。

二、中药分析的意义和任务 微课 2

为了保证中药的质量，国家在中药生产、流通等各个环节采取了多项积极措施，颁布并实施了《中华人民共和国药品管理法》，在此基础上，国家药品监督管理局制定并实施了《中药材生产质量管理规范》(GAP)、《药品非临床研究试验管理规范》(GLP)、《药品生产质量管理规范》(GMP)、《药品经营质量管理规范》(GSP)、《药品临床研究试验管理规范》(GCP)、《医疗机构制剂配制质量管理规范》(GUP) 和《药品注册管理办法》等一系列药品管理法律法规，组织定期修订、颁布国家药品标准，并设立了各级药品检验机构，开展药品的相关检验工作。

中药的质量与公众的生命安全息息相关，因此，保证和提高中药的质量是中药工作者的重要任务。众所周知，生产出优质的药品与药品的生产，就中药而言包括中药的种植、饮片的炮制加工、新药的研究与制剂的生产流通等中药产业化各过程悉悉相关，均需要有良好的质量标准做引导。《中华人民共和国药品管理法》明确规定，药品质量必须符合国家药品标准，不合格药品不允许生产、销售和使用，从而明确了中药生产质量管理和检验工作的法制化属性，凸显了中药分析在药品生产过程中的重要地位。因此，中药分析如同中药产业化过程中的眼睛，引导中药产业的良性发展，保证着中药临床应用的安全与有效。

中药在临床应用中采用独特的中医药传统理论为指导，但其复杂的化学组成使与其不同功效相对应的定性定量分析对照物的选择面临较大的挑战。同时，其药效成分较低的含量亦对分析方法的选择提出了较高的要求。因此，中药分析的主要任务包括：中药定性定量分析用标准物质的研究；中药质量评价方法学研究，包括中药常规质量检测、中药在线生产检测、中药体内分析等质量评价方法的研究；中药质量标准的建立及中药的质量评价。通过多学科的协作，全面提高中药的质量评价水平和质量标准。

第二节　中药分析的研究内容和特点

一、中药分析的研究内容

中药分析的研究内容主要表现在中药质量标准的建立及其质量评价，重点涉及鉴别、检查及含量测定三个方面。

1. 鉴别　鉴别是指根据中药的组织学特征、生物学特征及所含化学成分的理化特征，通过性状鉴别、显微鉴别、理化鉴别和生物鉴别对中药的真伪进行判断。

鉴别是开展中药质量检验工作的首要内容，也是评价中药质量的前提依据。在实际工作中，应采用多种方法，完善中药的鉴别项内容，以提高中药的质量标准。当对已有标准的中药进行评价时，应根据待检中药质量标准中鉴别项下规定的各项检验内容和方法逐项检验，综合各项结果后才能做出正确判断。

2. 检查　中药的检查主要指常规物质检查、有害物质检查（内源性有害物质检查和外源性有害物质检查）及制剂通则检查等，其检验结果可用于评价药品临床使用的安全性。其中常规物质检查主要包括水分、总灰分及酸不溶性灰分等检查。内源性有害物质是指中药自身所含有的有害物质，如银杏叶及其提取物中的银杏酸、川乌及附子中的双酯型生物碱、阿胶中的挥发性碱性物质等；外源性有害物质是指中药在种植、加工生产等过程中从外部环境中引入的有害物质，如有害元素、农药残留、真菌毒素等。制剂通则检查是依据制剂的基本属性对药品质量进行评价，以保证制剂的稳定性。检查项目及内容与剂型有关，如硬胶囊剂的水分测定、装量差异、崩解时限等检查要求；注射剂的装量、pH 值、不溶性微粒、无菌等检查要求。

3. 含量测定 含量测定是指对中药中一个或多个有效成分、毒性成分或指标性成分的含量进行分析，以评价药品质量的优劣。针对目前一些中药有效成分尚不十分清楚、有效成分的含量测定还不能普遍应用的现状，某些中药可以以有效部位或总成分的含量来评价药品的质量，如测定总黄酮、总生物碱、挥发油、总皂苷、总氮量等。

二、中药分析的特点

中药因其独特的理论体系和复杂的物质基础，使得中药分析具有明显迥异于化学药物分析的特点。

1. 指标选择的中医药理论指导性 中药的临床应用遵循中医药理论指导，单味药有各自特定的性味归经、功能主治，非生品的饮片往往因炮制而引起药性改变，其中的化学成分发生量变甚至质变，复方制剂中各药味又有君、臣、佐、使之分，其临床配伍应用所体现的药效往往非中药复方中某单一成分所能完成。鉴于中药化学成分的复杂性和复方药效物质基础研究的薄弱，目前在制定中药质量标准中尚不能对复方制剂中所有药味及其有效成分进行分析测定。因此，中药质量标准建立指标选择时，应以中医药理论为指导，单味药应尽可能选择与中医临床功能主治相吻合的成分或专属性成分，非生品的饮片宜结合炮制机制的研究，选择适宜的指标成分，复方制剂应优先选择君药或臣药，或贵重药品，或有毒中药等作为主要检测药味，在此基础上，再选择与该复方制剂功能主治密切相关的指标成分，以充分体现质量标准的可控性。如山茱萸，补益肝肾，收涩固脱，其定量指标由 2000 年前多版药典中的熊果酸修订为具有较强专属性且具有免疫增强作用的马钱苷。有毒中药川乌，经炮制后其毒性较大的双酯型生物碱转化为毒性较小的醇型结构，因此，制川乌的质量标准中，除以苯甲酰乌头原碱、苯甲酰次乌头原碱、苯甲酰新乌头原碱为含量测定的指标并规定了定量范围外，还以毒性成分乌头碱、次乌头碱、新乌头碱为双酯型生物碱的检查指标，规定了上限。又如由苦参、蛇床子、大黄、百部、乌梅等制成的妇必舒阴道泡腾片，清热燥湿，抗菌消炎，杀虫止痒，其质量标准中选择测定君药苦参与蛇床子中具有清热利湿作用的苦参碱与具有广谱抗菌作用的蛇床子素作为定量指标。

2. 中药化学成分的复杂性 中药化学成分复杂，即使是单味药，也含有多种成分，更遑论由多味中药组成的复方制剂。更由于复方配伍及制剂的制备过程中某些化学成分会发生相互影响，使原有化学成分的含量发生较大变化，或产生新成分，进而增大了质量分析难度。因此，中药分析的难点之一是供试品溶液制备过程相对较化学药复杂，往往需要经过提取、净化、浓缩等步骤。同时，建立中药质量标准时，应充分考虑中药有效成分的非单一性，尤其是中药提取物与中药复方制剂多成分、多层次、多靶点作用的特点，将成分测定与整体指纹图谱/特征图谱评价相结合，全面、客观、科学地评价中药质量。如对丹参总酚酸提取物，采用指纹图谱加指标成分迷迭香酸和丹酚酸 B 定量相结合的方法建立该提取物的质量标准。对由桂枝、茯苓、牡丹皮、桃仁和白芍五味药制成的桂枝茯苓胶囊，采用丹皮酚、芍药苷和苦杏仁苷含量测定与指纹图谱相结合的质量评价模式建立制剂的质量标准。这种质量评价模式，既可充分体现中医药理论对指标选择的有效指导，又可较为全面地评价中药提取物与中药制剂的质量。

3. 杂质来源的多样性 中药材来源于自然，土壤质量、水质状况及大气污染等环境因素都与其品质的形成有密切联系。近年来，国内整体自然环境状况的恶化与中药材生产过程中部分人为因素的影响，造成部分中药材农药残留及有害元素超标，严重影响了中药的品质及临床使用安全。因此，近年来，中药，尤其是中药材的质量标准中加大了有害元素与农药残留的检查力度，以期引导绿色中药的生产，更好地推动中药产业的健康发展，加快中药的国际化进程。中药饮片在炮制加工过程中，因防腐、防虫等需要，有时会使用一定的辅料，此情况下，若工艺控制不严格，易导致辅料残留并可能产生一定的毒副作用。因此，对部分应用有潜在安全性的辅料炮制的饮片，应制定相应辅料残留限量的检查标准，如制天南星的质量标准中，规定了白矾限量的检查标准。中药提取物与中药制剂原辅料的质量决定了中药制剂初始的杂质水平；在生产过程中，两者又可能因生产设备引入物理杂质，或因部分化学成分发生氧化、降解与沉淀等反应而引入非药效物质，如大孔吸附树脂在使用中易降解产生小分子毒性成分，因此针对工艺中采用大孔吸附树脂等用于富集纯化的提取物和制剂，如三七三醇皂苷和三七总皂苷，需进行相应的树脂残留检查；第三，两者的包装与贮存保管条件的不当，亦会导致产品霉变、腐败、有效成分的分解等。上述种种，均使中药提取物与中药制剂杂质的来源呈现多样性。因此，中药提取物与中药制剂的质量标准，应结合生产的全过程，加强对影响质量关键点的标准制订，以利于两者严格生产操作规程并选择适合其自身特点的包装与贮存保管条件，从而加强包括中药原辅料质量在内的全面质量管理。

第三节 中药分析的历史沿革与发展

一、中药分析的历史沿革

中药的质量评价始自中药的发现，随着中药事业的不断发展，人们对中药质量评价的需求亦不断提高，评价方法也经历了一个由主观到客观，由简单浅显到深入全面的过程。中药分析技术与手段的发展，大致可分为以下三个阶段。

1.“辨状论质”，主观经验为主阶段 自《神农本草经》始，人们逐渐依据药材的形状、大小、颜色、气味、表面、质地、断面等特征鉴别药材的真伪，有时对部分药材亦辅以简单粗糙的火试法和水试法。如《本草经集注》记载云母“色青白多黑”，朱砂“光色如云可折者良”。秦皮，外表面灰白色、灰棕色至黑棕色，特征不突出，但苏恭谓：“秦皮……取皮渍水便碧色，书纸看之皆青色者，是真。”这些质量评价方法简便，易行，其中的一些方法，历经千百年的验证，至今仍不失为中药质量研究工作者初筛药物的好方法。但因受限于当时的科技水平，且多以人的感官经验为主，主观性较强，上述方法的应用亦有其自身的限制。尤其对于制剂，因缺乏科学的检测手段，只能感叹“丸、散、膏、丹，神仙难辨”，以“修合虽无人见，存心自有天知”的道德修养来约束。

2.“显微分析”，现代技术手段引入阶段 20 世纪 50 年代开始，国内有学者将植物学中的显微鉴别方法大胆尝试于中药的真伪鉴别，并积累了丰富且有意义的数据。1977 年版《中华人民共和国药典》（以下简称《中国药典》）中更是以法定分析方法确立了显微鉴别在中药真伪鉴别中的地位，作为药材、饮片及含粉末中药制剂的重要鉴别手段。2020 年版《中国药典》（一部）共收载显微鉴别 1174 项。

3.“理化分析”，客观定量、综合评价阶段 20 世纪 70 年代始，鉴于中药产业对中药质量评价方法及标准提出的更高要求，在继承传统“辨状论质”经验鉴别和显微鉴别的基础上，中药分析汲取了现代分析化学等学科的研究成果，广泛引入 UV、IR 等光谱技术与 PC、TLC、HPLC、GC 等色谱分析技术，并借鉴化学药品的质量评价模式，建立针对成分的定性、定量标准。同时，得益于相关学科的进步，联用技术也在中药分析中得到了有效应用。基于对中药疗效是多成分、多靶点协同作用的认识，仅从一个或几个成分进行评价，已无法满足对中药进行全面有效质量评价的需求，因此，中药指纹图谱/特征图谱技术，一种中药质量多指标综合评价模式，一经引入，即在中药分析中得到了快速的应用。国家药品监督部门于2004年起要求所有中药注射剂均需增加指纹图谱项，近几版《中国药典》在修订中，采用指纹图谱/特征图谱结合指标成分定量进行质量评价的品种大幅增加，2020年版《中国药典》更是在67个中药材、中药饮片、中药提取物及中成药品种项下规定指纹图谱/特征图谱的质量要求。进入21世纪后，整合了色谱法对复杂样品的高分离度与质谱法高选择性、高灵敏度及高定性优势的色谱－质谱联用技术，大大提高了中药微量成分的检测能力。以适用于挥发性成分分析的气相色谱－质谱联用与适用于非挥发性组分分析的液相色谱－质谱联用为代表的各种色谱－质谱联用技术渐已成为中药分析学科的重要技术手段，广泛应用于中药质量评价及体内分析等研究领域。

二、中药分析的发展趋势

理想的药品质量标准应该能够说明物质基础与临床疗效之间的关系，然而目前，中药的质量标准尚存在较多困境，绝大多数中药还无法像化学药品一样明确说明所含成分的种类、各成分之间的相互关系及其对机体的作用机制，从而导致目前的中药质量标准，尤其是优劣评价标准存在较多的不足。但得益于相关学科理论与方法技术的进步，中药分析方法和中药的质量评价模式也向着科学化、规范化的方向发展，呈现着如下的发展趋势。

1. 中药生物活性评价方法的应用将越来越广泛 中药生物活性评价包括中药生物鉴别和中药生物活性测定。其中，生物鉴别是基于药效学和分子生物学技术的鉴别方法，生物活性测定是以药物的生物效应为基础，以生物统计为工具，运用特定的实验设计，测定药物有效性的一种方法，与化学测定共同构成了药品有效性测定体系。中药含有多种活性成分，仅评价少数成分不能完全评价其质量和反映临床疗效，因此，适用于复杂体系、多活性成分的生物评价方法一经引入中药质量评价，便得到了较高的关注，继2010年版《中国药典》收载乌梢蛇与蕲蛇饮片的生物鉴别法后，2015年版《中国药典》又在川贝项下收载生物鉴别法，2020版《中国药典》再次在霍山石斛、金钱白花蛇项下收载生物鉴别法。中药生物活性评价方法以其专属性强和准确性高的优点必将成为现有中药化学成分评价的重要补充，在中药质量评价中得到越来越广泛的应用。

2. 联用技术在中药分析中将越来越普及 中药所含化学成分复杂，干扰大，往往需要分离成单一成分后进行定性定量研究，但传统的质量评价方法，如单一的色谱法或质谱法不能兼顾未知成分分离与定性定量两方面的功能，因此，传统单一的质量分析检测方法较难客观准确地评价中药的质量。近年来涌现的各式联用技术，如气相色谱－质谱联用、液相色谱－质谱联用可以有效地实现色谱法高效分离能力和质谱法高灵敏度、高定性能力的完美结合，从而实现对中药复杂体系的分析。液相色谱－电感耦合等离子体质谱联用（HPLC-ICP-MS）更是突破了既往中药中元素只能测总量，不能按分子存在形式进行评价的束缚，实现了对中药中元素不同存在形式的定量分析，从而有助于中药作用机理的探讨，必将提高中药质量标准制订的科学性。

3. 自动化、便携式、快速智能在线检测方法将越来越广泛 中药产业涉及原药材的种植、采收与初加工、饮片加工、提取物与制剂生产、流通、贮藏等多个环节，其中各加工生产与流通环节，亟需现场、在线式的快速检测，但目前现有的中药质量评价方法往往需要大型仪器设备，可移动性差，无法满足生产流通过程中的实时质量评价。移动式便携式气相色谱仪因其便携式的特点，已在中药现场分析中显示特色。近年来，近红外技术因其特有的非接触、实时、无损分析的优势，已越来越多地应用于中药生产过程控制。随着中药产业链高效过程质量评价需求的日益增强，便携式、自动化、快速智能在线检测方法将在中药质量评价中得到越来越广泛的应用。

4. 多指标、整体性中药质量评价模式将越来越普遍 既往的中药质量评价较多借鉴化学药物与天然药物分析的思路与手段，仅仅通过单一有效成分或指标性成分进行。中药，尤其是其中的植物药，作为多成分的复杂体系，其指标成分往往含量较低，因此，所选择的指标较难全面评价中药的质量。同时，近似的中药往往含有相似的指标成分，如黄连，主要以其中的有效成分小檗碱为评价指标，但小檗碱在多种植物中均有存在，以其作为唯一评价指标的专属性较差。因此，突破单一指标评价中药质量的限制，建立符合中医药理论的“多成分、多靶点、整体作用”特性的多指标、专属性成分定性定量分析方法已逐渐成为中药复杂体系分析未来的发展方向。如上述黄连，自 2010 年版《中国药典》起，即采用高效液相色谱法一测多评法，通过对小檗碱、药根碱、表小檗碱、黄连碱、巴马汀总量的控制，使其可控成分超过 10%，从而在整体上体现出与黄柏的区别。而黄柏增加了专属性成分——黄柏碱的质量评价。又如，由酸枣仁、丹参和五味子制成的枣仁安神胶囊，以丹参酮 II_A 和五味子醇甲共同评价其质量。借鉴法医学学科的中药指纹图谱以其模糊性、整体性的特点，较大限度地表达了药物的信息，现在已成为国际公认的植物药领域常规质量评价方法，因此一经引入中药质量评价，即得到了广泛的应用。中药指纹图谱所包含的活性成分群特征，既能反映中药成分类群特征，又较好地符合了中医药整体性特点，是实现中药成分整体质量评价的重要技术。随着相关学科的不断发展，多维多息指纹图谱、指纹图谱融合技术、在线指纹图谱等中药指纹图谱技术得到了飞速的发展。今后，结合中药多活性成分的定量评价与中药指纹图谱的质量评价模式因能提供更丰富、更客观的信息以有效地评价中药的内在质量，必将在中药的质量评价中得到更加广泛的应用。

5. 体内中药分析作为中药分析研究热点将越来越受关注 众所周知，中药作用于生物体，通过体内环节而发挥治疗作用。因此，对中药质量的有效评价，应建立在对中药体内过程及效应作用机制充分认识的基础上。但囿于科学技术发展水平的限制，在过去相当长的时间内，人们对中药质量的评价仅仅停留在对其外在品质的认识，即仅仅通过鉴别、检查和含量测定等检验项目来评价中药质量，而很少关注中药在体内的情况。自 20 世纪 70 年代以来，随着分析化学、临床药理学、生物药剂学学科的发展，人们可以借助现代高灵敏度、高选择性的分析手段实现对生物体内微量效应成分的评价，获得中药对体内内源性成分的影响及药物在体内吸收、分布、代谢、排泄等信息，从而促进中药作用机制的探讨及中药质量的评价，该领域的研究已越来越成为中药分析学学科的研究热点。

6. 中药的安全性检查将越来越加强 近年来随着人类健康需求意识和对药品安全性认识水平的日益提高，国内外不时有中药中毒的报道和有关传统药物安全性的质疑，已严重影响了中药的临床应用和其在国际市场的份额，中药安全性评价已经日益引起政府、社会和学者的高度重视。《中国药典》自 2000 年版起，不断完善农药残留量检查的范围和方法。自 2005 年版《中国药典》起新增原子光谱法测定有害元素的方法，2015 年版《中国药典》又新增高效液相色谱 - 电感耦合等离子体质谱联用法对中药中不同存在形式的元素进行分析，以及药材和饮片各 14 种的黄曲霉毒素检查，2020 年版《中国药典》更将原黄曲霉毒素检查扩展到包含黄曲霉毒素和赭曲霉毒素等在内的真菌毒素检查，以不断完善内源性和外源性有害物质限度评价方法，建立中药安全性数据库。随着检测水平的不断提高，中药的安全性评价能力也将不断加强。

答案解析

目标测试

1. 什么是中药分析学？中药分析的研究内容主要包括哪些？
2. 中药分析的特点有哪些？
3. 中药分析的发展趋势有哪些？

书网融合……

思政导航　　本章小结　　微课 1　　微课 2　　题库

（张　丽）

第二章　中药分析的依据与基本程序

PPT

学习目标

知识目标

1. **掌握**　中药分析工作的基本程序和要求。

2. **熟悉**　《中国药典》2020年版的组成与总则。

3. **了解**　《美国药典》《英国药典》《日本药局方》等外国药典。

技能目标　通过本章的学习，能够对中药分析的依据和基本程序有较全面的理解，具备客观真实、有效评价中药质量的能力和技能。

素质目标　既掌握中医药理论，又具备现代分析理论、技术与能力的综合素质。

中药分析的目的是客观真实、有效评价中药的质量，保证临床用药的安全、有效。中药分析工作者应掌握中药分析的依据和基本程序，掌握中药分析的常用分析方法及实验技能，熟悉《中国药典》，了解世界其他国家地区的药典，客观公正、真实准确地检验和评价中药质量。

第一节　中药分析的依据

药品标准是国家为保证药品质量，对药品的质量指标、检测方法和生产工艺等所做的技术规定，是药品研究、生产、经营、使用及监督管理等各环节必须共同遵守的、具有强制性的技术准则和法定依据。《中华人民共和国药品管理法》规定，药品必须符合国家药品标准。我国现行的国家药品标准包括《中华人民共和国药典》（简称《中国药典》）和局（部）颁药品标准，是中药质量评价的基本依据。

一、中国药品标准

（一）《中华人民共和国药典》

《中华人民共和国药典》（Pharmacopoeia of The People′s Republic of China），简称《中国药典》（Chinese Pharmacopoeia，缩写 ChP），是国家为保证药品质量稳定可控，确保人民用药安全有效而依法制订的药品法典，是国家药品标准体系的核心，由国家药典委员会负责制定和修订。药典中收载的是疗效确切、副作用小、质量稳定可控的常用药物及其制剂，规定其制备要求、鉴别、杂质检查、含量测定方法等质量标准，作为药品生产、检验、经营与使用的依据。

1. 历版《中国药典》简介　中华人民共和国成立以来，我国已修订出版了十一版《中国药典》，分别为1953年版、1963年版、1977年版、1985年版、1990年版、1995年版、2000年版，2005年版、2010年版、2015年版和2020年版。从1985年版《中国药典》开始每五年修订出版一次，最新版为《中国药典》2020年版。新版药典一经颁布实施，其上版标准或原国家标准即同时停止使用，除特别注明外，本教材中《中国药典》均指2020年版。

《中国药典》2010年版及之前的各版，其内容一般分为凡例、正文、附录和索引四部分。

凡例是正确使用中国药典进行药品质量检定的基本原则，是对正文、通则及质量检定有关共性问题作出的统一规定，凡例并非只针对药典品种，它也是所有药品标准共性问题的规定。

正文部分为药典的主体，包括所收载的全部中药材及饮片、植物油脂和提取物、成方制剂和单味制剂的质量标准。

附录为收载本版药典的制剂通则，药材和饮片检定通用法、物理常数测定法、通用检测法、专项测定法、生物检定法、试药试液、缓冲液、指示剂与指示液、滴定液、对照品与对照药材，以及中药质量标准分析方法验证指导原则、中药注射剂安全性检查法应用指导原则等内容。制剂通则、通用检测方法均为强制性标准，具有与《中国药典》正文相同的法定效力，指导原则是对执行《中国药典》、考察药品质量、起草与复核药品标准所制定的指导性规定，为推荐性标准。进行药品检验时，涉及附录内容的应遵照附录规定执行。附录内容并不限于药典正文品种使用，所有药品国家标准均应遵照现行版中国药典执行。

《中国药典》通常附有中文索引、汉语拼音索引，一部还有拉丁名索引和拉丁学名索引，便于使用者查阅。

《中国药典》1953年版是新中国的第一部药典，共收载药品531种，其中化学药215种，植物药与油脂类65种，动物药13种，抗生素2种，生物制品25种，各类制剂211种，并于1957年出版了《中国药典》1953年版第一增补本。

《中国药典》1963年版根据药品属类的不同分为一部和二部，共收载药品1310种，一部收载中药材及其制品446种和中药成方及单味制剂197种；二部收载化学药、生化药、抗生素、放射性药品、生物制品及各类制剂和辅料667种。

《中国药典》1977年版共收载药品1925种，一部收载中药材、中药提取物、植物油脂及单味药材制剂882种，成方制剂270种，共1152种；二部收载化学药品、生物制品等773种。

《中国药典》1985年版共收载药品1489种，一部收载中药材、植物油脂及单味制剂506种，中药成方制剂207种，共计713种；二部收载化学药品、生物制品等776种。《中国药典》1985年版增补本于1987年11月出版，第一部英文版《中国药典》1985年版于1988年10月正式出版，同年还出版了药典二部注释选编。

《中国药典》1990年版共收载品种1751种，一部收载中药材、植物油脂等509种，中药成方及单味制剂275种，共784种；二部收载化学药品、生物制品等967种。1992年、1993年先后编制出版了《中国药典》1990年版第一、第二增补本，二部注释和一部注释选编，《中药彩色图集》《中药薄层色谱彩色图集》以及《中国药品通用名称》等配套丛书。1993年7月出版发行了《中国药典》1990年版英文版。

《中国药典》1995年版共收载品种2375种，一部收载中药材、植物油脂等522种，中药成方及单味制剂398种，共920种；二部收载化学药、抗生素、生化药、放射性药品、生物制品及辅料等1455种，并编制出版《药品红外光谱集》第一卷（1995年版）。

《中国药典》2000年版共收载药品2691种，一部收载992种，二部收载1699种。该版药典对附录作了较大的改进和提高，二部附录中首次收载了“药品标准分析方法验证要求”等六项指导原则，以指导规范和统一药品标准试验方法，并进一步扩大现代分析技术的应用。

《中国药典》2005年版开始分为三部，大幅增加了收载的品种，共收载3217种，其中一部收载中药材及饮片、植物油脂和提取物、成方制剂和单味制剂等1146种，二部收载化学药品、抗生素、生化药品、放射性药品以及药用辅料等1970种，三部收载生物制品101种，中英文版同步出版。首次将《中国生物制品规程》并入《中国药典》，并对一、二、三部共同采用的附录进行了协调统一，并分别在各部中予以收录。

《中国药典》2010年版共收载品种4567种，一部收载药材和饮片、植物油脂和提取物、成方制剂和单味制剂等2165种，二部收载化学药品、抗生素、生化药品、放射性药品以及药用辅料等2271种，药典三部收载生物制品131种。针对长期以来中药饮片缺乏国家标准等问题，该版药典首次将饮片单列质量标准，新增饮片标准438个，明确了中药制剂处方以饮片入药；并首次编制了中药饮片《临床用药须知》，收载各地常用饮片及有特色传统炮制工艺的地方习用饮片500多种。

《中国药典》2015年版分为四部，该版药典首次将凡例、通则（制剂通则、通用检测方法、指导原则）、药用辅料等独立成卷，组成第四部。本版《中国药典》共收载品种5608种，一部收载中药材和饮片、植物油脂和提取物、成方制剂和单味制剂等2598种，二部收载化学药品、抗生素、生化药品、放射性药品等2603种，三部收载生物制品137种；四部收载凡例、通则（制剂通则、通用方法/检测方法、指导原则）、药用辅料等，收载通则总数317个，其中制剂通则38个，检测方法240个，指导原则30个，标准品、标准物质及试剂试药相关通则9个，收载药用辅料270种。

《中国药典》2020年版是新中国成立以来组织编制的第十一版药典，由一部、二部、三部和四部构成，收载品种共计5911种，新增319种，修订3177种，不再收载10种，因品种合并减少6种。

2.《中国药典》2020年版的基本结构、内容和增修订简介

（1）《中国药典》2020年版的基本结构、内容　《中国药典》2020年版分为四部，一部收载中药材和饮片、植物油脂和提取物、成方制剂和单味制剂等，品种共计总数2711种，其中新增品种117种，修订452种；二部收载化学药品、抗生素、放射性药品等，共计2712种，其中新增117种，修订2387种；三部收载生物制品153种，其中新增20种，修订126种，新增生物制品通则2个、总论4个；药典四部收载通用技术要求（制剂通则、通用方法/检测方法、指导原则）、药用辅料等，收载通用技术要求总数361个，其中制剂通则38个（修订35个），检测方法及其他通则281个（新增35个，修订51个），指导原则42个（新增12个，修订12个），药用辅料收载335种，其中新增65种，修订212种。

正文部分为药典一、二、三部的主体，《中国药典》2020年版（一部）正文包括所收载的全部中药材及饮片、植物油脂和提取物、成方制剂和单味制剂的质量标准。每一品种项下根据品种和剂型的不同，按顺序分别列有：品名；来源；处方；制法；性状；鉴别；检查；浸出物；特征图谱或指纹图谱；含量测定；炮制；性味与归经；功能与主治；用法与用量；注意；规格；贮藏；制剂；附注等。其中用法用量、注意、贮藏和制剂等项内容为指导性条文，而名称、来源、处方、制法、性状、鉴别、检查、含量测定、规格等项内容是全面评价药品质量的依据，具有严格的法定约束力。这几项法定条文的内涵即药品的真伪、优劣和纯度，保证了药品在临床应用中的安全性和有效性。

（2）《中国药典》2020年版的总体目标和工作重点　《中国药典》2020年版的指导思想和总体目标是全面贯彻党的十八大、十九大精神，以建立"最严谨的标准"为指导，牢固树立"创新、协调、绿色、开放、共享"五大发展理念，紧密围绕国家药品安全规划的总体目标，以临床需求为导向，对标国际先进标准，提高与淘汰相结合，进一步完善以《中国药典》为核心的药品标准体系建设，提升《中国药典》标准整体水平，使《中国药典》标准制定更加严谨，品种遴选更加合理，与国际标准更加协调，标准形成机制更加科学，努力实现中药标准继续主导国际标准制定，化学药、药用辅料标准基本达到或接近国际标准水平，生物制品标准紧跟科技发展前沿，与国际先进水平基本保持一致。

《中国药典》2020年版的主要目标是完善以《中国药典》为核心主体的符合中医药特点的中药标准

体系，以中医临床为导向制定中药标准。加强国际化并主导国际标准的制定。

《中国药典》2020年版的工作重点主要是以中医临床为导向构建中药质量控制技术体系，制定中药标准，围绕总体目标，进一步完善化学药、生物制品国家标准体系和收载内容。

（3）《中国药典》2020年版（一部）中药的增订、修订内容 主要体现了提升对中药的安全性和有效性控制，完善以中医临床为导向的中药质量控制技术体系，以问题为导向提高标准的实用性与适用性，主要围绕以下几个方面进行了增修订。

①全面提升安全性控制水平 在控制具潜在风险的外源性有害物质方面，完善“中药有害残留物限量制定指导原则”及相关方法；对于植物类药材及饮片制定了33种禁用农药残留限量规定，建立了重金属及有害元素的指导限度；制定了易霉变中药材与饮片真菌毒素限量标准。在控制内源性毒性成分方面，对于具有较高潜在风险的中药品种则不再收载。

②进一步完善以中医临床为导向的中药质量控制技术体系 对凝聚了中药几千年临床应用实践经验与智慧的本草进行考证，在不引起用药混乱的情况下，整合考证结果与植物、动物、矿物分类学等领域中被广泛认可的研究成果，对部分品种来源项目中中文名称、拉丁学名等进行了规范化修订。

完善饮片质量标准体系，突出中医药特色。对于饮片炮制项为净制、切制的，经过对性状、鉴别、检查等项目的系统研究，逐步完善；对于经炮炙或其他处理后的饮片，在科学研究的基础上，进一步加强专属性质量控制，突出中药炮制“生熟异治”的传统特色。如根据酒女贞子炮制过程中特女贞苷转化为红景天苷的特点，将酒女贞子饮片标准中含量测定指标成分改为红景天苷，反映所控制成分与炮制的相关性，体现中药特色。同时稳步推进《全国中药饮片炮制规范》的编制并适时逐步发布。

③以问题为导向提高标准的实用性与适用性 《中国药典》2015年版中半夏以琥珀酸计算总酸含量，测定方法为电位滴定法，但该方法滴定终点判定难度大，导致滴定结果误差较大，专属性不强。通过研究发现，半夏所含有机酸以草酸为主，琥珀酸不足总有机酸含量的10%，琥珀酸不能够代表总有机酸的含量，且半夏经硫黄熏蒸后总有机酸的含量（电位滴定法测定）升高，存在产地加工通过硫熏提高总有机酸含量的现象。这些成分与半夏的质量和疗效相关性不强，有机酸是否有必要作为半夏的质量控制指标，还有待商榷。故经专家审议，删去了总酸的含量测定项目。清半夏由半夏药材加工而来，一并进行了相应的修订。针对反映的淫羊藿含量问题，通过大量的产地调研和文献档案查阅，在充分收集样品、科学研究、专家论证基础上，恢复饮片炮制需“摘取叶片”使用的规定（即《中国药典》2005年版的炮制要求），并根据不同植物来源制定了不同的含量限度。针对丹参总酚酸提取物标准中含量测定规定最低限度值仅为5.0%，将此品种名称改为“丹参水提物（丹参总酚酸提取物）”。采用中药指纹图谱等技术手段从整体上评价中药质量，针对银杏叶提取物不同批次间的质量差异，分别建立了HPLC和UPLC指纹图谱方法，以“供试品指纹图谱中应呈现17个与对照提取物指纹图谱相对应的色谱峰，其中6号峰与参照物峰保留时间相对应；全峰匹配，按中药色谱指纹图谱相似度评价系统计算供试品指纹图谱与对照提取物指纹图谱的相似度，应不低于0.90”的要求来控制银杏叶提取物的质量。

中成药相对于中药材与饮片，生产链长、风险点多，中药材与饮片本身就是一个含有多种成分的复杂体系，而由其组成的中成药则更为复杂。这在客观上决定了中成药质量标准必须抓住主要矛盾，兼顾次要矛盾：重点关注中成药中的君臣药或贵细药，同时控制与制备工艺等过程相关的指示性项目。如板蓝根颗粒和牛黄解毒片，板蓝根颗粒现有批准文号800余个，相关生产企业700余家，依托前期国家评价性抽验研究成果，发现不同厂家之间产品质量参差不齐，特别是（R,S）-告依春的含量，其主要原因是该成分易升华散失而导致在板蓝根颗粒中含量下降。因此，考虑到该成分的控制不仅是对原药材与生产工艺的控制，也是对包装材料与储藏条件的控制，在标准中新增以（R,S）-告依春为对照品的色谱鉴别项目，和以尿苷、鸟苷、腺苷总量计的含量测定限度规定。牛黄解毒片收载于医保目录和基本药物目录，生产厂家众多，属于临床需求量大的重点品种，在《中国药典》2015 年版中该品种标准收录了 5 个薄层鉴别项目用以鉴别其中 5 个药味或有效成分（冰片、胆酸、大黄、人工牛黄、黄芩），需要分别制备 5 份供试品用于相应的鉴别项目，还使用了大量的三氯甲烷，《中国药典》2020 年版对鉴别方法进行了简化，仅需取样一次，按不同极性分步提取处理，就可以在 3 个项目中达到同样的鉴别效果，既简化了操作，提高了检测效率，又以替换毒性较高的溶剂并减少用量来体现药品标准绿色环保的理念。

④稳步推进成方制剂和单味制剂质量标准　加强控制项目与中医临床相结合，充分体现中医药特点。如冠脉宁胶囊为国家医保目录品种，是治疗心血管疾病的中成药，多厂家生产，其中丹参和葛根是活血化瘀的主要药味，丹参中的丹酚酸 B 和葛根中的葛根素是主要的有效成分，《中国药典》2020 年版建立了同时测定丹酚酸 B、葛根素的含量测定方法，将质量标准控制指标与中医临床功效相结合，以体现质量标准与中医临床相结合的标准制修订思路。

（4）《中国药典》2020 年版的亮点

①稳步增加收载品种　与 2015 年版药典收载 5608 种相比，新版药典收载品种增长 5.5%。新版药典品种收载坚持以临床需求为导向，进一步扩大国家基本药物目录和国家基本医疗保险用药目录品种的收载，临床常用药品的质量得到进一步保障。及时收载生物药康柏西普、脊髓灰质炎灭活疫苗等新上市品种，充分体现我国医药创新研发最新成果。

②进一步完善药品标准体系　以建立科学、全面、可检验、能执行的标准体系为重点，构建并完善了以凡例为基本要求、通则为总体规定、指导原则为技术引导、品种正文为具体要求的药典架构，不断健全以《中国药典》为核心的国家药品标准体系。通过加强对药典相关通用技术要求和正文具体内容的修订，整体提升我国药品标准水平，推进我国上市药品质量迈上新台阶。进一步完善药品监管标准体系，主要从以下四个方面进行。一是贯彻落实药品全生命周期的监管理念，加强了药品研发、生产、过程控制、质量控制、包装、运输、贮藏、有效性、稳定性考察等通用技术要求的制定，药品质量控制由终端逐步向源头和生产过程控制延伸，将风险控制点前移，全面保障药品的质量。二是完善药品检验方法学研究体系建设，建立并完善了分析方法验证、方法转移、方法确认以及生物检验统计等技术规范要求，为科学规范制定药品标准夯实了基础。三是结合各类药品特性及质量控制关键点，进一步健全中药、化学药和生物药涉及安全性和有效性的标准体系。四是加强了原料药、药用辅料以及药包材等相关通用技术要求的修订，逐步形成以保障制剂质量为目标的原辅包标准体系，为推进关联审评、审批制度改革提供技术支撑。

③进一步扩大成熟分析检测技术应用　《中国药典》2020 年版对标国际标准，紧跟国际前沿，借鉴国际先进标准经验，不断扩大成熟检测技术在药品质量控制中的应用，进一步提高检测方法的灵敏度、专属性、适用性和可靠性，对加强药品质量控制，保障药品质量，提升药品监管能力发挥重要作用。建立分子生物学检测标准体系，制定相关技术指导原则，新增聚合酶链式反应（PCR）法，DNA 测序技术指导原则，为中药材（饮片）、动物组织来源材料、生物制品起始材料以及微生物污染溯源鉴定的推广应用奠定了基础。新增检测方法，强化质控手段。新增 X 线荧光光谱法用于元素杂质控制；采用光阻法替代显微法检查乳粒粒径；转基因检测技术应用于重组产品活性检测，新增免疫化学法通则等。扩大成熟检验方法在药品质量控制的应用，如采用液质联用法用于中药中多种真菌毒素的检测，采用气质联用法对农药多残留进行定性鉴别，高效液相色谱法逐步替代薄层色谱法测定化学药有关物质，高效液相色谱法用于抗毒素分子大小分布检测等。

④药品安全性控制要求不断加强　中药方面，加强对中药材（饮片）33种禁用农残的控制。加强对中药材（饮片）真菌毒素的控制，在控制黄曲霉毒素基础上，增订了对人体危害较大的展青霉素、赭曲霉毒素A、玉米赤霉烯酮、呕吐毒素等有毒成分控制。完善了《中药有害残留物限量制定指导原则》，指导合理制定中药材（饮片）重金属、农残、真菌毒素等有害物质限度标准。加强中药内源性毒性成分的质量控制，制定九味羌活丸中马兜铃酸Ⅰ的限量标准。

化学药方面，加强药品杂质控制，150个品种增修订有关物质检查项目及限度，明确90多种杂质结构及相关信息；对可能引入基因毒性杂质部分产品，如磺酸盐类和沙坦类药物，在生产要求项目项下增订工艺的评估要求。重点加强高风险制剂涉及安全性控制项目的要求，如注射剂及眼用制剂中抑菌剂、抗氧剂，注射剂中非水溶剂，静脉输液及滴眼液的渗透压控制等。修订并规范了相关品种无菌和微生物限度要求。

生物制品方面，加强了对病毒安全性控制，原料血浆增订病毒核酸标志物检测，增订生物制品病毒安全控制通则。新增氢氧化铝佐剂质量控制通则，提升了疫苗佐剂质量。明确了原液合批、防腐剂及抗生素使用的相关原则；增订重组生物技术产品相关蛋白杂质的控制和限度。

⑤不断完善药品有效性控制　中药方面，建立了显微检查法、薄层色谱法、高效液相色谱法、聚合酶链式反应（PCR）法以及核酸序列检测法等一系列中药材（饮片）鉴别方法，提高了方法的专属性。研究建立了与临床疗效相关的成分含量控制，如丹参中的丹酚酸B和葛根中的葛根素的含量测定方法。以质量为标的，制定成分限量标准，加强质量可控性，如针对青翘和老翘的相同指标分别制定不同限度标准。建立专属性高的指标成分控制项目，体现中药炮制“生熟异治”传统特色，如熟地黄饮片增加地黄苷D的含量测定指标。

化学药方面，完善药品制剂的有效性指标项目，针对不同剂型特点，增订相应控制项目，如克霉唑阴道膨胀栓增加了膨胀值检查；铝碳酸镁咀嚼片修订了制酸力测定法。进一步完善口服固体制剂溶出度检测方法，83个品种新增或修订了溶出度项目。加强与放射性药品活性相关的检查方法的研究和增订，部分品种增加了放射性核纯度检查。

生物制品方面，增订了人用聚乙二醇化重组蛋白及多肽制品、螨变应原制品和人用基因治疗制品总论等，重组类治疗生物制品增订了相关蛋白检测及限度要求等。

⑥逐步构建全过程质量控制体系　进一步加强了涉及药品研发、生产、检测、运输、包装、贮藏等可能影响药品质量环节的相关指导原则的制定，逐步构建全过程质量控制体系。完善了灭菌工艺验证、环境检测等相关技术要求，修订了非无菌药品微生物限度标准、药品洁净实验室微生物监测和控制指导原则、无菌检查用隔离系统验证指导原则、药品微生物实验室质量管理指导原则。

通过对注射剂生产过程中无菌保障体系的评估与调查，增订了灭菌用生物指示剂指导原则、生物指示剂耐受性检查法指导原则，并系统修订了灭菌法，明确企业对控制生产过程中的微生物污染承担主体责任。对制剂通则整体框架进行较系统的增订与修订，为控制和保证制剂生产的“批内差异性和批间一致性”，特别明确了“单位剂量均匀性”要求，以体现制剂全过程控制的理念；提出了“复检期”概念，引导药品生产企业根据产品自身稳定性进行前瞻性的质量考察；对“生产与贮藏期间应符合下列规定”的体例及内容进行了统一，即按照：原辅料→工艺与技术→质量与控制→包装与使用→贮存与运输等五个方面的技术要点做出规范，对相关剂型增订了工艺控制技术要求。

⑦进一步提升辅料标准水平　进一步增加制剂生产常用药用辅料标准的收载，与2015年版收载270个药用辅料标准相比增长了19.4%。贯彻原辅包关联审评审批制度质量控制理念，不断健全药用辅料国家标准体系，加强药用辅料自身安全性控制，基于辅料杂质或自身降解产物可能对制剂安全性和稳定性

产生的影响，建立相应的控制项目和限度标准，完善辅料相关功能性控制项目的设立、评价方法的建立以及限度标准的制定。整体提升药用辅料的控制要求，进一步保证制剂质量。

⑧进一步加强与国际标准的协调　加强与国外药典的比对研究，注重国际成熟技术标准的借鉴和转化，不断推进与各国药典标准的协调。参考人用药品注册技术要求国际协调会（ICH）相关指导原则，新增遗传毒性杂质控制指导原则，修订原料药物与制剂稳定性试验、分析方法验证、药品杂质分析等指导原则，新增溶出度测定流池法、堆密度和振实密度测定法，修订残留溶剂测定法等，逐步推进 ICH 相关指导原则在《中国药典》的转化实施。

⑨进一步强化药典导向作用　紧跟国际药品标准发展的趋势，兼顾我国药品生产的实际状况，在药品监管理念、质量控制要求、检测技术应用、工艺过程控制、产品研发指导等方面不断加强。在检测项目和限度标准设置方面，既考虑保障药品安全的底线，又充分关注临床用药的可及性，进一步强化药典对药品质量控制的导向作用。

（二）局（部）颁标准

我国的国家药品标准除《中国药典》外，还有原国家食品药品监督管理局颁布的药品标准（简称局颁标准），以及原卫生部颁布的药品标准（简称部颁标准）。由于《中国药典》需隔 5 年或 10 年颁布一次，在此期间新增品种由国家食品药品监督管理局颁布局（部）颁标准。局（部）颁标准主要有中成药部颁标准（170 种，1989 年 2 月）、中药成方制剂（20 册，1990 年 12 月至 1998 年 12 月）、卫生部药品标准《中药材第一册》（1992 年）、《国家中成药标准汇编》（地方标准升国家标准，共 13 个分册，2002 年）、新药转正标准（已发行 76 册，1993 年 2 月至今）。局（部）颁标准的有关规定均按《中国药典》的凡例和附录执行。

药品生产企业为控制或提高产品质量往往制定企业药品标准，作为内控标准。企业药品标准一般高于法定标准要求，通过增加检测项目、提高检测限度等优化药品质量，提升企业竞争力。

二、世界其他国家及地区药典简介

世界上已有近 40 个国家编制了国家药典，以《美国药典》《英国药典》《日本药局方》等发达国家的药典为代表，此外，还有《欧洲药典》《北欧药典》《亚洲药典》等区域性药典，以及世界卫生组织（WHO）编订的《国际药典》，这些药典对于世界科技医药交流和国际医药贸易具有极大的促进作用，可作为中药分析的参考和借鉴。

（一）美国药典

《美国药典》（The United States Pharmacopeia，缩写为 USP）由美国药典委员会编辑出版，1820 年出版第一版，其后每 10 年左右修订一次，自 1942 年起改为每 5 年修订一次，2002 年开始每年出版一次。《美国药典》是美国政府对药品质量标准和检定方法所作的技术规定，也是药品生产、使用、管理、检验的法律依据。

美国《国家处方集》（The National Formulary，缩写为 NF）为《美国药典》补充资料，可视为美国的副药典，1884 年由美国药学会编纂出版第一版，1975 年以后由美国药典委员会负责修订编印。

USP 收载原料药和制剂的质量标准，食物补充剂和成分在 USP 中以独立章节予以收载；NF 则收载辅料如稀释剂、赋形剂、乳化剂、着色剂、表面活性剂等以及《美国药典》尚未收入的新药、新制剂的质量标准。质量标准包括成分或制剂的名称、定义、包装、储藏和标签要求以及检测项目，检测项目包括一系列检测、测定法和合格标准，测试和程序须采用 USP 法定标准物质，并在 USP-NF 附录中详细说明，可根据 USP 和 NF 的联合索引检索查阅。

1980 年美国药典委员会将《美国药典》20 版与《国家处方集》15 版合并成一卷出版，缩写为 USP 20 – NF 15，它包含关于药物、剂型、原料药、辅料、医疗器械和食物补充剂的标准。最新版为 USP 46 – NF 41，于 2022 年 12 月份出版，2023 年 5 月 1 日生效，包含 4 卷及 2 个增补版，只提供互联网在线版。

USP 从第一版起就收载有传统植物药（USP 中称为食品补充剂），其质量标准较为详尽，规定来源（拉丁学名、药用部位及科名）及质量要求（主要成分的含量限度），有的品种还规定产地和采收时间；收载项目一般包括：包装与储藏、标签（法定名称、拉丁学名及药用部位）、USP 参比标准品、植物特性（性状及组织显微特征）、鉴别（TLC 为主）、外来有机物、农药残留量、干燥失重、总灰分、酸不溶灰分、水溶性或醇溶性浸出物含量、重金属、微生物、含量测定等。

USP – NF 被全球销售药品的制造厂商广泛使用，符合 USP – NF 标准意味着全球认可的质量保证。USP – NF 标准在全球 130 多个国家得到认可和使用，一些没有法定药典的国家通常采用 USP – NF 作为本国药品质量检验的标准，具有一定的国际性。

（二）英国药典

《英国药典》（British Pharmacopoeia，缩写为 BP）是英国药品委员会正式出版的英国官方医学标准集，是英国制药标准的重要来源，也是药品质量控制、药品生产许可证管理的重要依据。《英国药典》有悠久的历史，最早是 1816 年《伦敦药典》，后有《爱丁堡药典》和《爱尔兰药典》，1864 年合并为《英国药典》第 1 版。《英国药典》出版周期不定，20 世纪 70 年代以后，先后出版了 1980 年版、1988 年版、1993 年版、1998 年版、2002 年版、2004 年版、2007 年版、2009 年版、2011 年版 – 2015 年版、2017 年版和 2018 年版等。最新版为 BP 2023 年版，共六卷，2022 年 8 月出版，2023 年 1 月生效，新增 35 个英国药典专论，修正专论 185 个。

《英国药典（兽医）》[British Pharmacopoeia (Veterinary)] 是《英国药典》的姐妹篇，提供用于兽医用途的成分、制剂以及免疫产品的所有现行标准。按照惯例，欧洲药典中的全部专论与要求都收录在《英国药典》或其姐妹篇《英国药典（兽医）》中，这些内容一般不作任何编辑修改，只在确实恰当的情况下增加《英国药典》相应的用法要求。如最新版本的《英国药典》BP2023 中则包含了《欧洲药典》EP 11. 1 ~ EP 11. 2 的所有内容。《英国药典》和《欧洲药典》收载品种相同者，药品标准内容完全一致，《英国药典》在药物品种名称下标明其在《欧洲药典》中的收载位置。

《英国药典》从 1980 年版开始分为两卷，第一卷收载原料药品，第二卷收载各种制剂、血液制品、免疫制品及放射性药品等。此外，每年发行一次《英国药典补编》。《英国药典》所采用的检测技术手段与 USP 相当，但更注重实用。《英国药典》在制剂通则方面要求比较齐全，在制剂标准中强调对杂质或降解产物进行控制。各条目均以药品名称字母顺序排列，内容包括药品性质、制法、血液制品、免疫制品及外科材料等部分。《英国药典》书后附有全部内容关键词索引。

《英国药典》不仅在英国使用，加拿大、澳大利亚、新西兰、斯里兰卡及印度等英联邦国家也采用。英国药典囊括了几千篇颇有价值的医学专题论文，其中有几百篇是医学新论，不仅为读者提供了成药配方标准，而且也向读者展示了许多明确分类并可参照的欧洲药典专著，是一部必不可少的工具书。

（三）欧洲药典

《欧洲药典》（European Pharmacopoeia，缩写为 EP）由欧洲药典委员会编辑出版，有英文、法文两种法定文本。1977 年出版第一版《欧洲药典》；从 1980 ~ 1996 年，每年将增修订的项目与新增品种出一本活页本，汇集为第二版《欧洲药典》各分册，未经修订的仍按照第一版执行；1997 年出版第三版

《欧洲药典》合订本，随后每年出版一部增补本，2000 年开始每年出版三部增补本。2001 年、2004 年、2007 年、2010 年和 2013 年先后出版了《欧洲药典》第四版至第八版，除主册外，还出版了 8 个增补版。《欧洲药典》最新版为EP 11.0版，于 2022 年 6 月出版发行，2023 年 1 月生效，有印刷版、USB 闪存版和在线版。EP 11.0 包括两个基本卷，另每年出 3 个增补本，EP 9.0 版累计共有 8 个非累积增补本（11.1 ~ 11.8）。

欧洲药典的基本组成有凡例、通用分析方法（包括一般鉴别实验，一般检查方法，常用物理、化学测定法，常用含量测定法，生物检查和生物分析，生药学方法），容器和材料、试剂、正文和索引等。欧洲药典正文品种的内容包括：品名、分子结构式、CA 登录号、化学名称及含量限度、性状、鉴别、检查、含量测定、贮藏、可能的杂质结构等。

欧洲药典的内容包括活性物质、辅料、化学、动物、人或植物来源的药用物质或制品、顺势疗法制剂和顺势疗法原料、抗生素，以及制剂和容器等。欧洲药典还适用于生物制品、血液和血浆制品、疫苗和放射药品。

欧洲药典是欧洲药品质量控制的标准，已有多项法律文件使欧洲药典成为法定标准：2009 年经 36 个欧洲国家和欧盟批准的编撰欧洲药典协议，关于人用或兽用药品的欧盟指令 2001/82/EC、2001/83/EC（修正案）和 2003/63/EC，维持了欧洲药典对在欧洲上市药品的强制执行性，这些标准规定了药品、生产用原材料与合成用中间体成分的定性、定量和所用的检验项目。所有药品、药用物质生产企业在欧洲销售或使用其产品时，都必须遵循《欧洲药典》标准。欧洲药典的内容具有法律约束力，由行政管理或司法部门强制要求符合欧洲药典。成员国的国家当局必须采用欧洲药典，必要时可替代相同物质国家标准中的个论。

目前采用《欧洲药典》的国家有包括欧盟在内的 37 个欧洲药典成员国，还有欧洲其他国家和亚洲的土耳其等，中国为欧洲药典的观察员国。随着欧洲一体化进程的发展，《欧洲药典》的作用越来越重要，欧洲药典 37 个成员国政府均承诺，一旦制定了欧洲药典标准，首先无条件执行欧洲药典，本国药典仅作为欧洲药典的补充。

（四）日本药局方

《日本药局方》（Japanese Pharmacopoeia，缩写为 JP），由日本药局方编辑委员会编纂，日本厚生劳动省颁布执行，是日本国规定的药品质量标准书。《日本药局方》始于 1886 年，1948 年日本出版了《国民药品集》，其性质相当于美国国家处方集。1960 年日本厚生省将《日本药局方》和《国民药品集》统一为《日本药局方》，内容主要包括医药品各条（即化学原料药及其基础制剂）及生药（包括药材、粉末生药、复方散剂、提取物、酊剂、糖浆、精油、油脂等）等。《日本药局方》原定 10 年改版一次，现改为 5 年。JP 最新版为第十八改正版（JP18），于 2021 年 6 月 7 生效，有日文版和英文版。目前，日本药典作为美、欧、日三方药品标准国际协调工作的一极，对国际药品标准的协调施加影响。

JP 收载生药（天然药物）的质量标准一般包括：品名（日文名、英文名和拉丁名）、来源及成分含量限度、性状、鉴别、纯度（外来有机物、重金属及有害元素、农药残留等）、干燥失重、灰分（总灰分、酸不溶灰分）、浸出物、含量测定等。《日本药局方解说书》由日本公定书协会编辑，广川书局出版，对日本药局方中相关规定有较详细的解释。

（五）国际药典

《国际药典》（International Pharmacopoeia，Ph. Int）是世界卫生组织（WHO）负责编制的药典，收载原料药、辅料和制剂的质量标准及其检验方法，供 WHO 成员国制定药品标准时参考或采用。《国际药典》采用的信息综合了各国实践经验并经广泛协商后整理，现已出版五版，第一版于1951、1955年用英、法、西班牙文分两卷出版，1959年出版增补本；第二版于1967年用英、法、俄、西班牙文出版。第三版于1979、1981、1988年、1994、2003年分5卷出版，第1卷收载42项分析测试方法；第2、3两卷共收载药品383种；第4卷收载有关试验、方法的信息，药品原料、赋形剂的一般要求和质量说明以及剂型；第5卷收载制剂通则以及药品原料和片剂的质量标准，涵盖了目录中的有机合成药物、一些抗疟疾药物及其最广泛应用剂型的所有各论。现行版为《国际药典》第十版，于2020年出版发行，并同步发行网络版和光盘版。

《国际药典》第四版将第三版分散的5卷整合成2卷，并新增抗逆转录病毒药物，第1卷内容包括通则和正文品种（首字母A～O的原料药），第2卷内容包括正文品种（首字母P～Z的原料药）、制剂、放射药品、分析方法、试剂、试液和滴定液、补充信息和索引。其中制剂包括制剂通则和特定药品标准，制剂通则对胶囊、眼制剂、注射剂、栓剂、片剂和典型半固体制剂进行了规定。《国际药典》第十版共收载了原料药373个，制剂150个，8个制剂通则和71个分析方法。

《国际药典》主要收载世界卫生组织所制定的基本药物标准，为发展中国家服务，不具有法定的约束力。采用国在经有关法律明文规定后，才具有法定效力。近年来，《国际药典》在抗病毒、抗结核、抗疟疾三大项目中对药品的质量要求越来越严格。世界卫生组织还制定了一系列的指导原则，由于其特殊的地位，《国际药典》将发挥更为重要的作用。

第二节　中药分析的基本程序和要求

中药分析的基本程序一般可分为取样、检验（供试品的制备、鉴别、检查及含量测定）、撰写检验报告等。

一、取　　样

分析样品时首先需要取样，取样系指从整批成品中取出一部分具有代表性的供试样品的过程。取样的代表性直接影响分析结果的准确性，取样必须具有科学性、真实性和代表性。因此，取样的基本原则是均匀、合理。常用的取样方法如下。

1. 抽取样品法　当药品经包装为箱、袋且数量较大时，可随机从大批样品中取出部分箱或袋，再从留取的箱或袋中用专用的取样工具从各个部位随机取出一定量样品，以备检验。

2. 圆锥四分法　适用于样品量不大的粉末状、小块状以及小颗粒状样品的取样。操作时用适当的器皿将样品堆积成圆锥形，将圆锥的上部压平，从圆锥上部被压平的平面上十字状垂直向下切开，分为均等的四份，取出对角的两等份，混合均匀，如此重复操作，直至最后取得的样品量符合检验的需要。

药材、饮片及某些固体样品需要先行粉碎，按要求过筛再取样；片剂、胶囊需除去包衣或囊壳，再研细后取样；某些特殊样品按规定方法取样，再按圆锥四分法获得所需检验样品量。

3. 分层取样法　液体样品各组分的分散均匀性较固体样品好，一般容易得到均匀的样品，检验误差也比固体小，通常摇匀后吸取即可。但混浊液和浓度大的溶液（糖浆剂等）均匀性较差，对这类样品取样时，可用吸管从容器中分层取样，然后将取出的样品混匀。当样品有沉淀时，要摇匀后再取样。

各类中药取样量至少应满足够3次检测的用量，贵重药可酌情取样。一般药材和饮片抽取100～500g，粉末状药材和饮片抽取25～50g，贵重药材和饮片抽取5～10g。

取得的样品要妥善保管，同时注明品名、批号、数量、取样日期及取样人等。供试样品检查完毕，应留取部分作为留样观察，保存时间为半年或一年，并对该中药质量情况作定期检查。

二、检　　验

（一）供试品的制备

中药成分复杂，被测定成分含量较低，加之杂质、辅料等的干扰，样品大多需经提取、分离净化及富集，制成较纯净、浓度较高的供试品溶液，才可进行分析测定，因此，供试品的制备是中药分析的一项重要内容。

供试品的制备系指通过粉碎样品，提取被测成分、分离净化除去干扰成分，并使被测成分定量转移、富集以满足测定需要的过程。供试品制备的原则是最大限度地保留被测成分、除去干扰成分、浓缩富集被测成分使之达到分析方法灵敏度的要求。

在供试品的制备过程中，应根据不同分析检验目的（如鉴别、检查、含量测定等）、不同的检验对象（如中药材、中药饮片、中药提取物、中药制剂等）、不同的测定成分及不同制剂类型，选择相应的供试品制备方法，具体详见第三章。

（二）鉴别

鉴别系指采用合适的分析方法，利用中药的形态、组织学特征及所含化学成分的理化特性、光谱色谱特征及物理化学常数或生物学特征，以确定中药的组成及成分类型，判别中药的真伪及存在与否。鉴别包括性状鉴别、显微鉴别、理化鉴别和生物鉴别，是中药分析的首项工作。

鉴别的方法、药味和成分的选定，要据方分析，对于药材、饮片以及含有原生药粉的制剂，可采用显微鉴别法；药味要首选君药与臣药、贵重药与毒剧药，选择有效成分、活性成分或毒性成分进行鉴别。根据不同鉴别对象，采用相应的鉴别方法，其中以薄层色谱法（TLC）最为常用，2020 年版《中国药典》进一步强化了特征图谱、指纹图谱在中药鉴别中的应用。

（三）检查

检查系指对药品或药品在生产、加工和贮藏过程中可能含有并需要控制的物质或物理参数进行检验，包括安全性、有效性、均一性与纯度要求四个方面。中药检查主要包括常规物质检查、有害物质检查（内源性有害物质、外源性有害物质）和中药制剂通则检查，检查内容及方法与检查对象有关，是评价中药安全性和有效性的重要指标。

（四）含量测定

含量测定系指用化学、物理或生物学的方法，对中药所含成分的量进行测定，从而控制中药的内在质量，保证临床用药的有效性和安全性。在中药性状合格、鉴别无误、检查符合要求的基础上，再定量测定某些成分的含量，确定其是否符合质量标准的规定，是评价中药优劣的重要手段。含量测定时应以中医药理论为指导，选择适宜的测定指标。含量测定指标选择的一般原则是，有效成分明确的中药，应进行有效成分的含量测定；有效部位大致明确的中药，可进行有效部位的测定；有效成分不明确的中药可选择专属性成分或指标性成分进行含量测定；贵重药或含剧毒成分的中药尽可能选择其有效成分或毒性成分进行测定。近几版《中国药典》强调多指标、多成分的含量测定，以体现中药多靶点、多途径的整体作用特点。

含量测定方法主要根据待测成分的性质、含量及干扰成分性质等因素，并综合分析方法的灵敏度、准确度及普及性进行选择。中药分析应用最广泛的是色谱法（包括高效液相色谱法、气相色谱法等），其他如各种联用技术（LC－MS、GC－MS、ICP－MS）、光谱法、化学分析法、电化学方法、生物化学法等也有应用。

三、原始记录和检验报告 微课

（一）原始记录

原始记录是分析检验过程的真实记录，是出具检验报告的依据，也是进行科学研究与技术总结的原始资料。为保证药品检验工作的科学性和规范性，原始记录必须真实、完整、清晰、具体。

实验记录的具体规定有：①实验记录要用专用记录本或记录纸，并编上页码，保持完整，不得缺页或漏页；②实验记录需用钢笔、中性笔等书写，不能用圆珠笔、铅笔等易褪色的笔书写（绘图可用铅笔）；③所有检测数据或观察现象，应有详细记录，一般不得涂改（如记录有误，可在修改处用横线划去，然后在旁边改正，并签字注明修改原因和时间）；④实验记录应使用规范的专业术语，计量单位应采用国际标准计量单位，有效数字的取舍应符合实验要求和检测仪器精度；⑤失败的试验也应详细记录在案，同时分析失败的原因；⑥原始记录、原始图谱、照片要妥善保存，以便备查。

记录内容一般包括供试药品名称、来源、批号、数量、规格、取样方法、外观性状、包装情况、检验目的、检验方法及依据（指药典、局 < 部 > 颁标准等）、收到日期、报告日期、检验中观察到的现象、检验数据、检验结果、结论、实验者、审核者等。若进行质量标准研究，对于方法的选择、样品的处理、研究结果等都应用数据、图谱、照片等形式记录下来。

整个检验工作完成后，应将检验记录逐页编号，检验人签名后，由主管药师或所在室负责人指定的复核人对所采用标准的适用性、检验内容的完整性、计算过程和结果正确性进行复核并签名。复核后的记录，属于内容和计算错误的，由复核人负责；属于检验操作错误的，由检验人负责。

（二）检验报告

检验报告是对中药质量进行检验后所出具的技术鉴定书，应符合明确、规范、严密、清晰的要求，即检验报告书的结论必须明确；格式和表达用语必须规范；内容必须忠实于实验结果；书写必须整洁，字迹清晰。

检验报告内容根据不同检品类型稍有差异，一般包括：检品名称、批号、规格、数量、来源、包装情况、取样日期、报告日期、检验目的、检验项目（鉴别、检查、含量测定等）、标准规定（标准中规定的检测结果或数据）、检验结果（实际检验结果或具体数据）、检验结论等内容，最后必须有检验人、复核人及有关负责人签名或盖章。

应该指出，判定一个中药是否合格，必须按照药品标准对其进行全面检验，全面检验后所有项目均符合规定才能判定为合格；若有某一项不符合药品标准规定，该中药即应判定为不合格产品。

目标测试

答案解析

一、单选题

1. 中药质量标准应全面保证（　）

A. 中药质量稳定和疗效可靠

B. 中药质量稳定、疗效可靠和使用安全

C. 中药质量稳定和使用安全

D. 中药疗效可靠和使用安全

E. 中药疗效可靠、无副作用和使用安全

2. 中药的质量分析是指（　）

A. 对中药的定性鉴别　　B. 对中药的性状鉴别　　C. 对中药的检查

D. 对中药的含量测定　　E. 对中药的鉴别、检查和含量测定等方面的评价

3. 中药分析中最常用的分析方法是（　）

A. 光谱分析法　　B. 化学分析法　　C. 色谱分析法

D. 联用分析法　　E. 电化学分析法

4. 取样的原则是（　）

A. 宜多不宜少　　B. 宜少不宜多　　C. 均匀合理

D. 允许有少量被污染　　E. 允许包装略有破损

5. 粉末状样品的取样方法可用（　）

A. 抽取样品法　　B. 圆锥四分法　　C. 稀释法

D. 分层取样法　　E. 抽取样品法和圆锥四分法

6. 中药分析的原始记录要（　）

A. 完整、清晰　　B. 完整、具体　　C. 真实、具体

D. 真实、完整、具体　　E. 真实、完整、清晰、具体

二、简答题

1. 我国现行的国家药品标准有哪些？
2. 《中国药典》2020 年版的最大改变是什么？
3. 简述中药分析的基本程序与要求。
4. 中药分析的原始记录应记载哪些内容？
5. 《中国药典》正文的主要内容是什么？

书网融合……

思政导航　　本章小结　　微课　　题库

（尹　华）

第三章　中药分析供试品的制备

学习目标

知识目标

1. 掌握　中药样品常用的粉碎、提取、纯化和浓缩方法的原理、特点和适用性。

2. 熟悉　不同类型中药样品的前处理特点。

3. 了解　中药样品的衍生化方法。

技能目标　通过本章学习，具备能够运用所学知识设计中药分析供试品溶液制备方案的能力。

素质目标　既有中医药理论，又能根据中药样品的性质，选择适宜供试品制备方案制备中药分析供试品的综合素质。

中药形态各异，有固体、半固体和液体样品，大多需制成溶液才适合分析。中药样品的化学成分十分复杂，样品待测成分含量往往较低，因此需要对样品进行提取、纯化浓缩等前处理，以制成较纯净的、符合分析方法要求的供试品溶液进行分析检测。中药样品的前处理包括样品的取样、提取、净化、浓缩及衍生化等过程。经过前处理的供试品溶液，待测成分被有效地从样品中释放出来并转化为分析检测所需形式，降低杂质的干扰，更适应分析检测方法的需要，提高方法的准确度、重现性、灵敏度及选择性。

第一节　中药样品前处理方法

PPT

供试品溶液制备的主要原则是最大限度地保留待测成分，去除干扰成分，并使待测成分达到分析方法检测所需浓度。在供试品溶液的制备过程中，需根据样品组成、待测成分与干扰成分性质的差异、分析目的及分析方法的要求选择合适的供试品溶液制备方法。另外，中药制剂形式多样，生产工艺和所用辅料对供试品溶液的制备也有一定的影响，因此，需根据不同剂型的特点来选择相应的样品前处理方法。

一、粉　　碎

中药材、饮片及固体中药制剂等样品，需先进行粉碎处理。粉碎的主要目的是确保取样均匀且具代表性，提高分析结果的准确度和精密度，并有利于样品中的待测组分更快、更彻底地被提取出来。但样品不宜粉碎得过细，否则在样品提取时易造成过滤困难，故可根据实际情况进行适当粉碎和过筛。在具体操作中，应注意避免由于设备的不洁净或磨损等原因对样品造成的污染，同时要防止粉尘飞散和样品中挥发性成分的损失。过筛时，对无法通过筛孔的部分样品，须反复粉碎或碾磨，使其全部通过筛孔，混合均匀。对于片剂、丸剂、胶囊等中药制剂，需先去除包衣或囊壳，再取内容物进行粉碎。

目前，常用的粉碎设备主要有粉碎机、研钵、铜冲、匀浆机等。一般来说，植物类中药材及饮片可用粉碎机粉碎，片剂、水丸和颗粒剂等中药制剂可用研钵研碎，蜜丸可用小刀切碎或用剪刀剪碎，动物组织通常用匀浆机搅碎。

二、提　　取 微课

提取的目的是将样品中的待测成分溶解和释放出来，并制成一定浓度的溶液。中药固体样品常用的提取方法主要有以下几种。

（一）浸渍法

样品置于具塞容器内，加入适量溶剂，摇匀，放置，浸泡一定时间。溶剂用量一般为样品重量的10～50倍。根据样品的质地、检验要求确定浸泡时间，如姜黄鉴别供试品溶液的制备方法是加无水乙醇振摇后放置30分钟，而莲子鉴别供试品溶液的制备方法是加三氯甲烷放置过夜。分析时，可取一部分提取液测定，也可取全部测定。浸渍法操作时应主要注意两点：①浸泡期间应经常振摇；②当只取部分提取液进行定量测定时，应避免溶剂在浸渍过程中损失。可通过比较浸泡前、后样品和溶剂总重量是否变化来考察，如有损失，可用溶剂补足减失的重量。对取全部提取液测定的，无需补足重量。浸渍法适用于对热不稳定的样品，具有操作简单、提取杂质较少的优点，但同时也存在费时、费溶剂、提取不充分等缺点。目前多用于鉴别和浸出物测定，较少用于含量测定。

（二）超声提取法

将样品置于具塞容器中，加入适合的溶剂，必要时浸泡一定时间，然后放入超声振荡器中，在一定功率和频率的超声波中进行提取。样品提取一般仅需数十分钟，最多不超过1小时。超声波能使样品粉末更好地分散于提取溶剂中，并且其振动产生的机械作用可大大提高待测成分的提取速度和提取效率。超声提取时应注意：①超声发生器的功率和频率是否符合要求，以保证提取效果；②因超声提取时发热可能导致提取溶剂损失，亦可通过比较超声前、后的总重量是否变化来考察，如有损失，可用溶剂补足减失的重量。超声提取法具有操作简便，提取效率高、提取时间短等优点。超声提取法已成为中药固体药品最常用的提取方法之一。

>>> 知识拓展

超声提取法

由于强烈超声通过液体传播时声压的振幅很大，形成空化作用，对超声波的机械作用有显著的增强效果，另外还会引起发光、电离、局部高压和高温等现象，促使一些化学反应的发生（如大分子化合物的降解和解聚合作用、氧化还原反应等）。所以利用超声法提取化学成分时，应具体考察不同的样品及成分所使用的超声波功率、频率、提取时间等因素。

（三）回流提取法

将样品置于烧瓶中，加入一定量的适合溶剂，装上冷凝管，水浴或电热套加热回流提取。一般情况下，每次提取0.5～2小时，提取液供含量测定用时，应注意提取次数和提取时间，以保证样品中待测成分提取完全。提取效率高，但提取液中杂质较多。样品若含对热不稳定或挥发性成分，则不宜使用本法。装置见图3－1。

（四）连续回流提取法

将样品用滤纸包好后置索氏提取器中，利用挥发性溶剂在索氏提取器中的不断循环对样品进行反复提取，样品中的待测成分经多次新鲜溶剂提取完全后，收集提取液定容、检测；或回收溶剂，再用适宜溶剂溶解、定容、测定。该方法通常需提取数小时，才能使待测成分提取完全。连续回流提取法操作简便，提取效率较高，所需溶剂较少，提取杂质少，但不适用于受热易分解成分的提取。装置见图 3－2。

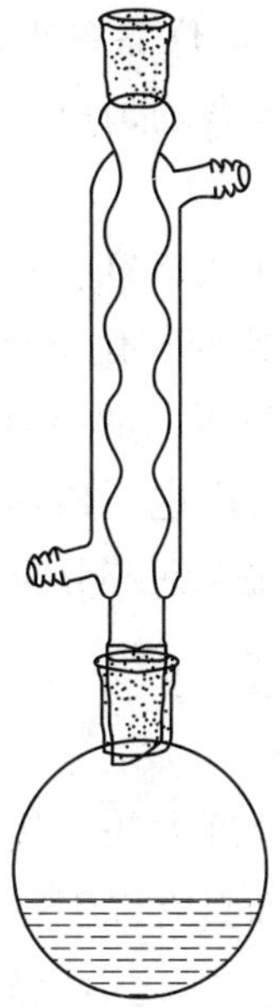

图 3－1　回流提取装置

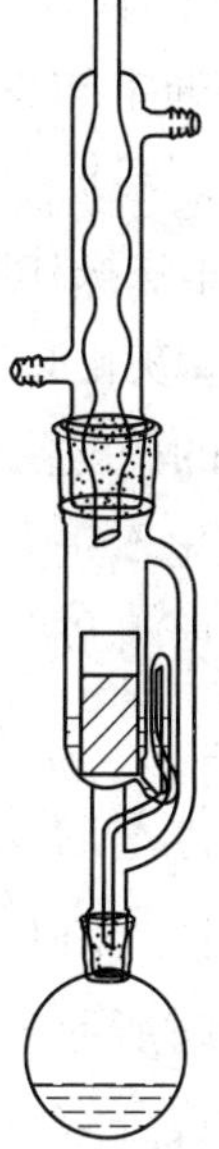

图 3－2　连续回流提取装置

（五）水蒸气蒸馏法

具有挥发性的待测成分，如中药中的挥发油类成分、某些小分子生物碱（如槟榔碱、麻黄碱）以及丹皮酚等成分，可采用水蒸气蒸馏法提取，并使之与杂质分离。另外，水蒸气蒸馏法常配合盐析法使用，即在蒸馏液中加入一定量的无机盐（如 NaCl、$MgSO_4$、Na_2SO_4等），以使挥发性成分能从样品中蒸馏出来得更彻底。水蒸气蒸馏法具有操作简便、提取杂质少等特点。提取仪器装置参照《中国药典》2020 年版四部（通则 2204）收载的挥发油测定器装置（图 3－3）。

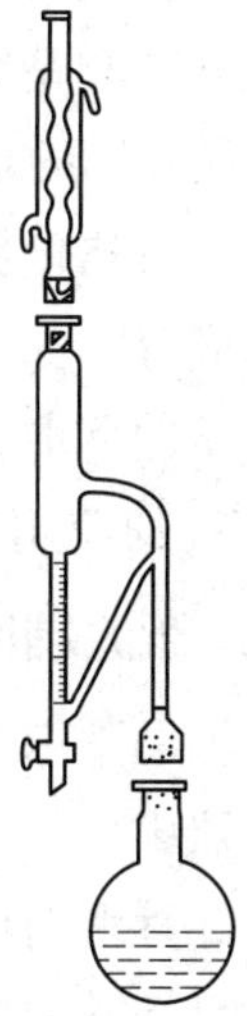

图 3－3　挥发油测定装置

（六）消化法

中药样品中的金属离子常以共价键的有机态存在，进行重金属检查和元素定量分析时，需采用适合的方法对这些有机物质进行破坏，将金属元素转化成无机金属离子状态，常用的破坏方法包括湿法消化和干法消化。

1. 湿法消化　根据所使用试剂的不同，分为以下三种消化方法。

（1）硝酸－高氯酸法　本法适用于中药和血、尿、组织等生物样品的破坏，破坏后所得的无机金属离子均为高价态，但对含氮杂环类有机物的破坏不够完全。该法反应较激烈，破坏力强。进行消化时，必须严密注意，切勿蒸干容器中的溶液，以免发生爆炸。

（2）硝酸－硫酸法　本法适于大多数有机物质的破坏，但与硫酸形成不溶性硫酸盐的金属离子不宜采用此法测定。本法消化后所得的无机金属离子均被氧化为高价态。

（3）硫酸－硫酸盐法　为了提高硫酸的沸点，加速样品破坏过程，使样品破坏完全，同时防止在加热过程中硫酸过早分解而造成损失，本法中加入了硫酸盐（K_2SO_4或无水 Na_2SO_4）。本法破坏所得金属离子多为低价态，常用于含砷或锑的有机样品消化，消化后得到三价砷或锑，也常用于含氮量测定。

湿法消化操作应在通风橱内进行。所用仪器，一般选用硅玻璃或硼玻璃制成的凯氏瓶（用于直火加热）或聚四氟乙烯消化罐（用于微波消解仪）。所用试剂选用优级纯，水选用去离子水或高纯水，并且必须同时按相同条件进行空白试验对数据进行校正，以避免实验误差。

2. 干法消化 本法采用灼烧的方法使有机物灰化以使其分解。取适量样品置于坩埚（瓷坩埚、铂坩埚或镍坩埚）中，通常加少量轻质 MgO 或无水 Na_2CO_3等以助灰化，混合均匀后，先用小火加热，待样品完全炭化后放入高温炉中灼烧，使其完全灰化即可。

中药分析中应用本法操作时应注意以下几点：①加热灼烧的温度应控制在 500～600℃，以避免一些待测金属化合物挥发；②灰化必须完全，否则直接影响测定结果的准确度。判断灰化是否完全的方法是将灰分放冷，加入稍过量的硝酸－水（1∶3）或稀盐酸－水（1∶3）溶液，振摇，如果溶液显色或溶液中存在不溶有机物说明灰化不完全，则在水浴上将溶液蒸干，用小火炭化后，再进一步灼烧；③所得的灰分必须全部溶解，本法所得灰分往往不易溶解，但不应丢弃不溶物，应设法保证灰分全部溶解，以保证方法的准确度。

（七）超临界流体萃取法

超临界流体萃取法（SFE）是以超临界流体作为提取溶剂的样品前处理方法。超临界流体是指高于临界温度和临界压力时所形成的单一相态，它不是简单的液体或气体，而具有以下特征：①密度与液体相近，对样品中化学成分溶解能力强；②具有良好的渗透性，有利于样品中化学成分扩散进入流体中；③表面张力极小，易渗透入样品基质空隙中，有利于样品中化学成分的提取；④在临界点附近，压力和温度的微小变化将使流体密度发生较大的变化，从而可以改变流体对成分的溶解能力，适用于对不同极性成分的分离和精制；⑤流体易于从提取物中分离，溶剂污染小。

目前最常用的是超临界 CO_2流体，它的性质稳定，使用安全，临界点低（T_c = 31℃，P_c = 7.4 MPa），易于操作，价格低廉。作为非极性物质，超临界 CO_2流体适合萃取极性较低的亲脂性物质及低分子量、低沸点的成分，如挥发油、烃、醚、醛、醇及内酯等。对极性较大的亲水性分子、金属离子及相对分子量较大物质的萃取，则需加入极性改性剂如甲醇、乙醇、丙酮等，以增加对这些物质的萃取能力，从而扩大了 SFE 的应用范围。

（八）微波辅助萃取法

微波辅助萃取法（MAE）是微波与传统萃取法相结合后形成的一种萃取法。将样品放置于不吸收微波的容器中，加入萃取溶剂后，用微波加热萃取。相比于传统萃取法，MAE 具有以下优势：①溶剂用量少；②萃取时间短，MAE 萃取 20 秒相当于索氏提取数小时的提取效果；③可根据吸收微波能力的大小和对目标萃取物的溶解能力来选择不同的萃取溶剂；④可以同时萃取多个样品。近年发展起来的动态 MAE 对此法做了改进，具有更多优势，例如，在萃取过程中随时引入新鲜溶剂，提高了萃取效率，并且导出的萃取液可直接进行 HPLC 检测，易于实现自动化操作。目前，微波萃取技术由于具有提高中药有效成分的提取率、降低生产成本、改善生产条件等特点，已经引起中药工作者的广泛关注。随着国产微波萃取仪陆续上市，在不久的将来，微波辅助萃取技术将广泛应用于中药成分的提取分离。

（九）加压液体萃取法

加压液体萃取法（PLE），又称加速溶剂萃取法（ASE），是一种在较高的温度（50～200℃）和压力（10.3～20.6MPa）下用有机溶剂对固体或半固体样品进行萃取的方法。具体方法是将样品置于密封容器中，加热至高于溶剂沸点的温度（50～200℃），引起容器中压力升高，再给予一定的压力，使溶剂不汽化，从而大大提高萃取的速度。本法可实现提取过程自动化，缩短了萃取时间，显著降低萃取溶剂使用量。因萃取过程在密闭系统中进行，减少了溶剂挥发和对人体的危害，并减少了对环境的污染。

中药固体样品的提取，除应选择适当的提取方法外，还应注意提取溶剂的种类和体积、提取次数以及提取时间等因素的选择。关于提取溶剂的选择，可根据待测成分的极性强弱，遵循相似相溶原则，选择对待测成分溶解度大、而对杂质溶解度小的溶剂作为提取溶剂，同时还应注意实验安全和环境保护，尽量避免使用易燃易爆、毒性大溶剂。

三、纯　　化

纯化是除去样品中对待测成分分析有干扰杂质的过程。常用的纯化方法有以下几种。

（一）沉淀法

沉淀法利用某些试剂与样品中的待测成分或杂质生成沉淀，分离沉淀或保留溶液以达到纯化的目的。采用沉淀法纯化样品时应注意：①沉淀除去杂质时，待测成分应避免与之同时沉淀或被沉淀包埋而损失；②沉淀对象为待测组分时，则将沉淀分离，直接用重量法测定或用适合溶剂重新溶解后测定；③如果过量的试剂干扰待测成分的测定，则应在测定前除去干扰试剂。

（二）液 - 液萃取法

常用的液 - 液萃取法（liquid liquid extraction，LLE）有直接萃取法和离子对萃取法。

1. 直接萃取法　利用样品中待测成分与干扰成分在有机溶剂和水两相中分配系数的不同，通过多次萃取实现分离纯化样品中的待测成分。操作时，通常萃取 3 ~ 5 次，以使待测成分提取完全。增加萃取次数虽然有助于提取回收率和结果准确度的提高，但也要考虑到繁琐的操作会带来一定的误差。直接萃取法所使用的溶剂的极性应根据待测组分疏水性的相对强弱来选择，同时兼顾对待测成分的充分提取和对萃取成分的选择性。萃取时，如果待测成分为弱酸性成分，应注意调节水相的 $pH \leqslant pK_a - 2$，如果为弱碱性成分，则应注意调节水相的 $pH \geqslant pK_a + 2$（该处为其共轭酸的 pK_a），以使弱酸、弱碱性待测成分主要以非离子型的游离酸或碱的形式存在，增加其在有机相的溶解度，从而提高提取率。

在提取过程中，也可以借助中性盐的盐析作用，例如水相采用 NaCl 饱和，以助待测成分进入有机相。若有机层因存在的微量水引起浑浊，可以将有机相分离后加入脱水剂（常用无水 Na_2SO_4）或用滤纸滤过的方法除去微量水分，以尽量避免乳化现象的发生。

目前，液 - 液自动提取装置可以完成样品的提取、干燥、再溶解等自动化操作，使液 - 液萃取法操作简便、快速、准确、重现性高。

2. 离子对萃取法　在一定的 pH 介质中，某些有机酸（碱）性成分形成的离子与带相反电荷的离子（离子对试剂）定量结合为弱极性的离子对化合物，而易溶于有机溶剂，从而实现分离。此法特别适合于高度电离的有机酸、碱化合物，这些成分难以从样品中直接萃取出来，中药分析中主要用于生物碱的分析。以生物碱（B）为例，离子对试剂常用酸性染料（In^-），如溴百里酚蓝（溴麝香草酚蓝）、溴甲酚绿等，其反应式为：

$$BH^+\text{（水相）} + In^-\text{（水相）} \rightleftharpoons BH^+ \cdot In^-\text{（水相）} \rightleftharpoons BH^+ \cdot In^-\text{（有机相）}$$

由上述反应可知，生物碱和酸性染料在水相中均应有较高的离子化程度。所以，必须注意水相 pH 值的调节和离子对试剂的选择。通常生物碱与溴百里酚蓝形成 1∶1 的离子对，适合在 pH 5.2 ~ 6.4 萃取；而二元碱形成 1∶2 离子对，适合在 pH 3.0 ~ 5.8 萃取，这主要是因为二元碱的碱性弱，在更低的 pH 值下才能离子化，形成离子对。形成的离子对 $BH^+ \cdot In^-$ 常用成氢键能力强的三氯甲烷或二氯甲烷萃取。

（三）色谱法

色谱法纯化样品的常用方法有吸附色谱、分配色谱、离子交换色谱和排阻色谱等，其操作方式包括柱色谱、薄层色谱和纸色谱。其中，经典柱色谱法设备简单、使用方便、快速、纯化效率高，被广泛使用。

经典柱色谱法一般操作是将样品提取液加于装有合适固定相的色谱柱中（长 5 ~ 15cm，内径 0.5 ~ 2cm），待测成分保留于色谱柱上，用一定量的溶剂洗脱，以除去杂质，再用合适的溶剂将待测成分洗脱下来；或者使杂质保留于色谱柱上，直接将待测成分洗脱下来。该法主要用于薄层鉴别和总类成分含量测定，也可将流出色谱柱的样品用 GC、HPLC 进一步分离后检测。常用的固定相填料有硅胶、氧化铝、大孔树脂、聚酰胺、离子交换树脂、氧化镁、硅藻土、活性炭等。根据其性质可分为正相色谱柱和反相色谱柱。操作时，取适量固定相以湿法装柱或者干法装柱的方式，将填料装入玻璃柱中，要求填装后柱表面平整、柱体紧密并排除气泡。该方法操作简单易行，且纯化效果好，在中药分析中已得到广泛应用。目前市场上也有商品化的色谱小柱，可用于纯化样品，其分离原理与经典柱色谱法相同。不同的固定相填料分离原理和色谱规律不同，使用特点也各不相同。常用的固定相填料介绍如下。

1. 硅胶 硅胶作为传统的吸附剂，依据样品中各组分在吸附剂表面的极性吸附作用大小不同而实现分离。用于样品纯化时多用 100 ~ 200 目粒径的硅胶，用量多为1 ~ 10g。由于硅胶为微酸性，对碱性化合物有强烈保留作用，故适合于中性或酸性待测成分的纯化。

例 3 -1 满山红油的鉴别

取本品 0.1g，加正己烷 5ml 使溶解，通过硅胶柱（120 ~150 目，3g，内径为 1cm，湿法装柱，上加无水硫酸钠 3g），用正己烷 50ml 洗脱，弃去洗脱液，再用正己烷 - 乙酸乙酯（50∶1）50ml 洗脱，收集洗脱液，作为供试品溶液。

2. 氧化铝 氧化铝也是极性吸附剂，其粒径大小、吸附原理和洗脱规律与硅胶相似。氧化铝显碱性，能吸附黄酮类、酚类、蒽醌类等酸性成分，主要用于生物碱、苷类等待测成分的纯化，根据实际应用需要，可制成酸性、中性和碱性氧化铝，以中性氧化铝最为常用。

例 3 -2 小建中颗粒中白芍的鉴别

【处方】白芍 400g 大枣 200g 桂枝 200g 炙甘草 133g 生姜 200g

取本品 1.5g，加硅藻土 1g，研匀，加甲醇 30ml，加热回流 1 小时，滤过，滤液浓缩至约 2ml，加中性氧化铝 2g，拌匀，干燥，通过中性氧化铝柱（100 ~200 目，1g，内径为 1cm），用甲醇 100ml 洗脱，收集洗脱液，蒸干，残渣加无水乙醇 1ml 使溶解，作为供试品溶液。

例 3 -3 连翘中连翘苷的含量测定

取本品粉末（过五号筛）约 1g，精密称定，置具塞锥形瓶中，精密加入甲醇 15ml，称定重量，浸渍过夜，超声处理（功率 250W，频率 40kHz）25 分钟，放冷，再称定重量，用甲醇补足减失的重量，摇匀，滤过，精密量取续滤液 5ml，蒸至近干，加中性氧化铝 0.5g 拌匀，加在中性氧化铝柱（100 ~ 120 目，1g，内径为 1 ~ 1.5cm）上，用 70% 乙醇 80ml 洗脱，收集洗脱液，浓缩至干，残渣用 50% 甲醇溶解，转移至 5ml 量瓶中，并稀释至刻度，摇匀，滤过，取续滤液，即得。

3. 大孔树脂 大孔树脂比表面积极大，其分离纯化作用是依赖它与被吸附分子之间的范德华引力。通过其极大的比表面进行物理吸附，样品中的各成分根据吸附力及分子量大小经一定溶剂洗脱而达到分离、纯化。大孔树脂分为非极性、中等极性和极性。大孔树脂以 D101 型最为常用，其吸附特征与烷基键合相硅胶相似，以疏水作用对低极性的化合物普遍吸附能力强，因此适用范围比较广，特别适合于皂苷类和黄酮苷类成分的分离纯化。

大孔树脂常用量为 1~2g，也有用 100~150mg 提取血、尿中的药物。由于大孔树脂为人工合成品，新购买的树脂中会残留一些合成试剂，因此在使用前需要用乙醇、丙酮等有机溶剂除去杂质，必要时还要用酸、碱清洗（净品级无需处理）。D101 为反相色谱，使用时一般为湿法装柱，用水洗至无醇味后才能上样，上样用的溶剂也应为水性溶剂。由于大孔树脂颗粒较大，装柱高度应比硅胶、氧化铝色谱柱高；由于柱体缝隙大，上样时流速一定要慢，确保提取液中成分能充分吸附在柱子上。必要时可以用多次循环上样的方法以改善上样效果。洗脱时先用水将水溶性大分子极性杂质洗出，再根据待测成分的性质选用一定浓度的醇洗脱出待测成分，遵循反相洗脱规律。

例3-4　小青龙颗粒中的五味子醇甲的鉴别

【处方】麻黄154g　桂枝154g　白芍154g　干姜154g　细辛77g　炙甘草154g　法半夏231g　五味子154g

取本品10g或5g（无蔗糖），研细，加甲醇50ml，超声处理30分钟，滤过，滤液蒸干，残渣用水20ml溶解，通过D101型大孔吸附树脂柱（内径为1cm，柱高为10cm），用水100ml洗脱，再用70%乙醇40ml洗脱，收集70%乙醇洗脱液，蒸干，残渣加甲醇1ml使溶解，作为供试品溶液。

例3-5　肾康宁片中黄芪甲苷的含量测定

【处方】黄芪360g　丹参300g　茯苓300g　泽泻180g　益母草450g　淡附片180g　锁阳300g　山药50g

取本品20片，糖衣片除去包衣，精密称定，研细，取约2.5g，精密称定，置具塞锥形瓶中，精密加入甲醇50ml，密塞，称定重量，超声处理（功率250W，频率50kHz）45分钟，放冷，再称定重量，用甲醇补足减失的重量，摇匀，滤过，精密量取续滤液25ml，蒸至近干，残渣用1%氢氧化钠溶液15ml溶解，通过D101型大孔吸附树脂柱（内径为2cm，柱高为10cm），用1%氢氧化钠溶液100ml洗脱，弃去洗脱液，用水约80ml洗至中性，弃去水洗液，再用70%乙醇溶液100ml洗脱（控制流速约为2滴/秒），收集洗脱液，蒸至约1ml或近干，用甲醇溶解，转移至5ml量瓶中，加甲醇至刻度，摇匀，滤过，取续滤液，即得。

4. 聚酰胺　聚酰胺主要通过对化合物的氢键吸附作用实现分离，常用于黄酮类、醌类、有机酸类或具有邻二酚羟基等结构的待测成分的样品纯化。化合物的结构与聚酰胺形成氢键的能力越强，其吸附能力也就越强，也就越难洗脱。聚酰胺颗粒大且松软，装柱时不能压得太实，否则很难洗脱。在使用前需要用有机溶剂洗除固定相中残留的反应原料与试剂，操作方法与大孔树脂相似。该法常用于黄酮类成分的纯化，当测定黄酮苷类成分时，通常将样品的水提液上柱，先用水洗去部分杂质，再用一定浓度的乙醇将总黄酮洗脱下来测定。若用弱极性溶剂洗脱，可对黄酮苷元等弱极性成分进行纯化分离。

例3-6　通乐颗粒中枳壳的鉴别

【处方】何首乌600g　地黄600g　当归300g　麦冬300g　玄参300g　麸炒枳壳150g

取本品2g，研细，加甲醇30ml，超声处理30分钟，滤过，滤液蒸干，残渣加水10ml使溶解，加在聚酰胺柱（30~60目，5g，内径为1.5cm，湿法装柱）上，先用水100ml洗脱，弃去水液，继用35%乙醇100ml洗脱，收集洗脱液，蒸干，残渣加乙醇2ml使溶解，作为供试品溶液。

5. 离子交换树脂　离子交换树脂交换基团上的可交换离子与溶液中的可交换离子能发生交换，可用来纯化或除去样品中的离子，常用于样品提取液中酸性或碱性化合物的纯化。例如，弱酸性成分可在中性和碱性条件下使用阴离子交换树脂柱，先用水和有机溶剂（多用甲醇）洗脱杂质，然后再用酸性溶液洗脱后收集、测定；碱性成分则与之相反。离子交换法的选择性较高，萃取回收率可达90%以上，但固定相填料需前处理，其过程较麻烦、费时。

例3-7　肾复康胶囊中益母草的鉴别

【处方】土茯苓366g　槐花93g　白茅根366g　益母草93g　广藿香28g

取本品内容物3g，加甲醇30ml，加热回流1小时，滤过，滤液回收溶剂至干，残渣用0.1mol/L盐酸溶液5ml溶解，通过强酸型阳离子交换树脂柱（732钠型，内径为0.9cm，柱长为12cm），用水洗至洗脱液近无色，弃去水洗液，再以2mol/L氨溶液50ml洗脱，收集洗脱液，蒸干，残渣加甲醇1ml使溶解，作为供试品溶液。

6. 硅藻土、纤维素 硅藻土和纤维素是以分配作用为原理的亲水性填料。填料作为支持剂，固定相多为水基质液，流动相为与水不相混溶的有机溶剂。纯化过程中，较亲脂的成分从固定相转移至流动相，从而被洗脱，达到纯化的目的。其提取率较高（一般大于80%），得到的提取液较纯净，但需用较多的洗脱剂（一般大于5ml）。

硅藻土柱一般采用干柱直接上样，柱可再生。可采用不同pH缓冲液的硅藻土柱对生物碱、酚类和中性物质进行纯化。当柱的pH=4时，大多数生物碱被保留在柱体内，选择pH值比4稍大的缓冲液可分离不同种生物碱，流动相常使用石油醚、乙醚、三氯甲烷等。纤维素柱的使用方法与硅藻土相似。

（四）固相萃取法

固相萃取（solid-phase extraction，SPE）是从传统的液-液萃取基础上发展起来的，以固体物质作为萃取剂的样品前处理技术，其用途广泛且越来越受到欢迎。其分离原理基于相似相溶原理和HPLC、GC的固定相基础理论，采用高效、高选择性的固定相进行样品萃取。样品通过填充吸附剂的一次性萃取柱，待测成分和杂质成分分别或同时被保留在柱上，然后用选择性溶剂除去杂质，洗脱出待测成分，从而达到分离的目的。SPE法有机溶剂用量少、操作简单、快速、高效，简化了样品前处理的步骤，与其他仪器联用可实现在线分析，主要用于样品的分离、纯化和浓缩。

SPE装置由SPE小柱和辅件构成。SPE小柱由柱管、烧结垫和填料组成。SPE辅件一般包括真空系统、真空泵、惰性气源、缓冲瓶、吹干装置和大容量采样器。SPE分为四种类型：正相SPE、反相SPE、吸附SPE、离子交换SPE。目前，SPE已广泛用于药物学研究、临床药物检测、水中有机物质分析、食品和农副产品中农药及除草剂残留、生物样品的纯化等方面。

SPE所用填料种类很多，最常用的是十八烷基键合相硅胶（简称C_{18}或ODS），其次还有烷基、氰基、苯基键合相硅胶，可用于脂溶性成分和水溶性成分的分离，如苷元和苷的分离等；也可用于提取纯化水基质体液中疏水性成分。可通过调节pH值、形成离子对等方法实现对一些亲水性成分的提取。填料的平均粒度一般为30~60μm，用量多为100mg。SPE的一般操作程序如下。①柱的活化：除去柱子中的杂质并创造一定的溶剂环境。例如，可以用2ml甲醇冲洗除去柱子中的杂质并润湿键合相，再用0.5ml水洗除甲醇。②上样：将样品转移入柱。③清洗：最大可能地除去干扰成分而不影响待测成分的保留。例如，用2~5ml的水洗除弱保留的亲水性成分，如无机盐、亲水的蛋白质、氨基酸、糖以及中等保留的极性化合物、低肽等。④洗脱：用洗脱能力较强的溶剂将待测成分从柱子上洗脱下来。例如，用2~5ml甲醇或甲醇-水洗脱一些强保留的待测组分。SPE可用于现场前处理，但操作繁琐、空白值较高、易堵塞吸附柱而导致重现性不够理想。

例3-8 西青果的鉴别

取本品（去核）粉末0.5g，加无水乙醇30ml，加热回流30分钟，滤过，滤液蒸干，残渣用甲醇5ml溶解，加在中性氧化铝柱（100~200目，5g，内径为2cm）上，用稀乙醇50ml洗脱，收集洗脱液，蒸干，残渣用水5ml溶解后通过C_{18}固相萃取小柱，以30%甲醇10ml洗脱，弃去30%甲醇溶液，再用甲醇10ml洗脱，收集洗脱液，蒸干，残渣用甲醇1ml使溶解，作为供试品溶液。

（五）微萃取技术

微萃取技术包括固相微萃取（solid-phase microextraction，SPME）和液相微萃取（liquid-phase microextraction，LPME）。

SPME是在SPE基础上发展起来的一种样品分析前处理新技术。SPME既继承了SPE的优点，又有效克服了其缺陷，操作简单，重现性好，从萃取到进样完全不使用有机溶剂，解吸快速、完全。它能直接对样品中的挥发和非挥发性的化合物进行采集，然后直接通过GC、GC-MS、HPLC和HPCE分析获得检测结果。本技术集采样、提取、浓缩、进样于一体，具有费用低、操作简单、省时等优势，并能减少有毒试剂对人体的侵害。但 SPME 也有提取率偏低、重复性差等缺点。

SPME 于 1993 年实现商品化，其装置类似于一支微量进样器。该装置针头内有一伸缩杆，上连有一根表面涂有色谱固定相的石英纤维。通常石英纤维隐藏于针头内，推动进样器伸缩杆可将石英纤维从针头内伸出。分析时先将样品放入带隔膜塞的 SPME 专用容器中，必要时在样品中可加入无机盐、衍生剂或调节 pH 值，也可以配合加热或磁力搅拌操作。SPME 操作分为两步：第一步是萃取，将针头插入装有样品的专用容器中，推出石英纤维，让其表面的色谱固定相浸入样品溶液或顶空气体中一段时间，使固定相吸附组分，实现对组分的提取与富集，完成样品前处理过程。第二步是色谱进样。将针头取出后插入色谱进样器，推出石英纤维，上面吸附的组分被气相色谱进样器的高温或液相色谱、毛细管电泳的流动相解吸下来，然后再由色谱仪进一步分离分析。目前 SPME 提取方式有两种：①对于气体与液体中组分的分析，可采用石英纤维直接插入样品中进行提取的方法；②对于挥发性、半挥发性组分的分析，可采用顶空提取法。

目前，SPME 已广泛应用于环境、临床医学、生物、食品、工业等领域，几乎可用于液体、气体、固体、生物等样品中各类挥发性或半挥发性物质的分析，文献报道多与 GC 联用。改进提取法后，也能用于非挥发性成分的分析，并通过与 HPLC、MS、CE、IR 等联用，扩大 SPME 的应用范围。

LPME 是基于液 - 液萃取的原理发展起来的一种微型化样品前处理技术。该技术在样品与微升级甚至纳升级的萃取溶剂之间的分配平衡基础上，实现对待测成分的微萃取。与传统的液 - 液萃取技术相比，LPME 的有机溶剂使用量极少，仅需微升级用量，更环保；对样品富集能力强，萃取效率高；不需要传统液 - 液萃取法的相分离及合并过程，操作更简便；易于实现与其他仪器的联用。目前，LPME 已有多种模式，如单滴液相微萃取（single - drop microextraction，SDME）、中空纤维保护液相微萃取（hollow fiber membrane protected liquid - phase microextraction，HF - LPME）、上浮溶剂固化微萃取（solidified floating organic drop microextraction，SFODME）、分散液液微萃取（dispersive liquid liquid microextraction，DLLME）等。这些不同模式的 LPME 已逐渐被用于生物、环境、食品、中药等各种领域中物质分析的前处理。

四、浓　　缩

浓缩是指通过减少样品溶液中溶剂的量而提高待测成分浓度的操作。在中药分析中，有时经过提取、纯化后的待测成分在溶液中的浓度过低，无法满足分析方法灵敏度的要求，或者待测成分的溶剂与仪器测定的要求不符，这时就必须对样品溶液进行浓缩。常用的浓缩方法有以下几种。

（一）水浴蒸发法

水浴蒸发法是将样品提取液置于蒸发皿中，在水浴上蒸干，所得残渣加适宜溶剂使溶解。该法只适用于对热稳定的非挥发性成分。

（二）自然挥散法

自然挥散法适于极易挥发的溶剂或小体积提取液，如样品的乙醚提取液可在室温下自然挥干除去乙醚。

（三）减压浓缩法

减压浓缩是采用低于大气压力下进行加热蒸发操作，除去样品溶液中部分或全部溶剂的方法。该法具有操作温度低、速度快的优点，适用于对热不稳定的成分，并可同时回收溶剂。常用装置为旋转蒸发仪，包括旋转烧瓶、冷凝器、溶剂收集瓶、流体加热锅、真空系统和旋转马达等。烧瓶在旋转马达的带动下缓慢转动，烧瓶中的样品溶液在瓶壁展开成膜，溶剂在减压和加热的条件下迅速蒸发。旋转的烧瓶还可以防止溶剂蒸发过程中的暴沸现象。

（四）气流吹蒸法

气流吹蒸法是利用空气或者氮气流将溶剂从样品溶液中带出的方法。本法一般用于少量液体的浓缩。利用氮气流吹蒸（氮吹）可以防止样品中待测成分氧化，特别适合结构不稳定、易氧化化学成分的样品溶液浓缩。

（五）冷冻干燥法

冷冻干燥法是指将样品溶液快速冻结后，再利用高真空条件将其中的冰升华而从样品中去除的干燥方法。冷冻干燥过程中，由于冰的升华会带走样品中的热量，使样品始终保持低温冻结状态，因此，本法特别适合于对热不稳定的生物样品，对保留生物样品（如蛋白质类）的活性非常有利。该法适合以水为溶剂的提取液的浓缩。本法的主要优点是：样品经冷冻干燥后仍保持原有的化学组成和物理性质（如胶体性质、多孔结构等）；热量消耗少于其他干燥方法。缺点是仪器成本较高，不能广泛使用。

五、衍　生　化

HPLC、GC 在中药分析中的应用日益广泛，但由于受检测方法的限制，一些极性大、挥发性差或不能被检测器灵敏检测的中药成分，难以用常规方法进行含量测定，故需先将样品进行衍生化处理，生成符合检测要求的衍生物后再进行测定。含有活泼氢的化学成分，如含有 RCOOH、ROH/RNHR′、RNH_2 等官能团的化学成分，都可进行衍生化处理。值得注意的是，该方法在建立药品质量标准时不提倡使用。常用的衍生化方法有以下几种。

（一）甲酯化

本法主要应用于对脂肪酸及油脂的脂肪酸组分分析。由于油脂及脂肪酸（特别是 12 碳以上的长碳链脂肪酸）沸点高，高温下不稳定，容易裂解，分析过程中易造成损失，一般不直接进行 GC 分析。所以，在对脂肪酸及油脂中的脂肪酸组分进行分析时，可先将脂肪酸或油脂与甲醇进行酯化反应，生成脂肪酸甲酯，以降低沸点，提高稳定性，然后再进行 GC 分析。

例 3-9　蓖麻油中蓖麻油酸的含量测定

取本品 40mg，精密称定，置 50ml 圆底烧瓶中，加入 0.5mol/L 氢氧化钾-甲醇溶液 5ml，在 60℃ 水浴中回流 30 分钟，至油滴全部消失，再加入三氟化硼乙醚-甲醇（1∶3，ml/ml）4ml，回流 5 分钟，冷却，精密加入正己烷 5ml，振摇 5 分钟，分取正己烷，用饱和氯化钠溶液洗涤两次，每次 5ml，放置，取上清液，置 10ml 具塞试管中，加 1g 无水硫酸钠脱水，振摇，精密量取上清液 1ml，置 10ml 量瓶中，用正己烷稀释到刻度，摇匀，即得。

（二）硅烷化

本法常用于衍生化具有 R—OH、R—COOH、R—NH—R′等带有活泼氢基团的化学成分。许多不挥发性或热不稳定的含羟基或氨基的化合物经硅烷化后可以进行 GC 分析。常用烷基化试剂有：*N*,*O*-双（三甲基硅烷基）乙酰胺，三甲基氯硅烷，三甲基硅烷咪唑等。

（三）酰化

本法常用于衍生化一些具有 R—OH、R—NH_2、R—NH—R′等极性基团的化学成分。目前，常用酰化试剂有三氟乙酸酐、五氟苯甲酰氯、五氟丙酸酐等。

（四）不对称衍生化

GC 中常使用不对称试剂，将对映异构体化学成分转化成非对映异构体衍生物，然后再进行分析测定。常用的不对称试剂有（*S*）-*N*-三氟乙酰脯氨酰氯、（*S*）-*N*-五氟乙酰脯氨酰氯等。

HPLC 也经常使用手性衍生化试剂将对映异构体化学成分转化为相应的非对映异构体，然后用常规 HPLC 法进行分析。手性衍生化试剂主要有三类：①适用于伯胺和仲胺类化学成分的手性衍生化试剂，如：邻-甲基苯乙酰胺，1-[（4-硝基苯）磺酸基]-脯氨酰氯，（-）-α-甲氧基-α-甲基-1-萘基乙酸，（+）-10-樟脑磺酰基-*N*-羧基-*L*-苯丙氨酸酐，1-萘乙基异硫氰酸酯等；②适用于伯醇和仲醇类化学成分的手性衍生化试剂，如苄酯基-*L*-脯氨酸和双环己基炭化二亚胺和咪唑、（+）/（-）-2-甲基 1，1′-双-萘基-2-羰基腈等；③适用于含羧基化学成分的手性衍生化试剂，如草酰氯、*R*-（-）/*S*-（-）-α-甲基-对硝基苯胺和 2-氨基丁醇等。

（五）紫外衍生化

HPLC 分析时，很多待测成分由于在紫外光区无吸收或紫外吸收很弱而不能被紫外检测，可以用具有紫外吸收基团的衍生化试剂进行衍生化处理，使其生成具有紫外吸收的衍生物，从而可以用 HPLC-UVD 法进行分析。

（六）荧光衍生化

一些无紫外吸收或紫外检测不灵敏的待测成分，如氨基酸、脂肪酸、生物碱、胺类、甾体类药物等，可用荧光衍生试剂反应将其转化成具有强荧光的衍生物，然后用 HPLC-荧光检测分析，实现痕量检测。常用的荧光衍生化试剂有邻苯二醛、荧胺和丹酰氯等。

（七）电化学衍生化

HPLC 的电化学检测器只能检测具有电化学活性的成分，如果目标化合物没有电化学活性可以将其与电化学衍生试剂反应，使其转化成具有电化学活性的衍生物，从而被检测。

第二节　不同类型中药样品的前处理特点

PPT

制备中药供试品溶液时，应根据待测成分的理化性质、存在状态、其他成分对待测成分的干扰以及中药制剂制备工艺、剂型、辅料的不同综合考虑，选择合适的前处理方法。例如，注射剂在生产过程中已经过纯化处理，用 HPLC 或 GC 测定制剂中待测成分的含量时，通常可直接进样或稀释后直接进样；糖浆剂、煎膏剂及口服液等，应考虑制剂中的一些添加剂如矫味剂、防腐剂及抗氧剂等可能会对待测成分的分析产生干扰，必须通过前处理除去这些干扰成分；而中药材及饮片中的化学成分由于保留在组织、细胞中，不易被提出，须采取有效的处理方法对其中的待测成分进行提取和分析。因此，在中药分析工作中，必须针对不同形式的中药及中药制剂，采取适宜的前处理方法制备供试品溶液。

一、固体中药样品的前处理特点

固体中药样品包括中药材、饮片、中药提取物及丸剂、散剂、栓剂、颗粒剂、片剂、滴丸剂、胶囊剂等中药制剂。由于此类中药以固态形式存在，分析前必须用合适的溶剂和方法，将待测成分提取出来，再根据待测成分和其他共存成分的理化性质，采用合适的方法进行分离纯化，使最终得到的供试品溶液符合所选分析方法的要求。中药材、饮片以及全部或部分使用中药饮片细粉入药的制剂，因待测成分仍存在于植物组织、细胞中，提取完全较为困难，因此，应注意提取溶剂、提取方法和提取时间的选择。而中药提取物，如黄芩提取物、银杏提取物等，由于经过提取，成分相对富集，前处理相对简单。此外，也要注意制剂中辅料的干扰，例如颗粒剂、蜜丸中大量的糖和蜂蜜等都可能对分析造成影响。

1. 中药材和饮片　以植物的根、茎、叶、花、果实等为来源的中药材和饮片，待测成分存在于植物细胞内，不易从坚硬的细胞壁内溶出。因此，制备供试品时，通常先根据不同中药材和饮片的质地粉碎成不同的粒度，然后采用超声或加热回流的方法对药材或饮片进行提取，以促进待测成分的快速溶出。矿物药通常先将样品粉碎成适宜的粒度，并进行适当的分解（溶解或熔融），将待测组分转入溶液中，然后再进行测定。

例3－10　人参中人参皂苷 Rg_1、Re、Rb_1 的含量测定

取本品粉末（过四号筛）约1g，精密称定，置索氏提取器中，加三氯甲烷加热回流3小时，弃去三氯甲烷液，药渣挥干溶剂，连同滤纸筒移入100ml锥形瓶中，精密加水饱和正丁醇50ml，密塞，放置过夜，超声处理（功率250W，频率50kHz）30分钟，滤过，弃去初滤液，精密量取续滤液25ml，置蒸发皿中蒸干，残渣加甲醇溶解并转移至5ml量瓶中，加甲醇稀释至刻度，摇匀，滤过，取续滤液，即得。

2. 丸剂　系指原料药物与适宜辅料制成的球形或类球形固体制剂。其中，水蜜丸、水丸、浓缩丸、糊丸、蜡丸等可以直接研细或粉碎后对其中的待测成分进行提取。滴丸常用的基质有聚乙二醇（6000、4000）、泊洛沙姆等水溶性基质和硬脂酸、单硬脂酸甘油酯、氢化植物油等水不溶性基质。基质对滴丸的分析产生较大影响，因此，在分析前须先将基质与待测成分分离。对一些酸性或碱性待测成分，可以通过酸化或碱化处理，使其游离或成盐后，用有机溶剂或水提取，从而使待测成分与基质分离。蜜丸中由于含有大量的炼蜜，不能直接研细或粉碎，可将其剪碎或用小刀将其切成小块后，加溶剂进行提取；如果测定蜜丸中脂溶性强的成分，也可用水将蜜丸溶解，离心后取药渣，再用合适的溶剂对药渣进行提取。含量测定时，为使蜜丸分散得更加均匀，使待测成分更易于提出，常用固体稀释剂处理后，再进行提取。常用的处理方法是：称取一定量蜜丸置于研钵中，加入适量硅藻土研磨，使蜜丸分散均匀，再用合适的溶剂提取；也可先用适量水或醇将蜜丸溶散，然后加适量硅藻土搅拌均匀，干燥后再用合适的溶剂提取。硅藻土一般用量为1：（0.5～2）（g/g）。但硅藻土中的铁离子等，对黄酮等酚酸类成分的测定结果有一定影响，因此，对此类成分进行含量测定时，应在使用前除去硅藻土中的铁离子。除去的方法是用稀盐酸多次浸泡硅藻土，再用纯水洗至中性，干燥后即可使用。另外，硅藻土有一定的吸附能力，用其处理样品时，一些待测成分会被吸附而损失，使回收率偏低。

例3－11　大山楂丸中熊果酸的含量测定

【处方】山楂1000g　六神曲（麸炒）150g　炒麦芽150g

取重量差异项下的本品，剪碎，混匀，取约3g，精密称定，加水30ml，60℃水浴温热使充分溶散，加硅藻土2g，搅匀，滤过，残渣用水30ml洗涤，100℃烘干，连同滤纸一并置索氏提取器中，加乙醚适量，加热回流提取4小时，提取液回收溶剂至干，残渣用石油醚（30～60℃）浸泡2次（每次约2分钟），每次5ml，倾去石油醚液，残渣加无水乙醇－三氯甲烷（3：2）的混合溶液适量，微热使溶解，转移至5ml量瓶中，用上述混合溶液稀释至刻度，摇匀，作为供试品溶液。

例3－12　逍遥丸（水丸）中甘草的鉴别

【处方】柴胡100g　当归100g　白芍100g　炒白术100g　茯苓100g　炙甘草100g　薄荷20g

取本品12g，研细，加乙醇40ml，超声处理30分钟，滤过，滤液蒸干，残渣加水20ml使溶解，用水饱和的正丁醇振摇提取3次，每次20ml，合并正丁醇液，用正丁醇饱和的水洗涤3次，每次15ml，弃去水洗液，正丁醇回收溶剂至干，残渣加甲醇0.5ml使溶解，作为供试品溶液。

例3－13　银杏叶滴丸中萜类内酯的含量测定

【处方】银杏叶提取物16g

取本品20丸，精密称定，研细，混匀，取0.5g，精密称定，用温水10ml分次溶解，加2%盐酸溶液2滴，用乙酸乙酯振摇提取4次（15ml，10ml，10ml，10ml），合并提取液，用5%醋酸钠溶液20ml

提取，分取醋酸钠液，用乙酸乙酯10ml提取，合并乙酸乙酯液，用水洗涤2次，每次20ml，分取水液，用乙酸乙酯10ml提取，合并乙酸乙酯液，回收至干，残渣用甲醇溶解转移至5ml量瓶中，加甲醇至刻度，摇匀，即得。

3. 散剂 系指原料药物或与适宜的辅料经粉碎、均匀混合制成的干燥粉末状制剂。所以，取样时应注意样品的代表性和均匀性，且要保证提取完全。常用水、乙醇、甲醇、三氯甲烷、乙醚等提取溶剂，采用冷浸法、超声提取法、加热回流法、连续回流提取法等提取方法，必要时还需对样品进行纯化处理，以满足分析方法的需要。

例3－14 马钱子散中士的宁的含量测定

【处方】制马钱子适量（含士的宁8.0g） 地龙（焙黄）93.5g

取装量差异项下的本品约0.5g，精密称定，置具塞锥形瓶中，精密加入三氯甲烷20ml，浓氨试液1ml，轻轻摇匀，称定重量后，于室温放置24小时，再称定重量，用三氯甲烷补足减失的重量，充分振摇，滤过，滤液作为供试品溶液。

4. 栓剂 是指原料药物与适宜基质制成供腔道给药的固体制剂。常用的基质分为油脂性和亲水性两种类型，前者如可可脂、半合成甘油脂肪酸酯类等；后者如甘油明胶、聚乙二醇等。这些基质对栓剂的分析造成一定的困难，所以，需将基质除去再进行分析，以减少对待测成分测定的干扰。除去基质的方法：将一定量的栓剂与适量的硅藻土等惰性材料混合、研匀，置于回流提取器中，用适宜的溶剂加热回流提取，油脂性基质通常选用水或稀醇提取，而亲水性基质通常选用有机溶剂提取。若是油脂性基质栓剂，还可以将其切成小块，加一定量水后于温水浴上加热使其融化，搅拌，然后转置冰浴中使基质凝固，然后将水溶液分离出来，如此重复操作2～3次，即可将栓剂中的水溶性成分提取出来。若待测成分为生物碱，可用三氯甲烷或者其他有机溶剂溶解栓剂（油脂性基质），然后置分液漏斗中加一定浓度的盐酸或硫酸提取，待生物碱提取完全后，合并酸提液，碱化，再用适合的有机溶剂萃取，即得供试品溶液。

例3－15 化痔栓中苦参碱的鉴别

【处方】次没食子酸铋200g 苦参370g 黄柏92.5g 洋金花55.5g 冰片30g

取本品2粒，切碎，加水25ml，超声处理30分钟，于10℃以下放置30分钟使基质凝固，滤过，取滤液5ml，置分液漏斗中，加浓氨试液调节pH值至11，用三氯甲烷振摇提取3次，每次20ml，合并三氯甲烷液，置水浴上蒸干，残渣加三氯甲烷1ml使溶解，作为供试品溶液。

5. 颗粒剂 系指原料药物与适宜辅料混合制成具有一定粒度的干燥颗粒状制剂。多数颗粒剂在制备过程中原料经提取、纯化，有的还用乙醇沉淀等精制处理，大部分杂质已被除去，这些操作对颗粒剂的分析有利。但颗粒剂通常含有大量的糖、糊精等辅料，对分析造成干扰，如会增加提取液黏稠度，或者当使用有机溶剂提取时，这些辅料会形成不溶性块状板结物，使待测成分被包裹和吸附而损失，降低提取率。因此，提取时应选择合适的溶剂。以全部饮片提取物为原料的颗粒剂可用适宜的溶剂直接进行溶解或提取。对于含饮片细粉的颗粒剂，需采用具有一定渗透性的溶剂进行提取，常用超声提取或加热回流提取法，以保证提取完全。当提取液含杂质太多时，需采用萃取法、色谱法等纯化后再进行分析。

例3－16 感冒退热颗粒中靛玉红的鉴别

【处方】大青叶435g 板蓝根435g 连翘217g 拳参217g

取本品1袋，加水50ml使溶解，滤过，滤液用乙醚振摇提取2次（40ml，30ml），合并乙醚液，浓缩至约0.5ml，作为供试品溶液。

6. 片剂 系指原料药物或与适宜辅料制成的圆形或异形的片状固体制剂。片剂在制备过程中常加有一定量的赋形剂，如淀粉、糊精、蔗糖、硫酸钙等，有的还加入中药饮片细粉，一些成分仍存留于植物组织、细胞中。赋形剂可能会影响片剂的分析，但由于这些赋形剂多数是水溶性的，可以通过有机溶剂的提取，排除它们的干扰。常用片剂的处理方法为将片剂研碎（糖衣片要先去除糖衣）、过筛后，取一定量样品用适宜的溶剂提取待测成分。

例 3－17 护肝片中五味子醇甲的含量测定

【处方】柴胡 313g 茵陈 313g 板蓝根 313g 五味子 168g 猪胆粉 20g 绿豆 128g

取本品 10 片，除去包衣，精密称定，研细，取 0.7g，精密称定，加乙酸乙酯 25ml，加热回流 30 分钟，放冷，滤过，用乙酸乙酯 30ml 分次洗涤滤渣及容器，洗液与滤液合并，蒸干，残渣用甲醇溶解，转移至 10ml 量瓶中，加甲醇至刻度，摇匀，滤过，取续滤液，即得。

7. 胶囊剂 系指原料药物或与适宜辅料充填于空心胶囊或密封于软质囊材中制成的固体制剂。胶囊剂分为硬胶囊剂、软胶囊剂、缓释胶囊、控释胶囊和肠溶胶囊剂。硬胶囊剂是采用适宜的制剂技术，将原料药物或加适宜辅料制成的均匀粉末、颗粒、小片、小丸、半固体或液体等，充填于空心胶囊中，对其进行分析时，应将内容物从胶囊中全部倾出，然后按颗粒剂或散剂的处理方法进行分析。软胶囊剂是将一定量的液体原料药物溶解或分散在适宜的辅料中制备成溶液、混悬液、乳状液或半固体，密封于软质囊材中，取样时将囊材剪破，挤出内容物，进行分析；若内容物黏附在囊壳内壁上，可用提取溶剂将囊壳内壁洗涤干净，洗涤液与样品一起处理。

例 3－18 六味地黄软胶囊中马钱苷的含量测定

【处方】熟地黄 480g 酒萸肉 240g 牡丹皮 180g 山药 240g 茯苓 180g 泽泻 180g

取装量差异项下的本品内容物约 1g，精密称定，置具塞锥形瓶中，精密加入 50% 甲醇 25ml，密塞，称定重量，加热回流 1 小时，放冷，再称定重量，用 50% 甲醇补足减失的重量，摇匀，滤过。精密量取续滤液 10ml，加在中性氧化铝柱（100～200 目，4g，内径为 1cm）上，用 40% 甲醇 50ml 洗脱，收集流出液及洗脱液，蒸干，残渣加 50% 甲醇使溶解，并转移至 10ml 量瓶中，加 50% 甲醇稀释至刻度，摇匀，即得。

二、半固体中药样品的前处理特点

半固体中药样品主要指浸膏剂、煎膏剂（膏滋）和凝胶剂等制剂。

1. 浸膏剂 是指饮片用适宜的溶剂提取，蒸去部分或全部溶剂，调整至规定浓度而成的制剂。浸膏剂杂质相对较少，有些可经简单稀释后直接测定。若杂质较多，则可稀释后用萃取法及柱色谱分离法等进行纯化处理。处理时，应注意所加的液体或固体稀释剂可能对分析产生的干扰。

例 3－19 刺五加浸膏的中紫丁香苷、刺五加苷 E、异嗪皮啶的含量测定

本品为刺五加经加工制成的浸膏。取本品约 0.2g，精密称定，置小烧杯中，用 50% 甲醇 20ml，分次溶解，转移至 25ml 量瓶中，超声处理（功率 250W，频率 50kHz）10 分钟，取出，放冷，加 50% 甲醇至刻度，摇匀，滤过，取续滤液，即得。

2. 煎膏剂 是指饮片用水煎煮后，取煎煮液浓缩，加炼蜜或糖（或转化糖）制成的半流体制剂。因其非常黏稠，可在样品中加入适量的惰性材料（如硅藻土、纤维素等），经低温烘干后，按固体样品处理，如加入一定量溶剂提取等方法进行纯化。也可以将样品先加水或稀醇稀释，按液体样品的处理方法进行分离、纯化。

例 3－20 阿胶三宝膏中黄芪甲苷的含量测定

【处方】阿胶 90g 大枣 300g 黄芪 300g

取本品 10g，精密称定，置具塞锥形瓶中，加入等量的硅藻土，拌匀，在 60℃ 烘干（适时搅拌），放冷，精密加入甲醇 100ml，称定重量，超声处理（功率 250W，频率 40kHz）1 小时，放冷，再称定重量，用甲醇补足减失的重量，摇匀，滤过，精密量取续滤液 50ml，蒸干，残渣加水 25ml 使溶解，用水饱和的正丁醇提取 4 次，每次 25ml，合并正丁醇液，正丁醇液用氨试液洗涤 2 次，每次 25ml，合并氨试液，氨试液再用水饱和的正丁醇 25ml 提取，合并正丁醇提取液，回收正丁醇至干，残渣加甲醇适量使溶解并转移至 5ml 量瓶中，加甲醇稀释至刻度，摇匀，滤过，取续滤液，即得。

3. 凝胶剂 是指原料药物与能形成凝胶的辅料制成的具凝胶特性的稠厚液体或半固体制剂。单相分散系统基质的凝胶剂可分为水性凝胶剂与油性凝胶剂。水性凝胶基质一般由水、保湿剂（甘油或丙二醇）与水溶性高分子材料（卡波姆、纤维素衍生物、海藻酸盐、西黄蓍胶、明胶等）构成；油性凝胶基质由液状石蜡与聚氧乙烯或脂肪油与胶体硅或铝皂、锌皂构成。两相分散系统基质的凝胶剂有乳状液型凝胶剂、混悬型凝胶剂等。凝胶剂需根据基质性质的不同，参考栓剂的前处理方法进行处理。

三、液体中药样品的前处理特点

液体中药样品包括挥发油、油脂以及合剂、口服液、注射剂、糖浆剂、酒剂、酊剂、流浸膏剂等制剂。对此类样品分析时，需根据待测成分的理化性质、溶剂的种类以及杂质的多少选择合适的分离、纯化方法，消除样品中其他成分及杂质的干扰。此外，液体制剂的取样要有代表性，应摇匀后再取样，还需注意制剂中防腐剂、矫味剂等对分析测定的影响。

1. 中药挥发油和油脂 挥发油是一类在常温下能挥发的、可随水蒸气蒸馏、与水不相混的油状液体，为多类成分的混合物。单萜、倍半萜及它们的含氧衍生物是组成挥发油的主要成分。一般用一定浓度的乙醇或乙酸乙酯溶解，或用有机溶剂（如乙酸乙酯、石油醚）提取后，用 GC、HPLC、TLCS 法或 GC－FTIR、GC－MS 联用技术进行分析。植物油脂一般是由从植物种子、果肉及其他部分提取所得的脂肪，可直接用有机溶剂溶解后进行分析，或衍生化后用 GC 进行分析。

例 3－21 牡荆油中 β－丁香烯的测定

【处方】本品为马鞭草科植物牡荆的新鲜叶经水蒸气蒸馏提取的挥发油。

取本品约 40mg，精密称定，置 10ml 量瓶中，加乙酸乙酯溶解并稀释至刻度，摇匀，精密吸取 1ml，置 10ml 量瓶中，精密加入内标溶液 1ml，加乙酸乙酯至刻度，摇匀，吸取 1μl 注入气相色谱仪，测定，即得（内标溶液：取正十八烷适量，精密称定，加乙酸乙酯制成每 1ml 含 2mg 的溶液，即得）。

2. 合剂与口服液 合剂是指饮片用水或其他溶剂，采用适宜的方法提取制成的口服液体制剂（单剂量灌装者也可称“口服液”）。合剂杂质含量较大，并有一定的黏度，一般需纯化后才能进行分析。常用的纯化方法有液－液萃取法、柱色谱法等。采用液－液萃取法时还可利用待测成分的酸碱性，先将提取液调成酸性或碱性，然后再萃取。口服液因制备时经纯化故杂质含量相对较少，有的样品可以直接进行分析；但当处方药味较多，成分复杂时，也需纯化后再分析，纯化方法与合剂相似。

例 3－22 当归补血口服液中黄芪甲苷的含量测定

【处方】当归 132g 黄芪 330g

精密量取本品 10ml，用水饱和的正丁醇提取 4 次，每次 20ml，合并正丁醇液，加氨试液 30ml，振摇，放置 2 小时以上，分取正丁醇液，蒸干，残渣加甲醇适量使溶解并转移至 5ml 量瓶中，加甲醇稀释至刻度，摇匀，滤过，取续滤液，即得。

3. 注射剂 系指原料药物或与适宜的辅料制成的供注入体内的无菌制剂。分为注射液、注射用无菌粉末和注射用浓溶液。中药注射剂大多以为水为溶剂，并且由于在生产过程中已经过精制处理，用 HPLC、GC 法进行分析时一般可直接进样。在 TLC 法鉴别时，可根据待测成分的性质，选择液－液萃取法或柱色谱法等方法纯化样品，其处理方法与合剂、口服液相似。

例 3－23 止喘灵注射液中盐酸麻黄碱的鉴别

【处方】麻黄 150g 洋金花 30g 苦杏仁 150g 连翘 150g

取本品 20ml，加氨试液使成碱性，用三氯甲烷提取 2 次，每次 10ml，合并三氯甲烷液，取 10ml，浓缩至 1ml，加甲醇 1ml，充分振摇，滤过，滤液作为供试品溶液。

4. 糖浆剂 系指含有原料药物的浓蔗糖水溶液。糖浆剂含有较多的蔗糖，溶液较黏稠，对分析工作造成许多困扰，通常在分析前需纯化处理。处理时，可采用液－液萃取法，根据待测成分的性质，选择合适的溶剂直接进行萃取，使待测成分与其他成分或杂质分离；若待测成分为酸、碱性成分，可调整样品的 pH 值，再用适合的溶剂进行萃取。当待测成分为挥发性成分时，可将其蒸馏出来，将馏出液作为供试品溶液。另外，也可利用柱层析法对样品溶液进行纯化处理。例如，对一些含生物碱类成分的样品，可将样品溶液调至酸性，过阳离子交换柱，生物碱类成分被吸附，然后依次用蒸馏水和氨水洗脱，从而可除去样品溶液中糖分的干扰。

例 3－24 小儿止咳糖浆中甘草的鉴别

【处方】甘草流浸膏 150ml 桔梗流浸膏 30ml 氯化铵 10g 橙皮酊 20ml

取本品 20ml，加水饱和的正丁醇振摇提取 2 次，每次 20ml，合并正丁醇液，用正丁醇饱和的水洗涤 2 次，每次 15ml，正丁醇液蒸干，残渣加甲醇 5ml 使溶解，作为供试品溶液。

5. 酒剂、酊剂与流浸膏剂 酊剂系指将原料药物用规定浓度的乙醇提取或溶解而制成的澄清液体制剂。酒剂系指饮片用蒸馏酒提取制成的澄清液体制剂。流浸膏剂系指饮片用适宜的溶剂提取，蒸去部分或全部溶剂，调整至规定浓度而成的制剂。该类制剂因含醇量较高，制剂中蛋白质、黏液质、糖类、树胶等杂质成分较少，澄明度好，前处理相对较容易，有的可以直接进行分析。但有些样品成分复杂，仍需经纯化处理后才能进行分析。常用的纯化方法是通过加热除去样品中的乙醇，然后再用适当的有机溶剂对待测成分进行萃取。当待测成分为生物碱类或酸性成分时，可先蒸去样品中的乙醇，加碱（氨水）碱化或加酸酸化后，再用有机溶剂萃取。也可用柱层析法（例如 C_{18} 柱、大孔树脂柱、氧化铝柱等）对蒸除乙醇后的样品进行纯化处理。

例 3－25 烧伤灵酊中黄柏及盐酸小檗碱的鉴别

【处方】虎杖 200g 黄柏 50g 冰片 10g

取本品 10ml，置锥形瓶中，加盐酸 5 滴，水浴中加热回流 20 分钟，取出，放至室温，加 1% 氢氧化钠溶液 30ml，移至分液漏斗中，以乙酸乙酯 30ml 振摇提取，弃去水液层，乙酸乙酯液用 1% 氢氧化钠溶液洗涤 2 次，每次 20ml，弃去氢氧化钠液，乙酸乙酯液蒸干，残渣加 2% 盐酸甲醇溶液 2ml 使溶解，作为供试品溶液。

例 3－26 益母草流浸膏中盐酸水苏碱的含量测定

【处方】本品为益母草经加工制成的流浸膏。

取本品约 5g，精密称定，用稀盐酸调节 pH 值至 1~2，加在强酸性阳离子交换树脂柱（732 型钠型，内径为 2cm，柱高为 15cm）上，以 8ml/min 的速度用水洗至流出液近无色，弃去水液，再以 2ml/min 的速度用 2mol/L 氨水溶液 150ml 洗脱，收集洗脱液，蒸干，残渣加甲醇使溶解，转移至 10ml 量瓶中，加甲醇稀释至刻度，摇匀，静置，取上清液，作为供试品溶液。

四、外用膏剂的前处理特点

1. 软膏剂 软膏剂系指原料药物与油脂性或水溶性基质混合制成的均匀的半固体外用制剂。软膏剂常用的基质分为油脂性和水溶性基质。油脂性材料有凡士林、石蜡、液状石蜡、硅油、蜂蜡、硬脂酸等；水溶性基质主要有聚乙二醇。乳膏剂系指原料药物溶解或分散于乳状液型基质中形成的均匀半固体制剂。乳膏剂除了有油脂性材料和水外，还有乳化剂和一些保湿剂、防腐剂等。对于乳膏剂，可先采用一些方法破乳，如加热、加电解质、加相反类型乳化剂等，再用适当溶剂将待测成分提取出来，进行分析。

一般软膏剂通常可采用以下方法进行处理。

（1）滤除基质法　取一定量软膏样品，加入合适的溶剂，加热使软膏液化，搅拌，放冷，待基质凝固后，基质与上清液分开，分取上清液，如此重复操作多次，合并上清液，滤过后测定。

（2）提取分离法　在酸性或碱性基质中，先选用与之不混溶的有机溶剂溶解除去基质，再进行分析。也可先用有机溶剂溶解样品，再用酸性或碱性水溶液进行萃取分离后分析测定。

（3）离心法　取样品加一定量合适的溶剂，混匀，然后离心，滤过，将滤液作为供试品溶液进行分析。

（4）灼烧法　如果待测成分为无机物，可通过对样品的灼烧使基质分解除去，然后对灼烧后得到的无机物进行分析测定。

例3－27　紫草软膏中左旋紫草素的鉴别

【处方】紫草500g　当归150g　防风150g　地黄150g　白芷150g　乳香150g　没药150g

取本品10g，加石油醚（60～90℃）80ml使溶解，用2%氢氧化钠溶液振摇提取2次，每次30ml，合并提取液，滴加盐酸使液面浮有红色油状物，加乙醚80ml振摇提取，分取乙醚液，挥干，残渣加无水乙醇1ml使溶解，作为供试品溶液。

2. 膏药　系指饮片、食用植物油与红丹（铅丹）或官粉（铅粉）炼制成的膏料，摊涂于裱背上制成的供皮肤贴敷的外用制剂。在制备膏药的过程中，处方中一部分药材加植物油炸枯；另外一些细料药（包括含挥发性成分的饮片、矿物药以及贵重药）粉碎成细粉后在膏药摊涂前加入，这部分是分析的主要对象。膏药的分析主要要排除基质的干扰，可利用膏药基质易溶于三氯甲烷的性质，除去基质。对于细料药物的分析，可根据待测成分的性质采用适宜的溶剂提取后再分析。

例3－28　暖脐膏的鉴别

【处方】当归80g　白芷80g　乌药80g　小茴香80g　八角茴香80g　木香40g　香附80g　乳香20g　母丁香20g　没药20g　肉桂20g　沉香20g　人工麝香3g

取本品，除去裱背，剪碎，取3g，置锥形瓶中，加二氯甲烷60ml，在80℃水浴中加热回流30分钟，放冷，滤过，滤渣用二氯甲烷分次洗涤至滤液近无色，挥干溶剂，残渣用水合氯醛试液透化后，置显微镜下观察，具缘纹孔导管常碎断，纹孔密，可见内含淡黄色或黄棕色树脂状物（沉香）。石细胞类长方形或类圆形，壁一面菲薄（肉桂）。

3. 贴膏剂　系指将原料药物与适宜的基质制成膏状物，涂布于背衬材料上供皮肤贴敷、可产生全身性或局部作用的一种薄片状制剂。分为橡胶膏剂、凝胶膏剂和贴剂等。橡胶膏剂的基质组成比较复杂，含药量少，分析时要注意待测成分与基质的分离，以免干扰测定结果。凝胶膏剂的基质为亲水性基质，因此，可先用极性溶剂将基质和药物与背衬材料分离，再进行纯化，若待测成分为非极性物质，可采用合适的方法用非极性溶剂提取，也可采用回流提取法或色谱法进行纯化分离。

例3－29　关节止痛膏中硫酸阿托品的鉴别

【处方】辣椒流浸膏200g　颠茄流浸膏120g　薄荷素油40g　水杨酸甲酯80g　樟脑200g　盐酸苯海拉明13g

取本品280cm^2，剪成窄条状，除去盖衬，置250ml烧瓶中，加0.1%硫酸溶液100ml，加热回流1小时，放冷，滤过，滤液浓缩至约20ml，放冷，加浓氨试液3ml，用二氯甲烷振摇提取2次，每次30ml，合并二氯甲烷液，蒸干，残渣加无水乙醇1ml使溶解，作为供试品溶液。

五、其他类型中药样品的前处理特点

1. 气雾剂和喷雾剂 气雾剂系指原料药物或原料药物和附加剂与适宜的抛射剂共同装封于具有特制阀门系统的耐压容器中，使用时借助抛射剂的压力将内容物呈雾状物喷出，用于肺部吸入或直接喷至腔道黏膜、皮肤的制剂。喷雾剂系指原料药物或与适宜辅料填充于特制的装置中，使用时借助手动泵的压力、高压气体、超声振动或其他方法将内容物呈雾状物释出，用于肺部吸入或直接喷至腔道黏膜及皮肤等的制剂。喷雾剂按内容物组成分为溶液型、乳状液型或混悬型。溶液型样品一般比较纯净，前处理相对较简单，有的可稀释后直接分析，或选择合适的溶剂超声法提取。混悬型样品在取样前应摇匀，以确保取样的均匀性。

例 3-30 麝香祛痛气雾剂中樟脑、薄荷脑及冰片的含量测定

【处方】人工麝香 0.33g 红花 1g 樟脑 30g 独活 1g 冰片 20g 龙血竭 0.33g 薄荷脑 10g 地黄 20g 三七 0.33g

取本品，除去帽盖，冷却至5℃，在铝盖上钻一小孔，插入连有干燥橡皮管的注射针头（勿与药液面接触），橡皮管另一端放入水中，待抛射剂缓缓排出后，除去铝盖，精密量取药液 1ml，置 50ml 量瓶中，精密加入内标溶液 5ml，加无水乙醇至刻度，摇匀，作为供试品溶液（内标溶液：取萘适量，精密称定，加无水乙醇制成每 1ml 含 4mg 的溶液作为内标溶液）。

2. 眼用制剂和鼻用制剂 眼用制剂系指直接用于眼部发挥治疗作用的无菌制剂，可分为眼用液体制剂（滴眼剂）、眼用半固体制剂（眼膏剂）等。滴眼剂比较纯净，其制备工艺和要求与注射剂相似，分析方法可参照注射剂。眼膏剂的制备工艺与软膏剂相似，具体分析方法可参照软膏剂。

鼻用制剂系指直接用于鼻腔发挥局部或全身治疗作用的制剂，可分为鼻用液体制剂（滴鼻剂、洗鼻剂、喷雾剂）、鼻用半固体制剂（鼻用软膏剂、鼻用乳膏剂、鼻用凝胶剂等）和鼻用固体制剂（鼻用散剂、鼻用粉雾剂和鼻用棒剂等）。由于鼻用制剂剂型种类较多，具体分析方法可参照相应剂型的分析方法。

例 3-31 复方熊胆滴眼液中熊去氧胆酸和鹅去氧胆酸的鉴别

【处方】熊胆粉 天然冰片

取本品 2ml，加 30% 氢氧化钠溶液 1.5ml，置沸水浴上水解 10 小时，放冷，滴加盐酸调节 pH 值至 1~2，用乙酸乙酯振摇提取 4 次，每次 10ml，合并乙酸乙酯提取液，蒸干，残渣加甲醇 2ml 使溶解，作为供试品溶液。

目标测试

答案解析

一、单选题

1. 中药中挥发油类成分最适合采用的提取方法是（ ）
   A. 浸渍法 B. 超声提取法 C. 回流提取法
   D. 连续回流提取法 E. 水蒸气蒸馏法
2. 中药分析中最常用的提取方法是（ ）
   A. 消化法 B. 煎煮法 C. 升华法
   D. 超临界流体萃取 E. 超声提取法

3. 重金属检查时，需对样品中的有机物质进行破坏，将其转化成无机金属离子状态，应采用的方法是（　）

A. 超声法　B. 超临界流体萃取法　C. 加压萃取法

D. 消化法　E. 微波萃取法

4. 采用 GC 法分析脂肪酸及油脂中的脂肪酸组分时，通常先将其进行（　）

A. 甲酯化　B. 硅烷化　C. 酰化

D. 不对称衍生化　E. 紫外衍生化

5. 不能采用氧化铝柱色谱进行纯化的待测成分是（　）

A. 黄芪甲苷　B. 冰片　C. 芍药苷

D. 黄芩苷　E. 盐酸小檗碱

二、简答题

1. 固体样品的提取方法如何选择？
2. 固体样品提取时如何选择提取溶剂？
3. 浓缩的目的是什么？
4. 中药样品前处理的主要作用是什么？

书网融合……

思政导航　本章小结　微课　题库

（干国平）

第四章　中药的鉴别

PPT

学习目标

知识目标

1. 掌握　中药的色谱鉴别方法。

2. 熟悉　中药的性状鉴别、化学反应鉴别法、光谱鉴别法、指纹图谱和特征图谱。

3. 了解　中药的显微鉴别和生物鉴别方法。

技能目标　通过本章的学习，能够对中药的鉴别方法有一定的理解，具备运用多种鉴别方法鉴别中药真伪的能力。

素质目标　树立牢固的药品质量安全意识，具有良好的职业使命感和社会责任感。

中药的鉴别是指利用中药的形态、组织学特征及其所含化学成分的结构与光谱色谱特征、理化特性及某些物理化学常数或者生物学特性进行分析，判断中药真伪的质量评价过程。中药鉴别主要包括性状鉴别、显微鉴别、理化鉴别、生物鉴别等方面；各鉴别项之间互相补充或互相佐证。鉴别是中药质量标准的重要内容，是保证中药安全、有效的基本前提，是中药分析的首要任务。只有确定了中药的真实性，进行杂质检查、含量测定等质量分析项目才有实际意义。

第一节　性状鉴别

性状鉴别（morphological identification）也称“直观鉴别法”，是指通过眼观、手摸、鼻闻、口尝、水试和火试等简便的方法，鉴别中药的形状、形态、颜色、气味、质地等外观性状，以确定中药真伪的方法。性状鉴别属于经验鉴别，具有操作简单、鉴别迅速的特点，在中药鉴别中占有十分重要的地位。

一、中药材和中药饮片的性状鉴别

中药材和中药饮片的性状鉴别是指对药材和饮片的形状、大小、色泽、表面、质地、断面（包括折断面或切断面）及气味等特征进行的鉴别。主要包括以下几个方面。

1. 形状　指药材和饮片的外形。观察时一般不需预处理，但如观察很皱缩的全草、叶或花类时，可先浸湿使软化后，展平，再观察。观察某些果实、种子类时，如有必要可浸软后，取下果皮或种皮，以观察内部特征。

2. 大小　指药材和饮片的长短、粗细（直径）和厚薄。一般应测量较多的供试品，可允许有少量高于或低于规定的数值。测量时应用毫米刻度尺。对细小的种子或果实类，可将每 10 粒种子紧密排成一行，以毫米刻度尺测量后求其平均值。

3. 色泽　指在日光下观察的药材和饮片颜色及光泽度。如用两种色调复合描述颜色时，以后一种色调为主。例如黄棕色，即以棕色为主。

4. 表面　指药材和饮片的外观特征。如光滑、粗糙、皱纹、皮孔、毛茸等。

5. 质地　指药材和饮片的硬度和其他质地特征。如软硬、坚韧、疏松、致密，黏性和粉性等。

6. 断面　指药材和饮片自然折断面和人为切削后断面的状态。断面特征主要有：是否容易折断，折断后有无粉尘散落和响声等，以及折断时断面特征，包括断面是否平坦，是呈纤维状、颗粒性或裂片状，还是断面有胶丝，是否可以层层剥离等。

7. 气　指药材和饮片因含挥发性物质而具有的特殊香气或臭气。

8. 味　指药材和饮片口尝的实际滋味，是其所含化学成分的直接反映。有毒药材和饮片如需尝味时，应注意防止中毒。

此外，还包括水试和火试。

中药饮片是药材经过净制、切制或炮炙等工艺炮制加工而成的可直接用于中医临床配方或制剂生产使用的处方药品。饮片不同于完整药材的鉴别特征，炮制过程可能改变了药材的形状、大小、质地、颜色，甚至气味等。饮片鉴别时应结合完整药材的特征，特别是横切面、表面和气味的特征来对比识别。天南星药材及其各饮片按加工方法、性状的不同分别列于表4－1。

例4－1　天南星药材及各饮片的性状鉴别

表4－1　天南星药材、饮片及制天南星的性状鉴别

加工方法		性状
药材	块茎除去须根及外皮，干燥	本品呈扁球形，高1～2cm，直径1.5～6.5cm。表面类白色或淡棕色，较光滑，顶端有凹陷的茎痕，周围有麻点状根痕，有的块茎周边有小扁球状侧芽。质坚硬，不易破碎，断面不平坦，白色，粉性。气微辛，味麻辣
饮片	生天南星除去杂质，洗净，干燥	本品呈扁球形，高1～2cm，直径1.5～6.5cm。表面类白色或淡棕色，较光滑，顶端有凹陷的茎痕，周围有麻点状根痕，有的块茎周边有小扁球状侧芽。质坚硬，不易破碎，断面不平坦，白色，粉性。气微辛，味麻辣
制天南星	用生姜、白矾炮制，除去姜片，晾至四至六成干，切薄片，干燥	本品呈类圆形或不规则形的薄片。黄色或淡棕色，质脆易碎，断面角质状。气微，味涩，微麻

二、中药提取物的性状鉴别

中药提取物的性状鉴别不仅包括颜色、形状、气味等外观特征，还包括溶解度、相对密度、馏程、熔点、凝点、比旋度、折光率、黏度、吸收系数、碘值、皂化值和酸值等物理常数的测定。物理常数的测定结果不仅对药品有鉴别意义，还可以反映药品的纯度。

例4－2　八角茴香油的性状鉴别

本品为黄色或淡黄色的澄清液体；气味与八角茴香类似。冷时常发生浑浊或析出结晶，加温后又澄清。本品在90%乙醇中易溶。相对密度在25℃时应为0.975～0.988（通则0601）；凝点应不低于15℃（通则0613）；旋光度为－2°～＋1°（通则0621）；折光率应为1.553～1.560（通则0622）。

三、中药制剂的性状鉴别

中药制剂的性状是指去除包装后，成品的颜色、形状、嗅味、表面特征和质地等感官特征。中药制剂的性状鉴别包括制剂的外观及内容物的形态、颜色、嗅味等性状特征。此外，制剂的某些物理常数，也可作为性状鉴别的指标，如熔点、溶解度、相对密度、折光率等。不同剂型的药物性状鉴别的主要特征不同，一般按照《中国药典》制剂通则项下对应剂型的要求及质量标准相关内容进行鉴别。常见剂型性状鉴别的主要内容如下。

1. 片剂　外观应完整光洁、色泽均匀、有适宜的硬度和耐磨性。如牛黄解毒片：本品为素片、糖衣片或薄膜衣片，素片或包衣片除去包衣后显棕黄色；有冰片香气，味微苦、辛。

2. 丸剂 外观应圆整，大小、色泽应均匀，无粘连现象。蜜丸应细腻滋润、软硬适中。蜡丸表面应光滑无裂纹，丸内不得有蜡点和颗粒。如艾附暖宫丸：本品为深褐色至黑色的小蜜丸或大蜜丸；气微，味甘而后苦、辛。

3. 颗粒剂 应干燥，颗粒均匀，色泽一致，无吸潮、软化、结块、潮解等现象。如午时茶颗粒：本品为棕色的颗粒；气微香，味甜、微苦。

4. 散剂 应干燥、疏松、混合均匀、色泽一致。如玉真散：本品为淡黄色至淡黄棕色的粉末；气香，味麻辣。

5. 糖浆剂 应为澄清的水溶液。在贮存期间不得有发霉、酸败、产生气体或其他变质现象，允许有少量摇之易散的沉淀。如儿康宁糖浆：本品为棕黄色至棕褐色的黏稠液体；气芳香，味甜。

6. 胶囊剂 应整洁，不得有黏结、变形、渗漏或囊壳有破裂现象，并应无异臭。如安神胶囊：本品为硬胶囊，内容物为棕黄色至棕褐色的颗粒；气清香，味淡。牡荆油胶丸：本品为黄棕色的透明胶丸，内容物为淡黄色至橙黄色的油质液体；有特殊的香气；折光率应为1.485～1.500（通则0622）。

7. 酊剂 酊剂应澄清，久置允许有少量摇之易散的沉淀。如颠茄酊：本品为棕红色或棕绿色的液体；气微臭。

8. 注射剂 溶液型注射剂应澄清。乳状液型注射剂应稳定，不得有相分离现象；静脉用乳状液型注射液中90%的乳滴粒径应在1μm以下，不得有大于5μm的乳滴。如清开灵注射液：本品为棕黄色或棕红色的澄明液体。

9. 膏药 膏体应油润细腻、光亮、老嫩适度、摊涂均匀、无飞边缺口，加温后能粘贴于皮肤上且不移动。黑膏药应乌黑、无红斑；白膏药应无白点。如狗皮膏：本品为摊于兽皮或布上的黑膏药。

第二节 显微鉴别

显微鉴别法（microscopic identification）系指用显微镜对药材和饮片切片、粉末、解离组织或表面制片及含饮片粉末的制剂中饮片的组织、细胞或内含物等特征进行鉴别的一种方法。鉴别时选择具有代表性的供试品，根据各品种鉴别项的规定制片。制剂根据不同剂型适当处理后制片。显微鉴别常用的方法有粉末鉴别法、组织鉴别法和显微化学法。

显微鉴别法操作简便、直观、耗费少，当药材或饮片的外形不易鉴定、破碎呈粉末状或制剂中含饮片粉末时，此法较为常用。显微鉴别主要采用各类光学显微镜和电子显微镜，近年来，扫描电镜、透射电镜、荧光显微技术、扫描电镜与X线能谱分析联用等新技术的引入，使中药显微鉴别向着更科学、更完善的方向发展。

一、中药材的显微鉴别

中药材进行显微鉴别，首先要根据观察的对象和目的，制作不同的显微制片，以达到有效鉴别。中药材的显微制片方法主要有：横切片或纵切片制片、粉末制片、表面制片、解离组织制片、花粉粒与孢子制片以及磨片制片等。

对于根、根茎、茎藤、皮类等药材，一般制作横切片观察，必要时制纵切片；叶类药材可制作横切片或表面片观察；花类药材一般制作表面片或取花粉粒制片观察；果实、种子类药材需制横切片及纵切片；木类药材需观察横切面、径向纵切面和切向纵切面三个面。

二、中药饮片的显微鉴别

中药饮片的制片方法与中药材的制片方法相同，但炮制后的中药饮片，因不同药用部位的分离，植物药的部分组织已不完整。如根类药材巴戟天，入药用其根皮，炮制时需去除木质心，故镜检中不应有木质部位组织细胞存在。另外，经特殊炮制工艺加工而成的饮片，如需经砂烫的制马钱子，其内部组织结构与细胞特征等多与生品饮片不同，故鉴别时应与生药饮片作相应的对照。

例4-3　马钱子药材及生马钱子饮片、制马钱子饮片的显微鉴别

马钱子药材　本品粉末灰黄色。非腺毛单细胞，基部膨大似石细胞，壁极厚，多碎断，木化。胚乳细胞多角形，壁厚，内含脂肪油及糊粉粒。

生马钱子饮片　炮制：生马钱子除去杂质。显微鉴别同药材。

制马钱子饮片　炮制：取净马钱子，照通则0213用砂烫至鼓起并显棕褐色或深棕色。显微鉴别：本品粉末棕褐色或深棕色。非腺毛单细胞，棕黄色，基部膨大似石细胞，壁极厚，多碎断，木化。胚乳细胞多角形，壁厚，内含棕褐色物。

三、中药制剂的显微鉴别

凡以饮片粉碎成细粉后直接制成的制剂或添加部分饮片粉末的制剂，由于原饮片的显微特征仍保留在制剂中，因此均可用显微鉴别方法进行鉴别。

中药制剂的显微鉴别比单味饮片要复杂得多。这是由于中药制剂一般由两味以上中药饮片制备而成，可能存在几种药味具有相似显微特征的问题，或者由于制备方法的影响，有些原本在饮片中易检的显微特征会变得难以检出甚至消失。因此，在选取处方各药味显微特征时，要考虑到所选特征在方中的专属性。一般每味药选择一种专属性的特征进行鉴别即可。

中药制剂的显微鉴别，其制片方法与饮片粉末的制片方法不尽相同。为了便于观察，制剂的显微鉴别必须根据不同剂型的特点经过适当的处理装片，方可进行鉴别。如散剂、胶囊剂（内容物为颗粒状，应研细），可直接取适量粉末：片剂取2~3片，水丸、糊丸、水蜜丸、锭剂（包衣者除去包衣），取数丸或1~2锭，分别置乳钵中研成粉末，取适量粉末；蜜丸应将药丸切开，从切片由外至中央挑取适量样品或采用适当方法脱蜜后，吸取沉淀物少量。根据观察对象不同，分别按粉末制片法制片（1~5片）。

例4-4　六味地黄丸的显微鉴别

【处方】熟地黄160g　酒萸肉80g　牡丹皮60g　山药80g　茯苓60g　泽泻60g

【制法】以上六味，粉碎成细粉，过筛，混匀。用乙醇泛丸，干燥，制成水丸，或每100g粉末加炼蜜35~50g与适量的水，制丸，干燥，制成水蜜丸；或加炼蜜80~110g制成小蜜丸或大蜜丸，即得。

【显微鉴别】取本品，依法制样，装片，置显微镜下观察。

（1）淀粉粒三角状卵形或矩圆形，直径24~40μm，脐点短缝状或人字状。（山药）

（2）不规则分枝状团块无色，遇水合氯醛试液溶化；菌丝无色，直径4~6μm。（茯苓）

（3）薄壁组织灰棕色至黑棕色，细胞多皱缩，内含棕色核状物。（熟地黄）

（4）草酸钙簇晶存在于无色薄壁细胞中，有时数个排列成行。（牡丹皮）

（5）果皮表皮细胞橙黄色，表面观类多角形，垂周壁连珠状增厚。（酒萸肉）

（6）薄壁细胞类圆形，有椭圆形纹孔；集成纹孔群；内皮层细胞垂周壁波状弯曲，较厚，木化，有稀疏细孔沟。（泽泻）

第三节 理化鉴别

理化鉴别是利用中药所含化学成分的理化性质，通过化学反应法、光学法和色谱法等分析方法和技术检测中药中的某些成分，判断其真伪。理化鉴别是以中药中化学成分所表现出来的理化性质为检测依据，所以可以更加客观的评价中药的真实性。理化鉴别常用的方法有：化学反应鉴别法、微量升华法、光学法、色谱法以及指纹图谱和特征图谱鉴别技术等。

中药制剂多为复方，化学组成复杂，在对处方全部药味逐一进行鉴别存在困难时，应对处方进行分析，首选主药（君药）、毒剧药、贵重药及辅药（臣药），建立专属性强、灵敏度高的鉴别方法。其他药味的鉴别，主要根据该药味的研究情况而定。

一、化学反应鉴别法

化学反应鉴别法是指利用中药中特定的化学成分（有效成分或指标性成分）或成分群与适宜的试剂发生反应，根据所产生的颜色变化或生成沉淀等现象，判断该药味或成分（群）的存在，以此评价该中药的真实性。中药所含有效成分目前已知有生物碱、黄酮、蒽醌、皂苷、挥发油、有机酸、鞣质、糖类、香豆素等类成分，可利用有效成分的特征化学反应对中药及其制剂进行鉴别。如生物碱类与碘化铋钾试液的沉淀反应，鞣质与明胶的沉淀反应，蒽醌类成分遇碱性试剂的显色反应，黄酮类成分的盐酸－镁粉反应，香豆素和内酯类成分的异羟肟酸铁反应，酚类成分的三氯化铁反应，糖的 Molish 反应等。

用于中药鉴别的化学反应多数为官能团反应，凡具有相同官能团或基本结构母核的成分均可能呈正反应，因此，干扰因素较多，专属性不强。为了提高化学反应鉴别中药的可靠性，改善专属性，应该注意以下几点：首先，应慎重使用专属性不强的化学反应，如泡沫生成反应、三氯化铁显色反应等，因为在中药制剂中蛋白质、酚类成分较为普遍存在。其次，在分析前对样品进行必要的前处理，制备供试品溶液以除去干扰鉴别反应的物质，提高鉴别方法的专属性。供试品溶液的制备中分离、净化方法要与被鉴别成分、干扰成分的性质以及鉴别反应的条件要求相适应。如以水为提取溶剂，采用冷浸法，提取液可用于检识氨基酸、蛋白质；采用 60℃ 热浸法，提取液可供检识单糖、多糖、鞣质及皂苷等。以酸性乙醇溶液为提取溶剂，采用加热回流法，提取液可用于检识生物碱、有机酸、酚类等成分；采用水蒸气蒸馏法所得溶液可用于挥发性成分的鉴别。第三，需采用阴性对照和阳性对照试验，对拟定的方法进行反复验证，防止出现假阴性和假阳性。

随着科学技术的发展，化学反应鉴别法由于专属性不强逐渐成为一种辅助鉴别手段，需要与其他鉴别方法相结合来加强中药整体的鉴别能力。如在《中国药典》2020 年版（一部）中，大黄流浸膏的鉴别包括化学反应鉴别法、显微化学鉴别法与薄层色谱鉴别法。

例 4－5 百部的鉴别

取本品粉末 5g，加 70% 乙醇 50ml，加热回流 1 小时，滤过，滤液蒸去乙醇，残渣加浓氨试液调节 pH 值至 10～11，再加三氯甲烷 5ml 振摇提取，分取三氯甲烷层，蒸干，残渣加 1% 盐酸溶液 5ml 使溶解，滤过。滤液分为两份：一份中滴加碘化铋钾试液，生成橙红色沉淀；另一份中滴加硅钨酸试液，生成乳白色沉淀。

例 4－6 大黄流浸膏的鉴别

取本品 1ml，加 1% 氢氧化钠溶液 10ml，煮沸，放冷，滤过。取滤液 2ml，加稀盐酸数滴使成酸性，加乙醚 10ml，振摇，乙醚层显黄色；分取乙醚液，加氨试液 5ml，振摇，乙醚层仍显黄色，氨液层显持久樱红色。

例 4-7　大山楂丸的鉴别

【处方】山楂 1000g　六神曲（麸炒）150g　炒麦芽 150g

取本品 9g，剪碎，加乙醇 40ml，加热回流 10 分钟，滤过，滤液蒸干，残渣加水 10ml，加热使溶解，加正丁醇 15ml 振摇提取，分取正丁醇液，蒸干，残渣加甲醇 5ml 使溶解，滤过。取滤液 1ml，加少量镁粉与盐酸 2～3 滴，加热 4～5 分钟后，即显橙红色。

二、微量升华法

微量升华法是利用中药中微量升华物的理化性质对其进行鉴别的方法。此法简单、迅速，需用的样品和试剂量少；当中药中存在具有升华性质的化学成分时，可采用微量升华法。通常将制备的升华物在显微镜下观察晶型，在可见光下观察颜色，在紫外灯下观察荧光，或加入合适的试液或试剂与其发生显色反应或荧光反应等。

例 4-8　沉香的鉴别

取本品【浸出物】项下醇溶性浸出物，进行微量升华，得黄褐色油状物，香气浓郁；于油状物上加盐酸 1 滴与香草醛少量，再滴加乙醇 1～2 滴，渐显樱红色，放置后颜色加深。

例 4-9　大黄流浸膏中大黄的鉴别

取本品 1ml，置瓷坩埚中，在水浴上蒸干后，坩埚上覆以载玻片，置石棉网上直火徐徐加热，至载玻片上呈现升华物后，取下载玻片，放冷，置显微镜下观察，有菱形针状、羽状和不规则晶体，滴加氢氧化钠试液，结晶溶解，溶液显紫红色。

例 4-10　牛黄解毒片中冰片的鉴别

【处方】人工牛黄 5g　雄黄 50g　石膏 200g　大黄 200g　黄芩 150g　桔梗 100g　冰片 25g　甘草 50g

取本品 1 片，研细，进行微量升华，所得白色升华物，加新制 1% 香草醛的硫酸溶液1～2 滴，液滴边缘显玫瑰红色。

三、光学鉴别法

光学鉴别法是指利用中药样品特定的光学特性，来判断中药真伪的分析方法。由于中药是多成分混合物的复杂体系，通常需经适宜预处理后，再测定光学特征来检测某种成分或某类成分群的存在。光学鉴别法反映了中药的综合信息特征，避免了单一成分鉴别的片面性。但由于混合物光学特征的专属性和特征性不强，经典光学鉴别法在中药鉴别中的应用受到限制。随着新的光学技术和化学计量学的应用，中药光学鉴别法将日臻完善。目前用于中药鉴别的光学法主要有：紫外-可见光谱法（UV）、荧光法（FL）、红外光谱法（IR）、核磁共振波谱法（NMR）、X 线衍射法（XRD）等。

（一）紫外-可见光谱法

中药中所含有的芳香族或不饱和共轭结构成分，如黄酮类、蒽醌类、香豆素类、酚类等，在紫外-可见光区有特征吸收，产生紫外-可见吸收光谱，在一定条件下，这些紫外-可见吸收光谱特征可作为中药的鉴别依据。

紫外-可见光谱鉴别法具有操作简单、快速、样品用量少、易普及等优点，但由于中药所含的化学成分复杂，各成分紫外-可见吸收光谱相互叠加产生干扰，鉴别的特征性和专属性较差，限制了其在中药鉴别中的应用。通常，在光谱测定前，需对样品进行适当的提取、纯化处理，以消除干扰；或采用紫外-可见光谱谱线组法（多溶剂光谱法），提高方法的专属性。

常见的紫外-可见光谱鉴别方法有以下几种。

1. 比较吸收光谱的特征数据　样品经适当处理后，测定其吸收光谱，比较吸收波长、吸收系数、吸光度比值等光谱参数。

2. 比较吸收光谱的一致性 用适当的溶剂提取测试样品与对照样品后，在一定的波长下扫描得到吸收光谱，根据两者的吸收光谱是否一致进行鉴别。

例 4－11 人工牛黄中胆红素的鉴别

取本品约 80mg，精密称定，置 100ml 棕色量瓶中，加三氯甲烷 80ml 超声处理使充分溶解，用三氯甲烷稀释至刻度，摇匀，滤过，弃去初滤液，取续滤液，照紫外－可见分光光度法（通则 0401）测定，在 453nm 波长处有最大吸收。

例 4－12 木香槟榔丸中挥发性成分的鉴别

【处方】木香 50g 槟榔 50g 枳壳（炒）50g 陈皮 50g 青皮（醋炒）50g 香附（醋制）150g 醋三棱 50g 莪术（醋炙）50g 黄连 50g 黄柏（酒炒）150g 大黄 150g 炒牵牛子 200g 芒硝 100g

取本品粉末 4g，加水 10ml，水蒸气蒸馏，收集馏液约 100ml，照紫外－可见分光光度法（通则 0401）测定，在 253nm 的波长处有最大吸收。

（二）红外光谱法

中药是多组分的混合物，其中红外光谱（简称红外光谱）是所含组分各基团吸收峰的叠加，只要中药中的各种化学成分相对稳定，样品处理方法一致，其红外光谱也应相对稳定，因此具有一定的特征性，可用于中药的鉴别。借助于 IR 标准库或计算机软件，可判断中药的真伪、产地和品质，具有特征性强、取样量小、简便迅速、准确灵敏等特点，已应用于中药贝母、大黄、延胡索和六味地黄丸、乌鸡白凤丸等中药的鉴别。《中国药典》2020 年版（一部）中“石膏”的鉴别采用了红外光谱鉴别法。

近红外光谱法（NIR）是化合物分子中含氢基团（—OH、—NH、—CH）的倍频与合频吸收，结合化学计量学方法，将近红外光谱的样品信息与标准方法测得的信息建立校正模型，从而实现对中药的快速鉴别和含量测定。应用近红外光谱法进行中药鉴别，首先要建立参考谱库，要对数据库的专属性和耐用性进行验证。NIR 可用于中药的真伪鉴别、判断药材产地、检测有效成分含量，还可用于中药生产的在线检测，提高生产过程的可控性，保证中药制剂产品的均一性。与中红外光谱比较，近红外光谱技术有如下特点：①操作简单，样品无需处理，可直接分析；②快速测定，通常 30 秒即可获得分析图谱；③高效、分析成本较低，完成一次样品光谱采集，即可实现多项性能指标的测定。

（三）荧光法

荧光法是根据中药中某些化学成分（通常具有共轭双键体系及芳香环分子，如香豆素、黄酮、蒽醌等）具有发射荧光的特性，将中药粉末或提取液在紫外光照射下，显示出不同颜色的荧光，作为中药的鉴别依据。鉴别时，可直接将样品粉末置于滤纸上，或用适当溶剂提取或分离纯化后，点于滤纸上，在紫外光灯（254nm 或 365nm）照射下检测荧光颜色。

荧光法具有操作简单，灵敏度高等优点。近年来，还发展了一些新的荧光分析法，如光化学荧光法、电解荧光法、三维荧光光谱法、偏振荧光光谱法等，提高了检测成分荧光光谱的特异性或消除荧光易受拉曼峰和散射光等背景的干扰，这些高效、微量化和自动化的新方法和技术将会使荧光分析法在中药及其制剂中的应用范围不断扩大。

例 4－13 山麦冬的荧光鉴别

取本品的薄片，置紫外光灯（365nm）下观察，显浅蓝色荧光。

例 4－14 天王补心丸中当归的荧光鉴别

【处方】丹参 25g 当归 50g 石菖蒲 25g 党参 25g 茯苓 25g 五味子 50g 麦冬 50g 天冬 50g 地黄 200g 玄参 25g 制远志 25g 炒酸枣仁 50g 柏子仁 50g 桔梗 25g 甘草 25g 朱砂 10g

取本品 1g，水蜜丸捣碎；小蜜丸或大蜜丸剪碎，平铺于坩埚中，上盖一长柄漏斗，徐徐加热，至粉末微焦时停止加热，放冷，取下漏斗，用水 5ml 冲洗内壁，洗液置紫外光灯（365nm）下观察，显淡蓝绿色荧光。

（四）核磁共振波谱法

核磁共振由化学位移、偶合常数及积分曲线分别提供了含氢和碳的官能团、核间关系及氢分布三方面的信息。核磁共振波谱既可以把握中药整体特征面貌，又能进行局部解析，找出特征峰，获得反映中药药效的有效成分和辅助成分。通过选择适当的提取分离程序，获得中药代表性化学成分的总提取物，这种总提取物称为中药特征总提物。中药特征总提物都有其特征的核磁共振谱图，与中药品种间存在较为严格的对应关系，故适用于中药的品种鉴别和化学分类研究。如应用^1H－NMR 对金银花、天麻、人参、徐长卿、虎杖、大黄、丹皮等进行鉴别。

（五）X 线衍射法

X 线衍射法是利用各药材不同的组成、成分，被 X 线照射而产生不同程度的衍射现象，产生特有的衍射图谱，从而对中药进行鉴别的方法。X 线衍射法是一种研究物质微观结构的有效手段，它用于中药材的鉴别，既能反映中药材的整体微观特征，又能提供中药质量评价的标准。此方法获得的图谱信息量大、指纹性强、稳定可靠，所需样品少且无损伤，可作为待测样品鉴别的可靠依据。如：采用 X 线衍射法鉴别贝母类药材。由于贝母的主要成分为淀粉，约占贝母中药材生物量的 80% 左右，其 X 线衍射图谱主要表现为淀粉的晶状体衍射峰。不同植物来源的淀粉，在 X 线衍射下其晶状体结构不同，以此可以区分不同来源的贝母。

中药制剂虽然成分复杂，所得衍射图是各成分衍射效应的叠加，但只要处方统一、制剂工艺规范，原料药合格的同一种制剂，仍可获得相同的衍射图谱，与对照药材同法处理还可明确衍射峰的归属，而不同种类的制剂因其所含成分不同，其衍射图谱也不相同，以此可实现对中药制剂的鉴别。

四、色谱鉴别法

色谱鉴别法是根据不同化学成分在色谱中保留行为的差异，通过与对照物（对照品、对照药材和对照提取物）相比较，来判断中药真伪的鉴别方法。主要有薄层色谱法（TLC）、纸色谱法（PC）、气相色谱法（GC）和高效液相色谱法（HPLC）等。近年来，随着联用技术的发展，液相色谱－质谱联用（LC－MS）、气相色谱－质谱联用（GC－MS）技术在中药的鉴别中应用也日益广泛。目前色谱鉴别法已成为中药鉴别的主要方法。

（一）薄层色谱法

薄层色谱法是将适宜的固定相涂布于玻璃板、塑料或铝基片上，形成一均匀薄层，样品经过点样、展开后，根据薄层上样品斑点比移值（R_f值）和颜色（荧光）与适宜对照物比较，对中药进行鉴别的方法。

薄层色谱法是目前中药鉴别最常用的方法，具有操作简单、专属性强、分析成本低、展开剂灵活多变、色谱图直观、容易辨认、检测范围广等特点。为了保证实验的重现性、准确性及分离度，薄层色谱法需进行规范化操作。

1. 操作方法

（1）供试品溶液的制备　薄层色谱常用的供试液制备方法有：浸渍法、加热回流提取、超声提取、水蒸气蒸馏法、升华法等。若杂质干扰较为严重，则还需要作进一步的分离纯化，如萃取，大孔吸附树脂、氧化铝、聚酰胺、SPE 等预柱处理。制备供试液所用的溶剂应尽量避免使用黏度太大、沸点过高或过低及比重较大的溶剂，如正丁醇、乙醚、三氯甲烷等，它们均影响点样形状、斑点大小或均匀度等。

（2）对照物的选择　薄层色谱鉴别需要用标准物质作对照。《中国药典》2020 年版（一部）收载的中药薄层色谱鉴别试验中，常用的标准物质有对照品、对照药材和对照提取物，由中国食品药品检定研究院统一管理和销售。对照品是指《中国药典》及国家药品监督管理局药品标准收载使用的单一中药成分的化学对照品。对照品应按其使用说明书上规定的方法处理后按标示含量使用。对照药材是指来源准确、无污染或虫霉，且为当年或近 1 ~2 年生产的新鲜标准药材，一般为粉末。对照提取物是指经提取制备，含有多种主要有效成分或指标性成分，用于药材（或饮片）、提取物、中药制剂等鉴别或含量测定用的国家药品标准物质。①对照品对照：用已知中药的某一有效成分或特征性成分对照品制成对照液，与样品在同一条件下展开，显色，比较在相同位置有无同一颜色（或荧光）的斑点。若选用对照品不能满足中药薄层鉴别的要求时，可采用对照品与对照药材（或对照提取物）同时对照的方法以保证鉴别结果的准确性。例如，药用菊花中含有绿原酸，金银花中也含有绿原酸，薄层鉴别试验仅用绿原酸作对照不能专属性地鉴别出药用菊花。而菊花和金银花所含化学物质不尽相同，为此，增设菊花对照药材作对照，在同一薄层板上比较供试品、绿原酸对照品和菊花对照药材的薄层色谱图，可检定药用菊花的真实性，增加鉴别的可靠性。② 阴阳对照：将样品和阳性对照液（把制剂中要鉴别的某对照药材，按制剂的制法处理后，以制剂相同的比例、条件、方法提取所得溶液）、阴性对照液（从制剂处方中减去要鉴别的该味药材，剩下各味药按制剂的制法制成缺味药的阴性制剂，再按照供试品溶液制备方法所得溶液）在同一条件下展开，观察样品在同一位置上与阳性对照液有无相同颜色的斑点，以决定样品中有无该药味的成分；并且观察阴性对照液中有无干扰，确定该鉴别的专属性。

（3）薄层板的选择与制备　薄层板有市售（预制）薄层板和自制薄层板。预制薄层板又可分为普通薄层板和高效薄层板，常用规格有 10cm×10cm、20cm×10cm、10cm×20cm 和 20cm×20cm 等。高效薄层板具有分离效率高、灵敏度高、展开时间短等特点，主要适用于分析较难分离的供试品。

TLC 常用薄层固定相材料有硅胶 G、硅胶 GF_{254}、硅胶 HF_{254}、硅胶 H、十八烷基键合硅胶等，此外还有硅藻土、硅藻土 G、氧化铝、氧化铝 G、微晶纤维素、微晶纤维素 F_{254} 等。普通固定相材料直径一般为 10 ~40μm，高效固定相材料直径一般为 3 ~6μm。薄层板在临用前一般应在 105 ~110℃ 活化 30 分钟到 1 小时，置于干燥器中保存。聚酰胺薄膜不需活化。不同生产厂家、不同批次的商品预制板质量不可能完全相同，有时会影响分析结果的重现性，在重复性试验时尤需注意。

例 4 -15　虎杖药材不同薄层板薄层色谱的比较

取虎杖粉末 0.2g，加甲醇 10ml，超声处理 30 分钟，滤过，滤液蒸干，加甲醇 5ml 溶解残渣，作为供试品溶液。另取虎杖对照药材 0.2g，同法制成对照药材溶液。取虎杖苷对照品，加甲醇制成每 1ml 含 0.5mg 的对照品溶液。照薄层色谱法（通则 0502）试验，吸取上述三种溶液各 4μl，分别点于同一硅胶 G 薄层板上，以三氯甲烷 - 甲醇 - 水（15：5：0.5）为展开剂，展开，取出，晾干，置紫外光灯（365nm）下检视。供试品色谱中，在与对照药材、对照品色谱相应的位置上，显相同颜色的荧光斑点。图4 -1和图 4 -2 分别给出了虎杖药材不同厂家硅胶预制薄层板 TLC 图和虎杖药材不同厂家高效硅胶预制薄层板 TLC 图。

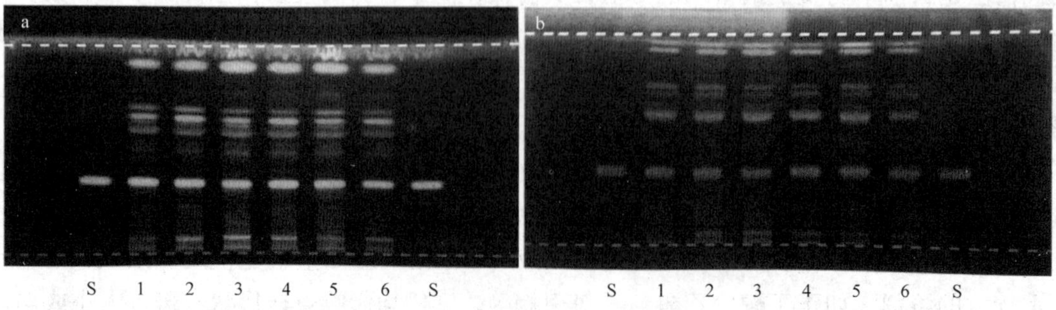

图 4 -1　虎杖药材不同厂家硅胶预制薄层板 TLC 图

a：硅胶预制薄层板（TLC pre - coated plate SIL G -25，MN 批号：412351）

b：硅胶预制薄层板（烟台市化学工业研究所，生产日期：2004.12.31）

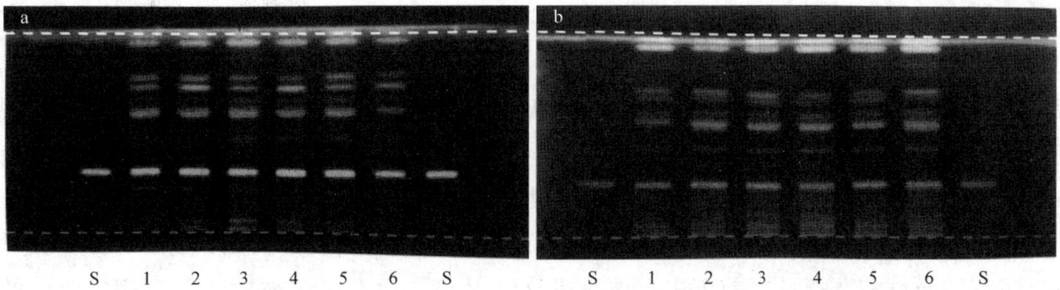

图4-2　虎杖药材不同厂家高效硅胶预制薄层板TLC图

a：高效硅胶预制薄层板（HPT-LC plate Nano-DURASIL -20，MN批号：502034）

b：高效硅胶预制薄层板（烟台市化学工业研究所，生产日期：2005.1.21）

（4）点样　要求在洁净干燥的环境中进行，用半自动、全自动点样器喷雾点样或专用毛细管点样，点样时，注意勿损伤薄层表面，一般为圆点状或窄细的条带状。普通薄层板点样基线距底边10～15mm，圆点状直径不大于3mm，条带状宽度为5～10mm，点间距离不少于8mm；高效板基线离底边8～10mm，圆点状直径不大于2mm，条带宽度一般为4～8mm，可用专用半自动或自动点样器械喷雾法点样，供试品间隔不少于5mm。

（5）展开　将点好样的薄层板放入层析缸中，上行展开，当展开剂前沿达到规定的展距（普通板8～15cm，高效板5～8cm），取出薄层板，标记展开剂前沿，自然风干或电吹风吹干。必要时可进行二次展开或双向展开，如《中国药典》2020年版（一部）中明党参的TLC鉴别采用了二次展开。为防止边缘效应，需待层析缸内部展开剂蒸气饱和后，方可进行展开操作。

例4-16　明党参的薄层鉴别

取本品粉末1g，加稀乙醇20ml，超声处理20分钟，滤过，滤液蒸干，残渣加酸性稀乙醇（用稀盐酸调节pH值至2～3）1ml使溶解，作为供试品溶液。另取明党参对照药材1g，同法制成对照药材溶液。照薄层色谱法（通则0502）试验，吸取上述两种溶液各5μl，分别点于同一硅胶G薄层板上，以正丁醇-冰醋酸-水（19∶5∶5）为展开剂，二次展开，第一次展至5cm，第二次展至10cm，取出，热风吹干，喷以茚三酮试液，加热至斑点显色清晰。供试品色谱中，在与对照药材色谱相应的位置上，显相同颜色的斑点。

（6）显色与检视　供试品含有可见光下有颜色的成分可直接在日光下检视，也可用喷雾法或浸渍法以适宜的显色剂显色，或加热显色，在日光下检视。有荧光的物质或遇某些试剂可激发荧光的物质可在365nm紫外光灯下观察荧光色谱。对于可见光下无色，但在紫外光下有吸收的成分可用带有荧光剂的硅胶板（如硅胶GF_{254}板），在254nm紫外光灯下观察荧光板面上的荧光猝灭物质形成的暗斑色谱。

显色剂一般分为通用显色剂和专属性显色剂两类。通用显色剂有：浓硫酸或50%的硫酸溶液、0.3%溴甲酚绿溶液、5%磷钼酸乙醇、碱性高锰酸钾溶液、硝酸银-氢氧化铵试剂、荧光显色剂等。专属性显色剂指能使某一类或少数几类官能团或化合物显色的试剂，如改良碘化铋钾试液、茚三酮试液等。

（7）结果记录与分析　测量各斑点的R_f值，薄层色谱图像一般可采用摄像设备拍摄，以光学照片或电子图像的形式保存，也可用薄层扫描仪扫描记录相应的色谱图。

2. 影响薄层色谱分析的主要因素　薄层色谱是一种“敞开系统”的色谱技术，影响薄层色谱的因素很多，如供试液的净化程度、吸附剂的性能和薄层板的质量、点样、展开剂的组成和饱和情况、相对湿度和温度等。主要影响因素有以下几个方面。

（1）样品的预处理　中药成分复杂，薄层色谱法虽然具有分离作用，但分离能力有限，因此，有必要对样品进行适当的净化，以除去干扰成分，提高被检成分浓度，获得清晰的色谱图。净化往往是一个重要的有时甚至是关键的步骤。例如，《中国药典》2020年版（一部）收载的人参薄层鉴别试验的供试品溶液制备方法：取本品粉末1g，加三氯甲烷40ml。加热回流1小时，弃去三氯甲烷液，药渣挥干溶剂，加水0.5ml搅拌湿润，加水饱和正丁醇10ml，超声处理30分钟，吸取上清液加3倍量氨试液，摇匀，放置分层，取上层液蒸干，残渣加甲醇1ml使溶解，作为供试品溶液。

（2）展开剂的优选　展开剂是决定被检成分能否具有良好分离度的关键因素。展开剂选择和优化时主要考虑溶剂的极性和选择性，前者决定被检成分的 R_f 值，后者决定被检成分与相邻成分的分离度。常用两种或两种以上混合溶剂作为展开剂，以利于极性和选择性的调整。理想的分离应使样品成分的斑点清晰地分布在 R_f 值0.2～0.8之间，且能突出指标性成分斑点。

一般而言，分离亲脂性较强的成分，宜用极性较小的展开剂；分离亲水性较强的成分，宜用极性较大的展开剂，即展开剂的极性应与被分离成分的极性相适应。此外，分离碱性成分，展开剂中往往加入少量碱性试剂，如氨水、乙二胺等；分离酸性成分（黄酮、有机酸等），往往加入少量酸性试剂，如甲酸、冰醋酸等，以防止斑点拖尾。尽量不使用苯、三氯甲烷等对人体有害的溶剂作展开剂，二者通常可用甲苯和二氯甲烷替代使用。展开剂宜临用前配制，配制多元溶剂系统或展开剂中有体积比小的溶剂时，应注意量取体积的准确性。

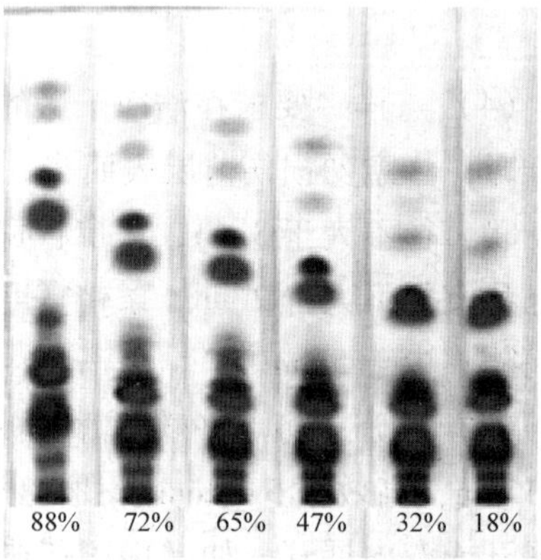

图4－3　不同相对湿度下苍术的TLC图

（3）展开剂蒸气的饱和　在薄层色谱展开过程中，常出现同一成分斑点的 R_f 值在薄层板边缘处的明显高于中心区域的现象，称为边缘效应。边缘效应多出现在极性强弱不等的混合展开剂系统中，这是因为在混合展开剂中，不同极性的溶剂饱和蒸气压差别较大，导致层析缸中不同区域的展开剂蒸气饱和程度不同。减少边缘效应方法主要有：①选择较小体积的层析缸；②在层析缸内壁贴上浸有展开剂的滤纸条；③将点样薄层板在层析缸内预饱和15～30分钟；④两侧边缘尽量不点样，距离薄层板边缘1～1.5cm点样。

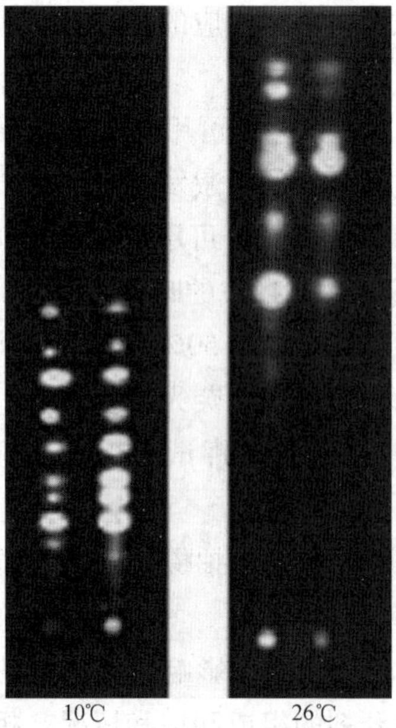

图4－4　不同温度下人参的TLC图

（4）相对湿度和温度　薄层色谱的重现性与操作环境的相对湿度和温度密切相关。有些中药成分的薄层色谱行为极易受环境湿度和温度影响，相对湿度有时可用一些饱和盐溶液控制，如 KNO_3 饱和溶液（25℃相对湿度92.5%）、NaCl饱和溶液（15.5～60℃相对湿度75%±1%）、$NaNO_2$ 饱和溶液（25～40℃相对湿度64%～61.5%）等。相对湿度对苍术薄层色谱的影响见图4－3。在相对湿度恒定的条件下，一般在环境温度高时，斑点 R_f 值增大，反之，R_f 值减小。温度对人参薄层色谱的影响见图4－4。这是由于不同溶剂沸点有差异，温度影响了层析缸中展开剂各溶剂的蒸气比例，从而影响了组分在两相中的分配，导致色谱行为的变化。《中国药典》2020年版（一部）收载的复方皂矾丸中西洋参的TLC鉴别要求在温度10～25℃，相对湿度小于60%的条件下展开。

例4－17　木瓜中齐墩果酸和熊果酸等三萜酸类薄层色谱鉴别

取本品粉末1.0g，加三氯甲烷10ml，40℃超声处理30分钟，滤过，滤液蒸干，残渣加甲醇－三氯甲烷（1∶3）混合溶液2ml使溶解，作为供试品溶液。按供试品溶液制备方法制备光皮木瓜溶液。另取木瓜对照药材1.0g，同法制成对照药材溶液。再取齐墩果酸、熊果酸和3－*O*－乙酰熊果酸对照品适量，分别加甲醇制成0.5mg/ml的溶液，作为对照品溶液。

吸取木瓜供试品溶液、光皮木瓜和木瓜对照药材溶液1～2μl以及齐墩果酸、熊果酸、3－*O*－乙酰熊果酸对照品溶液各1μl，用半自动点样器分别点于同一硅胶G薄层板上，随即浸入1%碘－二氯甲烷溶液中至刚过起始线，迅速取出，立即用玻璃板覆盖，30分钟后取下玻璃板，挥去薄层板上残留的溶液，以环已烷－丙酮－乙酸乙酯－甲酸（9∶2∶1∶0.2）为展开剂，展开，取出，晾干，喷以10%硫酸乙醇溶液，105℃加热至斑点显色清晰，分别置日光和紫外光灯（365nm）下检视。供试品色谱中，在与对照药材色谱相应的位置上，显相同的颜色的斑点和荧光斑点；在与对照品色谱相应的位置上，显相同的紫红色斑点和橙黄色荧光斑点。见图4－5。

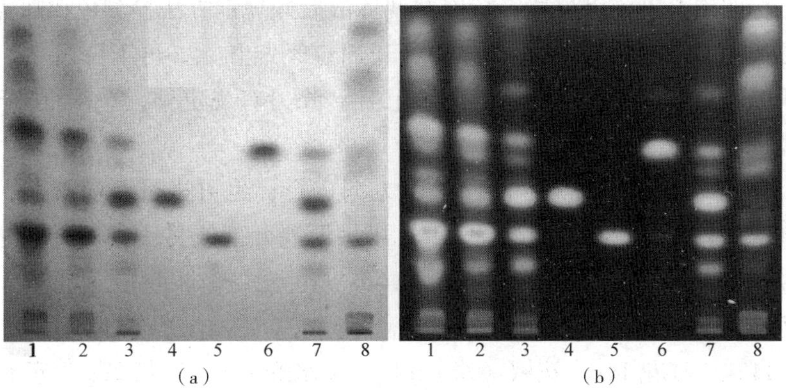

图4－5　日光下（a）和紫外光灯下（b）木瓜TLC图

1－8依序为川木瓜、宣木瓜、资木瓜、齐墩果酸、熊果酸、3－*O*－乙酰熊果酸、木瓜对照药材、光皮木瓜

（二）纸色谱法

纸色谱法系以纸为载体，以纸上所含水分或其他物质为固定相，用展开剂进行展开的分配色谱法。供试品经展开后，可用比移值（R_f）表示其各组成成分的位置。供试品在色谱图中所显主斑点的位置与颜色（或荧光），应与对照品在色谱图中所显主斑点相同。除了以纸代替薄层板及不能使用腐蚀性的显色剂外，纸色谱法操作（点样、展开、显色、检视）和对照品的选用等均与TLC基本相同。

1. 色谱滤纸的选择　色谱滤纸应质地均匀平整，具有一定机械强度，不含影响展开效果的杂质；也不应与所用显色剂起作用，以免影响分离和鉴别效果，必要时可进行处理后再用。用于下行法时，取色谱滤纸按纤维长丝方向切成适当大小的纸条，离纸条上端适当的距离（使色谱滤纸上端能足够浸入溶剂槽内的展开剂中，并使点样基线能在溶剂槽侧的玻璃支持棒下数厘米处）用铅笔划出点样基线，必要时，可在色谱滤纸下端切成锯齿形便于展开剂滴下。用于上行法时，色谱滤纸长约25cm，宽度则按需要而定，必要时可将色谱滤纸卷成筒形。

2. 点样　用微量进样器或定量毛细管吸取供试品溶液，点于点样线上。点样线距底边一般约2.5cm。点样时应注意使点样集中，位置正确，点样宜分次进行，每次点加后，需经自然干燥、低温烘干或温热气流吹干，再次点样。样点通常为圆形，直径为2～4mm，点样间距为1.5～2.0cm。

3. 展开剂的选择　增加展开剂中极性溶剂的比例，可增大R_f值；增加展开剂中非极性溶剂的比例，则可减少R_f值。常用展开剂为水饱和的有机溶剂，如水饱和的正丁醇、正戊醇、酚等。

4. 展开容器　通常为圆形或长方形玻璃缸，缸上具有磨口玻璃盖，应能密闭，用于下行法时，盖上有孔，可插入分液漏斗，用以加入展开剂。在近顶端有一用支架架起的玻璃槽作为展开剂的容器，槽内有一支玻璃棒，用以压住色谱滤纸；槽的两侧各支一玻棒，用以支持色谱滤纸使其自然下垂。用于上行法时，在盖上的孔中加塞，塞中插入玻璃悬钩，以便将点样后的色谱滤纸挂在钩上；并除去溶剂槽和支架。

5. 展开方式 主要有下行、上行和双向展开等3种方式。

（1）下行法 将点样后的色谱滤纸的点样端放在溶剂槽内并用玻棒压住，使色谱滤纸通过槽侧玻璃支持棒自然下垂，点样基线在支持棒下数厘米处。展开前，展开缸内用各品种项下规定的溶剂的蒸气使之饱和，一般可在展开缸底部放一装有规定溶剂的平皿或将被规定溶剂润湿的滤纸条附着在展开缸内壁上，放置一定时间，待溶剂挥发使缸内充满饱和蒸气。然后小心添加展开剂至溶剂槽内，使色谱滤纸的上端浸没在槽内的展开剂中。展开剂即经毛细管作用沿色谱滤纸移动进行展开，展开至规定的距离后，取出色谱滤纸，标明展开剂前沿位置，待展开剂挥散后按规定方法检测色谱斑点。

（2）上行法 展开缸内加入展开剂适量，待展开剂蒸气饱和后，再下降悬钩，使色谱滤纸浸入展开剂约0.5cm，展开剂即经毛细管作用沿色谱滤纸上升。除另有规定外，一般展开至约15cm后，取出晾干，按规定方法检视。

（3）双向展开 展开可以单向展开，即向一个方向进行；也可进行双向展开，即先向一个方向展开，取出，待展开剂完全挥发后，将滤纸转动90°，再用原展开剂或另一种展开剂进行展开；亦可多次展开、连续展开或径向展开等。

例4－18 化癥回生片中益母草的鉴别

【处方】益母草112g 红花14g 花椒（炭）14g 烫水蛭14g 当归28g 苏木14g 醋三棱14g
两头尖14g 川芎14g 降香14g 醋香附14g 人参42g 高良姜14g 姜黄8.4g
没药（醋炙）14g 炒苦杏仁21g 大黄56g 人工麝香14g 盐小茴香21g 桃仁21g
五灵脂（醋炙）14g 虻虫14g 鳖甲胶112g 丁香21g 醋延胡索14g 白芍28g
蒲黄炭14g 乳香（醋炙）14g 干漆（煅）14g 制吴茱萸14g 阿魏14g 肉桂14g
醋艾炭14g 熟地黄28g 紫苏子14g

取本品20片，研细，加80%乙醇50ml，加热回流1小时，滤过，滤液蒸干，残渣加1%盐酸溶液5ml使溶解，滤过，滤液滴加碳酸钠试液调节pH值至8，滤过，滤液蒸干，残渣加80%乙醇3ml使溶解，作为供试品溶液。另取盐酸水苏碱对照品，加乙醇制成每1ml含0.5mg的溶液，作为对照品溶液。照薄层色谱法（通则0502）试验。吸取上述两种溶液各10～20μl，分别点于同一层析滤纸上，上行展开，使成条状，以正丁醇－醋酸－水（4∶1∶1）的上层溶液为展开剂，展开，取出，晾干，喷以稀碘化铋钾试液，放置6小时。供试品色谱中，在与对照品色谱相应的位置上，显相同颜色的斑点。

（三）气相色谱法

气相色谱法是以气体为流动相的现代色谱法，具有分离效率高，灵敏度高，选择性好，分析速度快等特点，多用于鉴别含挥发油或其他挥发性成分的中药。目前主要是利用对照物的保留值作为鉴别依据，即在同样条件下，供试品应呈现与对照物保留时间相同的色谱峰。对照物可以是鉴别中药的有效成分或指标性成分，也可以是对照药材或对照提取物。在《中国药典》2020年版（一部）中，药材乳香及多种中药制剂的鉴别项目中采用了气相色谱法，如安宫牛黄丸、安宫牛黄散、麝香保心丸和苏合香丸中麝香和人工麝香的鉴别；跌打镇痛膏中薄荷脑、冰片、水杨酸甲酯和樟脑的鉴别；藿香正气口服液中紫苏叶油的鉴别等。

例4－19 跌打镇痛膏的气相色谱鉴别

【处方】土鳖虫48g 生草乌48g 马钱子（炒）48g 大黄48g 降香48g 两面针48g 黄芩48g
黄柏48g 虎杖15g 冰片24g 薄荷素油30g 樟脑60g 水杨酸甲酯60g 薄荷脑30g

取本品2片，每片切取50cm^2，除去盖衬，剪碎，照挥发油测定法（通则2204测定法 甲法）测定。

取挥发油测定器中的液体，加乙酸乙酯 10ml 振摇提取，分取乙酸乙酯液，作为供试品溶液。另取薄荷脑对照品、冰片对照品、水杨酸甲酯对照品和樟脑对照品，加无水乙醇制成每 1ml 分别含 8mg、7mg、17mg 和 17mg 的混合溶液，作为对照品溶液。照气相色谱法（通则 0521）试验，以聚乙二醇 20 000（PEG－20M）为固定液，涂布浓度为 10%，柱长为 2 米，柱温为 150℃。分别吸取对照品溶液和供试品溶液各 1μl，注入气相色谱仪。供试品色谱中应呈现与对照品色谱峰保留时间相同的色谱峰。

（四）高效液相色谱法

HPLC 法鉴别与 GC 法类似，即根据同样条件下，供试品是否呈现与对照物保留时间相同的色谱峰作为鉴别依据。与 GC 法相比，HPLC 法不受样品挥发性、热稳定性等的限制，流动相、固定相可选择的种类多，检测手段多样，所以应用范围更广泛。《中国药典》2020 年版（一部）中，药材蛤蟆油、薏苡仁、植物油脂和提取物灯盏花素、颠茄流浸膏、颠茄浸膏、茵陈提取物及多种中药制剂的鉴别项目中采用了高效液相色谱法，如天麻头痛片中天麻的鉴别，元胡止痛软胶囊中白芷的鉴别等。但在目前的中药质量标准中，一般较少单独使用 HPLC 法进行鉴别，多与含量测定相结合，或应用 HPLC 法进行特征图谱和指纹图谱的鉴别。

例 4－20　颠茄流浸膏中氢溴酸东莨菪碱、左旋山莨菪碱和硫酸阿托品的 HPLC 鉴别

精密量取本品 2ml，置分液漏斗中，加氨试液 15ml，摇匀，用乙酸乙酯提取五次，每次 15ml，合并乙酸乙酯提取液，蒸干，残渣加流动相溶解并转移至 10ml 量瓶中，用流动相稀释至刻度，摇匀，滤过，取续滤液作为供试品溶液。另取氢溴酸东莨菪碱对照品、左旋山莨菪碱对照品和硫酸阿托品对照品适量，用流动相分别制成每 1ml 含 0.1mg 的溶液，作为对照品溶液。照高效液相色谱法（通则 0512）试验，以十八烷基硅烷键合硅胶为填充剂；以乙腈－磷酸盐缓冲液（取 6.8g 磷酸二氢钾溶于 1000ml 水中，加入 10ml 三乙胺，用磷酸调节 pH 值至 2.8）（7∶93）为流动相；检测波长为 210nm。供试品色谱中应呈现与氢溴酸东莨菪碱对照品、左旋山莨菪碱对照品和硫酸阿托品对照品色谱峰保留时间相同的色谱峰。上述三个色谱峰与其他峰的分离度均不得小于 1.5，除硫酸阿托品色谱峰之外的其余两个色谱峰的峰面积之和不得小于上述三个色谱总峰面积的 6.3%。

（五）液相色谱－质谱联用

液相色谱－质谱联用技术（LC－MS）可充分发挥液相色谱的分离功能和质谱高灵敏度、高选择性的定性分析功能，获取复杂混合物所含化学成分的轮廓和混合物中单一成分的结构信息。绝大多数液－质联用仪都配有二极管阵列检测器（diode array detector，DAD）。DAD 检测器所产生的色谱图只显示复杂混合物中具有紫外－可见吸收性质中药化学成分的轮廓，而质谱检测器可产生可离子化中药化学成分的轮廓。

LC－MS 具有高效、快速和灵敏度高的特点，是定性、定量分析中药复杂体系的有效工具，特别适合于极性强、热不稳定、相对分子质量高和低挥发性的有机化合物。《中国药典》2020 年版（一部）中阿胶、龟甲胶、鹿角胶的鉴别均采用 LC－MS。实际操作中，LC－MS 与 HPLC 有较大区别，主要反映在以下两点。

1. 供试品溶液的制备不同　样品中难挥发酸和碱可减小 MS 的离子化能力、污染离子源、降低检测灵敏度甚至严重损伤仪器，因此供试品溶液的制备十分重要。进行 LC－MS 分析中药样品一般要求：供试品溶液中绝不允许有不溶物存在；供试品溶液和 LC 溶剂系统中不含有难挥发酸（磷酸、硫酸等）、碱及其盐，供试品溶液浓度应尽可能小，且为澄清液体。LC－MS 分析常用固相萃取（SPE）制备供试品溶液，固相萃取所用的吸附材料与 LC 中所用的固定相相一致。

2. 流动相的要求不同　选择 LC 流动相时，除考虑中药成分的分离效果，还应考虑所用溶剂是否适合质量分析器。确定流动相的组成时要考虑：流动相须是挥发性的，常用甲醇、乙腈、水、乙酸、甲酸及其铵盐缓冲液；避免使用表面活性剂及含难挥发性盐的缓冲液；使用添加剂时，应尽可能不用或少用三乙胺，因其可抑制待测离子的生成。

例 4－21　阿胶的 LC－MS 鉴别

取本品粉末 0.1g，加 1% 碳酸氢铵溶液 50ml，超声处理 30 分钟，用微孔滤膜滤过，取续滤液 100μl，置微量进样瓶中，加胰蛋白酶溶液 10μl（取序列分析用胰蛋白酶，加 1% 碳酸氢铵溶液制成每 1ml 中含 1mg 的溶液，临用时配制），摇匀，37℃恒温酶解 12 小时，作为供试品溶液。另取阿胶对照药材 0.1g，同法制成对照药材溶液。照高效液相色谱－质谱法（通则 0512 和通则 0431）试验，以十八烷基硅烷键合硅胶为填充剂（色谱柱内径为 2.1mm）；以乙腈为流动相 A，以 0.1% 甲酸溶液为流动相 B，按表 4－2 中的规定进行梯度洗脱；流速为每分钟 0.3ml。采用质谱检测器，电喷雾正离子模式（ESI^+），进行多反应监测（MRM），选择质荷比（m/z）539.8（双电荷）→612.4 和（m/z）539.8（双电荷）→ 923.8 作为检测离子对。取阿胶对照药材溶液，进样 5μl，按上述检测离子对测定的 MRM 色谱峰的信噪比均应大于 3∶1。

表 4－2　洗脱流程表

时间（分钟）	流动相 A（%）	流动相 B（%）
0～25	5→20	95→80
25～40	20→50	80→50

吸取供试品溶液 5μl，注入高效液相色谱－质谱联用仪，测定。以质荷比（m/z）539.8（双电荷）→612.4 和（m/z）539.8（双电荷）→923.8 离子对提取的供试品离子流色谱中，应同时呈现与对照药材色谱保留时间一致的色谱峰。

（六）气相色谱－质谱联用

气相色谱－质谱联用技术（GC－MS）是气相色谱和质谱的在线联用技术，供试品经 GC 实现分离，依次流出色谱柱，进入 MS 仪，各组分进入离子源后被离子化形成分子离子，在多数情况下分子离子还会进一步裂解成各种碎片离子，经检测记录获得 GC－MS 图谱，利用计算机自动检索核对可获得定性定量信息。GC－MS 分析的信号参数主要有：色谱保留值、总离子流色谱图（TIC）、质量色谱图、选择离子监测图（又称质量碎片图）和质谱图等。

GC－MS 的最大优点是使样品的分离、鉴定和定量一次完成，在具有挥发性成分或可衍生化为挥发性成分的中药研究中应用日趋广泛，特别是在药物的体内代谢过程和中药指纹图谱研究等方面更具有重要意义。

例 4－22　苍术挥发油的 GC－MS 分析

实验条件 GC 条件　CP5860 石英毛细管柱；载气高纯氦；流速 1.0ml/min；进样口温度 220℃；程序升温：柱温 50℃，每分钟 20℃升至 100℃，每分钟 6℃升至 220℃；检测器 FID；分流比 50∶1。

MS 条件　EI 离子源，电离能量 70eV，离子阱温度 150℃，传输线温度 280℃，电子倍增管电压 2400V。

实验方法与结果　取某地产苍术药材洗净后 60℃左右干燥至恒重，粉碎，过 20 目筛，按《中国药典》2020 年版四部总则（通则 2204）提取挥发油，并用无水硫酸钠脱水。取挥发油 0.2μl 进样分析，共鉴定出 α－蒎烯（5.13%）、β－古芸香烯（1.93%）、反式－3－乙烯基－3－甲基－2－(1－甲基乙烯基)－6－(1－甲基乙缩醛)－环己酮（4.44%）、茅术醇（55.08%）、苍术酮（20.95%）、长叶烯－12（1.27%）等 27 种挥发性成分，总离子流图见图 4－6。

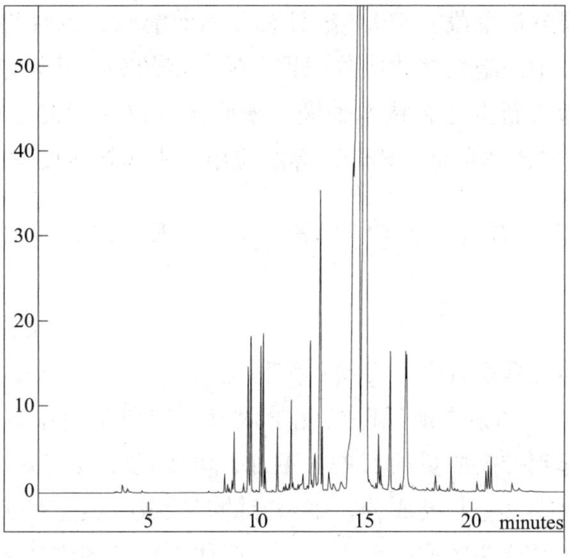

图 4-6　苍术挥发油 GC-MS 总离子流图

第四节　中药指纹图谱 微课

中药指纹图谱（Chinese medicine fingerprint）是指中药经适当处理后，采用一定的分析手段，得到的能够标示该中药特征的共有峰图谱。中药指纹图谱主要用于评价中药质量的真实性、稳定性和一致性，是一种综合、可量化的鉴别手段。其基本属性是“整体性”和“模糊性”。作为一种半定量的中药质量评价方法，指纹图谱分析强调准确地辨认，而不是精密地计算，比较图谱强调的是相似，而不是相同。《中国药典》2020 年版（一部）中沉香、丹参酮提取物、三七总皂苷、莪术油、复方丹参滴丸等均采用了高效液相色谱指纹图谱的鉴别方法。

一、分　　类

（一）按应用对象分类

按应用对象分，中药指纹图谱可分为中药材（原料药材）指纹图谱、中成药原料药（包括饮片、配伍颗粒）指纹图谱和中药制剂指纹图谱。中药制剂指纹图谱还包括用于中药制剂研究以及生产过程中间产物的指纹图谱。

（二）按研究方法分类

按研究方法分，中药指纹图谱又可分为中药化学指纹图谱和中药生物学指纹图谱。中药化学指纹图谱系指采用理化分析方法建立的用以表征中药化学成分特征的指纹图谱，包括色谱指纹图谱、光谱指纹图谱等。狭义的中药指纹图谱就是指中药化学（成分）指纹图谱。中药生物学指纹图谱系指采用生物技术手段建立的用以表征中药生物学特征的指纹图谱。包括中药 DNA 指纹图谱、中药基因组学指纹图谱和中药蛋白组学指纹图谱等。

中药化学指纹图谱技术涉及众多分析方法，其中，色谱法有高效液相色谱法（HPLC）、气相色谱法（GC）、薄层色谱扫描法（TLCS）和高效毛细管电泳法（HPCE）等；光谱法包括紫外光谱法（UV）、中红外光谱法（IR）、近红外光谱法（NIR）；另外还可采用质谱法（MS）、核磁共振法（NMR）和 X-射线衍射法（XRD）以及 GC-MS、HPLC-MS、HPLC-MS-MS 等联用技术。其中使用最多的方法为色谱法，作为目前公认的常规分析手段，HPLC 因具有分离效能高、选择性高、检测灵敏度高、分析速度快、应用范围广等特点，且中药绝大多数成分积累了较丰富的高效液相色谱法应用经验，已成为中药指纹图谱技术的首选方法。随着新方法新技术如液 - 质联用（LC - MS）、气 - 质联用（GC - MS）、高速逆流色谱（HSCCC）、超临界流体色谱（SFC）等的应用，中药指纹图谱技术更趋完善。

二、中药指纹图谱的建立与分析评价

（一）技术要求

建立中药指纹图谱，必须遵循系统性、专属性和稳定性的要求。

1. 系统性 系统性是指指纹图谱中所反映的化学成分群应包括该中药大部分药效物质，并与临床疗效相关联，这样才能真正起到控制质量的目的。例如，人参的主要有效成分类型是人参皂苷类成分，则其指纹图谱应尽可能多地反映其皂苷类成分；银杏叶的有效成分类型是黄酮类和银杏内酯类，则其指纹图谱可采用适当的方法，针对这两类成分分别分析，以体现指纹图谱的系统性。对有效成分不清楚的中药，指纹图谱必须能反映大部分成分。可采用将样品按极性分级的方法，将样品总提取物依次以石油醚（或己烷）、三氯甲烷（或二氯甲烷）、乙酸乙酯及正丁醇萃取。分别建立各萃取部位的图谱，以尽可能多地反映其中所含化学物质。也可通过成分预试验方法，初步了解该中药所含主要化学成分的类型，然后有针对性地设计样品制备方法，再进行指纹图谱研究。

2. 专属性 中药指纹图谱必须能体现该中药的特征，即能用于区分中药的真伪与优劣，如区分不同来源的中药材，包括同属不同种，乃至同种不同产地、不同采收期的样品，以及不符合药用要求或变质的样品。例如，人参的 HPLC 指纹图谱，应反映其 30 多种皂苷的大部分，特别是人参皂苷部分；三七总皂苷的 HPLC 指纹图谱，应能反映包括人参皂苷与三七皂苷在内的大部分皂苷类成分；北五味子的 HPLC 指纹图谱和 TLC 指纹图谱，不仅应反映多种已知的五味子木脂素类成分，而且还应包括那些未知的成分，这些成分的峰位、峰形、比值在一定范围内应该是恒定的，并且随五味子的品种不同而产生差异，因此，可以很好地区别其来源、产地，鉴别其真伪及评价品质优劣。

中药制剂的指纹图谱除能鉴定处方中各药味的存在及其质量，有的还应能反映工艺过程的某些改变，以鉴别同一品种不同生产厂家的产品。只用一张指纹图谱不足以表现其全部特征的，常要采用几张指纹图谱来表现某种中药各个不同侧面的特征，从而构成其全貌。但对其中的每一张图谱均应符合专属性的要求。

3. 稳定性 稳定性是指同一样品在相同操作条件下，结果的重现性好。指纹图谱主要是用于表现、评价中药化学成分的整体，故要有较好的稳定性、通用性。因而要求包括样品制备、分析方法、实验过程及数据采集、处理、分析等全过程都要规范化操作，同时还应建立相应的评价方法，对其进行客观评价。

（二）研究程序

中药指纹图谱研究的基本程序包括：样品的收集、供试品溶液的制备、对照品（参照物）溶液的制备、方法建立、数据分析、样品评价和方法检验等。

1. 样品的收集 样品的收集是研究中药指纹图谱最关键的步骤，收集的样品应具有真实性和代表性。研究指纹图谱用的各类型中药的收集量均应不少于 10 个批次，每批供试品取样量应不少于 3 次检验量，并留有充足的观察样品，以保证所建立的指纹图谱的统计学意义。

中药材收集时要注意确定品种、药用部位、产地、采收期和炮制方法（或产地加工方法）等方面的因素，不能将同一地点或同一渠道同一时间获得的样品分成若干份。在半成品和成品方面，样品收集时应重点选择工艺稳定、疗效确定、临床使用中很少出现不良反应的批次。

2. 供试品溶液的制备 供试品溶液制备的基本原则是整体性和专属性，必须既能保证充分反映出样品的特征性，又能保证待测样品所含特性的完整性。制备过程中应对不同的提取溶剂、提取方法、分离纯化方法等进行考察，力求最大限度地保留供试品中的化学成分，保证该中药中的主要化学成分或有效成分在指纹图谱中得以体现。

同一中药饮片在不同方剂中所起的作用不同，实际上是不同的药效成分群在不同方剂中所起的作用。所以理想的中药饮片指纹图谱应针对该饮片不同的药效成分群制备多种供试品溶液，获得多张指纹图谱。当作为原料饮片需考察与制剂指纹图谱的相关性时，其制备供试品溶液的溶剂宜尽可能与制剂提取溶剂相一致。

提取物或中间体的供试品溶液需根据所含成分的理化性质和检测方法的要求，参考制剂和相关产品的制备工艺，选择适宜的方法进行制备。在确保体现提取物或中间体中主要化学成分的同时，应可有效体现与制剂指纹图谱的相关性。

各类制剂根据具体情况，制备供试品溶液。若制剂中不同类型化学成分性质差异较大，较难在一张图谱中体现，则可制备不同的供试品溶液，以获得针对不同类型成分的图谱。建立中药制剂指纹图谱的目的是控制最终产品中的成分，使批与批之间能保持稳定和一致，以保证成品的质量。

3. 对照品（参照物）溶液的制备

（1）对照品（参照物）的选择　制定指纹图谱必须设立参照物，应根据样品中所含化学成分的性质，选择一个或几个主要的活性成分或指标成分作为参照物（S），以其对照品制备参照物溶液；如果没有适宜的对照品，也可以选择指纹图谱中结构已知、稳定的色谱峰作为参照峰或选择适宜的内标物作为参照物。

（2）对照品（参照物）溶液的制备　精密称取参照物对照品适量，以适宜的方法制成标示浓度的参照物溶液（g/ml，mg/ml）。

4. 指纹图谱试验研究 指纹图谱试验条件应根据指纹图谱的技术要求，以能满足指纹图谱的需要为目的进行实验条件的优化选择，不可直接照搬含量测定方法。

采用色谱法建立指纹图谱时，需对色谱柱、流动相和检测器进行比较试验，优选最佳条件。建立的最佳色谱条件应使供试品中所含成分尽可能地获得分离，即分得的色谱峰越多越好，使中药的内在特征尽可能多地显现出来，为中药的指纹图谱评价及其鉴别提供足够的信息。

由于色谱指纹图谱具有量化的概念，所以从样品的称取、供试液的制备和进行色谱分析时均须定量操作，以保证色谱在整体特征上进行半定量（差异程度或相似程度）的比较，体现色谱指纹图谱量化的特点。

采用HPLC和GC建立指纹图谱，记录时间最少为1小时。实验中应记录2小时的色谱图，以考察1小时以后的色谱峰情况。采用TLCS建立指纹图谱，必须提供从原点到溶剂前沿的图谱。

5. 方法学验证 为了验证所建立方法的准确性、可靠性，必须经过严格的方法学考察。中药指纹图谱方法学验证所包含的项目有：精密度、重复性及稳定性等。

（1）稳定性试验　主要考察供试品溶液的稳定性。取同一供试品溶液，分别在不同时间检测，考察色谱峰相对保留时间与相对峰面积的一致性，确定检测时间。

（2）精密度试验　主要考察仪器的精密度。取同一供试品溶液，连续进样6次以上，考察各共有峰的相对峰面积和相对保留时间的相对标准偏差RSD。

（3）重复性试验　主要考察试验方法的重复性。取同一批号的样品6份以上，分别按照优化的方法制备供试品溶液并检测，考察色谱峰相对保留时间和相对峰面积的一致性。

精密度试验和重复性试验要求，当采用 HPLC 和 GC 制定指纹图谱时，规定其各共有峰面积比值的色谱峰相对峰面积的 *RSD* 应≤3%，其他方法的 *RSD* 应≤5%，各色谱峰的保留时间应在平均保留时间±1 分钟内。

6. 对照指纹图谱的建立 根据已确定的试验方法和条件，对所有供试品（10 批次以上）进行测定，根据检测结果，标定共有指纹峰。指纹图谱研究中，特征峰的要求是主要特征峰与相邻峰分离度大于等于1.2，其他特征峰也应达到一定的分离，峰尖到峰谷的距离大于该峰的 2/3 以上。未达到基线分离的色谱峰，以该组峰的总峰面积作为一个峰面积，同时标定该组各峰的相对保留时间。同样，根据参照物的保留时间，计算各共有峰的相对保留时间。

根据 10 批次以上供试品的检测结果及相关参数，制定对照指纹图谱。可选择相似度评价软件中生成的共有模式图谱作为对照指纹图谱，也可选择相似度最高的指纹图谱作为对照指纹图谱。

7. 指纹图谱的辨认和评价 指纹图谱的辨认应注意指纹特征的整体性。辨认和比较时从整体的角度综合考虑，如各个共有峰的位置（保留时间或比移值）、大小或高低（峰面积或峰高）、各峰之间的相对比例等。

指纹图谱的评价是指将样品的指纹图谱与该品种建立的对照指纹图谱（共有模式）进行相似性比较。指纹图谱的相似性主要从两个方面考虑，一是色谱的整体“面貌”，即各共有峰的数目、保留时间、各峰之间的大致比例等是否相似。二是样品与对照样品或与所建立的对照指纹图谱之间及不同批次样品指纹图谱之间总积分值进行量化比较，可以用“相似度”表达。相似度是供试品指纹图谱与对照指纹图谱共有模式的相似性的量度。可借助国家药典委员会推荐的“中药指纹图谱计算机辅助相似度评价软件”计算，除个别品种视具体情况而定外，一般情况下相似度大于 0.9 即认为符合要求。其中采用相似度评价软件计算相似度时，若峰数多于 10 个，且最大峰面积超过总峰面积的 70%；或峰数多于 20 个，且最大峰面积超过总峰面积的 60%，计算相似度时应考虑除去该色谱峰。

相似度小于 0.9，但直观比较难以否定的样品，可采用主成分分析法等模式识别方法进一步检查原因。

对于复方制剂而言，应该同时建立原料药、半成品（提取物）和成品的指纹图谱。半成品的指纹图谱与原料药的指纹图谱应有一定的相关性，而原料药的某些特征峰在提取指纹图谱中允许因为生产工艺关系等而有规律的丢失。制剂中各特征峰均应能够在原料药及中间体的指纹图谱中得到追溯。

三、研究实例

例 4-23 三七总皂苷指纹图谱的建立

【来源】本品为五加科植物三七 *Panax notoginseng*（Burk.）F. H. Chen 的主根或根茎经加工制成的总皂苷。

【指纹图谱】照高效液相色谱法（通则 0512）测定。

色谱条件与系统适用性试验 以十八烷基硅烷键合硅胶为填充剂；以乙腈为流动相 A，以水为流动相 B，按表 4-3 中的规定进行梯度洗脱；流速每分钟为 1.5ml；检测波长为 203nm；柱温 25℃。人参皂苷 Rg_1 与人参皂苷 Re 的分离度应大于 1.5。理论板数按人参皂苷 Rg_1 峰计算应不低于 6000。

表 4-3 洗脱流程表

时间（min）	流动相 A（%）	流动相 B（%）
0～20	20	80
20～45	20→46	80→54
45～55	46→55	54→45
55～60	55	45

对照提取物溶液的制备　取三七总皂苷对照提取物适量，精密称定，加70%甲醇溶解并稀释制成每1ml含2.5mg的溶液，即得。

供试品溶液的制备　取本品25mg，精密称定，置10ml量瓶中，加70%甲醇溶解并稀释至刻度，摇匀，即得。

测定法　分别精密吸取对照提取物溶液与供试品溶液各10μl，注入液相色谱仪，测定，即得。

按中药色谱指纹图谱相似度评价系统，供试品指纹图谱与对照指纹图谱（图4－7）经相似度计算，5分钟后的色谱峰，其相似度不得低于0.95。

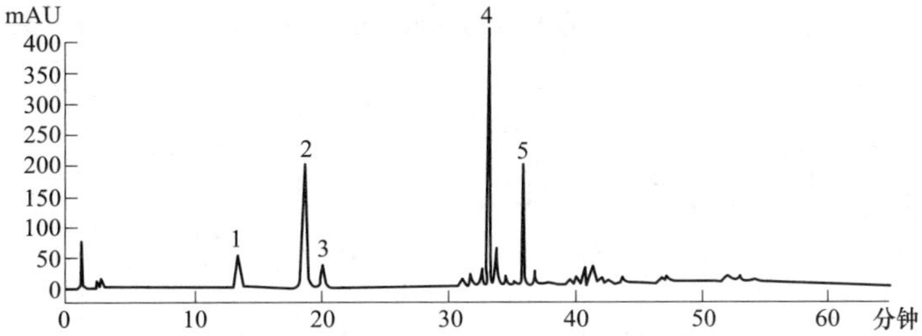

图4－7　三七总皂苷对照指纹图谱

峰1：三七皂苷 R_1；峰2：人参皂苷 Rg_1；

峰3：人参皂苷Re；峰4：人参皂苷 Rb_1；峰5：人参皂苷Rd

例4－24　清开灵注射液指纹图谱的建立

【处方】胆酸、珍珠母（粉）、猪去氧胆酸、栀子、水牛角（粉）、板蓝根、黄芩苷、金银花

【指纹图谱】照高效液相色谱法（通则0512）测定。

色谱条件与系统适用性试验：以十八烷基硅烷键合硅胶为填充剂（色谱柱Phenomenex Luna C18 250mm×4.6mm，5μm）；以乙腈为流动相A，以0.1%甲酸溶液为流动相B，按下表中的规定进行梯度洗脱；流速为0.5ml/min；检测波长为254nm；柱温为25℃。理论板数按栀子苷峰计算应不低于100 000。

时间（分钟）	流动相A（%）	流动相B（%）
0～42	0→12	100→88
42～65	12→19	88→81
65～75	19→100	81→0
75～85	100→0	0→100

参照物溶液的制备　取栀子苷对照品适量，精密称定，加甲醇制成每1ml含0.2mg的溶液，即得。

供试品溶液的制备　取本品，滤过，取续滤液，即得。

测定法　分别精密吸取参照物溶液与供试品溶液各10μl，注入液相色谱仪，测定，记录65分钟内的色谱峰，即得。

本品指纹图谱中应呈现与栀子苷对照品色谱峰保留时间一致的色谱峰，并应出现10个共有峰，以1、3、5、6、7、8、9、10（S）号峰为标记，经中药色谱指纹图谱相似度评价系统软件计算，与对照指纹图谱项比较，相似度不得低于0.80。

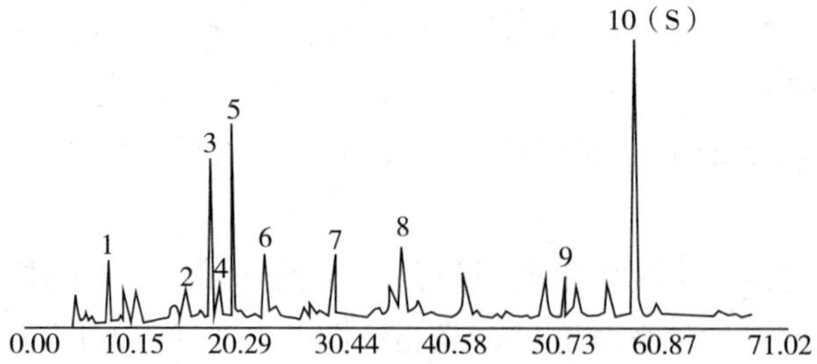

图 4-8 清开灵注射液对照指纹图谱

峰 10（S）：栀子苷

第五节 特征图谱技术简介

一、中药特征图谱的概念和特点

中药特征图谱是按照指纹图谱原理和方法建立的，通过不同来源 10 批以上样品的测定结果，选择特征峰或数个色谱峰组成的具有特征性的色谱峰组合。

中药特征图谱可从整体上实现质量评价，因而近几年来在中药领域的应用逐步扩大，继《中国药典》2010 年版引入特征图谱概念后，《中国药典》2020 年版（一部）收载 GC、HPLC 特征图谱的中药又有所增加，麝香、人参茎叶总皂苷、人参总皂苷、山楂叶提取物、茵陈提取物、连翘提取物、肿节风浸膏、心脑健片、心脑健胶囊、枣仁安神胶囊等均在其质量标准项下规定了特征图谱要求。

二、中药特征图谱的建立与分析评价

中药特征图谱的建立方法和原理与中药指纹图谱相似，其研究基本程序包括样品的收集、供试品溶液的制备、对照品（参照物）溶液的制备、方法学考察、特征图谱的建立与评价等，其评价采用保留时间或相对保留时间。

中药特征图谱不同于中药指纹图谱，前者只要求相对保留时间，而无相似度的要求，因而是一种定性的中药质量评价方法，而指纹图谱有相似度的要求，是一种半定量的质量评价方法。

三、研究实例

例 4-25 银黄口服液的特征图谱鉴别

【处方】金银花提取物（以绿原酸计）2.4g 黄芩提取物（以黄芩苷计）24g

【特征图谱】照高效液相色谱法（通则 0512）测定

色谱条件与系统适用性试验 以十八烷基硅烷键合硅胶为填充剂；以乙腈为流动相 A，以 0.4% 磷酸溶液为流动相 B，按表 4-5 中的规定进行梯度洗脱；检测波长为 327nm。理论板数按绿原酸峰计算应不低于 2000。

表 4－5　洗脱流程表

时间（min）	流动相 A（%）	流动相 B（%）
0～15	5→20	95→80
15～30	20→30	80→70
30～40	30	70

参照物溶液的制备　取绿原酸对照品适量，精密称定，置棕色量瓶中，加 50% 甲醇制成每 1ml 含 40μg 的溶液，即得。

供试品溶液的制备　精密量取本品 1ml，置 50ml 棕色量瓶中，加 50% 甲醇稀释至刻度，摇匀，滤过，取续滤液，即得。

测定法　分别精密吸取参照物溶液与供试品溶液各 10μl，注入液相色谱仪，记录色谱图，即得。

供试品色谱中应呈现 7 个特征峰，如图 4－9 所示。与参照物峰相对应的峰为 S 峰，计算各特征峰与 S 峰的相对保留时间，其相对保留时间应在规定值的 ±5% 之内。规定值为：0.76（峰 1）、1.00（峰 2）、1.05（峰 3）、1.80（峰 4）、1.87（峰 5）、2.01（峰 6）、2.33（峰 7）。

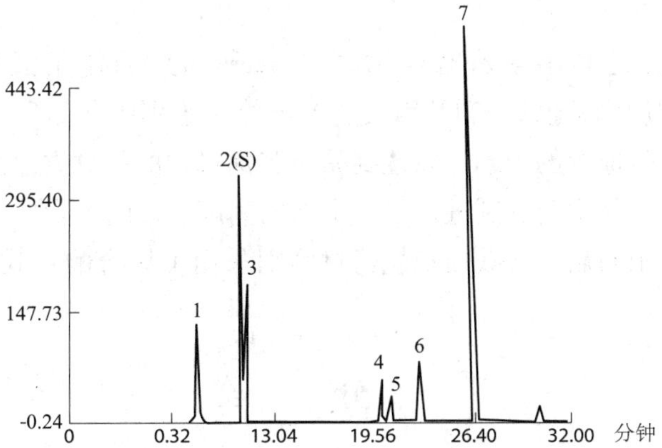

图 4－9　银黄口服液的对照特征图谱

峰 1：新绿原酸　峰 2：绿原酸　峰 3：隐绿原酸

峰 4：3,4－*O*－二咖啡酰奎宁酸　峰 5：3,5－*O*－二咖啡酰奎宁酸

峰 6：4,5－*O*－二咖啡酰奎宁酸　峰 7：黄芩苷

附：金银花提取物对照特征图谱，图 4－10。

【特征图谱】照高效液相色谱法（通则 0512）测定

色谱条件与系统适用性试验　参照物溶液的制备，同银黄口服液【特征图谱】项下。

供试品溶液的制备　精密量取本品 1ml，置 100ml 量瓶中，加 50% 甲醇稀释至刻度，作为供试品溶液。

测定法　分别精密吸取参照物溶液与供试品溶液各 10μl，注入液相色谱仪，记录色谱图，即得。

供试品色谱中应呈现 6 个特征峰，与参照物峰相对应的峰为 S 峰，计算各特征峰与 S 峰的相对保留时间，其相对保留时间应在规定值的 ±5% 之内。规定值为：0.76（峰 1）、1.00（峰 2）、1.05（峰 3）、1.80（峰 4）、1.87（峰 5）、2.01（峰 6）。

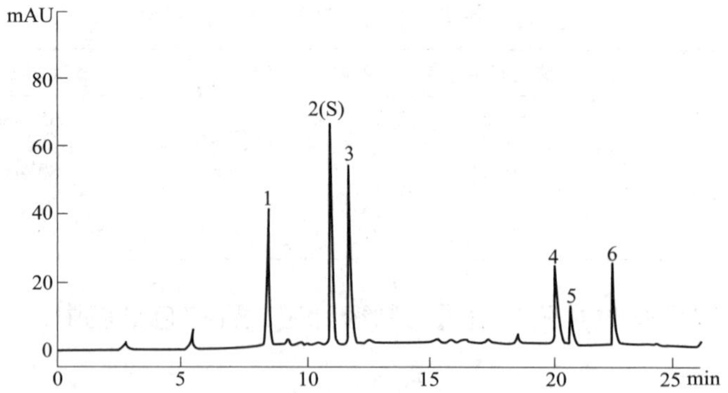

图 4-10 金银花提取物的对照特征图谱

峰 1：新绿原酸；峰 2：绿原酸；峰 3：隐绿原酸；峰 4：3,4-*O*-二咖啡酰奎宁酸；峰 5：3,5-*O*-二咖啡酰奎宁酸；峰 6：4,5-*O*-二咖啡酰奎宁酸

第六节 生物鉴别

生物鉴别（bioassay）法是利用中药对生物体（organism）的作用强度，以及用生命信息物质（DNA、蛋白质等）特异性遗传标记特征和基因表达差异等来鉴别中药品质的一种方法。换言之，通过对中药生命信息物质和生物效应等的识别，以达到品质鉴别目的的一种方法。近年来，分子生物技术与植物学、动物学研究的结合，使中药鉴别进入了一个新的高度。《中国药典》2020 年版（一部）中乌梢蛇、蕲蛇饮片、川贝母、霍山石斛、金钱白花蛇药材鉴别采用了聚合酶链式反应法（PCR），作为传统中药鉴别法的补充。

一、分　类

目前，生物鉴别法主要分为生物效应鉴别法和基因鉴别法两大类。生物效应鉴别法是利用药物对于生物（整体或离体组织）所起的作用，测定药物生物活性强度或药理作用，以鉴别中药的方法。该方法以药理作用和分子生物学为基础，以生物统计学为工具，运用特定的实验方法和病理模型，通过比较被测物与相应的对照品在一定条件下产生特定生物反应的剂量比例，测出药物的活性作用强度。常用的方法有免疫鉴别法、电泳鉴别法、生物效价鉴别法、单纯指标鉴别法、细胞生物学鉴别法等。基因鉴别法包括 DNA（脱氧核糖核酸）遗传标记鉴别法和 mRNA（信使 RNA）差异显示鉴别法等。

二、DNA 分子标记鉴别法

DNA（脱氧核糖核酸）遗传标记鉴别法包括形态标记、细胞标记、生化标记和分子标记。其中，分子标记是指能反映生物个体或种群间基因组中某种差异特征的 DNA 片段，它直接反映基因组 DNA 间的差异。与上述三种标记相比较，分子标记具有许多明显的优越性。①直接以 DNA 的形式表现，在生物体的各个组织、各个发育阶段均可检测到，不受季节、环境限制，不存在表达与否等问题。②数量极多，遍布整个基因组，可检测位点几乎无限。③多态性高，自然界存在许多等位变异，无须人为创造。④表现为中性，不影响目标性状的表达。⑤许多标记表现为共显性的特点，能区别纯合体和杂合体，提供完整的遗传信息。分子标记多态性丰富、遗传稳定、受组织和环境影响较小，因此，分子标记越来越受到人们的重视。

分子标记大多以电泳谱带的形式表现，大致可分为三大类。第一类是以分子杂交为核心的分子标记，包括限制性片段长度多态性（restriction fragment length polymorphism，RFLP）标记、DNA 指纹（DNA fingerprint）技术、原位杂交（in situ hybridization）等；第二类是以聚合酶链反应（polymetase chain reaction，PCR）为核心的分子标记技术，包括随机扩增多态性 DNA（random amplified polymorphism DNA，RAPD）标记、简单序列重复（simple sequence repeat，SSR）标记、扩增片段长度多态性（amplified fragment length polymorphism，AFLT）等；第三类是基于高通量检测技术的新型的分子标记，例如：单核苷酸多态性（single nucleotide polymorphism，SNP）、表达序列标签（expressed sequence tag，EST）等。

三、中药材 DNA 条形码鉴定指导原则

1. 基本原则 ①符合生药鉴定简单、精确的特点，有明确的判断标准；②每个中药材物种实现以通用的 DNA 条形码序列进行鉴定；③植物药材选用 ITS2 序列为主体，*psbA* – *trnH* 作为辅助；动物药材选用 COI 序列。

2. DNA 提取方法 ①试剂盒法（适用于动物、植物和真菌类药材）；②改良 CTAB 法（适用于植物和真菌类药材 DNA 提取）。

四、研究实例

例 4 – 26 川贝母药材的分子生物学鉴别

川贝母资源短缺、价格高，药材市场常出现以次充好、以假乱真的现象，经典的性状、显微及理化鉴别方法难以将川贝母类与非川贝母类药材区分开。对贝母属 ITS 区 DNA 测序发现，药用贝母的第 75 位碱基（ITS_1 区）可作为鉴别川贝母的独特碱基位点，即川贝母类药材在第 75 位碱基为 C，而非川贝母类药材为 T。经 Primer – Premier 软件分析发现两者的酶切特性不同，即川贝母类均有限制性内切酶 Sma Ⅰ 的酶切位点，该酶的识别序列为 CCCGGG，而非川贝类此位点处的 DNA 序列为 CTCGGG，因此无 Sma Ⅰ 的酶切位点。川贝母药材的 PCR – RFLP 鉴别法实验步骤如下。

1. 模板 DNA 提取 取本品 0.1g，依次用 75% 乙醇 1ml、灭菌超纯水 1ml 清洗，吸干表面水分，置乳钵中研磨成极细粉【取 20mg，置 1.5ml 离心管中，用新型广谱植物基因组 DNA 快速提取试剂盒提取 DNA。加入缓冲液 AP_1 400μl 和 RNA 酶溶液（10mg/ml）4μl，涡旋振荡，65℃水浴加热 10 分钟，加入缓冲液 AP_2 130μl，充分混匀，冰浴冷却 5 分钟，离心（转速为 14 000 转/分）10 分钟；吸取上清液转入另一离心管中，加入 1.5 倍体积的缓冲液 AP_3/E，混匀，加到吸附柱上，离心（转速为 13 000 转/分）1 分钟；弃去过滤液，加入漂洗液 700μl，离心（转速为 12 000 转/分）30 秒，弃去过滤液；再加入漂洗液 500μl，离心（转速为 12 000 转/分）30 秒，弃去过滤液；再离心（转速为 13 000 转/分）2 分钟，取出吸附柱，放入另一离心管中，加入 50μl 洗脱缓冲液，室温放置 3～5 分钟，离心（转速为 12 000 转/分）1 分钟】将洗脱液再加入吸附柱中，室温放置 2 分钟，离心（转速为 12 000 转/分）1 分钟，取洗脱液，作为供试品溶液，置 4℃冰箱中备用。另取川贝母对照药材 0.1g，同法制成对照药材模板 DNA 溶液。

2. PCR – RFLP 反应 鉴别引物：5′CGTAACAAGGTTTCCGTAGGTGAA3′和 5′GCTAC GTTCT TCATCGAT3′。PCR 反应体系：在 200μl 离心管中进行，反应总体积为 30μl，反应体系包括 10×PCR 缓冲液 3μl，氯化镁（25mmol/L）2.4μl，dNTP（10mmol/L）0.6μl，鉴别引物（30μmol/L）各 0.5μl，高保真 Taq DNA 聚合酶（5U/μl）0.2μl，模板 1μl，无菌超纯水 21.8μl。将离心管置 PCR 仪，PCR 反应参数：95℃预变性 4 分钟，循环反应 30 次（95℃ 30 秒，55～58℃ 30 秒，72℃ 30 秒），72℃延伸 5 分钟。取 PCR 反应液，置 500μl 离心管中，进行酶切反应，反应总体积为 20μl，反应体系包括 10 × 酶切缓冲液

2μl，PCR 反应液 6μl，Sma Ⅰ（10U/μl）0.5μl，无菌超纯水 11.5μl，酶切反应在 30℃水浴反应 2 小时。另取无菌超纯水，同上述 PCR－RFLP 反应操作，作为空白对照。

3. 电泳检测 照琼脂糖凝胶电泳法（通则 0541），胶浓度为 1.5%，胶中加入核酸凝胶染色剂 GelRed；供试品与对照药材酶切反应液的上样量分别 8μl，DNA 分子量标记上样量为 1μl（0.5μg/μl）。电泳结束后，取凝胶片在凝胶成像仪上或紫外透射仪上检视。供试品凝胶电泳图谱中，在与对照药材凝胶电泳图谱相应的位置上，在 100－250bp 应有两条迁移值相同的 DNA 条带，空白对照无条带。PCR－RFLP 技术鉴别川贝母药材如图 4－11 所示。

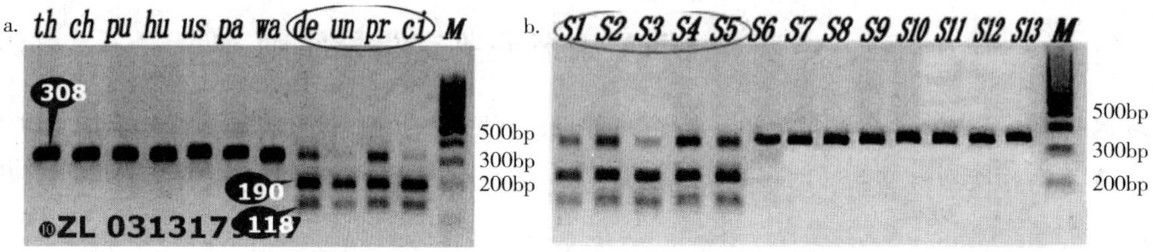

图 4－11 PCR－RFLP 技术鉴别川贝母药材

a，贝母类标准药材的 PCR（ITS1）产物的 Sma Ⅰ 酶切图谱；b，13 种商品贝母的 PCR－RFLP 图谱

知识链接

基因芯片

基因芯片（gene chips）技术是指采用原位合成或显微打印手段，将数以万计的 DNA 探针固定于支持物表面上，产生二维 DNA 探针阵列，然后与标记样品杂交，通过检测杂交信号来实现对生物样品的快速、并行、高效检测或医学检测。基因芯片鉴别中药这一技术的前提是获取不同的中药样本的特异性基因序列，即基因分型。现在常用的基因分型方法有直接测序荧光能量转移探测、PCR 及荧光偏振等。研究者找出某种中药品种的特定基因或 DNA 序列后，将这些特定序列作为探针固定于玻片上制成基因芯。当一个来自植物或动物的中药样本中含有与之互补的特定基因片段时，基因芯片可将其测试出来，由单片芯片就可用于多种中药样品鉴别。要实现基因芯片技术鉴定中药，必须全面研究中药的基因组特征，目前对此知之甚少，远不能满足基因芯片鉴定中药的要求。随着生物芯片技术研发的进行，生物芯片技术在中药研究与开发领域的应用也将更加广泛和深入。

目标测试

答案解析

一、单选题

1. 采用薄层色谱鉴别同时含有黄连、黄柏药材的中药制剂时，宜采用（ ）
   A. 阳性对照　B. 阴性对照
   C. 对照品对照　D. 对照品和对照药材同时对照
   E. 对照药材对照
2. 中药鉴别最常用的方法是（ ）
   A. TLC　B. HPLC　C. GC
   D. 一般化学反应法　E. IR

3. 在牛黄解毒片的鉴别反应中，取本品研细，加乙醇 10ml，温热 10 分钟，滤过，取滤液 5ml，加镁粉少量与盐酸 0.5ml，加热，即显红色，该反应鉴别的方中药味是（　）

A. 大黄　　B. 黄芩　　C. 冰片

D. 牛黄　　E. 甘草

二、简答题

1. 一般化学反应法用于中药鉴别时，为了提高专属性可采用哪些方法？
2. 薄层色谱鉴别对照物选择有哪几种？
3. 简述中药薄层色谱鉴别的一般操作方法与注意事项。
4. 简述中药指纹图谱建立的基本程序。
5. 简述中药指纹图谱与特征图谱的异同。

书网融合……

思政导航　　本章小结　　微课　　题库

（张　玲　刘永静）

第五章　中药的检查

学习目标

知识目标

1. 掌握　杂质限量的计算方法，重金属、砷盐、水分、干燥失重、炽灼残渣、灰分等的检查原理、方法和注意事项。

2. 熟悉　二氧化硫残留量、乙醇量、甲醇量、内源性有害物质、残留溶剂、农药残留的检查原理与方法及《中国药典》制剂通则的检查项目。

3. 了解　氯化物与铁盐检查法、膨胀度、黄曲霉毒素和酸败度测定法。

技能目标　通过本章的学习，能够对中药的检查有一定的理解，具备进行中药检查的基本能力和技能。

素质目标　既有中医药传统理论，又具有药品的质量意识和药品安全意识，同时具有进行中药检查能力的综合素质。

药品标准中“检查”项下规定的各项系指药品在加工、生产和贮藏过程中可能含有并需要控制的物质或物理常数，包括安全性、有效性、均一性与纯度等四个方面的检查要求。其中，主要是常规物质检查、有害物质检查和中药制剂通则检查。

第一节　概述

PPT

一、中药的纯度

中药的纯度是指中药的纯净程度，杂质是指影响药品纯度的物质。在中药的生产和贮藏过程中，常不可避免地将一些杂质引入到药物中，而使药物的纯度受到影响。中药的纯度需从药物的外观性状、理化常数、杂质检查和含量测定等方面进行综合评定，其中，杂质检查是控制中药纯度的一个非常重要的方面，所以中药的纯度检查也可称为杂质检查。中药中的杂质是否能得到合理、有效地控制，直接关系到中药的质量可控性和安全性，因此，在中药的研究和开发过程中，对杂质的研究备受重视。

二、杂质的来源与种类

1. 杂质的来源　中药中的杂质主要有三个来源。

一是由药材原料和辅料中带入。中药材生产于自然界，其质量受产地、生长环境、采收季节、炮制、加工及贮藏条件等诸多因素的影响，中药材在收购和生产过程中不可避免会含有泥沙、水分、重金属、无机盐、非药用部位及混杂物等杂质。

二是在生产制备过程中引入。在饮片和制剂的生产过程中，由于使用的原料、辅料、溶剂及试剂不纯或所用的溶剂、试剂等残留在产品中而成为杂质。如在制备工艺中采用大孔吸附树脂纯化技术的制剂，可能引入大孔树脂有毒降解物，如正己烷、苯、甲苯、二甲苯、苯乙烯、二乙烯苯等杂质。由于生产过程中使用的金属器皿、装置，可能使产品中引入铁、铜等金属杂质。另外，对于一些从中药材中提取分离的提取物或单一成分制剂，由于植物中常含有多种与产品化学结构、性质相似的物质，在提取分离过程中难以除尽而引入到产品中成为杂质。如银杏叶提取物中可能含有微量的白果新酸等杂质。

三是在贮藏过程中受外界条件的影响，引起中药理化特性发生变化而产生。中药在包装、贮存、运输过程中，由于处理不当，都可造成产品破损、分解、霉变、腐败以及鼠咬、虫蛀等而引入大量杂质。一些中药制剂在日光、空气、温度、湿度等外界条件影响下，或微生物的作用，引起药物的水解、氧化、潮解和发霉等变化，使药品中产生有关的杂质。

2. 杂质的种类　中药中的杂质多种多样，按其毒性可分为常规物质和有害物质。常规物质是指在自然界中分布较广泛，在多种中药的生产和贮藏过程中容易引入的物质，如水分、氯化物、硫酸盐等。这类杂质一般无毒，但其含量的高低可以反映药物的纯度，从而对生产过程质量控制提供警示信息。常规物质的检查方法在《中国药典》通则中均加以规定。有害物质根据其来源可分为内源性有害物质和外源性有害物质。内源性有害物质系指某些中药材中特有的毒性成分，如乌头、附子类药材中含有乌头碱、美沙乌头碱等双酯型生物碱，马兜铃科植物中多含有马兜铃酸，银杏叶中含有银杏酸等。内源性有害物质的检查方法在《中国药典》各品种标准项下分别加以规定。外源性有害物质是中药在生长或生产过程中由外界引入的，如重金属、砷盐、农药残留、溶剂残留等，其检查方法在《中国药典》通则中均加以规定。

三、杂质的限量检查

1. 杂质限量　药物中的杂质检查，不仅是保证用药安全有效，也是考核生产工艺和企业管理是否正常，可否保证药品质量的需要。从药物的质量和安全性角度而言，药物中所含杂质越少越好。但药物中的杂质若要完全去除干净，难度较大，成本很高。因此，在不影响药物的疗效和不影响使用安全的前提下，没有必要完全除去。在保证药物的质量可控和使用安全的前提下，综合考虑药物生产的可行性和产品的稳定性，允许药物中含有一定量的杂质。药物中所含杂质的最大允许量，称为杂质限量（limit of impurity）。通常用百分之几或百万分之几来表示，如式（5-1）。

$$\text{杂质限量}=\frac{\text{杂质最大允许量}}{\text{供试品量}}\times 100\% \qquad (5-1)$$

2. 杂质的检查方法　应根据药物及杂质的理化性质不同来选择适当的杂质检测方法，用于杂质检查的分析方法要求专属、灵敏，常用的检测方法包括化学法、光谱法、色谱法。中药中杂质检查的操作方法有两种：一种是限量检查法（limit test），为杂质检查常见的方法；另一种是定量测定，该方法多用于有毒物质检查，如《中国药典》中采用 HPLC 法定量检查银杏叶提取物中有毒物质总银杏酸的含量。限量检查法不要求测定杂质的准确含量，只需检查杂质是否超过限量。进行杂质限量检查时，多数采用对照品比较法，此外还可采用灵敏度法。对照品比较法系指取一定量的被检杂质标准溶液和一定量的供试品溶液，在相同条件下处理，比较反应结果，以确定杂质含量是否超过限量。由于供试品（S）中所含杂质的最大允许量可以通过杂质标准溶液的浓度（C）和体积（V）的乘积计算出来。所以，杂质限量（L）的计算按式（5-2）为：

$$\text{杂质限量}(L)=\frac{\text{标准溶液的浓度}(C)\times\text{标准溶液的体积}(V)}{\text{供试品量}(S)}\times 100\% \qquad (5-2)$$

采用该法时须注意平行原则，即供试品溶液和杂质标准溶液应在完全相同的条件下反应，这样检查结果才有可比性。

例 5-1　牛黄解毒片中三氧化二砷检查：

取本品适量（包衣片除去包衣），研细，精密称取 1.52g，加稀盐酸 20ml，时时搅拌 1 小时，滤过，残渣用稀盐酸洗涤 2 次，每次 10ml，搅拌 10 分钟，洗液与滤液合并，置 500ml 量瓶中，加水稀释至刻度，摇匀。精密量取 5ml，置 10ml 量瓶中，加水稀释至刻度，摇匀。精密量取 2ml，加盐酸 5ml 与水 21ml，照砷盐检查法（通则 0822 第一法）检查，所显砷斑颜色不得深于标准砷斑。

分析：《中国药典》中标准砷溶液浓度为每 1ml 相当于 1μg 的 As，取用量为 2ml，牛黄解毒片中三氧化二砷的杂质限量的计算方法如下：

$$L=\frac{V(\mathrm{ml})\times C\ (\mathrm{g/ml})}{S(\mathrm{g})}\times 100\%=\frac{2\times 1.0\times 10^{-6}}{1.52\times \frac{5}{500}\times \frac{2}{10}}\times 100\%=0.066\%$$

灵敏度法系指在供试品溶液中加入一定量的试剂，在一定反应条件下，不得有正反应出现，从而判断供试品中所含杂质是否符合限量规定。

例 5-2　《中国药典》2020 年版中肉桂油中重金属检查

取肉桂油 10ml，加水 10ml 与盐酸 1 滴，振摇后，通硫化氢气使饱和，水层与油层均不得变色。

杂质限量的确定要合理，在确保用药安全有效的前提下，应考虑到生产的可行性及批与批之间的正常波动，还要考虑药品本身的稳定性。

对于中药，并非每个品种都要做杂质的全面检查，而是根据具体品种的情况，进行一定项目的检查。对于药品的质量标准中未规定的杂质检查项目，有可能是该药品在正常生产和贮存过程中不可能引入此种杂质，或者虽有引入，但含量甚微，对人体无不良影响，也不影响药物的质量，故不予检查。但在新药开发过程中，应根据处方中药味的组成、生产工艺及稳定性情况来确定杂质检查项目。

第二节　中药常规物质检查

PPT

一、中药材和饮片中混存杂质检查法

中药材和饮片中混存的杂质系指下列各类物质：①来源与规定相同，但其性状或部位与规定不符；②来源与规定不同的物质；③无机杂质，如砂石、泥块、尘土等。

1. 原理　采用物理方法对药材中混存的杂质进行拣出或筛分。

2. 方法　取规定量的供试品，摊开，用肉眼或扩大镜（5～10 倍）观察，将杂质拣出；如其中有可以筛分的杂质，则通过适当的筛，将杂质分出。将各类杂质分别称重，计算其在供试品中的含量（%）。

3. 注意事项

（1）中药材或饮片中混存的杂质如与正品相似，难以从外观鉴别时，可称取适量，进行显微的、化学的或物理的鉴别试验，证明其为杂质后，计入杂质重量中。

（2）个体大的药材或饮片中，必要时可破开，检查有无虫蛀，霉烂或变质情况。

（3）杂质检查所用的样品量，除另有规定外，按药材和饮片取样法（通则 0211）称取。

二、氯化物检查法

1. 原理　药物中的微量氯化物在硝酸酸性溶液中与硝酸银反应，生成氯化银胶体微粒而显白色浑浊，与一定量的标准氯化钠溶液在相同条件下产生的氯化银浑浊程度进行比较，以判断供试品中氯化物是否符合限量规定。

$$Cl^{-} + Ag^{+} \longrightarrow AgCl\downarrow$$（白色）

2. 方法　除另有规定外，取各品种项下规定量的供试品，加水溶解使成25ml（溶液如显碱性，可滴加硝酸使成中性），再加稀硝酸10ml；溶液如不澄清，应滤过；置50ml纳氏比色管中，加水使成约40ml，摇匀，即得供试品溶液。另取该品种项下规定量的标准氯化钠溶液，置50ml纳氏比色管中，加稀硝酸10ml，加水使成40ml，摇匀，即得对照溶液。于供试品溶液与对照溶液中，分别加入硝酸银试液1.0ml，用水稀释使成50ml，摇匀，在暗处放置5分钟，同置黑色背景上，从比色管上方向下观察、比较，即得。

标准氯化钠溶液的制备　称取氯化钠0.165g，置1000ml量瓶中，加水适量使溶解并稀释至刻度，摇匀，作为贮备液。

临用前，精密量取贮备液10ml，置100ml量瓶中，加水稀释至刻度，摇匀，即得（每1ml相当于10μg的Cl）。

3. 注意事项

（1）方法灵敏度　在上述测定条件下，氯化物浓度以50ml中含50～80μg的Cl^{-}为宜。在此范围内氯化物所显浑浊梯度明显，便于比较。

（2）加入硝酸的目的　加入硝酸可避免弱酸银盐（如碳酸银、磷酸银以及氧化银）沉淀的形成而干扰检查，同时还可加速氯化银沉淀的生成并产生较好的乳浊。

（3）光线的影响与观察沉淀方法　为了避免光线使单质银析出，在观察前应在暗处放置5分钟。由于氯化银为白色沉淀，比较时应将比色管置黑色背景上，从上方向下观察，比较。

（4）有色供试品溶液的处理　供试品溶液如带颜色，可采用内消色法处理。除另有规定外，取供试品溶液两份，分置50ml纳氏比色管中，一份中加入硝酸银试液1.0ml，摇匀，放置10分钟，如显浑浊，反复滤过，至滤液完全澄清，再加入规定量的标准氯化钠溶液与水适量使成50ml，摇匀，作为对照溶液；另一份中加入硝酸银试液1.0ml与水适量使成50ml，作为供试溶液，将两液在暗处放置5分钟后比较，即可消除颜色的干扰。

（5）浑浊供试品溶液的处理　供试品溶液如不澄清，可用滤纸滤过，取滤液进行检查。滤纸可预先用含有硝酸的水溶液洗净（除去滤纸可能含有的氯化物）后再使用。

三、铁盐检查法

微量铁盐的存在可能会加速药物的氧化和降解，因而要控制铁盐的限量。铁盐检查法有两种，《中国药典》和《美国药典》均采用硫氰酸盐法，《英国药典》采用巯基醋酸法。两种方法相比较，后者的灵敏度较高，但试剂较贵。硫氰酸盐法介绍如下。

1. 原理　三价铁盐在酸性溶液中与硫氰酸盐作用生成红色可溶性的硫氰酸铁配位离子，与一定量标准铁溶液用同法处理后所显的颜色进行比较，以判断供试品中铁盐是否符合限量规定。

$$Fe^{3+} + 6SCN^{-} \longrightarrow [Fe(SCN)_6]^{3-}$$

2. 方法　取各药品项下规定量的供试品，加水溶解使成25ml，移置50ml纳氏比色管中，加稀盐酸4ml与过硫酸铵50mg，加水稀释使成35ml后，加30%硫氰酸铵溶液3ml，再加水适量稀释成50ml，摇匀；如显色，立即与各药品项下规定量的标准铁溶液（含Fe 10μg/ml）按相同方法制成的对照溶液比较，来判断样品中铁盐的量是否超过限量。

如供试管与对照管色调不一致时，可分别移至分液漏斗中，各加正丁醇20ml提取，待分层后，将正丁醇层移置50ml纳氏比色管中，再用正丁醇稀释至25ml，比较，即得。

标准铁溶液的制备　称取硫酸铁铵$[FeNH_4(SO_4)_2 \cdot 12H_2O]$ 0.863g，置1000ml量瓶中，加水溶解

后，加硫酸 2.5ml，用水稀释至刻度，摇匀，作为贮备液。

临用前，精密量取贮备液 10ml，置 100ml 量瓶中，加水稀释至刻度，摇匀，即得（每 1ml 相当于 10μg 的 Fe）。

3. 注意事项

（1）方法灵敏度　50ml 溶液中含 Fe^{3+} 为 20～50μg 时，溶液的显色梯度明显，易于区别。当供试管与对照管色调不一致，或所呈硫氰酸铁的颜色较浅不便比较时，可用正丁醇或异戊醇萃取，分取正丁醇层比色。因硫氰酸铁配位离子在正丁醇等有机溶剂中的溶解度大，经萃取后比色，不仅能增加颜色深度，还能排除某些干扰物质的影响。

（2）加入稀盐酸的目的　在盐酸酸性条件下反应，可防止 Fe^{3+} 的水解。经试验，以 50ml 溶液中含稀盐酸 4ml 为宜。

（3）加入过硫酸铵的目的　加入氧化剂过硫酸铵可氧化供试品中的 Fe^{2+} 成 Fe^{3+}，同时又可防止光线所导致的硫氰酸铁还原或分解褪色现象发生。

$$2Fe^{2+} + (NH_4)_2S_2O_8 \longrightarrow 2Fe^{3+} + (NH_4)_2SO_4 + SO_4^{2-}$$

（4）光线和温度对溶液颜色的影响　光线可促使硫氰酸铁还原或分解褪色，褪色的程度与光照时间长短成正比。

（5）加入过量的硫氰酸铵的目的　铁盐与硫氰酸根离子的反应为可逆反应，加入过量的硫氰酸铵，不仅可以增加生成的配位离子的稳定性，提高反应灵敏度，还能消除 Cl^-、PO_4^{3-}、SO_4^{2-} 等与铁盐生成配位化合物所引起的干扰。

（6）本法用硫酸铁铵［$FeNH_4(SO_4)_2 \cdot 12H_2O$］配制标准铁溶液，并加入硫酸防止铁盐水解，使易于保存。

四、干燥失重测定法

药品的干燥失重系指药物在规定的条件下，经干燥至恒重后所减失的重量，通常以百分率表示。干燥失重主要检查药品中的水分及其他挥发性物质。干燥失重测定方法主要有：常压恒温干燥法、减压干燥法与恒温减压干燥法、干燥剂干燥法。

（一）检查方法

1. 常压恒温干燥法　本法适用于受热稳定及水分易赶除的药物。将供试品置于已在相同条件下干燥至恒重的扁形称量瓶内，精密称定，于烘箱内按规定温度（一般为 105℃）恒温加热供试品干燥至恒重。干燥失重按式（5－3）计算：

$$干燥失重(\%) = \frac{减失的重量}{供试品重} \times 100\% \qquad (5-3)$$

2. 减压干燥法与恒温减压干燥法　本法适用于熔点低或受热不稳定及难赶除水分的药物。当用减压干燥器（通常为室温）或恒温减压干燥器（温度应按各品种项下的规定设置。生物制品除另有规定外，温度为 60℃）时，除另有规定外，压力应在 2.67kPa（20mmHg）以下。干燥器中常用的干燥剂为五氧化二磷、无水氯化钙或硅胶，有时也用硫酸；恒温减压干燥器中常用的干燥剂为五氧化二磷。干燥剂应及时更换。

例 5－3　《中国药典》中注射用灯盏花素的干燥失重检查

取本品 0.5g，置五氧化二磷干燥器中，减压干燥至恒重，减失重量不得过 2.0%。

3. 干燥剂干燥法　本法适用于受热易分解或挥发的药物。将供试品置于干燥器内，利用干燥器内贮放的干燥剂吸收供试品中的水分，干燥至恒重。

常用的干燥剂有五氧化二磷和硅胶等。

（二）注意事项

1. 供试品的颗粒大小　一般将颗粒大小控制在直径2mm以下，如为较大的结晶，应先迅速捣碎使成2mm以下的小粒，避免捣碎时水分发生变化。

2. 供试品用量及放置　供试品取约1g或各品种项下规定的重量。干燥时，应平铺在扁形称量瓶中，厚度不可超过5mm，如为疏松物质，厚度不可超过10mm。放入烘箱或干燥器进行干燥时，应将瓶盖取下，置称量瓶旁，或将瓶盖半开进行干燥；取出时，须将称量瓶盖好。置烘箱内干燥的供试品，取出时，须先将瓶盖盖好，置干燥器中放冷，然后称定重量。

3. 易熔化的供试品　供试品如未达规定的干燥温度即熔化时，除另有规定外，应先将供试品在低于熔点5～10℃的温度下干燥至大部分水分除去后（避免供试品表面结成一层薄膜，使水分不易继续挥发），再按规定条件干燥至恒重。

4. 含结晶水的药物　有的药物含结晶水，在105℃水分不易除去，可提高干燥温度。

5. 干燥剂　五氧化二磷的吸水效力、吸水容量和吸水速度均较好，但价格较贵。在使用时将其铺于培养皿中，置干燥器内，如发现表层已结块或出现液滴，即需更换。因为五氧化二磷吸水后生成的磷酸对呼吸道有强烈的刺激，故使用后的五氧化二磷不可用水处理或倾入下水道，可掩埋于土壤中。变色硅胶吸水效力次于五氧化二磷，但使用方便，价廉，在105℃干燥后可再使用。

6. 恒重　恒重是指供试品连续两次干燥或炽灼后的重量差异在0.3mg以下的重量。干燥至恒重的第二次以及以后各次称重均应在规定条件下继续干燥1小时后进行。

知识拓展

热重分析法

热重分析法（thermogravimetric analysis，TGA）可以区分药物中所含水分是结晶水还是吸附水，其优点是供试品用量少，测定速度快。适用于贵重的药物或在空气中极易氧化的药物的干燥失重测定。如《美国药典》采用该法测定长春新碱的干燥失重。

原理：当被测物质在加热过程中有升华、气化、分解出气体或失去结晶水时，被测物质的质量就会发生变化。利用热天平在程序控制温度的条件下，测量物质的质量随温度变化的曲线（热重曲线），从而准确地测量物质的质量变化及变化速度。

五、水分测定法

药品中的水分包括结合水和吸附水，中药中的水分测定法有四种方法：烘干法、甲苯法、减压干燥法、气相色谱法。

（一）测定方法

1. 烘干法　本法适用于不含或少含挥发性成分的药品。

（1）原理　在100～105℃连续干燥条件下，中药中含有的水分就会全部蒸发，根据加热前后样品所减失的重量，计算中药中的含水量。

（2）方法　取供试品2～5g，平铺于干燥至恒重的扁形称量瓶中，厚度不超过5mm，疏松供试品不超过10mm，精密称定，打开瓶盖在100～105℃干燥5小时，将瓶盖盖好，移置干燥器中，冷却30分钟，精密称定，再在上述温度干燥1小时，放冷，称重，至连续两次称重的差异不超过5mg为止。根据减失的重量，计算供试品含水量（%）。按式（5－4）计算：

$$水分(\%)=\frac{减失的重量}{供试品重}\times 100\% \quad (5-4)$$

2. 甲苯法 本法适用于含挥发性成分的药品。

(1) 原理 将含挥发性成分的药品与甲苯混合蒸馏，药物中的水分和挥发性成分随甲苯全部馏出，挥发性成分可溶于甲苯中，但水分不溶于甲苯而分层，利用带刻度的测定管可直接测出水分的体积，计算含水量。

仪器装置如图 5－1 所示。A 为 500ml 的短颈圆底烧瓶；B 为水分测定管；C 为直形冷凝管，外管长 40cm。使用前，全部仪器应清洁，并置烘箱中烘干。

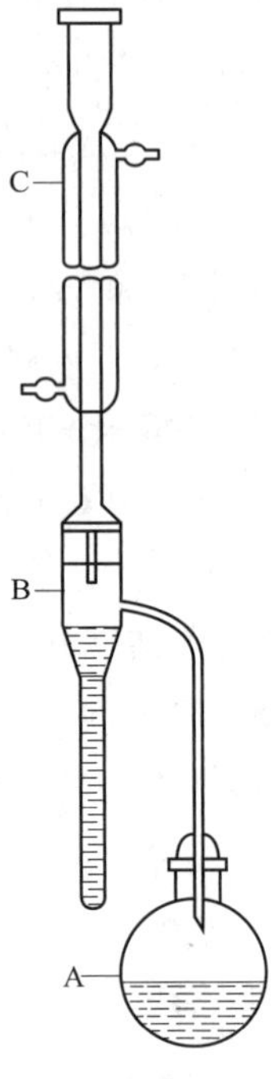

图 5－1 甲苯法仪器装置

(2) 方法 取供试品适量（相当于含水量 1～4ml），精密称定，置 A 瓶中，加甲苯约 200ml，必要时加入干燥、洁净的无釉小瓷片数片或玻璃珠数粒，将仪器各部分连接，自冷凝管顶端加入甲苯，至充满 B 管的狭细部分。将 A 瓶置电热套中或用其他适宜方法缓缓加热，待甲苯开始沸腾时，调节温度，使每秒钟馏出 2 滴。待水分完全馏出，即测定管刻度部分的水量不再增加时，将冷凝管内部先用甲苯冲洗，再用饱蘸甲苯的长刷或其他适宜的方法，将管壁上附着的甲苯推下，继续蒸馏 5 分钟，放冷至室温，拆卸装置，如有水黏附在 B 管的管壁上，可用蘸甲苯的铜丝推下，放置使水分与甲苯完全分离（可加亚甲蓝粉末少量，使水染成蓝色，以便分离观察）。检读水量，并计算供试品的含水量（%）。水分按式（5－5）计算：

$$水分(\%)=\frac{水分测定管中水的体积（ml）}{供试品重（g）}\times 100\% \quad (5-5)$$

3. 减压干燥法 本法适用于含有挥发性成分的贵重药品。

(1) 原理 在减压状态下，药品中的水分气化而被五氧化二磷干燥剂吸收，根据干燥前后样品减失的重量计算水分的含量。

(2) 方法 取供试品 2～4g，混合均匀，分别取 0.5～1g，置已在供试品同样条件下干燥并称重的称量瓶中，精密称定，打开瓶盖，放入上述减压干燥器中，减压至 2.67kPa（20mmHg）以下，并持续抽气半小时，室温放置 24 小时。在减压干燥器出口连接无水氯化钙干燥管，打开活塞，待内外压一致，关闭活塞，打开干燥器，盖上瓶盖，取出称量瓶迅速精密称定重量，计算供试品的含水量（%）。水分按式（5－6）计算：

$$水分(\%)=\frac{减失的重量}{供试品重}\times 100\% \quad (5-6)$$

4. 气相色谱法 本法具有灵敏、准确的特点，适用于各类型药物中水分的精密测定。

(1) 原理 利用气相色谱法分离、测定药物中的水分，并用外标法计算水分含量。

(2) 方法

色谱条件与系统适用性试验 用直径为 0.18～0.25mm 的二乙烯苯－乙基乙烯苯型高分子多孔小球作为载体，或采用极性与之相适应的毛细管柱，柱温为 140～150℃，热导检测器检测。注入无水乙醇，照气相色谱法（通则 0521）测定，应符合下列要求：① 理论板数按水峰计算应大于 1000，理论板数按乙醇峰计算应大于 150；②水和乙醇两峰的分离度应大于 2；③用无水乙醇进样 5 次，水峰面积的相对标准偏差不得大于 3.0%。

对照溶液的制备 取纯化水约 0.2g，精密称定，置 25ml 量瓶中，加无水乙醇至刻度，摇匀，即得。

供试品溶液的制备 取供试品适量（含水量约 0.2g），剪碎或研细，精密称定，置具塞锥形瓶中，精密加入无水乙醇50ml，密塞，混匀，超声处理20分钟，放置12小时，再超声处理20分钟，密塞放置，待澄清后倾取上清液，即得。

测定法 取无水乙醇、对照溶液及供试品溶液各1~5μl，注入气相色谱仪，测定，即得。

（二）注意事项

（1）测定用的供试品粒度，一般先破碎成直径不超过3mm的颗粒或碎片；直径和长度在3mm以下的可不破碎；减压干燥法需通过二号筛。

（2）甲苯法中，甲苯须先加水少量充分振摇后放置，将水层分离弃去，经蒸馏后使用。

（3）减压干燥器取直径12cm左右的培养皿，加入五氧化二磷干燥剂适量，铺成0.5~1cm的厚度，放入直径30cm的减压干燥器中。五氧化二磷和无水氯化钙均应及时更换。

（4）采用气相色谱法时应注意以下几点：①对照溶液与供试品溶液的配制须用新开启的同一瓶无水乙醇；②用外标法计算供试品中的含水量。计算时应扣除无水乙醇中的含水量，方法如下。

对照溶液中实际加入的水的峰面积 = 对照溶液中总水峰面积 − K × 对照溶液中乙醇峰面积

供试品中水的峰面积 = 供试品溶液中总水峰面积 − K × 供试品溶液中乙醇峰面积

$$K = \frac{\text{无水乙醇中水峰面积}}{\text{无水乙醇中乙醇峰面积}} \qquad (5-7)$$

六、炽灼残渣检查法

中药多由有机物组成，有机物经炭化后，加硫酸处理，再高温炽灼至完全灰化，使有机物破坏分解变为挥发性物质逸出，或使具有挥发性的无机成分中药受热挥发或分解，残留的非挥发性无机杂质成为硫酸盐。因此，炽灼残渣也称硫酸盐灰分。

1. 原理 药物经炭化后，加硫酸处理，再经高温炽灼产生残渣（为非挥发性无机杂质的硫酸盐），根据残渣的重量计算药物的炽灼残渣。

2. 方法 取供试品1.0~2.0g或各品种项下规定的重量，置已炽灼至恒重的坩埚（如供试品分子结构中含有碱金属或氟元素，则应使用铂坩埚）中，精密称定，缓缓炽灼至完全炭化，放冷；除另有规定外，加硫酸0.5~1ml使湿润，低温加热至硫酸蒸气除尽后，在700~800℃炽灼使完全灰化，移置干燥器内，放冷，精密称定后，再在700~800℃炽灼至恒重，即得。按式（5-8）计算：

$$\text{炽灼残渣}(\%) = \frac{\text{炽灼残渣重}}{\text{供试品重}} \times 100\% \qquad (5-8)$$

3. 注意事项

（1）取样量 供试品的取样量应根据炽灼残渣限量和称量误差决定。样品量过多，炭化和灰化时间太长；样品量过少，炽灼残渣量少，称量误差大。一般应使炽灼残渣量为1~2mg，而残渣限量一般为0.1%~0.2%，所以取样量一般为1~2g。

（2）为了避免供试品炭化时骤然膨胀而逸出，可采用将坩埚斜置方式。缓缓加热，直至完全炭化（不产生烟雾）。在进行高温炉内炽灼操作前，务必蒸发除尽硫酸，以免硫酸蒸汽腐蚀炉膛，造成漏电事故。

（3）如需将残渣留作重金属检查，则炽灼温度必须控制在500~600℃。

七、灰分测定法

总灰分系指中药经高温炽灼至灰化所得到的残留物，亦称“生理灰分”。总灰分加盐酸处理，得到不溶于盐酸的灰分，称为“酸不溶性灰分”。中药的总灰分主要由植物细胞内含物无机盐（主要为草酸钙结晶）和药材采收过程中引入的泥沙、砂石等杂质组成。由于中药材生长年限和生态环境不同，可导致其细胞内无机盐的含量不同。因此，规定中药的总灰分限度，对于保证中药的品质和洁净程度有一定意义，但有局限性。由于钙盐等无机物可溶于盐酸，而泥沙、砂石等（主要含硅酸盐等成分）不溶于盐酸，因此，酸不溶性灰分的测定对于那些生理灰分本身差异较大，特别是细胞中含有草酸钙较多的中药，更能准确表明其中泥沙、砂石等杂质的掺杂含量。

1. 方法

（1）总灰分测定法　取供试品2～3g（如需测定酸不溶性灰分，可取供试品3～5g），置炽灼至恒重的坩埚中，称定重量（准确至0.01g），缓缓炽热，注意避免燃烧，至完全炭化时，逐渐升高温度至500～600℃，使完全灰化并至恒重。根据残渣重量，按式（5－9）计算供试品中总灰分的含量（%）。

$$\text{总灰分}(\%)=\frac{\text{坩埚及残渣重}-\text{坩埚重}}{\text{供试品重}} \qquad (5-9)$$

（2）酸不溶性灰分测定法　取上项所得的灰分，在坩埚中小心加入稀盐酸约10ml，用表面皿覆盖坩埚，置水浴上加热10分钟，表面皿用热水5ml冲洗，洗液并入坩埚中，用无灰滤纸滤过，坩埚内的残渣用水洗于滤纸上，并洗涤至洗液不显氯化物反应为止。滤渣连同滤纸移置同一坩埚中，干燥，炽灼至恒重。根据残渣重量，按式（5－10）计算供试品中酸不溶性灰分的含量（%）。

$$\text{酸不溶性灰分}(\%)=\frac{\text{坩埚及酸不溶性残渣重}-\text{坩埚重}}{\text{供试品重}}\times 100\% \qquad (5-10)$$

2. 注意事项

（1）测定用的供试品须粉碎，使能通过二号筛，混合均匀后取用。

（2）总灰分测定时，如供试品不易灰化，可将坩埚放冷，加热水或10%硝酸铵溶液2ml，使残渣湿润，然后置水浴上蒸干，残渣照前法炽灼，至坩埚内容物完全灰化。

八、乙醇量测定法

乙醇是中药生产时常用的溶剂，含有乙醇的中药提取物及制剂，如流浸膏、酒剂、酊剂和搽剂等，常作乙醇量检查。

1. 气相色谱法

（1）原理　利用气相色谱法测定各种制剂中在20℃时乙醇的含量（%）（ml/ml）。

（2）方法　根据色谱柱不同，可分为两种方法。

第一法　又称“毛细管柱法”，该法采用（6%）氰丙基苯基－（94%）二甲基硅氧烷为固定液的毛细管柱，程序升温，以正丙醇为内标物进行测定。

第二法　又称“填充柱法”，该法采用直径为0.18～0.25mm的二乙烯苯－乙基乙烯苯型高分子多孔小球作为载体，以正丙醇为内标物进行测定。

（3）注意　①测定时应调节供试品和各种溶液的温度至20℃。②在不含内标物质的供试品溶液的色谱图中，与内标物质峰相应的位置不得出现杂质峰

2. 蒸馏法

（1）原理　利用蒸馏后测定相对密度的方法测定各种含乙醇制剂中在20℃时乙醇的含量（%）（ml/ml）。

（2）方法　按照制剂的性质不同，分为下列三法。

第一法　适用于测定多数流浸膏、酊剂及甘油制剂中的乙醇含量。测定时根据制剂中含乙醇量高于或低于30%，在蒸馏前，应加水的量和馏出液定容的体积则不相同。

第二法　适用于测定含有挥发性物质如挥发油、三氯甲烷、乙醚、樟脑等的酊剂、醑剂等制剂中的乙醇量。该法系先用石油醚萃取除去制剂中的挥发性物质，水层再采用蒸馏后测定馏出液的相对密度的方法测定各种制剂中在20℃时乙醇的含量（%）（ml/ml）。根据制剂中含乙醇量高于或低于30%，可照上述第一法处理。

注意事项　供试品中加石油醚萃取时如发生乳化现象时，或经石油醚处理后，馏出液仍很浑浊时，可另取供试品，加水稀释，照第一法蒸馏，再将得到的馏出液照本法处理、蒸馏并测定。

供试品如为水棉胶剂，可用水代替饱和氯化钠溶液。

第三法　适用于测定含有游离氨或挥发性酸的制剂中的乙醇量。供试品中含有游离氨，可酌加稀硫酸，使成微酸性；如含有挥发性酸，可酌加氢氧化钠试液，使成微碱性。再按第一法蒸馏、测定。如同时含有挥发油，除按照上法处理外，并照第二法处理。供试品中如含有肥皂，可加过量硫酸，使肥皂分解，再依法测定。

（3）注意事项　①除另有规定外，若蒸馏法测定结果与气相色谱法不一致，以气相色谱法测定结果为准；②任何一法的馏出液如显浑浊，可加滑石粉或碳酸钙振摇，滤过，使溶液澄清，再测定相对密度；③蒸馏时，如发生泡沫，可在供试品中酌加硫酸或磷酸，使成强酸性，或加稍过量的氯化钙溶液，或加少量石蜡后再蒸馏。

九、膨胀度测定法

膨胀度是药品膨胀性质的指标，系指按干燥品计算每1g药品在水或其他规定的溶剂中，在一定的时间与温度条件下膨胀后所占有的体积（ml）。含黏液质、胶质和半纤维素类的中药材常测定膨胀度。

1. 方法　按各该品种项下的规定量取样，必要时按规定粉碎。称定重量，置膨胀度测定管中（全长160mm，内径16mm，刻度部分长125mm，分度0.2ml），在20～25℃条件下，加水或规定的溶剂25ml，密塞，振摇，静置。除另有规定外，开始1小时内每10分钟剧烈振摇一次，使供试品充分被溶剂浸润沉入测定管底部，并除去气泡，然后静置4小时，读取药物膨胀后的体积（ml），再静置1小时，如上读数，至连续两次读数的差异不超过0.1ml为止。每一供试品同时测定3份，各取最后一次读取的数值按下式计算，求其平均数。除另有规定外，按干燥品计算供试品的膨胀度（准确至0.1），计算式如式（5－11）。

$$S = \frac{V}{W} \qquad (5-11)$$

式中，S为膨胀度；V为药物膨胀后的体积，ml；W为供试品按干燥品计算的重量，g。

例5－4　《中国药典》2020年版中车前子的膨胀度检查

取本品1g，称定重量，照膨胀度测定法（通则2101）测定，应不低于4.0。

2. 注意事项　有文献报道，样品的粉碎度和取样量均可影响膨胀度的测定结果，操作时应严格按照各品种项下的规定进行。

十、酸败度测定法

酸败是指油脂或含油脂的种子类药材和饮片，在贮藏过程中发生复杂的化学变化，生成游离脂肪酸、过氧化物和低分子醛类、酮类等产物，出现特异臭味，影响药材和饮片的感观和质量。

1. 原理　通过测定酸值、羰基值和过氧化值，以检查药材和饮片中油脂的酸败度。

2. 方法

（1）油脂提取　除另有规定外，取供试品30～50g（根据供试品含油脂量而定），研碎成粗粉，置索氏提取器中，加正己烷 100～150ml（根据供试品取样量而定），置水浴上加热回流 2 小时，放冷，用 3 号垂熔玻璃漏斗滤过，滤液置水浴上减压回收溶剂至尽，所得残留物即为油脂。

（2）酸败度测定

① 酸值测定　酸值系指中和脂肪、脂肪油或其他类似物质 1g 中含有的游离脂肪酸所需氢氧化钾的重量（mg），但在测定时可采用氢氧化钠滴定液（0.1mol/L）进行滴定。

除另有规定外，按表 5－1 中规定的重量，精密称取油脂，置 250ml 锥形瓶中，加乙醇－乙醚（1∶1）混合液〔临用前加酚酞指示液 1.0ml，用氢氧化钠滴定液（0.1mol/L）调至微显粉红色〕50ml，振摇使完全溶解（如不易溶解，可缓慢加热回流使溶解），用氢氧化钠滴定液（0.1mol/L）滴定，至粉红色持续 30 秒不褪。以消耗氢氧化钠滴定液（0.1mol/L）的容积（ml）为 A，供试品的重量（g）为 W，按式（5－12）计算酸值：

$$\text{供试品的酸值} = \frac{A \times 5.61}{W} \tag{5-12}$$

表 5－1　酸值测定时取样量参考表

酸值	0.5	1	10	50	100	200	300
称重（g）	10	5	4	2	1	0.5	0.4

②羰基值测定　羰基值系指每 1kg 油脂中含羰基化合物的毫摩尔数。

除另有规定外，取油脂 0.025～0.5g，精密称定，置 25ml 量瓶中，加甲苯适量溶解并稀释至刻度，摇匀。精密量取 5ml，置 25ml 具塞刻度试管中，加 4.3% 三氯醋酸的甲苯溶液 3ml 及 0.05% 2,4－二硝基苯肼的甲苯溶液 5ml，混匀，置 60℃水浴加热 30 分钟，取出冷却，沿管壁缓缓加入 4 % 氢氧化钾的乙醇溶液 10ml，加乙醇至 25ml，密塞，剧烈振摇 1 分钟，放置 10 分钟，以相应试剂作空白，照紫外－可见分光光度法（通则 0401）在 453nm 波长处测定吸光度，按式（5－13）计算：

$$\text{供试品的羰基值} = \frac{A \times 125}{854 \times W} \times 1000 \tag{5-13}$$

式中，A 为吸光度；W 为油脂的重量，g；854 为各种羰基化合物的 2,4－二硝基苯肼衍生物的摩尔吸收系数平均值。

③ 过氧化值测定　过氧化值系指油脂中过氧化物与碘化钾作用，生成游离碘的百分数。

除另有规定外，取油脂 2～3g，精密称定，置 250ml 的干燥碘瓶中，加三氯甲烷－冰醋酸（1∶1）混合溶液 30ml，使溶解。精密加新制碘化钾饱和溶液 1ml，密塞，轻轻振摇半分钟，在暗处放置 3 分钟，加水 100ml，用硫代硫酸钠滴定液（0.01mol/L）滴定至溶液呈浅黄色时，加淀粉指示液 1ml，继续滴定至蓝色消失；同时做空白试验，按式（5－14）计算：

$$\text{供试品的过氧化值} = \frac{(A - B) \times 0.001269}{W} \times 100 \tag{5-14}$$

式中，A 为油脂消耗硫代硫酸钠滴定液的体积，ml；B 为空白试验消耗硫代硫酸钠滴定液的体积，ml；W 为油脂的重量，g；0.001269 为硫代硫酸钠滴定液（0.01mol/L）1ml 相当于碘的重量，g。

3. 注意事项

（1）滴定酸值在 10 以下的油脂时，可用 10ml 的半微量滴定管。

（2）羰基值测定的原理：在酸性条件下，羰基化合物与 2,4－二硝基苯肼反应，生成 2,4－二硝基苯腙，再与氢氧化钾作用，生成酒红色共振型离子，最后用比色法测定其含量。

（3）羰基值测定时，试剂的纯度和用量，可影响测定结果。乙醇中的醛类成分，与2,4－二硝基苯肼在氢氧化钾的作用下，也会生成红色物质；过量的 2,4－二硝基苯肼，在氢氧化钾的作用下，也会生成酒红色，干扰实验结果。

（4）过氧化物测定原理：油脂氧化过程中产生过氧化物，与碘化钾作用生成游离碘，以硫代硫酸钠标准溶液滴定，计算含量。

$$ROOH + 2I^- + 2H^+ \longrightarrow ROH + I_2 + H_2O$$

$$2S_2O_3^{2-} + I_2 = 2I^- + S_4O_6^{2-}$$

（5）过氧化物测定时，精密加新制碘化钾饱和溶液1ml，密塞，轻轻振摇半分钟，应在暗处放置3分钟。因为饱和碘化钾溶液在阳光的作用下，生成黄色游离碘，使滴定样品消耗的硫代硫酸钠溶液体积数增加，造成测定结果偏高。

PPT

第三节　中药有害物质检查

中药的有害物质可以来源于某些中药材中特有的毒性成分，也可能是中药在生长或生产过程中由外界引入的重金属、砷盐、农药残留、溶剂残留等有害物质。前者称为内源性有害物质，后者称为外源性有害物质。中药中可能存在的有害物质，是中药质量评价中的重要方面，因此都应该进行检查。

一、内源性有害物质检查

（一）乌头双酯型生物碱类成分检查

乌头类中药中含有的二萜类双酯型生物碱（乌头碱、次乌头碱、新乌头碱）毒性较大，经过炮制加工或煎煮，双酯型生物碱的乙酰酯键水解后产生的单酯型生物碱毒性减小而活性保留。在本类药材的饮片（如制川乌、附子）及制剂的检查项下，均要求检查双酯型生物碱。常用的方法有薄层色谱法、高效液相色谱法和比色法等。

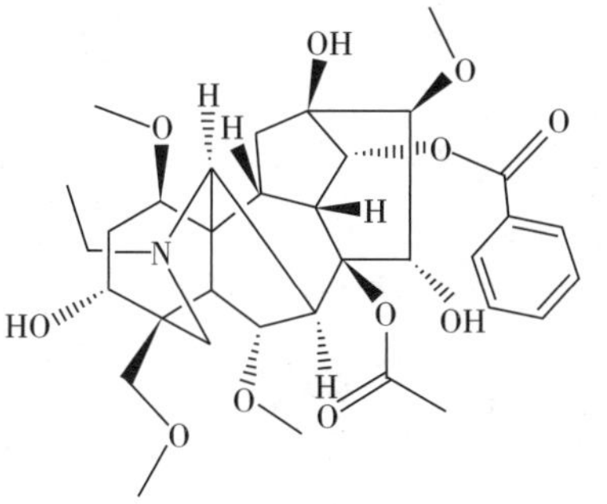

乌头碱

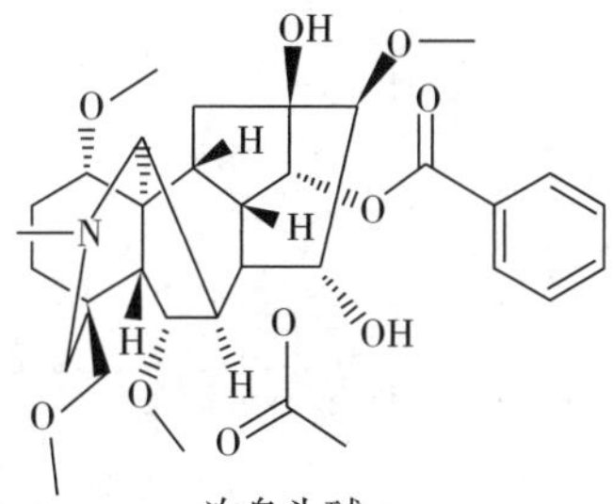

次乌头碱

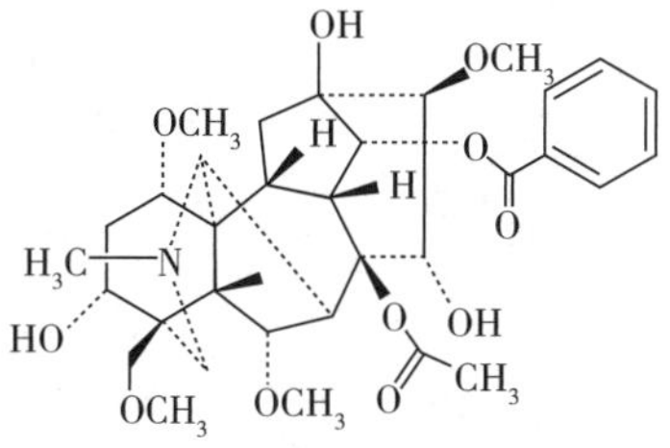

新乌头碱

例5－5　附子中双酯型生物碱的检查（高效液相色谱法）

色谱条件与系统适用性试验　以十八烷基硅烷键合硅胶为填充剂；以乙腈－四氢呋喃（25∶15）为流动相A，以0.1mol/L醋酸铵溶液（每1000ml加冰醋酸0.5ml）为流动相B，按表5－2中的规定进行梯度洗脱，检测波长为235nm。理论板数按苯甲酰新乌头原碱峰计算应不低于3000。

表5－2　附子中双酯型生物碱检查流动相梯度

时间（分钟）	流动相A（%）	流动相B（%）
0～48	15→26	85→74
48～49	26→35	74→65
49～58	35	65
58～65	35→15	65→85

对照品溶液的制备 取新乌头碱对照品、次乌头碱对照品、乌头碱对照品适量，精密称定，加异丙醇－二氯甲烷（1∶1）混合溶液制成每1ml各含5μg的混合溶液，即得。

供试品溶液的制备 取本品粉末（过三号筛）约2g，精密称定，置具塞锥形瓶中，加氨试液3ml，精密加入异丙醇－乙酸乙酯（1∶1）混合溶液50ml，称定重量，超声处理（功率300W，频率40kHz，水温在25℃以下）30分钟，放冷，再称定重量，用异丙醇－乙酸乙酯（1∶1）混合溶液补足减失的重量，摇匀，滤过。精密量取续滤液25ml，40℃以下减压回收溶剂至干，残渣精密加入异丙醇－二氯甲烷（1∶1）混合溶液3ml溶解，滤过，取续滤液，即得。

测定法 分别精密吸取上述对照品溶液与供试品溶液各10μl，注入液相色谱仪，测定，即得。

本品含双酯型生物碱以新乌头碱（$C_{33}H_{45}NO_{11}$）、次乌头碱（$C_{33}H_{45}NO_{10}$）和乌头碱（$C_{34}H_{47}NO_{11}$）的总量计，不得过0.020%。

例5－6 四逆汤中乌头碱限量的检查（薄层色谱法）

取本品70ml，加浓氨试液调节pH值至10，用乙醚振摇提取3次，每次100ml，合并乙醚液，回收溶剂至干，残渣用无水乙醇溶解使成2.0ml，作为供试品溶液。另取乌头碱对照品与次乌头碱对照品适量，加无水乙醇制成每1ml各含2.0mg与1.0mg的混合溶液，作为对照品溶液。照薄层色谱法（通则0502）试验，吸取供试品溶液6μl、对照品溶液5μl，分别点于同一硅胶G薄层板上，以三氯甲烷－乙酸乙酯－浓氨试液（5∶5∶1）的下层溶液为展开剂，展开，取出，晾干，喷以稀碘化铋钾试液。供试品色谱中，在与对照品色谱相应位置上，出现的斑点应小于对照品斑点，或不出现斑点。

（二）吡咯里西啶类生物碱类成分检查

吡咯里西啶类生物碱是一类分布广泛的植物性毒素，千里光、紫草、款冬花、佩兰和野马追等中药中含有的吡咯里西啶类生物碱具有较强的肝毒性。千里光中的吡咯里西啶类生物碱阿多尼弗林碱具有较强的细胞毒性和致癌性，对肝脏的损害尤为明显。《中国药典》2020年版（一部）使用高效液相色谱－质谱法对千里光中的阿多尼弗林碱进行检查。

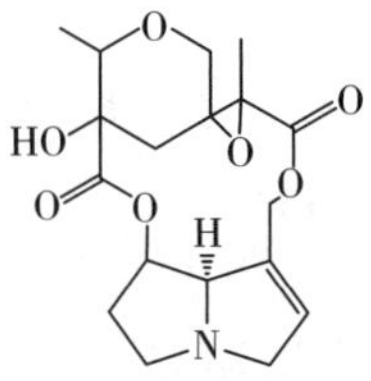

阿多尼弗林碱

例5－7 千里光中阿多尼弗林碱的检查（高效液相色谱－质谱法）

色谱、质谱条件与系统适用性试验 以十八烷基硅烷键合硅胶为填充剂；以乙腈－0.5%甲酸溶液（7∶93）为流动相；采用单级四极杆质谱检测器，电喷雾离子化（ESI）正离子模式下选择质荷比（m/z）为366离子进行检测。理论板数按阿多尼弗林碱峰计算应不低于8000。

校正因子测定 取野百合碱对照品适量，精密称定，加0.5%甲酸溶液制成每1ml含0.2μg的溶液，作为内标溶液。取阿多尼弗林碱对照品适量，精密称定，加0.5%甲酸溶液制成每1ml含0.1μg的溶液，作为对照品溶液。精密量取对照品溶液2ml，置5ml量瓶中，精密加入内标溶液1ml，加0.5%甲酸溶液至刻度，摇匀，吸取2μl，注入液相色谱－质谱联用仪，计算校正因子。

测定法 取本品粉末（过三号筛）约0.2g，精密称定，置具塞锥形瓶中，精密加入0.5%甲酸溶液50ml，称定重量，超声处理（功率250W，频率40kHz）40分钟，放冷，再称定重量，用0.5%甲酸溶液补足减失的重量，摇匀，滤过，精密量取续滤液2ml，置5ml量瓶中，精密加入内标溶液1ml，加0.5%甲酸溶液至刻度，摇匀，吸取2μl，注入液相色谱－质谱联用仪，测定，即得。

本品按干燥品计算，含阿多尼弗林碱（$C_{18}H_{23}NO_7$）不得过0.004%。

（三）马钱子碱类成分检查

马钱子中含有的士的宁和马钱子碱均为主要有效成分。药材中士的宁的含量较高但安全范围较小，士的宁含量过高能引起中枢和脊椎神经的强烈兴奋和惊厥，严重时会导致因呼吸麻痹而死亡。《中国药典》2020年版（一部）采用高效液相色谱法对马钱子、马钱子粉及含马钱子的部分制剂在含量测定项下对士的宁含量范围进行了规定，另外对含马钱子的马钱子散和跌打镇痛膏采用薄层色谱法对其中士的宁的限度进行了检查。

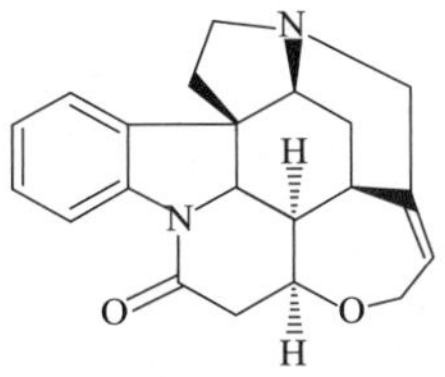

士的宁

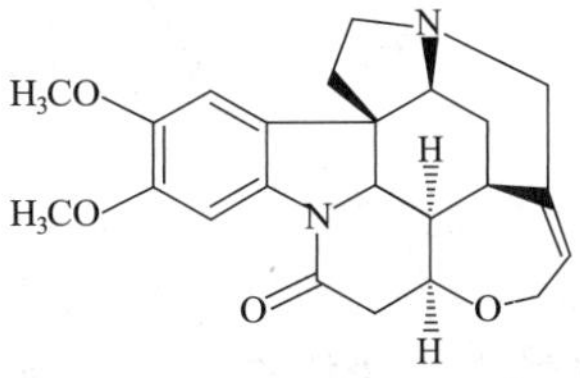

马钱子碱

例5-8　跌打镇痛膏中士的宁的检查（薄层色谱法）

取本品5片，除去盖衬，剪成小块，置具塞锥形瓶中，加1mol/L盐酸溶液60ml，浸泡过夜，超声处理20分钟，滤过，滤液置分液漏斗中，加浓氨试液调节pH值至9～10，用乙醚振摇提取3次（30ml，20ml，20ml），合并乙醚液，加无水硫酸钠脱水，滤过，滤液蒸干，残渣加三氯甲烷使溶解，移至2ml量瓶中，加三氯甲烷至刻度，摇匀，作为供试品溶液。另取士的宁对照品适量，精密称定，加三氯甲烷制成每1ml含6mg的溶液，作为对照品溶液。照《中国药典》2020年版（四部）薄层色谱法（通则0502）试验，精密吸取上述两种溶液各10μl，分别点于同一硅胶G薄层板上，以甲苯-丙酮-乙醇-浓氨试液（4：5：0.6：0.4）为展开剂，展开，取出，晾干，喷以稀碘化铋钾试液。供试品色谱中，在与对照品色谱相应的位置上出现的斑点，应小于对照品斑点。

（四）莨菪烷类生物碱类成分检查

莨菪烷类生物碱是来源于茄科的洋金花、天仙子、华山参、颠茄草等中药的主要有效成分，具有解除痉挛，减少分泌，缓解疼痛，散大瞳孔等作用。但相关的莨菪烷类生物碱的安全范围比较小，超出安全用量时可能出现不良反应。比如阿托品单次用量超过0.5mg时，会产生中毒症状。这类中药的用量都比较小，《中国药典》2020年版（一部）规定洋金花的用量为0.3～0.6g；华山参的用量为0.1～0.2g。《中国药典》2020年版（一部）采用薄层色谱法对颠茄酊中的阿托品进行限度检查。

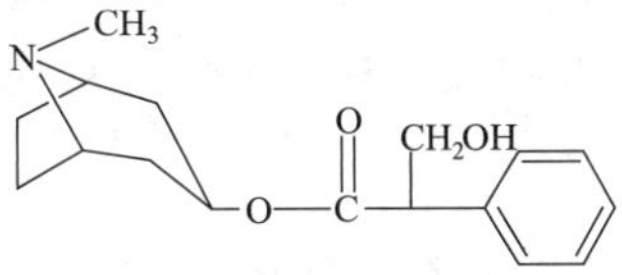

莨菪碱

例5-9　颠茄酊中阿托品的检查（薄层色谱法）

取本品7ml，加水10ml，加浓氨试液1ml，摇匀，用乙醚30ml振摇提取，乙醚液挥干，残渣加甲醇0.5ml使溶解，作为供试品溶液。另取硫酸天仙子胺对照品、硫酸阿托品对照品，分别加甲醇制成每1ml含3mg的溶液，作为对照品溶液。照薄层色谱法（通则0502）试验，吸取上述三种溶液各10～20μl，分别点于同一硅胶G薄层板上，以丙酮-水-浓氨试液（90：7：3）为展开剂，展开，取出，晾干，置100～105℃干燥5分钟，放冷，喷以稀碘化铋钾试液。供试品色谱中，在与硫酸天仙子胺对照品色谱相应的位置上，显相同颜色的斑点；再喷以10%亚硝酸钠溶液，放置5～15分钟，供试品色谱中的主斑点不得出现与硫酸阿托品一致的灰蓝色斑点。

（五）马兜铃酸类成分的检查

来源于马兜铃科的天仙藤、马兜铃、细辛等中药的马兜铃酸，可引起肾脏损害等不良反应，长期或过量服用易导致癌症或肾衰竭，同时马兜铃酸还是一种潜在的致癌物质。《中国药典》2020 年版（一部）采用高效液相色谱法对细辛中毒性最强的马兜铃酸 I 进行限量检查。

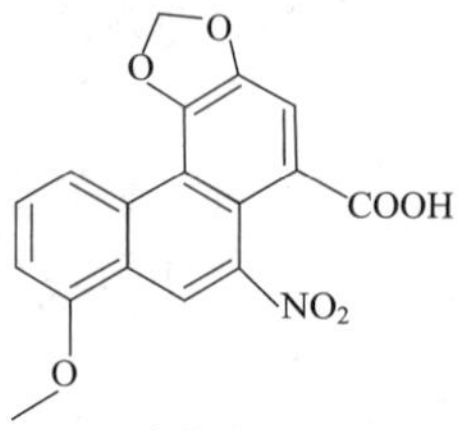

马兜铃酸 I

例 5－10　细辛中马兜铃酸 I 的检查（高效液相色谱法）

色谱条件与系统适用性试验　以十八烷基硅烷键合硅胶为填充剂；以乙腈为流动相 A，以 0.05% 磷酸溶液为流动相 B，按表 5－3 中的规定进行梯度洗脱；检测波长为 260nm。理论板数按马兜铃酸 I 峰计算应不低于 5000。

表 5－3　细辛中马兜铃酸 I 检查流动相梯度表

时间（分钟）	流动相 A（%）	流动相 B（%）
0～10	30→34	70→66
10～18	34→35	66→65
18～20	35→45	65→55
20～30	45	55
30～31	45→53	55→47
31～35	53	47
35～40	53→100	47→0

对照品溶液的制备　取马兜铃酸 I 对照品适量，精密称定，加甲醇制成每 1ml 含 0.2μg 的溶液，即得。

供试品溶液的制备　取本品中粉约 0.5g，精密称定，置具塞锥形瓶中，精密加入 70% 甲醇 25ml，密塞，称定重量，超声处理（功率 500W，频率 40kHz）40 分钟，放冷，再称定重量，用 70% 甲醇补足减失的重量，摇匀，滤过，取续滤液，即得。

测定法　分别精密吸取对照品溶液与供试品溶液各 10μl，注入液相色谱仪，测定，即得。

本品按干燥品计算，含马兜铃酸 I（$C_{17}H_{11}NO_7$）不得过 0.001%。

（六）银杏酸类成分的检查

银杏酸是银杏叶提取物及其制剂中的主要毒性物质，有致敏性、细胞毒性和免疫毒性等作用，如果摄入体内会产生毛细血管过度扩张的副反应。银杏酸是 6－烷基或 6－烯基水杨酸的衍生物，主要有五种化合物。《中国药典》2020 年版（一部）以白果新酸为对照对银杏叶提取物中总银杏酸的限量进行检查。其他检查方法尚有薄层色谱法、高效液相色谱法、气相色谱－质谱联用法等。

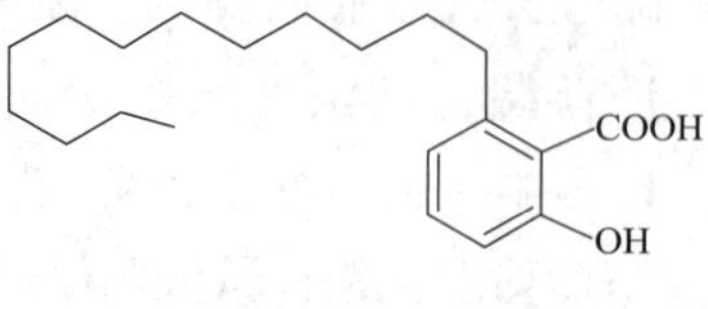

白果新酸

例 5-11　银杏叶提取物中总银杏酸的检查（高效液相色谱法）

色谱条件与系统适用性试验　以十八烷基硅烷键合硅胶为填充剂（柱长为 150mm，柱内径为 4.6mm，粒径为 5μm）；以含 0.1% 三氟乙酸的乙腈为流动相 A，含 0.1% 三氟乙酸的水为流动相 B，按表 5-4 中的规定进行梯度洗脱；检测波长为 310nm。理论板数按白果新酸峰计算应不低于 4000。

表 5-4　银杏叶提取物中总银杏酸的检查流动相梯度表

时间（分钟）	流动相 A（%）	流动相 B（%）
0~30	75→90	25→10
30~35	90	10
35~36	90→75	10→25
36~45	75	25

对照品溶液的制备　取白果新酸对照品适量，精密称定，加甲醇制成每 1ml 含 1μg 的溶液，作为对照品溶液；另取总银杏酸对照品适量，加甲醇制成每 1ml 含 20μg 的溶液，作为定位用对照溶液。

供试品溶液的制备　取本品粉末约 2g，精密称定，置具塞锥形瓶中，精密加入甲醇 10ml，称定重量，超声使其溶解，放冷，用甲醇补足减失的重量，摇匀，滤过，取续滤液，即得。

测定法　精密吸取供试品溶液、对照品溶液及定位用对照溶液各 50μl，注入液相色谱仪，计算供试品溶液中与总银杏酸对照品相应色谱峰的总峰面积，以白果新酸对照品外标法计算总银杏酸含量，即得。

本品含总银杏酸不得过 5mg/kg。

（七）其他类毒性成分检查

朱砂为硫化物类矿物辰砂族辰砂，主要含有不溶于水的硫化汞（HgS），经水飞除杂后制成朱砂粉作为饮片。朱砂中的可溶性汞盐毒性较大，为了保证临床用药安全，利用可溶性汞盐的沉淀反应或置换反应进行相应的限量检查。

正品大黄中不含土大黄苷，当掺杂有土大黄时会引入土大黄苷，故要求大黄药材及相关制剂中不得检出土大黄苷。常用的分析方法有薄层色谱法、荧光法。

雄黄主要成分是不溶于水的二硫化二砷（As_2S_2），如果含有水溶性的砷盐就会产生强烈的毒性，因此要求检查雄黄中的三氧化二砷。采用稀盐酸浸泡洗涤雄黄粉，合并溶液，照砷盐检查第一法（古蔡氏法）检查三氧化二砷的限量。

取本品 7ml，加水 10ml，加浓氨试液 1ml，摇匀，用乙醚 30ml 振摇提取，乙醚液挥干，残渣加甲醇 0.5ml 使溶解，作为供试品溶液。另取硫酸天仙子胺对照品、硫酸阿托品对照品，分别加甲醇制成每 1ml 含 3mg 的溶液，作为对照品溶液。照薄层色谱法（通则 0502）试验，吸取上述三种溶液各 10~20μl，分别点于同一硅胶 G 薄层板上，以丙酮-水-浓氨试液（90∶7∶3）为展开剂，展开，取出，晾干，置 100~105℃干燥 5 分钟，放冷，喷以稀碘化铋钾试液。供试品色谱中，在与硫酸天仙子胺对照品色谱相应的位置上，显相同颜色的斑点；再喷以 10% 亚硝酸钠溶液，放置 5~15 分钟，供试品色谱中的主斑点不得出现与硫酸阿托品一致的灰蓝色斑点。

例 5-12　朱砂粉中可溶性汞盐的检查

取本品 1g，加水 10ml，搅匀，滤过，静置，滤液不得显汞盐（通则 0301）的鉴别反应。

例 5-13　大黄中土大黄苷的检查

取本品粉末 0.1g，加甲醇 10ml，超声处理 20 分钟，滤过，取滤液 1ml，加甲醇至 10ml，作为供试品溶液。另取土大黄苷对照品，加甲醇制成每 1ml 含 10μg 的溶液，作为对照品溶液（临用新制）。照薄层色谱法（通则0502）试验，吸取上述两种溶液各5μl，分别点于同一聚酰胺薄膜上，以甲苯－甲酸乙酯－丙酮－甲醇－甲酸（30：5：5：20：0.1）为展开剂，展开，取出，晾干，置紫外光灯（365nm）下检视。供试品色谱中，在与对照品色谱相应的位置上，不得显相同的亮蓝色荧光斑点。

例5－14　雄黄中三氧化二砷的检查

取本品粉末（过五号筛）约30mg，精密称定，置250ml塑料量瓶中，加人工肠液约200ml，摇匀，置37℃水浴中超声处理（功率300W，频率45kHz）2小时（每隔15分钟充分摇匀一次），放冷，用人工肠液稀释至刻度，摇匀，取适量置50ml塑料离心管中，静置20～24小时，用洗耳球轻轻吹去上层表面溶液，吸取中层溶液约15ml（吸取时应避免带入颗粒），用微孔滤膜（10μm）滤过，精密量取续滤液5ml，置50ml塑料量瓶中，加0.02mol/L乙二胺四醋酸二钠溶液稀释至刻度，摇匀，即得。同法制备试剂空白溶液。分别精密吸取标准曲线溶液与供试品溶液各20μl，注入液相色谱－电感耦合等离子体质谱联用仪，测定。以标准曲线溶液测得不同价态砷的峰面积为纵坐标，相应浓度为横坐标，绘制标准曲线，计算供试品中价态砷含量，即得。本品含三价砷和五价砷的总量以砷（As）计，不得过7.0%。

二、外源性有害物质检查

（一）重金属检查法 微课1

重金属系指在规定实验条件下能与硫代乙酰胺或硫化钠作用显色的金属杂质。这些金属杂质通常含有Pb^{2+}、Hg^{2+}、Ag^{+}、Bi^{3+}、Cu^{2+}、Cd^{2+}、Ni^{2+}、Sb^{2+}、As^{3+}、As^{5+}、Sn^{2+}、Sn^{4+}、Fe^{3+}、Zn^{2+}等金属离子。在中药的生产过程中铅离子最为常见又易在体内蓄积引起中毒，故重金属检查时以铅为代表。《中国药典》2020年版收载了三种检查重金属的方法

1. 第一法　又名硫代乙酰胺法。适用于可不经有机破坏，在弱酸性条件下可溶解的药物中重金属限量的检查。

（1）原理　硫代乙酰胺在弱酸性（pH 3～3.5）条件下可发生水解产生硫化氢，与重金属反应生成有色的硫化物。为了排除药物对重金属检查的干扰，除了设置标准铅溶液管（甲管）和供试品管（乙管）外，还设置了供试品加标准铅溶液的参照管（丙管）。

$$CH_3CSNH_2 + H_2O \xrightarrow{pH\ 3.5} CH_3CONH_2 + H_2S\uparrow$$

$$Pb^{2+} + H_2S \xrightarrow{pH\ 3.5} PbS\downarrow + 2H^+$$

（2）方法　除另有规定外，取25ml纳氏比色管三支，甲管中加标准铅溶液一定量与醋酸盐缓冲液（pH 3.5）2ml后，加水或各品种项下规定的溶剂稀释成25ml，乙管中加入按各品种项下规定的方法制成的供试品溶液25ml，丙管中加入与乙管相同量的供试品，加配制供试品溶液的溶剂适量使溶解，再加与甲管相同量的标准铅溶液与醋酸盐缓冲液（pH 3.5）2ml后，用溶剂稀释成25ml；再在甲、乙、丙三管中分别加硫代乙酰胺试液各2ml，摇匀，放置2分钟，同置白纸上，自上向下透视，当丙管中显出的颜色不浅于甲管时，乙管中显示的颜色与甲管比较，不得更深。

（3）注意事项：①标准铅溶液由硝酸铅加硝酸与水溶解并稀释后制成贮备液，再精密量取贮备液加水稀释成标准铅溶液（每1ml相当于10μg的Pb）。标准铅溶液仅供当日使用；②配制与贮存用的玻璃容器均不得含铅；③如丙管中显出的颜色浅于甲管，说明药物对重金属的检出有干扰，应取样按第二法重新检查；④若供试品溶液带颜色，可在甲管中滴加少量的稀焦糖溶液或其他无干扰的有色溶液，使之与乙管、丙管一致。如在甲管中滴加稀焦糖溶液或其他无干扰的有色溶液，仍不能使颜色一致时，应取样按第二法检查；⑤供试品如含高铁盐影响重金属检查时，可在甲、乙、丙三管中分别加入相同量的维生素C 0.5～1.0g，再照上述方法检查；⑥反应的pH值为3.5时，硫代乙酰胺可以匀速释放出硫化

氢。pH 值过低时硫代乙酰胺水解太快，硫化氢来不及与重金属反应就会进入大气；pH 值过高则硫代乙酰胺不易水解，看不到反应现象；⑦配制供试品溶液时，如使用的盐酸超过 1ml，氨试液超过 2ml，或加入其他试剂进行处理者，除另有规定外，甲管溶液应取同样同量的试剂置瓷皿中蒸干后，加醋酸盐缓冲液（pH 3.5）2ml 与水 15ml，微热溶解后，移置纳氏比色管中，加标准铅溶液一定量，再用水或各品种项下规定的溶剂稀释成 25ml。

2. 第二法　又名炽灼后硫代乙酰胺法。适用于在弱酸性或碱性条件下不溶解的药物中重金属的检查。

（1）原理　将供试品炽灼破坏，残渣加硝酸进一步破坏后蒸干硝酸，再加盐酸使残留的无机盐转化为易溶于水的氯化物，最后加氨水中和后，排除药物对重金属检查的干扰。再按第一法的试验步骤检查。由于排除了药物的干扰，故不再设置参照管（丙管）。

（2）方法　除另有规定外，取各品种项下规定量的供试品，按炽灼残渣检查法（通则 0841）进行炽灼处理，然后取遗留的残渣；或直接取炽灼残渣项下遗留的残渣；如供试品为溶液，则取各品种项下规定量的溶液，蒸发至干，再按上述方法处理后取遗留的残渣；加硝酸 0.5ml，蒸干，至氧化氮蒸气除尽后，放冷，加盐酸 2ml，置水浴上蒸干后加水 15ml，滴加氨试液至对酚酞指示液显微粉红色，再加醋酸盐缓冲液（pH 3.5）2ml，微热溶解后，移置纳氏比色管中，加水稀释成 25ml，作为乙管；另取配制供试品溶液的试剂，置瓷皿中蒸干后，加醋酸盐缓冲液（pH 3.5）2ml 与水 15ml，微热溶解后，移置纳氏比色管中，加标准铅溶液一定量，再用水稀释成 25ml，作为甲管；再在甲、乙两管中分别加硫代乙酰胺试液各 2ml，摇匀，放置 2 分钟，同置白纸上，自上向下透视，乙管中显出的颜色与甲管比较，不得更深。

（3）注意事项　供试品也可按如下方法处理：取供试品一定量，缓缓炽灼至完全炭化，放冷，加硫酸 0.5～1.0ml，使恰湿润，用低温加热至硫酸除尽后，加硝酸 0.5ml，蒸干，至氧化氮蒸气除尽后，放冷，在 500～600℃炽灼使完全灰化。

3. 第三法　又名硫化钠法。适用于易溶于碱性水溶液而不溶于稀酸的药物中重金属的检查。

（1）原理　碱性条件下 S^{2-} 离子较稳定，遇重金属生成有色的硫化物，可用于检查。

$$S^{2-} + Pb^{2+} \longrightarrow PbS\downarrow$$

（2）方法　除另有规定外，取供试品适量，加氢氧化钠试液 5ml 与水 20ml 溶解后，置纳氏比色管中，加硫化钠试液 5 滴，摇匀，与一定量的标准铅溶液同样处理后的颜色比较，不得更深。

（3）注意事项　硫化钠对玻璃有一定的腐蚀作用，应临用时新配制。

（二）砷盐检查法 微课 2

砷是自然界中分布较广泛的有害杂质，在中药的栽培和加工过程容易引入。《中国药典》2020 年版收载了两种方法（古蔡氏法与二乙基二硫代氨基甲酸银法）检查砷盐。

1. 第一法（古蔡氏法）

（1）原理　金属锌和盐酸反应产生新生态的氢，与供试品中的砷盐反应生成挥发性的砷化氢，砷化氢再与试纸上的溴化汞作用生成黄色至棕色的砷斑。与一定量的标准砷溶液在同一条件下所形成的砷斑进行比较，判定供试品中砷盐是否符合限量规定。

$$As^{3+} + 3Zn + 3H^{+} \longrightarrow 3Zn^{2+} + AsH_3\uparrow$$

$$AsO_3^{3-} + 3Zn + 9H^{+} \longrightarrow 3Zn^{2+} + 3H_2O + AsH_3\uparrow$$

$$AsH_3 + 3HgBr_2 \longrightarrow 3HBr + As(HgBr)_3 \text{（黄色）}$$

$$AsH_3 + 2As(HgBr)_3 \longrightarrow 3AsH(HgBr)_2 \text{（棕色）}$$

$$AsH_3 + As(HgBr)_3 \longrightarrow 3HBr + As_2Hg_3 \text{（棕黑色）}$$

（2）方法　仪器装置如图5-2，A为100ml标准磨口锥形瓶；B为中空的标准磨口塞，上连导气管C（外径8.0mm，内径6.0mm），全长约180mm；D为具孔的有机玻璃旋塞，其上部为圆形平面，中央有一圆孔，孔径与导气管C的内径一致，其下部孔径与导气管C的外径相适应，将导气管C的顶端套入旋塞下部孔内，并使管壁与旋塞的圆孔相吻合，黏合固定；E为中央具有圆孔（孔径6.0mm）的有机玻璃旋塞盖，与D紧密吻合。

测试时，于导气管C中装入醋酸铅棉花60mg（装管高度为60～80mm），再于旋塞D的顶端平面上放一片溴化汞试纸（试纸大小以能覆盖孔径而不露出平面外为宜），盖上旋塞盖E并旋紧，即得。

标准砷斑的制备　精密量取标准砷溶液2ml，置A瓶中，加盐酸5ml与水21ml，再加碘化钾试液5ml与酸性氯化亚锡试液5滴，在室温放置10分钟后，加锌粒2g，立即将照上法装妥的导气管C密塞于A瓶上，并将A瓶置25～40℃水浴中，反应45分钟，取出溴化汞试纸，即得。

检查法　取按各品种项下规定方法制成的供试品溶液，置A瓶中，照标准砷斑的制备，自“再加碘化钾试液5ml”起，依法操作。将生成的砷斑与标准砷斑比较，不得更深。

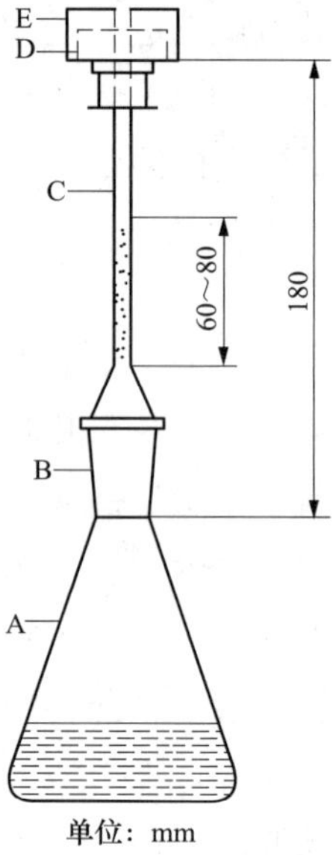

图5-2　古蔡氏法检测砷装置

（3）注意事项

①称取三氧化二砷制备贮备液。临用前稀释得标准砷溶液（每1ml相当于1μg的As）。古蔡氏法采用2ml标准砷溶液（相当于2μg的As）制备标准砷斑，所得砷斑清晰。

②五价砷在实验条件下也能被还原为砷化氢，但生成砷化氢的速度比较缓慢，故在反应液中加入碘化钾试液及酸性氯化亚锡试液将五价砷还原为三价砷，有利于砷化氢的生成。碘化钾被氧化生成的碘又可被亚锡离子还原为碘离子。溶液中的碘离子还能与反应中产生的锌离子形成络合物，降低锌离子浓度，有利于生成砷化氢的反应不断进行。

$$AsO_4^{3-} + 2I^- + 2H^+ \longrightarrow AsO_3^{3-} + I_2 + H_2O$$

$$AsO_4^{3-} + Sn^{2+} + 2H^+ \longrightarrow AsO_3^{3-} + Sn^{4+} + H_2O$$

$$I_2 + Sn^{2+} \longrightarrow 2I^- + Sn^{4+}$$

$$4I^- + Zn^{2+} \longrightarrow [ZnI_4]^{2-}$$

③药物或锌粒中可能含有少量的锑，能被新生态的氢还原生成锑化氢，再与溴化汞试纸作用生成锑斑干扰检查。氯化亚锡与碘化钾存在，可抑制锑化氢的生成。亚锡离子又可被锌还原成锡，在锌粒表面形成锌锡齐，起到去极化作用，使氢气均匀而连续的发生。

④锌粒和供试品中可能含有少量硫化物，在酸性条件下生成硫化氢气体，能与试纸上的溴化汞反应生成黑色的硫化汞色斑，干扰检查。在导气管中加入醋酸铅棉花可以吸收实验中产生的硫化氢。

⑤本法所用锌粒应无砷，以能通过一号筛的细粒为宜，如使用的锌粒较大时，用量应酌情增加，反应时间亦应延长为1小时。

⑥可溶于水的或可溶于酸的药物中的砷盐检查，一般不经破坏，直接依法检查砷盐；中药材中的有机物可与砷以共价键状态结合为金属有机化合物，如不经破坏则砷不易析出，故通常先行有机破坏。常用有机破坏法有碱破坏法、酸破坏法及直接炭化法等，以氢氧化钙破坏法较为常用。

若供试品需经有机破坏后再行检砷，则应取标准砷溶液代替供试品，照各品种项下规定的方法同法处理后，依法制备标准砷对照液。

2. 第二法（二乙基二硫代氨基甲酸银法，Ag－DDC 法）

（1）原理　金属锌和盐酸反应产生新生态的氢，与供试品中的砷盐反应生成挥发性的砷化氢，砷化氢被二乙基二硫代氨基甲酸银（Ag－DDC）溶液吸收，将 Ag－DDC 中的银还原成在三氯甲烷中呈红色的胶态银，与一定量的标准砷溶液在相同条件下的呈色进行目视或 510nm 波长处测定吸光度比较。

$$AsH_3 + 6Ag(DDC) \longrightarrow As(DDC)_3 + 3HDDC + 6Ag$$

Ag（DDC）的结构为：

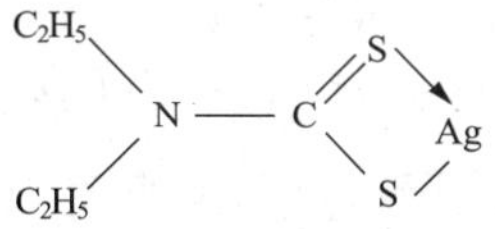

（2）方法　仪器装置如图 5－3 所示。A 为 100ml 标准磨口锥形瓶；B 为中空的标准磨口塞，上连导气管 C（一端的外径为 8mm，内径为 6mm；另一端长 180mm，外径 4mm，内径 1.6mm，尖端内径为 1mm）。D 为平底玻璃管（长 180mm，内径 10mm，于 5.0ml 处有一刻度）。

测试时，于导气管 C 中装入醋酸铅棉花 60mg（装管高度约 80mm），并于 D 管中精密加入二乙基二硫代氨基甲酸银试液 5ml。

标准砷对照液的制备　精密量取标准砷溶液 2ml，置 A 瓶中，加盐酸 5ml 与水 21ml，再加碘化钾试液 5ml 与酸性氯化亚锡试液 5 滴，在室温放置 10 分钟后，加锌粒 2g，立即将导气管 C 与 A 瓶密塞，使生成的砷化氢气体导入 D 管中，并将 A 瓶置 25～40℃水浴中反应 45 分钟，取出 D 管，添加三氯甲烷至刻度，混匀，即得。若供试品需经有机破坏后再行检砷，则应取标准砷溶液代替供试品，照该品种项下规定的方法同法处理后，依法制备标准砷斑。

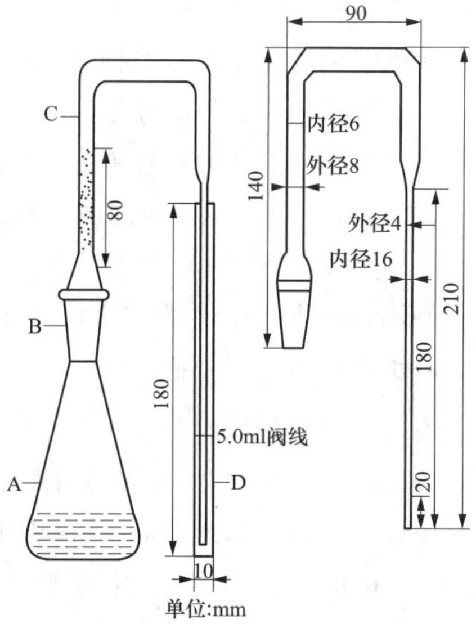

图 5－3　Ag－DCC 法检测砷装置

检查法　取照各品种项下规定方法制成的供试品溶液，置 A 瓶中，照标准砷对照液的制备，自“再加碘化钾试液 5ml”起，依法操作。将所得溶液与标准砷对照液同置白色背景上，从 D 管上方向下观察、比较，所得溶液的颜色不得比标准砷对照液更深。必要时，可将所得溶液转移至 1cm 吸收池中，照紫外－可见分光光度法（通则 0401）在 510nm 波长处以二乙基二硫代氨基甲酸银试液作空白测定吸光度，与标准砷对照液按同法测得的吸光度比较，即得。

（3）注意事项

①当 As 的含量在 1～10μg 范围内，产生的胶态银呈色的线性关系良好，显色在 2 小时内稳定，重现性好。本法也可用于砷的含量测定。

②配制二乙基二硫代氨基甲酸银试液所用溶剂为三氯甲烷，同时会加入三乙胺，加入的三乙胺可以中和砷化氢与二乙基二硫代氨基甲酸银显色反应产生的二乙基二硫代氨基甲酸（HDDC），有利于显色反应的进行。

（三）铅、镉、砷、汞、铜测定法

铅、镉、砷、汞是对人体有害的元素，铜元素超出一定的量也会对人体产生不良影响。《中国药典》采用原子吸收分光光度法（AAS 法）与电感耦合等离子体质谱法（ICP－MS 法）测定铅、镉、砷、汞、铜含量。

1. 原子吸收分光光度法 本法所用仪器为原子吸收分光光度计，由光源、原子化器、单色器、背景校正系统、自动进样系统和检测系统等组成。其原理是将待测定元素原子化后，由待测元素灯发出的特征谱线通过供试品经原子化产生的原子蒸气时，被蒸气中待测元素的基态原子所吸收，通过测定辐射光强度减弱的程度，求出供试品中待测元素的含量。原子吸收分光光度法遵循分光光度法的吸收定律，一般通过比较对照品溶液和供试品溶液的吸光度，求得供试品中待测元素的含量。

根据原子化的不同，《中国药典》采用石墨炉法测定铅、镉的含量：将供试品溶液干燥、灰化，以石墨作为发热体，经高温原子化使待测元素形成基态原子；采用氢化物法测定砷的含量：使用氢化物发生原子化器，将待测元素在酸性介质中还原成低沸点、易受热分解的氢化物，再由载气导入原子吸收池，在吸收池中加热分解形成基态原子；采用冷蒸气吸收法测定汞的含量：使用冷蒸气发生原子化器，将供试品溶液中的汞离子还原成汞蒸气，再由载气导入石英原子吸收池，进行测定；采用火焰法测定铜的含量：使用火焰原子化器，将供试品溶液雾化成气溶胶后，再与燃气（乙炔－空气）混合，进入燃烧灯头产生的火焰中，以干燥、蒸发、离解供试品，使待测元素形成基态原子。

2. 电感耦合等离子体质谱法 本法所用仪器为电感耦合等离子体质谱仪。样品由载气（氩气）引入雾化系统进行雾化后，以气溶胶形式进入等离子体中心区，在高温和惰性气体中被去溶剂化、气化解离和电离，转化成带正电荷的正离子，经离子采集系统进入质谱仪，质谱仪根据质荷比进行分离，根据元素质谱峰强度测定样品中相应元素的含量。

本法灵敏度高，专属性强，可同时对多种元素进行定性、定量分析，适用于各类药品从痕量到微量的元素分析，尤其是痕量有害元素的测定。

例 5－15 金银花中重金属及有害元素的检查

照铅、镉、砷、汞、铜测定法（通则 2321 原子吸收分光光度法或电感耦合等离子体质谱法）测定，铅不得过 5mg/kg；镉不得过 1mg/kg；砷不得过 2mg/kg；汞不得过 0.2mg/kg；铜不得过 20mg/kg。

（四）农药残留量测定法

农药残留是使用农药后一个时期内没有被分解而残留于生物体、收获物、环境中的微量农药原体、有毒代谢物、降解物和杂质的总称。在中药材的生产过程中，不合理地使用农药以及环境污染均容易产生农药残留，对人体产生危害。《中国药典》2020 年版收载的人参、西洋参药材及其饮片品种项下增加"农药残留量"检查项目，限度为"含五氯硝基苯不得过 0.1mg/kg；六氯苯不得过 0.1mg/kg；七氯（七氯、环氧七氯之和）不得过 0.05mg/kg；氯丹（顺式氯丹、反式氯丹、氧化氯丹之和）不得过 0.1mg/kg。"

1. 原理 常用的农药主要有机氯类、有机磷类和拟除虫菊酯类农药。其中有机氯类与有机磷类农药性质稳定、不易降解且毒性较大，在人体内易产生蓄积，因此必须对中药及制剂中的农药残留量进行测定。《中国药典》2020 年版使用气相色谱法和质谱法测定药材、饮片及制剂中部分农药残留。对于大多数性质稳定，受热可气化而不被破坏的农药，采用气相色谱进行分离，对于热不稳定的农药选择液相色谱进行分离。可以选择的检测器有电子捕获检测器（ECD）、火焰光度检测器（FPD）、氮磷检测器（NPD）及电子轰击源（EI）质谱或电喷雾源（ESI）质谱等。大大提高了定性、定量分析的灵敏度和分辨率，质谱检测器并可同时进行上百种农药残留量的测定。

2. 方法 《中国药典》2020 年版收载了四种农药残留量测定法：第一法（有机氯类农药残留量测定法－色谱法）、第二法（有机磷类农药残留量测定法－色谱法）、第三法（拟除虫菊酯类农药残留量测定法－色谱法）和第四法（农药多残留量测定法－质谱法）。

（1）气相色谱法 《中国药典》2020 年版分别用气相色谱法建立了 9 种有机氯类农药残留量测定法、22 种有机氯类农药残留量测定法、12 种有机磷农药残留量测定法和 3 种拟除虫菊酯类农药残留量测定法。使用弹性石英毛细管柱（30m×0.25mm×0.25μm），固定液使用非极性的（5%苯基）甲基聚硅氧烷、中等极性的（14%－氰丙基－苯基）甲基聚硅氧烷或强极性的50%苯基50%二甲基聚硅氧烷等。测定有机氯农药残留和拟除虫菊酯类农药使用^{63}Ni－ECD电子捕获检测器，检测器温度为300℃或330℃；有机磷类农药常使用氮磷检测器（NPD）或火焰光度检测器（FPD），检测器温度为300℃。采用程序升温的方法，温度范围一般为100～300℃。常使用高纯氮为载气，流速为50～150ml/min。

（2）质谱法　采用气相色谱－串联质谱法和液相色谱－串联质谱法测定多种农药残留量，结合各化合物的保留时间、监测离子对、碰撞电压（CE）可大幅提高定性和定量能力，可同时测定多种农药残留。为提高灵敏度，还可根据保留时间分段监测各农药。

《中国药典》2020年版采用气相色谱－串联质谱法以氘代莠去津、氘代二嗪磷和氘代倍硫磷为内标物可测定88种农药残留量。气相色谱条件为：以5%苯基甲基聚硅氧烷为固定液的弹性石英毛细管柱（30m×0.25mm×0.25μm）。不分流进样。载气为高纯度氦气（He）。程序升温，温度范围70～280℃。质谱条件为：离子源为电子轰击（EI）源，碰撞气为氮气或氩气，流速1.5ml/min。质谱传输接口温度280℃。质谱监测模式为多反应监测（MRM）。

对于受热易分解，挥发性差或极性较大的农药残留，可采用液相色谱－串联质谱法进行测定。以氘代莠去津、氘代二嗪磷和氘代倍硫磷为内标物可测定523种农药残留量。色谱条件为：以十八烷基硅烷键合硅胶为填充剂（15cm×3mm，3.5μm）；以0.1%甲酸（含10mmol/L甲酸铵）溶液为流动相A，以乙腈为流动相B，梯度洗脱；柱温为35℃，流速为每分钟0.4ml。质谱条件为：离子源为电喷雾（ESI）离子源，使用正离子扫描模式，监测模式为多反应监测（MRM）。

（五）甲醇量检查法

酿酒时，原料中的稻壳、麦麸、薯类的表皮及水果中所含有的果胶在发酵时会产生少量的甲醇。经过蒸馏等工艺，大部分的甲醇可以被除去。如果服用甲醇量超标的含酒制剂中毒，可能产生中枢神经系统症状、眼部损害及代谢性酸中毒，可并发急性胰腺炎、心律失常、转氨酶升高和肾功能减退等中毒症状。《中国药典》2020年版规定，内服的酒剂或酊剂及含乙醇的流浸膏剂与浸膏剂均应检查甲醇量，所用方法为气相色谱法。除另有规定外，供试液含甲醇量不得过0.05%（ml/ml）。

1. 第一法（毛细管柱法）　色谱条件与系统适用性试验　采用(6%)氰丙基苯基－(94%)二甲基聚硅氧烷为固定液的毛细管柱；起始温度为40℃，维持2分钟，以每分钟3℃的速率升温至65℃，再以每分钟25℃的速率升温至200℃，维持10分钟；进样口温度200℃；检测器（FID）温度220℃；采用合适的比例分流进样；顶空进样平衡温度为85℃，平衡时间为20分钟。理论板数按甲醇峰计算应不低于10000，甲醇峰与其他色谱峰的分离度应大于1.5。

测定法　取供试液作为供试品溶液。精密量取甲醇1ml，置100ml量瓶中，加水稀释至刻度，摇匀，精密量取5ml，置100ml量瓶中，加水稀释至刻度，摇匀，作为对照品溶液。分别精密量取对照品溶液与供试品溶液各3ml，置10ml顶空进样瓶中，密封，顶空进样。按外标法以峰面积计算，即得。

2. 第二法（填充柱法）　色谱条件与系统适用性试验　用直径为0.18～0.25mm的二乙烯苯－乙基乙烯苯型高分子多孔小球作为载体；柱温125℃。理论板数按甲醇峰计算应不低于1500；甲醇峰、乙醇峰与内标物质各相邻色谱峰之间的分离度应符合规定。

校正因子测定　精密量取正丙醇1ml，置100ml量瓶中，用水溶解并稀释至刻度，摇匀，作为内标溶液。另精密量取甲醇1ml，置100ml量瓶中，用水稀释至刻度，摇匀，精密量取10ml，置100ml量瓶中，精密加入内标溶液10ml，用水稀释至刻度，摇匀，取1μl注入气相色谱仪，连续进样3～5次，测定峰面积，计算校正因子。

测定法　精密量取内标溶液1ml，置10ml量瓶中，加供试液至刻度，摇匀，作为供试品溶液，取

1μl 注入气相色谱仪，测定，即得。

3. 注意事项

（1）如采用填充柱法时，内标物质峰相应的位置出现杂质峰，可改用外标法测定。

（2）建议选择大口径、厚液膜色谱柱，规格为30m×0.53mm×3.00μm。

（六）残留溶剂测定法

药品中的残留溶剂系指在原料药或辅料的生产中，以及在制剂制备过程中使用的，但在工艺过程中未能完全去除的有机溶剂。《中国药典》2020年版对药品中常见的残留溶剂及限度进行了规定；对其他溶剂，也要求根据生产工艺的特点，制定相应的限度，使其符合产品规范、药品生产质量管理规范（GMP）或其他基本的质量要求。

大孔树脂常用于单味和复方中药中有效部位的提取和分离，目前市售的大孔吸附树脂合成过程中，多含有未聚合单体、交联剂、分散剂和防腐剂等成分，烷烃类、苯、甲苯、二甲苯、苯乙烯类、汽油等为其中主要成分，这些有机物作为医药材料进入人体后可能会损害人体健康。因此，为确保临床用药的安全性，国家食品药品监督管理局规定，应对中药提取物中因使用大孔吸附树脂而可能引入的残留溶剂进行检查，制定相应的大孔吸附树脂有机残留物检测方法和合理的含量限度，对其残留量加以控制。

《中国药典》采用气相色谱法检查残留溶剂。常用的色谱柱有毛细管柱和填充柱；进样方法有顶空进样和溶液直接进样法；可以按内标法或外标法计算各残留溶剂的量。

例5-16　三七总皂苷中树脂残留的检查

照残留溶剂测定法（通则0861第二法）测定。

色谱条件与系统适用性试验　以键合/交联聚乙二醇为固定相的石英毛细管柱，柱长为30m，内径为0.25mm，膜厚度为0.25μm；柱温为程序升温，起始温度为60℃，保持16分钟，再以每分钟20℃升温至200℃，保持2分钟；用氢火焰离子化检测器检测，检测器温度300℃；进样口温度240℃；载气为氮气，流速为每分钟1.0ml。顶空进样，顶空瓶平衡温度为90℃，平衡时间为30分钟。理论板数以邻二甲苯峰计算应不低于40 000，各待测峰之间的分离度应符合规定。

对照品溶液的制备　精密称取正己烷、苯、甲苯、对二甲苯、邻二甲苯、苯乙烯、1,2-二乙基苯和二乙烯苯对照品适量，加*N*,*N*-二甲基乙酰胺制成每1ml中分别含20μg、4μg、20μg、20μg、20μg、20μg、20μg、20μg的溶液，作为对照品贮备液。精密量取上述贮备液2ml，置50ml量瓶中，加25% *N*,*N*-二甲基乙酰胺溶液稀释至刻度，摇匀，精密量取5ml，置20ml顶空瓶中，密封，即得。

供试品溶液的制备　取本品约0.1g，精密称定，置20ml顶空瓶中，精密加入25% *N*,*N*-二甲基乙酰胺溶液5ml，密封，摇匀，即得。

测定法　分别精密量取顶空气体1ml，注入气相色谱仪，测定，即得。

本品含苯不得过0.0002%，含正己烷、甲苯、对二甲苯、邻二甲苯、苯乙烯、1,2-二乙基苯和二乙烯苯均不得过0.002%（供注射用）。

（七）二氧化硫残留量测定法

加工中药时用硫黄熏蒸，有防虫蛀、防霉、防腐、改善药材外观性状等作用。但是在硫黄熏制过的药材中可能会残留大量的二氧化硫和少量的硫，纯度不高的硫中含有的汞、砷等有害元素也会进入药材中。长期服用，硫及其他有害物质在人体内蓄积会危害身体健康。另外，在烘干中药时采用的原煤含有较多的硫，也可能带入大量的二氧化硫。

《中国药典》2020年版采用酸碱滴定法、气相色谱法、离子色谱法分别作为第一法、第二法、第三法测定经硫黄熏蒸处理过的药材或饮片中二氧化硫的残留量。对于具体品种，可根据情况选择适宜方法进行二氧化硫残留量测定。

1. 第一法（酸碱滴定法）　本法系将中药材以蒸馏法进行处理，样品中的亚硫酸盐系列物质加酸处理转化为二氧化硫后，随氮气流带入到含有双氧水的吸收瓶中，双氧水将其氧化为硫酸根离子，采用酸碱滴定法测定，计算药材及饮片中的二氧化硫残留量。

取药材或饮片细粉约10g（如二氧化硫残留量较高，超过1000mg/kg，可适当减少取样量，但应不少于5g），精密称定，置两颈圆底烧瓶中（如图5－4所示的装置，A为1000ml两颈圆底烧瓶；B为竖式回流冷凝管；C为带刻度分液漏斗；D为连接氮气流入口；E为二氧化硫气体导出口。另配电热套、氮气源及气体流量），加水300～400ml。打开回流冷凝管开关给水，将冷凝管的上端E口处连接一橡胶导气管置于100ml锥形瓶底部。锥形瓶内加入3%过氧化氢溶液50ml作为吸收液（橡胶导气管的末端应在吸收液液面以下）。使用前，在吸收液中加入3滴甲基红乙醇溶液指示剂（2.5mg/ml），并用0.01mol/L氢氧化钠滴定液滴定至黄色（即终点；如果超过终点，则应舍弃该吸收溶液）。打开氮气，使用流量计调节气体流量至约0.2L/min；打开分液漏斗C的活塞，使盐酸溶液（6mol/L）10ml流入蒸馏瓶，立即加热两颈烧瓶内的溶液至沸，并保持微沸；烧瓶内的水沸腾1.5小时后，停止加热，放冷，吸收液用氢氧化钠滴定液（0.01mol/L）滴定，至黄色持续20秒钟不褪，并将滴定结果用空白实验校正。

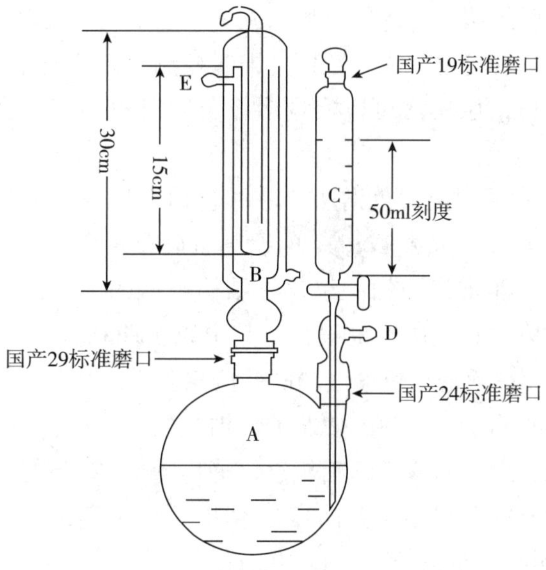

图5－4　酸碱滴定法蒸馏仪器装置

按下式计算：

$$\text{供试品中二氧化硫残留量}(\mu g/g) = \frac{(A-B)\times c\times 0.032\times 1000}{W} \tag{5-15}$$

式中，A 为供试品消耗氢氧化钠滴定液的体积，ml；B 为空白消耗氢氧化钠滴定液的体积，ml；c 为氢氧化钠滴定液浓度，0.01mol/L；W 为供试品的重量（g）；0.032为每1ml氢氧化钠滴定液（1mol/L）相当的二氧化硫的质量（g）。

2. 第二法（气相色谱法）　本法系用气相色谱法（通则0521）以亚硫酸钠为对照品采用顶空进样的方法测定药材及饮片中的二氧化硫残留量。

3. 第三法（离子色谱法）　本方法将中药材以水蒸气蒸馏法进行处理，样品中的亚硫酸盐系列物质加酸处理后转化为二氧化硫，随水蒸气蒸馏，并被双氧水吸收、氧化为硫酸根离子后，采用离子色谱法（通则0513）检测，并计算药材及饮片中的二氧化硫残留量。

（八）真菌毒素测定法

《中国药典》2020 年版在 2015 年版通则“2351 黄曲霉毒素测定法”基础上将的检测内容和名称修订为“2351 真菌毒素测定法”，本法包括药材、饮片及中药制剂中黄曲霉毒素 B_1、B_2、G_1、G_2、赭曲霉毒素 A、呕吐毒素、玉米赤霉烯酮、展青霉素、伏马毒素 B_1、B_2 及 T－2 毒素的测定。

1. 中药中真菌毒素的分类 真菌毒素是由各种各样的真菌菌核所产生的。曲霉属、镰刀菌属和青霉属包括了绝大多数的产毒真菌。与曲霉属相关的真菌毒素主要包括黄曲霉毒素、赭曲霉毒素 A 等；与镰刀菌属相关的真菌毒素主要包括玉米赤霉烯酮、T－2 毒素、呕吐毒素（脱氧雪腐镰刀菌烯醇）和伏马毒素等；与青霉属相关的真菌毒素主要包括展青霉素和桔青霉素等。

2. 监控品种 由于各类真菌毒素的发生毒性的机理不同，容易受污染的对象也有所不同。因此，应选取容易受污染的中药品种进行相应毒素检测方法的开发。粮谷类、种子类、油性成分多的品种应注意黄曲霉毒素的检测；与粮谷类有类似基质的中药材应注意赭曲霉毒素、呕吐毒素和玉米赤霉烯酮的检测，如淡豆豉、薏苡仁、白扁豆等；酸性果实类中药应注意展青霉素的检测，如枸杞子、乌梅、酸枣仁等。处方中含有易污染的药材以及生粉投料的中成药品种应注意相关真菌毒素的检测。

3. 测定方法 目前真菌毒素的检测方法有薄层色谱法、酶联免疫测定法、胶体金免疫层析法、高效液相色谱法和液相色谱质谱联用法等。薄层色谱法主要用于初筛，酶联吸附免疫法适宜大批样品集中检测，胶体金免疫层析方法适合现场单个或少数样品即时检测。高效液相色谱法专属性较强，重现性较好，假阳性率较低。液相色谱质谱联用法可以实现多成分同时检测，解决色谱分离不完全及假阳性的情况。

4. 黄曲霉毒素测定法 本法系用液相色谱法和液相色谱－质谱串联法测定药材、饮片及中药制剂中的黄曲霉毒素（以黄曲霉毒素 B_1、黄曲霉毒素 B_2、黄曲霉毒素 G_1 和黄曲霉毒素 G_2 总量计）。

黄曲霉毒素是黄曲霉和寄生曲霉代谢的一组化学结构类似的产物，对人及动物肝脏组织有破坏作用，是一类毒性极强的剧毒物质，其致癌性也很强。其中以黄曲霉毒素 B_1 最为多见，毒性和致癌性最强。《中国药典》2020 年版采用高效液相色谱法和高效液相色谱－质谱串联法远志、胖大海、陈皮、桃仁、酸枣仁、大枣、肉豆蔻、决明子、麦芽、使君子、柏子仁、莲子、槟榔、薏苡仁、水蛭、地龙、全蝎、蜈蚣、僵蚕、土鳖虫、九香虫、马钱子、延胡索、蜂房等 24 味药材及其饮片品种项下增加“黄曲霉毒素”检查项目，规定每 1000g 药材中含黄曲霉毒素 B_1 不得过 5μg，含黄曲霉毒素 G_2、黄曲霉毒素 G_1、黄曲霉毒素 B_2 和黄曲霉毒素 B_1 的总量不得过 10μg。

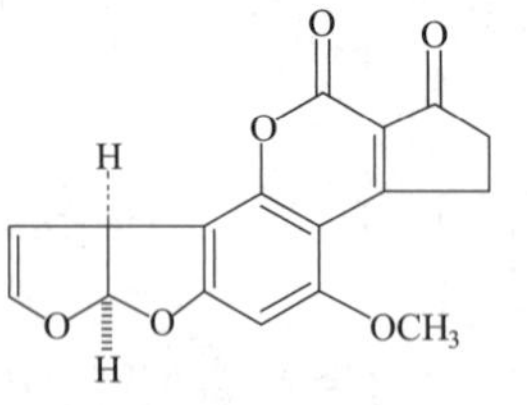

黄曲霉毒素B_1

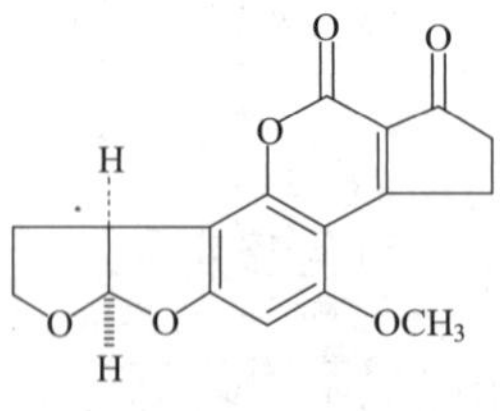

黄曲霉毒素B_2

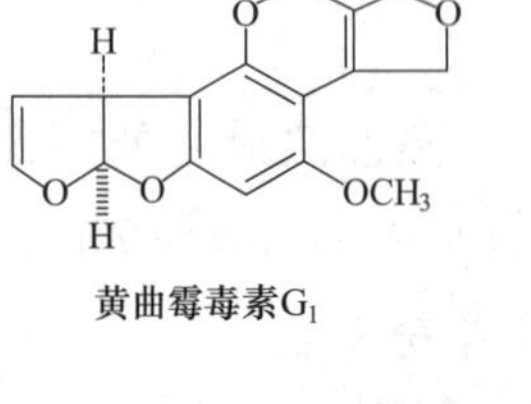

黄曲霉毒素G_1

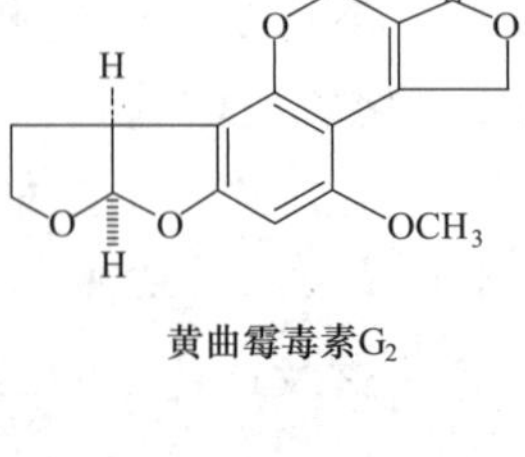

黄曲霉毒素G_2

（1）第一法（液相色谱法）

1）原理　免疫亲和柱连接有对黄曲霉毒素 B_1、B_2、G_1、G_2 具有专一性的抗体，能使得供试品溶液通过免疫亲和柱时，其中的黄曲霉毒素与抗体可产生特异性结合，达到提取净化目的。四种黄曲霉毒素结构相似，具有二氢呋喃香豆素的结构，脂溶性较强，在紫外光照射下能产生荧光，但荧光较弱。用高效液相色谱柱对黄曲霉毒素进行分离后，采用柱后碘衍生法或光化学衍生法使荧光增强，用荧光检测器进行检测，提高了检测的灵敏度。

2）方法　色谱条件与系统适用性试验　以十八烷基硅烷键合硅胶为填充剂；以甲醇－乙腈－水（40∶18∶42）为流动相；采用柱后衍生法检测。①碘衍生法：衍生溶液为0.05%的碘溶液（取碘0.5g，加入甲醇100ml使溶解，用水稀释至100ml制成），衍生化泵流速每分钟0.3ml，衍生化温度70℃。②光化学衍生法：光化学衍生器（254nm）；以荧光检测器检测，激发波长 λ_{ex} = 360nm（或365nm），发射波长 λ_{em} = 450nm。两个相邻色谱峰的分离度应大于1.5。

混合对照品溶液的制备　精密量取黄曲霉毒素混合对照品（黄曲霉毒素 B_1、黄曲霉毒素 B_2、黄曲霉毒素 G_1、黄曲霉毒素 G_2 标示浓度分别为1.0μg/ml、0.3μg/ml、1.0μg/ml、0.3μg/ml）0.5ml，置10ml量瓶中，用甲醇稀释至刻度，作为贮备液。精密量取贮备液1ml，置25ml量瓶中，用甲醇稀释至刻度，即得。

供试品溶液的制备　取供试品粉末约15g（过二号筛），精密称定，置于均质瓶中，加入氯化钠3g，精密加入70%甲醇溶液75ml，高速搅拌2分钟（搅拌速度大于11000转/分钟），离心5分钟（离心速度2500转/分钟），精密量取上清液15ml，置50ml量瓶中，用水稀释至刻度，摇匀，用微孔滤膜（0.45μm）滤过，量取续滤液20.0ml，通过免疫亲合柱，流速每分钟3ml，用水20ml洗脱，洗脱液弃去，使空气进入柱子，将水挤出柱子，再用适量甲醇洗脱，收集洗脱液，置2ml量瓶中，并用甲醇稀释至刻度，摇匀，即得。

测定法　分别精密吸取上述混合对照品溶液5μl、10μl、15μl、20μl、25μl，注入液相色谱仪，测定峰面积，以峰面积为纵坐标，进样量为横坐标，绘制标准曲线。另精密吸取上述供试品溶液20～25μl，注入液相色谱仪，测定峰面积，从标准曲线上读出供试品中相当于黄曲霉毒素 B_1、黄曲霉毒素 B_2、黄曲霉毒素 G_1、黄曲霉毒素 G_2 的量，计算，即得。

（2）第二法　液相色谱－质谱串联法　本法系用高效液相色谱－质谱串联法测定药材、饮片及制剂中的黄曲霉毒素，具有快速、灵敏、专属性强的特点。以十八烷基硅烷键合硅胶为填充剂，采用25℃柱温，以甲醇为流动相A相，以10mmol/L醋酸铵水溶液为流动相B相，0.3ml/min流速下梯度洗脱进行检测。以三重四极杆质谱仪作为检测器，电化学喷雾离子源，采集模式为正离子模式。混合对照品溶液的制备与第一法相似，供试品溶液的制备方法与第一法相同。测定时，精密吸取上述混合对照品溶液各5μl，注入液相色谱－质谱仪，测定峰面积，以峰面积为纵坐标，进样浓度为横坐标，绘制标准曲线。另精密吸取上述供试品溶液5μl，注入液相色谱－质谱仪，测定峰面积，从标准曲线上读出供试品中黄曲霉毒素 B_1、黄曲霉毒素 B_2、黄曲霉毒素 G_1、黄曲霉毒素 G_2 的浓度，计算，即得。

（3）第三法（酶联免疫法）

本法系用酶联免疫吸附法测定药材、饮片及制剂中黄曲霉毒素（以黄曲霉毒素 B_1，或黄曲霉毒素 B_1、黄曲霉毒素 B_2、黄曲霉毒素 G_1 和黄曲霉毒素 G_2 总量计），除另有规定外，按下列方法测定。

试剂　1）抗体　采用常规制备方法分别筛选黄曲霉毒素 B_1 和总量特异性单克隆抗体。

2）酶标抗原　采用常规碳二亚胺法或其他适宜方法将黄曲霉毒素 B_1 衍生物与辣根过氧化物酶反应即得。

3）磷酸盐缓冲液　称取磷酸二氢钾0.2g、十二水合磷酸氢二钠2.9g、氯化钠8.0g、氯化钾0.2g，加水溶解并稀释至1000ml。

4）酶标抗原稀释液　在“3）磷酸盐缓冲液”中加入8mg牛血清白蛋白，即得。

5）洗涤工作液　在“3）磷酸盐缓冲液”中加入0.5ml吐温-20，即得。

6）底物缓冲液　称取柠檬酸21.0g，加水溶解并稀释至1000ml，作为甲液；称取十二水合磷酸氢二钠28.4g，加水溶解并稀释至1000ml，作为乙液；量取甲液24.3ml，乙液25.7ml，加水稀释至100ml。

7）底物显色液　称取四甲基联苯胺10mg溶于1ml二甲基甲酰胺，量取5μl，加入底物缓冲液10ml、30%过氧化氢10μl，混匀即得。

8）终止液　量取108.7ml浓硫酸，缓慢加入水中，冷却至室温后，加水稀释至1000ml。

标准品溶液的制备　精密量取黄曲霉毒素B_1标准品溶液，用磷酸盐缓冲液稀释成每1L含0μg、0.05μg、0.15μg、0.45μg、1.35μg（测定黄曲霉毒素B_1）或0μg、0.025μg、0.075μg、0.225μg、0.675μg（测定黄曲霉毒素总量）的系列标准品溶液，即得。

供试品溶液的制备　称取供试品粉末约2.0g至50ml离心管中，加入20ml甲醇，振荡5分钟，室温（20~25℃）下以每分钟3000转离心5分钟，取2ml上清液至10ml干净离心管中，于50~60℃水浴氮气流下吹干，加入2ml去离子水涡动30秒，再加入6ml三氯甲烷振荡2分钟，室温下以每分钟3000转离心5分钟，取下层三氯甲烷液3~10ml于离心管中，置氮吹仪上于50~60℃水浴浓缩至干，加入1ml正己烷涡旋30秒，再加入2ml磷酸盐缓冲液涡旋1分钟，室温下以每分钟3000转离心5分钟，取下层液，即得。

测定法　黄曲霉毒素B_1和黄曲霉毒素总量的测定：分别采用合适浓度的抗体包被微孔板孔，经封闭、干燥等处理后加入系列标准品溶液，再加入经酶标抗原稀释液稀释至合适工作浓度的酶标抗原，混匀，于25℃反应45分钟，用洗涤工作液洗涤，每孔加入底物显色液100μl，于25℃反应15分钟，每孔加入终止液50μl，采用酶标仪于450nm处，参比波长630nm，测定每孔吸光度值，按下式计算百分吸光率：

$$百分吸光率（\%）=\frac{B}{B_0}\times 100\%$$

式中　B为标准品溶液的吸光度值；B_0为0μg/L标准品溶液的吸光度值。

以黄曲霉毒素B_1标准品溶液浓度的对数值（lgC）为横坐标，标准品溶液的百分吸光率为纵坐标，分别绘制黄曲霉毒素B_1和黄曲霉毒素总量的标准曲线。另精密吸取上述供试品溶液，按上述方法测定吸光度值并计算百分吸光率，从标准曲线上分别读出供试品中所含的黄曲霉毒素B_1和黄曲霉毒素总量的浓度，计算，即得。

【注】①测定前，可选择阴性样本进行添加回收试验，样本回收率应在60%~120%；②线性回归的相关系数应不低于0.990；③供试品溶液百分吸光率超出标准曲线范围时，须对已制备好的供试品溶液进行稀释，使其百分吸光率落入曲线范围后再检测；④当测定结果超出限度时，采用第二法进行确认。

例5-17　陈皮中黄曲霉素的检查

取本品粉末（过二号筛）约5g，精密称定，加入氯化钠3g，照黄曲霉毒素测定法项下供试品的制备方法测定，计算，即得。

本品每1000g含黄曲霉毒素B_1不得过5μg，含黄曲霉毒素G_2、黄曲霉毒素G_1、黄曲霉毒素B_2、和黄曲霉毒素B_1的总量不得过10μg。

第四节　中药制剂通则检查

PPT

一、制剂通则检查的目的和意义

中药制剂是为了防病、治病，在中医药理论指导下，按照规定的处方和工艺制成适宜的剂型。《中国药典》2020 年版通则中“制剂通则”项下收载了包含中药制剂各剂型在内的 38 类剂型，并对各类制剂的剂型相关的检查项目进行了规定。中药制剂通则检查是中药制剂检查的重要组成部分，可以保证中药制剂的安全性、有效性和均一性，为临床用药提供剂型保证。

二、常见中药剂型的制剂通则检查 微课 3

中药制剂按形态可以分为固体制剂、液体制剂和半固体制剂。各类常见剂型的制剂通则检查项目见表 5－5、表 5－6、表 5－7。

表 5－5　常见固体制剂的制剂通则检查项目

剂型类别	制剂通则检查项目
丸剂	水分、重量差异（或装量差异）、装量、溶散时限、微生物限度
散剂	粒度、外观均匀度、水分、干燥失重、装量差异、装量、无菌、微生物限度
颗粒剂	粒度、水分、干燥失重、溶化性、装量差异、装量、微生物限度、溶出度（混悬颗粒剂）、释放度（肠溶颗粒、缓释颗粒、控释颗粒）
片剂	重量差异、崩解时限、发泡量（阴道泡腾片）、分散均匀性、微生物限度、释放度（肠溶片）、溶出度（口崩片）
锭剂	重量差异、微生物限度
胶囊剂	水分、装量差异、崩解时限、微生物限度、释放度（缓释胶囊、控释胶囊、肠溶胶囊）
胶剂	水分、微生物限度、总灰分、重金属、砷盐（或重金属及有害元素）
茶剂	水分、溶化性、重量差异（或装量差异）、微生物限度
注射用无菌粉末	装量差异、可见异物、不溶性微粒、有关物质、重金属及有害元素残留量无菌、热原（或细菌内毒素）（供静脉注射用）
栓剂	重量差异、融变时限、微生物限度、膨胀值（阴道膨胀栓）

表 5－6　常见液体制剂的制剂通则检查项目

剂型类别	制剂通则检查项目
糖浆剂	装量、微生物限度、相对密度、pH 值
合剂	装量、微生物限度、相对密度、pH 值
酒剂	总固体、乙醇量、甲醇量、装量、微生物限度
酊剂	乙醇量、甲醇量、装量、微生物限度
流浸膏剂与浸膏剂	乙醇量、甲醇量、装量、微生物限度
露剂	装量、微生物限度、pH 值
注射剂	装量（或装量差异）、渗透压摩尔浓度（静脉输液及椎管注射用）、可见异物、不溶性微粒、中药注射剂有关物质、重金属及有害元素残留量、无菌、热原或细菌内毒素（供静脉注射用）
搽剂	装量、微生物限度、相对密度、pH 值、乙醇、折光率
洗剂	装量、微生物限度、相对密度、pH 值

续表

剂型类别	制剂通则检查项目
涂膜剂	装量、无菌、微生物限度
鼻用制剂	沉降体积比、递送剂量均一性、装量差异、装量、无菌、微生物限度
眼用制剂	可见异物、粒度、沉降体积比、金属性异物、装量差异、装量、渗透压摩尔浓度、无菌
气雾剂	每瓶总揿次、递送剂量均一性、每揿主药含量、喷射速率、喷出总量、每揿喷量、粒度、装量、无菌、微生物限度
喷雾剂	每瓶总喷次、每喷喷量、每瓶主药含量、递送剂量均一性、装量差异、装量、无菌、微生物限度

表 5-7 常见半固体制剂的制剂通则检查项目

剂型类别	制剂通则检查项目
煎膏剂（膏滋）	相对密度、不溶物、装量、微生物限度、含糖量、含水量
贴膏剂	含膏量、耐热性、赋形性、黏着力、含量均匀度、释放度、微生物限度
凝胶剂	粒度、装量、无菌、微生物限度、pH 值
软膏剂/乳膏剂	粒度、装量、无菌、微生物限度

答案解析

目标测试

一、单选题

1.《中国药典》规定“恒重”是指供试品 2 次干燥后的重量差异范围是（　）

A. 0. 1mg　B. 0. 2mg　C. 0. 3mg

D. 0. 4mg　E. 0. 5mg

2. 采用烘干法测定中药样品中的水分含量，应干燥至两次称重的差异不超过（　）

A. 0. 2mg　B. 0. 3mg　C. 0. 5mg

D. 3mg　E. 5mg

3. 在弱酸性条件（pH 3 ~3. 5）下，重金属检查用的显色剂是（　）

A. 氯化钠　B. 硫代乙酰胺　C. 稀盐酸

D. 硫化钠　E. 硫酸钠

4. 天仙藤中的马兜铃酸属于（　）

A. 有效成分　B. 常规物质　C. 外源性有害物质

D. 内源性有害物质　E. 无机杂质

5. 砷盐检查第一法（古蔡氏法）中，标准砷溶液（As 1μg/ml）的取用量为（　）

A. 1ml　B. 2ml　C. 5ml

D. 1 ~2ml　E. 1 ~5ml

6. 中药中可能含有的黄曲霉毒素中，毒性最强的是（　）

A. 黄曲霉毒素 B_1　B. 黄曲霉毒素 B_2　C. 黄曲霉毒素 G_1

D. 黄曲霉毒素 G_2　E. 黄曲霉毒素 M_1

7. 下列中药中，不含莨菪烷类生物碱成分的是（　）

A. 洋金花　B. 天仙子　C. 天仙藤

D. 华山参　　　　　　　　E. 颠茄草

二、简答题

1.《中国药典》收载的重金属检查法有几种方法？分别适用于什么情况？检查根、叶类中药的重金属，应该选用第几法，为什么？

2. 砷盐检查第一法（古蔡氏法）与第二法（二乙基二硫代氨基甲酸银法）反应原理和操作上有什么异同点？

3. 千里光药材的检查项下要求含阿多尼弗林碱（$C_{18}H_{23}NO_7$）不得过 0.004%，但是含有千里光药材的千柏鼻炎片质量标准中却没要求检查阿多尼弗林碱的限量。这合理吗？为什么？

4. 干燥失重测定法和水分测定法有什么区别？

书网融合……

思政导航　本章小结　微课 1　微课 2　微课 3　题库

（王小平　罗庆云）

第六章　中药的含量测定

学习目标

知识目标

1. 掌握　紫外－可见分光光度法、高效液相色谱法、气相色谱法在中药分析中的应用及中药质量标准方法学验证的内容和要求。

2. 熟悉　化学分析法、薄层色谱法及原子吸收分光光度法在中药分析中的应用。

3. 了解　荧光分析法、ICP－MS、LC－MS、GC－MS 等在中药分析中的应用。

技能目标　通过本章的学习，学生能够应用紫外－可见分光光度法、薄层色谱法、高效液相色谱法、气相色谱法、化学分析法等进行中药的含量测定，能够规范记录测定过程，并对测定结果进行判断，具备药品质检岗位基本的职业素养。

素质目标　养成安全、环保和健康意识；形成认真细致、严谨求实的药品质检岗位职业习惯；培养吃苦耐劳、虚心学习、热爱思考、勤于动手的职业素养。

中药的含量测定指用化学、物理学或生物化学的方法对供试品中有关成分的含量高低进行测定，从而评价药品的质量，通常进行测定的成分为有效成分、指标性成分或有毒成分。中药组成复杂，产生疗效的不是某种单一成分，因此对任何一种或几种成分进行含量测定都难以体现中药的整体疗效，但在中药物质基础尚不完全明确的情况下，对有效成分、有毒成分或指标性成分进行含量测定，对中药的质量评价仍起着不可代替的作用。近年来，随着中药研究的深入开展，中药质量评价在含量测定方面也取得了较大的进步，在测定对象上，由测定指标性成分向测定活性成分发展，由单一指标测定向多指标成分发展；在测定方法上，由单一的化学分析法、光谱法、色谱法等，向多种技术联用发展。这些进展使得中药含量测定在中药质量评价中发挥着越来越重要的作用。

化学分析法、光谱法、色谱法及各种联用技术是进行中药含量测定的主要方法。在《中国药典》2020 年版（一部）中，常用的中药含量测定方法及所使用的数量见表 6－1。

表 6－1　《中国药典》2020 年版（一部）中药含量测定方法

方法	重量法	滴定法	UV－Vis	AAS	HPLC	GC	TLC	HPLC－MS
数量	14	76	54	4	1767	95	15	4

注：药材、饮片、原料药、植物油脂和提取物、成方制剂和单味制剂均统计在内；氮含量测定法归入滴定分析法；氨基酸分析仪测定归入 HPLC 法。

第一节　常用含量测定方法

PPT

一、化学分析法

化学分析法包括重量分析法和滴定分析法。化学分析法所用仪器简单，结果准确性高，相对误差一般在 ±0.2% 以内，主要用于测定中药中含量较高的一些成分，如总生物碱类、总酸类、总皂苷及矿物药等。但其灵敏度低，对于微量成分的测定缺乏准确性，此外操作繁琐，耗时长，专属性不高。在测定前一般需将样品经提取、分离、净化、富集、衍生化或消化等手段进行处理。

（一）重量分析法

1. 基本原理　重量法是称取一定重量的试样，用适当的方法将待测组分与试样中的其他组分分离后，转化成一定的称量形式称重，从而求得该组分含量的方法。可分为挥发法、萃取法和沉淀法。其中，挥发法可用于测定试样中具有挥发性或可转化为挥发性的物质，利用加热或其他方法使挥发性组分气体逸出或用适量已知重量的吸收剂吸收至恒重，称量试样减少的重量或试剂增加的重量，计算该组分的含量。《中国药典》2020 年版（一部）中干燥失重测定、水分测定、灰分测定、灼烧、炽灼残渣测定等均采用此法。萃取法根据被测组分在互不相溶的两相溶剂中溶解度的不同而直接分离精制的组分。如《中国药典》2020 年版（一部）收载的地奥心血康胶囊中甾体总皂苷的含量测定、昆明山海棠片中总生物碱的含量测定。沉淀法是利用沉淀反应，将待测组分转化成难溶化合物的形式从试样中分离出来，析出的沉淀经过滤、洗涤、烘干和灼烧，转化为可供最后称量的化学组成，然后计算百分含量的方法。如《中国药典》2020 年版（一部）中玄明粉、芒硝、西瓜霜中硫酸钠的含量测定。沉淀法待测组分百分含量（$x\%$）计算公式如式（6－1）所示。

$$x\% = \frac{m'F}{m_s} \times 100\% \qquad (6-1)$$

式中，m' 为沉淀的质量；m_s 为试样质量；F 为换算因子，即被测组分的摩尔质量及其化学计量分数乘积与称量形式的摩尔质量及其化学计量分数乘积之比。

2. 应用示例

例 6－1　地奥心血康胶囊中甾体总皂苷的含量测定（重量法）

取装量差异项下的本品内容物，混合均匀，取适量（约相当于甾体总皂苷元 0.12g），精密称定，置 150ml 圆底烧瓶中，加硫酸 40% 乙醇溶液（取 60ml 硫酸，缓缓注入适量的 40% 乙醇溶液中，放冷，加 40% 乙醇溶液至 1000ml，摇匀）50ml，至沸水浴中回流 5 小时，放冷，加水 100ml，摇匀，用 105℃ 干燥至恒重的 4 号垂熔玻璃坩埚滤过，沉淀用水洗涤至滤液不显酸性，105℃干燥至恒重，计算，即得。

例 6－2　芒硝中硫酸钠的含量测定（重量法）

取芒硝约 0.3g，精密称定，加水 200ml 溶解后，加盐酸 1ml，煮沸，不断搅拌，并缓缓加入热氯化钡试液（约 20ml），至不再生成沉淀，置水浴上加热 30 分钟，静置 1 小时，用无灰滤纸或称定重量的古氏坩埚滤过，沉淀用水分次洗涤，至洗液不再显氯化物的反应，干燥，并炽灼至恒重，精密称定，与 0.6086 相乘，即得供试品中含有硫酸钠的重量。

（二）滴定分析法

滴定分析法包括酸碱滴定法、沉淀滴定法、氧化还原滴定法和配位滴定法。在《中国药典》2020 年版（一部）中，使用酸碱滴定法的品种如颠茄草中总生物碱的测定，山楂中总有机酸的测定，硫黄中硫含量测定等。具有氧化还原性质的物质如百令胶囊、乌灵胶囊中甘露醇类、云芝中多糖、雄黄中总砷、皂矾中硫酸亚铁、轻粉中氯化亚汞、昆布中碘、磁石中铁含量的测定等可采用氧化还原滴定法测定；可形成沉淀的物质如朱砂中硫化汞、红粉中氧化汞可使用沉淀滴定法测定；紫石英中氟化钙、炉甘石中氧化锌、白矾中硫酸铝钾、石决明、蛤壳、牡蛎中碳酸钙测定可使用配位滴定法测定。

1. 计算原理　滴定分析法通常将标准溶液滴加到待测物质溶液中，直到二者按反应式化学计量关系恰好反应完全为止，通过标准溶液的体积和浓度计算待测组分含量。其含量（m_A，单位为 g）为：

$$m_A = \frac{a}{t} c_T V_T M_A \quad (6-2)$$

式中，a、t 为滴定剂和待测物质的反应系数，c_T 和 V_T 为滴定剂的物质的量浓度（mol/L）和体积（L），M_A 为待测物质 A 的摩尔质量。滴定分析中的体积常以 ml 为单位，则式（6－2）可写为：

$$m_A = \frac{a}{t} c_T V_T \frac{M_A}{1000} \quad (6-3)$$

对于质量为 m_s（g 或 mg）的供试品，待测成分百分含量（$x\%$）计算公式为：

$$x\% = \frac{a}{t} c_T V_T \frac{M_A}{1000 m_s} \times 100\% = \frac{T V_T}{m_s} \times 100\% \quad (6-4)$$

式中，T 为滴定度（g/ml 或 mg/ml），$T = \frac{a}{t} c_T \frac{M_A}{1000}$。 (6－5)

当滴定剂的实际浓度与规定浓度有差异时，待测成分百分含量（$x\%$）可按式（6－6、6－7）计算：

$$x\% = \frac{T V_T F}{m_s} \times 100\% \quad \left(\text{化学因数 } F = \frac{\text{实际浓度}}{\text{规定浓度}}\right) \quad (6-6、6-7)$$

采用返滴定法，待测成分的百分含量（$x\%$）为：

$$x\% = \frac{T \times F \times (V_0 - V)}{W} \times 100\% \quad (6-8)$$

式中，T 为第一种滴定剂相对被测物质的滴定度；F 为第二种滴定液的浓度校正因子；V_0 为空白溶液消耗第二种滴定液的体积（ml）；V 为供试品溶液消耗第二种滴定液的体积（ml）。

2. 应用示例

例 6－3　山楂中总有机酸含量测定（酸碱滴定法）

取本品细粉约 1g，精密称定，精密加入水 100ml，室温下浸泡 4 小时，时时振摇，滤过。精密量取续滤液 25ml，加水 50ml，加酚酞指示液 2 滴，用氢氧化钠滴定液（0.1mol/L）滴定，即得。每 1ml 氢氧化钠滴定液（0.1mol/L）相当于 6.404mg 的枸橼酸（$C_6H_8O_7$）。本品按干燥品计算，含有机酸以枸橼酸（$C_6H_8O_7$）计，不得少于 5.0%。

例 6－4　朱砂中硫化汞含量测定（沉淀滴定法）

取本品粉末约 0.3g，精密称定，置锥形瓶中，加硫酸 10ml 与硝酸钾 1.5g，加热使溶解，放冷，加水 50ml，并加 1% 高锰酸钾溶液至显粉红色，再滴加 2% 硫酸亚铁溶液至红色消失后，加硫酸铁铵指示液 2ml，用硫氰酸铵滴定液（0.1mol/L）滴定。每 1ml 硫氰酸铵滴定液（0.1mol/L）相当于 11.63mg 的硫化汞（HgS）。本品含硫化汞（HgS）不得少于 96.0%。

二、光谱分析法

（一）紫外－可见分光光度法

紫外－可见分光光度法是通过测定被测物质在特定波长处的吸光度，确定物质含量的方法。该法具有灵敏度高、精密度好、操作简便等优点。

1. 基本原理　当一束平行单色光穿过被测物质溶液时，在一定浓度范围内吸光度与溶液的浓度和液层的厚度成正比，即满足 Lambert－Beer 定律：

$$A = Ecl \quad (6-9)$$

式中，A 为吸光度；E 为测定波长处的吸收系数，在中药分析中常采用百分吸收系数（$E_{1cm}^{1\%}$），即当溶液浓度为 1%（g/100ml）、液层厚度为 1cm 时的吸光度数值；c 为溶液浓度，常用单位为 g/100ml；l 为液层厚度，单位为 cm。

2. 对供试品和测定条件要求

（1）供试品　紫外－可见分光光度法要求被测成分或者经显色反应后的产物对紫外－可见光有选择性吸收，大多数试样均可采用此法进行含量测定。由于中药样品成分复杂，不同组分的紫外吸收光谱彼此重叠，而光吸收定律具有加和性，因此使用紫外－可见分光光度法对中药进行含量测定时，通常测定的是多个成分的总含量，如总生物碱、总黄酮、总皂苷、总多糖等。为排除其他组分的干扰，测定前必须采用适当的提取、分离等手段来纯化样品。同时，为避免试样基体或者试剂的干扰，应选择合适的试样空白和试剂空白进行空白扣除。

（2）测定条件　在紫外－可见分光光度法（通则 0401）中，溶剂的选择非常重要。含有杂原子的有机溶剂，通常有很强的末端吸收。因此，当作溶剂使用时，它们的使用范围均不能小于截止波长。例如甲醇、乙醇的截止波长为 205nm。另外，当溶剂不纯时，也可能增加干扰吸收。因此，在测定供试品前，应先检查所用的溶剂在供试品待测波长附近是否符合要求，即将溶剂置 1cm 石英吸收池中，以空气为空白（即空白光路中不置任何物质）测定其吸光度。溶剂和吸收池的吸光度，在 220 ~ 240nm 范围内不得超过 0.40，在 241 ~ 250nm 范围内不得超过 0.20，在 251 ~ 300nm 范围内不得超过 0.10，在 300nm 以上时不得超过 0.05。对紫外－可见分光光度计尚还有波长校正、吸光度的准确度和杂散光的检查等要求。

3. 定量方法　紫外－可见分光光度法进行含量测定时，按照测定波长不同，分为单波长光度法和计算分光光度法。在中药分析中，以单波长光度法应用最多。对某单一成分进行测定时，选择被测成分的最大吸收波长（λ_{max}）作为测定波长进行测定。对某一类成分进行测定时，其总含量通常以某种对照品为参照，因此测定波长通常为对照品的最大吸收波长。为减小测量误差，吸光度值应控制在 0.3 ~ 0.7 之间。

单波长光度法用于含量测定的方法一般有吸收系数法、标准曲线法和对照品比较法三种。

（1）吸收系数法　如果被测成分在规定波长处的吸收系数（$E_{1cm}^{1\%}$）已知，可采用吸收系数法通过测定被测成分在该波长下的吸光度（A）计算其含量。

$$c = \frac{A}{E_{1cm}^{1\%} l} \tag{6-10}$$

该法操作简便，无需对照品，但在使用该法时，吸收系数应大于 100，测定条件应与手册或文献中一致，并注意仪器的校正和检定，以保证测量结果的准确性。由于对测量条件、测量仪器要求较高，因此应用较少，通常在难以获得对照品时使用。

例 6－5　紫草中羟基萘醌总色素含量测定（吸收系数法）

取本品适量，在 50℃ 干燥 3 小时，粉碎（过三号筛），取约 0.5g，精密称定，置 100ml 量瓶中，加乙醇至刻度，4 小时内时时振摇，滤过。精密量取续滤液 5ml，置 25ml 量瓶中，加乙醇至刻度，摇匀。照紫外－可见分光光度法，在 516nm 波长处测定吸光度，按左旋紫草素的百分吸收系数 242 计算。

（2）标准曲线法　先配制一系列不同浓度的对照品溶液，然后在相同条件下测定吸光度，以吸光度为纵坐标，以浓度为横坐标绘制标准曲线，并求出其回归直线方程。在相同条件下测定供试品溶液的吸光度，根据标准曲线可求得被测成分的浓度。

使用该法时应注意：标准溶液一般要求 5 ~ 7 个；回归直线方程的相关系数γ不得小于 0.999；供试品溶液的吸光度值应在标准曲线范围内。

此法操作相对麻烦，但可获得较为准确的测量结果，因此在比色法测定中应用最多。在《中国药典》2020 年版（一部）中，平贝母和川贝母中总生物碱，风湿骨痛胶囊中乌头总生物碱，多种药物中总多糖，总皂苷，总黄酮，总酚酸等均采用标准曲线法。

例 6-6 山楂叶中总黄酮（以芦丁计）含量的测定（标准曲线法）

对照品溶液的制备 精密称取在 120℃干燥至恒重的芦丁对照品 25mg，置 50ml 量瓶中，加乙醇适量，超声处理使溶解，放冷，加乙醇至刻度，摇匀。精密量取 20ml，置 50ml 量瓶中，加水至刻度，摇匀，即得（每 1ml 中含无水芦丁 0.2mg）。

标准曲线的制备 精密量取对照品溶液 1ml、2ml、3ml、4ml、5ml、6ml，分别置 25ml 量瓶中，各加水至 6ml，加 5% 亚硝酸钠溶液 1ml，摇匀，放置 6 分钟，加 10% 硝酸铝溶液 1ml，摇匀，放置 6 分钟，加氢氧化钠试液 10ml，再加水至刻度，摇匀，放置 15 分钟，以相应试剂为空白，立即照紫外-可见分光光度法（通则 0401），在 500nm 的波长处测定吸光度，以吸光度为纵坐标，浓度为横坐标，绘制标准曲线。

测定法 取本品细粉约 1g，精密称定，置索氏提取器中，加三氯甲烷加热回流提取至提取液无色，弃去三氯甲烷液，药渣挥去三氯甲烷，加甲醇继续提取至无色（约 4 小时），提取液蒸干，残渣加稀乙醇溶解，转移至 50ml 量瓶中，加稀乙醇至刻度，摇匀，作为供试品贮备液。取供试品贮备液，滤过，精密量取续滤液 5ml，置 25ml 量瓶中，加水稀释至刻度，摇匀。精密量取 2ml，置 25ml 量瓶中，照标准曲线制备项下的方法，自“加水至 6ml”起依法测定吸光度，从标准曲线上读出供试品溶液中芦丁的重量，计算，即得。

本品按干燥品计算，含总黄酮以无水芦丁（$C_{27}H_{30}O_{16}$）计，不得少于 7.0%。

（3）对照品比较法 在相同的条件下配制对照品溶液和供试品溶液，在规定的波长处测定二者的吸光度，根据式（6-11）可计算出待测样品的浓度。

$$c_{样} = \frac{c_{对照品} \cdot A_{样}}{A_{对照品}} \tag{6-11}$$

使用该法时应注意：对照品溶液和供试品溶液的制备应平行操作，且对照品溶液的浓度应在供试品溶液中待测组分浓度的 100% ±10% 之间。

在《中国药典》2020 年版（一部）中，黄杨宁片中环维黄杨星 D，产复康颗粒中总生物碱，华山参中总生物碱，淫羊藿中总黄酮等含量测定采用对照品比较法。

例 6-7 淫羊藿中总黄酮的测定（对照品比较法）

对照品溶液的制备 精密称定淫羊藿苷对照品适量，加甲醇制成每 1ml 含 10μg 的溶液，作为对照品溶液。

供试品溶液的制备 取本品叶片，粉碎过三号筛，取约 0.2g，精密称定，置具塞锥形瓶中，精密加入稀乙醇 20ml，称定重量，超声处理（功率 400W，频率 50kHz）1 小时，放冷，再称定重量，用稀乙醇补足减失的重量，摇匀，滤过，取续滤液，精密量取续滤液 0.5ml，置 50ml 量瓶中，加甲醇至刻度，摇匀，作为供试品溶液。

测定法 分别取供试品溶液和对照品溶液，以相应试剂为空白，照紫外-可见分光光度法（通则 0401），在 270nm 波长处测定吸光度，计算，即得。

本品按干燥品计算，叶片含总黄酮以淫羊藿苷（$C_{33}H_{40}O_{15}$）计，不得少于 5.0%。

（二）荧光分析法

荧光分析法用于测量本身具有荧光或者能转化为荧光衍生物的物质，具有灵敏度高、操作简便的优点。

1. 基本原理　对某一固定液层厚度的荧光物质的稀溶液，在一定波长和一定强度的激发光照射下，所产生的荧光强度（F）和溶液中荧光物质的浓度（c）呈正比，即满足下面公式：

$$F = Kc \tag{6-12}$$

该式是利用荧光光谱法进行定量分析的依据。

2. 对供试品和测定条件的要求　能发射荧光的物质通常是具有刚性平面结构的共轭体系，在紫外－可见范围内具有强吸收，多具有芳香环或杂环。共轭体系越大，刚性平面越大，则荧光强度越强。在中药中，蛋白质和酶、部分甾体、黄酮、香豆素、蒽醌和生物碱类物质等，可用荧光法直接测定或经过衍生后用荧光法测定。由于中药成分复杂，大多需要经过提取分离后再进行荧光测定，因此荧光分析法经常与薄层色谱、高效液相色谱联用进行含量测定。

环境对试样的荧光强度具有较大的影响，如溶剂不纯会带入较大误差，应先做空白检查，必要时蒸馏后再用；溶液中的悬浮物对光有散射作用，必要时，用垂熔玻璃滤器滤过或离心法除去；溶液中的溶解氧会降低荧光，必要时在测定前除氧。温度、pH 等均对荧光强度有影响，应严格控制。

3. 定量方法

（1）标准曲线法　荧光分析一般采用标准曲线法。与紫外－可见分光光度法相似，只是以荧光强度为纵坐标，以对照品浓度为横坐标绘制标准曲线，由标准曲线计算出供试品中荧光物质的含量。

为使仪器灵敏度定标准确，在测定前，用一定浓度的对照品溶液校正仪器的灵敏度。然后测定一系列对照品溶液的荧光强度（R_r），扣除空白溶液的荧光强度（R_{rb}）后，以（$R_r - R_{rb}$）对浓度绘制标准曲线。在相同的条件下测定供试品溶液及其空白溶液的荧光强度，根据标准曲线计算供试品的浓度。

对于易被光分解或弛豫时间较长的品种，为使仪器灵敏度定标准确，可选择一种激发光和发射光波长与供试品近似但对光稳定的物质作为基准溶液校正仪器的灵敏度。如蓝色荧光可用硫酸奎宁的稀硫酸溶液，黄绿色荧光可用荧光素钠水溶液，红色荧光可用罗丹明 B 水溶液等。

（2）比例法　当荧光强度与浓度线性关系良好时，可在每次测试前，用一定浓度的对照品溶液校正仪器的灵敏度，然后在相同的条件下，分别读取对照品溶液及其试剂空白的荧光强度（R_r和 R_{rb}）与供试品溶液及其试剂空白的荧光强度（R_x和 R_{xb}），用下式计算：

$$c_x = \frac{R_x - R_{xb}}{R_r - R_{rb}} \times c_r \tag{6-13}$$

式中，c_x为供试品溶液浓度，c_r为对照品溶液浓度。

荧光分光光度法中荧光强度与浓度的线性范围较窄，（$R_x - R_{xb}$）/（$R_r - R_{rb}$）应控制在 0.5～2 之间，如若超过，应调整溶液浓度后再测。

4. 应用示例

例 6－8　荧光光谱法测定香椿叶中总黄酮含量

对照品溶液的制备　准确称取芦丁对照品 10mg，用浓度为 50% 的乙醇溶液溶解并定容于 100ml 的容量瓶中，即配成浓度为 100μg/ml 的芦丁对照品溶液。准确吸取对照品溶液 0ml，1ml，2ml，3ml，4ml，5ml，分别置于 5 只 25ml 容量瓶中，加入 10% 的 $Al(NO_3)_3$溶液 4ml、pH 值为 4.0 的乙酸－乙酸钠缓冲溶液 2.5ml，用 50% 的乙醇溶液定容至刻度，摇匀。

供试品溶液的制备　准确称取香椿叶样品 0.5g，置于小烧杯中，用 50% 的乙醇水溶液 20ml 浸泡 24 小时后，在温度为 65℃，超声萃取 45 分钟，连续萃取 2 次，过滤后用 50% 的乙醇溶液定容至 100ml。吸取样品溶液 1ml，置于 50ml 容量瓶中，加入 10% 的 $Al(NO_3)_3$溶液 4ml、pH 值为 4.0 的乙酸－乙酸钠缓冲溶液2.5ml，用50%的乙醇溶液定容至刻度，摇匀。

测定法　在激发光谱带宽为2.5nm，发射光谱带宽为5nm，激发波长437nm，发射波长534nm的条件下，测定芦丁标准工作溶液的荧光强度，以荧光强度对相应的浓度作图，绘制标准曲线，然后在相同的条件下测定样品溶液的荧光强度，再用回归方程求出含量。

（三）原子吸收分光光度法

原子吸收分光光度法常用于中药中Ca、Fe、Zn、Cu、Mn、Se、Pb、Hg、Cd、As等元素的测量，是中药有害元素及低含量矿物药测定的常用方法。该法灵敏度高、选择性好、操作简便、测定范围广，但存在线性范围窄、测定不同元素需要不同光源等不足之处。

1. 基本原理　原子吸收分光光度法的测量对象是呈原子状态的金属元素和部分非金属元素。当待测元素灯发出的特征谱线通过供试品经原子化产生的原子蒸气时，谱线被基态原子吸收，辐射光强度减弱，通过测定辐射光强度减弱的程度，求出供试品中待测元素的含量。当原子蒸气的厚度固定时，吸光度A和被测组分的浓度c呈线性关系，即：

$$A = K'c \qquad (6-14)$$

式中，K'为比例系数，该式是原子吸收分光光度法的定量公式。

2. 对供试品和试剂的要求　用于进行原子吸收分光光度法分析的供试品测试前，常需进行消化处理。所使用的水，通常为去离子水，各种酸试剂通常选优级纯，以免试剂中的微量金属离子产生干扰。配制标准溶液的标准物质应选用基准试剂。

3. 定量方法　原子吸收分光光度法定量的方法有标准曲线法、标准加入法和内标法。

（1）标准曲线法　标准曲线法是应用最多的一种定量方法。在仪器推荐的浓度范围内，配制含待测元素的对照品溶液至少5份，浓度依次递增，并分别加入各品种项下制备供试品溶液的相应试剂，同时以相应试剂制备空白对照溶液。将仪器按规定启动后，依次测定空白对照溶液和各浓度对照品溶液的吸光度，以每一浓度3次吸光度读数的平均值为纵坐标，以相应浓度为横坐标，绘制标准曲线。然后测定供试品溶液的吸光度，取3次读数的平均值，从标准曲线上查得相应的浓度，计算元素的含量。

例6-9　健脾生血颗粒中硫酸亚铁含量测定

【处方】党参45g　茯苓45g　炒白术27g　甘草13.5g　黄芪22.5g　山药54g　炒鸡内金22.5g
醋龟甲13.5g　山麦冬45g　醋南五味子27g　龙骨13.5g　煅牡蛎13.5g　大枣22.5g
硫酸亚铁（$FeSO_4 \cdot 7H_2O$）20g

对照品溶液的制备　取铁单元素标准溶液适量，用水稀释成每1ml含铁100μg的溶液，作为标准溶液。精密量取标准溶液1.0ml、1.5ml、2.0ml、2.5ml和3.0ml，分别置25ml量瓶中，用水稀释至刻度，摇匀，即得。

供试品溶液的制备　取装量差异项下的本品，混匀，取适量，研细，取1g，精密称定，置100ml量瓶中，用水溶解并稀释至刻度，摇匀，滤过，精密量取续滤液5ml，置25ml量瓶中，加水至刻度，摇匀，即得。

测定法　取对照品溶液与供试品溶液，照原子吸收分光光度法（通则0406第一法），在248.3nm的波长处测定，计算，即得。

本品每1g含硫酸亚铁（$FeSO_4 \cdot 7H_2O$）以铁（Fe）计，应为3.6~4.6mg。

（2）标准加入法　取同体积按各品种项下规定制备的供试品溶液4份，分别置于4个同体积的量瓶中，除1号量瓶外，其他量瓶分别精密加入不同浓度的待测元素对照品溶液，分别用去离子水稀释至刻度，制成从零开始递增的一系列溶液。将仪器按规定启动后，测定吸光度。将吸光度读数与相应的待测元素加入量作图，延长此直线与含量轴的延长线相交，此交点与原点的距离即相当于供试品溶液取用量中待测元素的含量，如图6－1所示。再以此计算供试品中待测元素的含量。

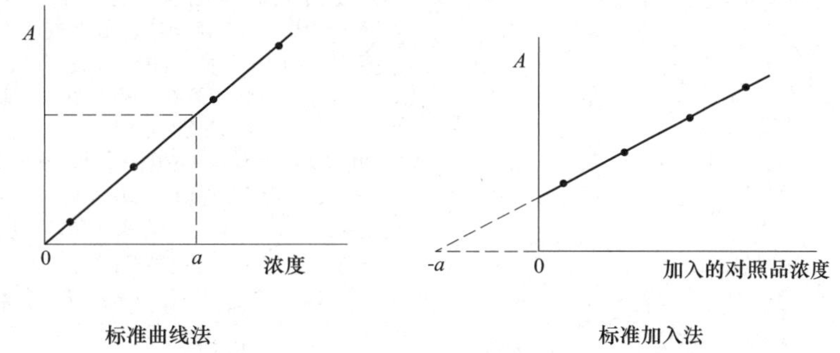

图6－1　原子吸收分光光度法各定量方法的图示

此法适用于试样基体干扰较大，又没有纯净的基体空白，或者测定纯物质中极微量的元素时。使用标准加入法时应注意：①被测元素的浓度应在通过原点的标准曲线线性范围内，最少采用四个点（包括不加标准溶液的试样溶液）作外推曲线；②斜率不能太小；③此法可扣除基体的干扰，但不能扣除背景的干扰，因此必须进行试剂空白等背景的扣除。

三、色谱分析法

（一）高效液相色谱法 微课1

高效液相色谱法是目前中药含量测定最常用的方法。

1. HPLC实验条件的选择

（1）色谱柱及固定相

①色谱柱的种类　HPLC色谱柱按用途可分为分析柱和制备柱；按固定相的颗粒大小可分为常规柱和超高效液相柱（UPLC），UPLC的分离效率高，分析速度快。

②固定相的种类　高效液相色谱的固定相种类可分为吸附剂和化学键合相。其中化学键合相是高效液相色谱法最常使用的固定相，常见的键合相种类及其适用范围见表6－2。对固定相的选择无明确的规律可循，但大多数药物可采用反相色谱柱分离，以十八烷基硅烷键合硅胶最为常用。对于易电离的样品可采用离子交换色谱或离子对色谱进行分离。

表6－2　高效液相色谱法常用键合相种类及其适用范围

固定相名称	常用键合官能团结构	适用范围
硅胶	无	正相色谱分析
氰基柱	—$(CH_2)_3CN$	可用于正相或反相色谱分析。正相类似于硅胶吸附剂，但溶质保留比硅胶低；反相适用于分离极性相对较强的样品
氨基柱	—$(CH_2)_3NH_2$	可用于正相色谱、反相色谱及阴离子交换色谱。《中国药典》2020年版（一部）山豆根中苦参碱、使君子中胡芦巴碱、鲜益母草胶囊中盐酸水苏碱含量测定采用氨基柱
C_{18}	—$(CH_2)_{17}CH_3$	反相色谱和离子对色谱，适用于大部分非极性到极性样品，《中国药典》2020年版（一部）HPLC法中95%以上使用C_{18}键合相

续表

固定相名称	常用键合官能团结构	适用范围
C_8	$—(CH_2)_7CH_3$	反相色谱和离子对色谱，适于分离中等极性到极性的样品，与 C_{18} 相比，疏水作用弱，适于极性略强的样品和分子较大的样品。《中国药典》2020 年版（一部）土荆皮中土荆皮乙酸、甘遂中大戟二烯醇、辛夷中木兰质素、罂粟壳中吗啡含量测定采用辛基硅胶键合相
苯基	$—(CH_2)_3C_6H_5$	反相色谱，与 C_8 分析效果相似，但对带苯环的试样有更高的选择性，《中国药典》2020 年版（一部）忍冬藤中马钱苷、金银花中木犀草苷的测定采用苯基硅胶键合相
阳离子交换柱	$—(CH_2)_3C_6H_5SO_3Na$	阳离子交换色谱，适用于阳离子样品，《中国药典》2020 年版（一部）益母丸中盐酸水苏碱的含量测定采用强阳离子交换柱
阴离子交换柱	$—(CH_2)_3C_6H_5CH_2N(CH_3)_3Cl$	阴离子交换色谱，适用于阴离子样品

③色谱柱使用注意事项　高效液相色谱柱使用时流动相的方向应与柱上的箭头标示方向一致。通常在室温下使用，为防止室温波动，常通过柱温箱维持恒定温度。使用完毕，应充分进行清洗，尤其是分离过程中使用含有缓冲盐的流动相时，实验完毕后应使用含水量较高的流动相充分冲洗，除去色谱柱以及仪器系统中的缓冲盐。色谱柱在保存时应保持填料的润湿状态，按说明书进行密封保存。通常，C_{18} 在甲醇或乙腈中保存。

（2）流动相及洗脱方式

①流动相种类及注意事项　在 HPLC 中，流动相的调节能显著影响分离效果。在反相色谱中，通常以水为基础溶剂，再加入一定量与水混溶的有机极性溶剂（如甲醇、乙腈等）调节流动相的极性。对于一些易电离的组分，可加入适当 pH 值的缓冲溶液改变样品带电荷的状态，从而改变其保留值。

多数固定相为硅胶基质，当流动相中含有缓冲溶液时，应注意控制缓冲溶液的 pH 值。除特殊色谱柱外，通常 pH 值应控制在 2 ~ 8 之间。当 pH 值大于 8 时，硅胶会发生溶解，当 pH 值小于 2 时，与硅胶相连的化学键合相易水解脱落。

此外，为保护色谱柱和色谱仪器系统，流动相在使用前要求进行脱气和过滤处理。

②洗脱方式　流动相的洗脱方式分为等度洗脱和梯度洗脱，前者是在一个分析周期内流动相的组成保持恒定，适用于组分较少、性质差别不大的样品。后者是在一个分析周期内按一定程序控制流动相的组成（如极性、pH 值或离子强度等），使所有组分都能在合适的条件下获得分离，适合于分组较多、性质差别较大的复杂样品。

（3）检测器

①紫外检测器　紫外检测器是 HPLC 最常用的检测器，包括可变波长型检测器和二极管阵列检测器，具有灵敏度高、线性范围宽、对流速和温度波动不灵敏的优点，可用于梯度洗脱，但只适用于有紫外可见吸收的样品检测，大部分中药可使用此检测器进行检测，使用时应注意流动相的截止波长必须小于检测波长。

②蒸发光散射检测器　蒸发光散射检测器是一种通用的检测器，其工作原理是用载气将色谱流出物引入雾化器进行雾化，其中的流动相被加热的漂移管蒸发除去，而样品组分形成气溶胶，然后进入检测器，在光照射下产生散射光信号，其散射光的强度（I）与组分质量（m）的关系为：

$$I = km^b \tag{6-15}$$

式中，b、k 是与蒸发室温度、雾化气压及流动相性质有关的常数，由于散射光强度与组分质量成对数关系，需要经过对数换算使用，取对数后上式可转换为：

$$\lg I = b\lg m + \lg k \tag{6-16}$$

理论上蒸发光散射检测器可用于挥发性低于流动相的任何样品组分，但由于检测器灵敏度比紫外检测器低，因此主要用于对紫外响应较低的糖类、甾体类、氨基酸等样品的分析。使用时应注意不允许使用含不挥发性盐组分的流动相。

③其他检测器　其他常见的检测器有荧光检测器、示差折光检测器、电化学检测器和质谱检测器等。荧光检测器灵敏度比紫外检测器高，但只适用于能产生荧光或衍生物能产生荧光的物质，常用于氨基酸、多环芳烃、酶及甾体化合物等。示差折光检测器是一种通用型的检测器，利用组分和流动相折光率之差进行检测，但灵敏度低，不能用于痕量分析，此外流动相的组成对基线影响较大，不适合梯度洗脱。电化学检测器则主要用于能氧化、还原的物质，灵敏度高，尤其适用于痕量分析。

2. 系统适用性实验　色谱系统的适用性试验通常包括理论板数、分离度、灵敏度、重复性和拖尾因子五个参数，其中分离度和重复性尤为重要。

（1）理论板数（n）　理论板数用于评价色谱柱的分离效率，其计算公式为式(6－17)。

$$n = 5.54\left(\frac{t_R}{W_{1/2}}\right)^2 \text{或} n = 16\left(\frac{t_R}{W}\right)^2 \tag{6-17}$$

式中，t_R 为保留时间，$W_{1/2}$ 为半峰宽，W 为峰宽。

（2）分离度（R）　用于评价待测组分与相邻共存物或难分离物质之间的分离程度，是衡量色谱系统效能的关键指标。定量分析时，要求待测峰与其他峰、内标峰或特定的杂质对照峰之间有较好的分离度。除另有规定外，待测组分与相邻共存物之间的分离度应大于1.5。分离度的计算公式为式（6－18）。

$$R = \frac{t_{R_2} - t_{R_1}}{(W_1 + W_2)/2} = \frac{2(t_{R_2} - t_{R_1})}{W_1 + W_2} \tag{6-18}$$

式中，t_{R_2} 为相邻两峰中后一峰的保留时间，t_{R_1} 为相邻两峰中前一峰的保留时间，W_2 为后一峰的峰宽，W_1 为前一峰的峰宽。

（3）灵敏度　用于评价色谱系统检测微量物质的能力，通常以信噪比（S/N）来表示。定量测定时，信噪比应不小于10；定性测定时，信噪比应不小于3。系统适用性试验中可以设置灵敏度测试溶液来评价色谱系统的检测能力。

（4）重复性　用于评价连续进样中，色谱系统响应值的重复性能。采用外标法时，通常取各品种项下的对照品溶液，连续进样5次，除另有规定外，其峰面积测量值的相对标准偏差应不大于2.0%；采用内标法时，通常配制相当于80%，100%和120%的对照品溶液，加入规定量的内标溶液，配成3种不同浓度的溶液，分别至少进样2次，计算平均校正因子。其相对标准偏差应不大于2.0%。

（5）拖尾因子（T）　拖尾因子用于评价色谱峰的对称性。为保证分离效果和测量精度，应检查待测峰的拖尾因子是否符合各品种项下的规定。拖尾因子计算公式为：

$$T = \frac{W_{0.05h}}{2d_1} \tag{6-19}$$

式中，$W_{0.05h}$ 为5%峰高处的峰宽，d_1 为峰顶点至峰前沿之间的距离。

除另有规定外，峰高法定量时 T 应在0.95～1.05之间。

3. 定量方法

HPLC定量方法有内标法、外标法、主成分对照法和归一化法。

（1）内标法　内标法分为内标加校正因子法和内标标准曲线法。

内标加校正因子法　按各品种项下的规定，精密称（量）取对照品（R）和内标物质，分别配成溶液，各精密量取适量，混合配成校正因子测定用的对照溶液。取一定量注入仪器，记录色谱图，测量对照品和内标物质的峰面积或峰高，按式（6－20）计算校正因子：

$$f=\frac{f_R}{f_s}=\frac{m_R/A_R}{m_s/A_s}=\frac{A_s/c_s}{A_R/c_R} \quad (6-20)$$

式中，A_s 为内标物质的峰面积或峰高；A_R 为对照品的峰面积或峰高；c_s 为内标物质的浓度；c_R 为对照品的浓度。

再取含有内标物质的供试品溶液，注入仪器，记录色谱图，测量供试品中待测成分和内标物质的峰面积或峰高，按式（6－21）计算含量：

$$c_x=f\frac{A_x}{A_s'}c_s' \quad (6-21)$$

式中，A_x 为供试品的峰面积或峰高；c_x 为供试品的浓度；A_s' 为内标物质的峰面积或峰高；c_s' 为内标物质的浓度。

内标标准曲线法　先配制一系列不同浓度的对照品溶液，其中加入等量的内标物，在相同的条件下，分别测定各浓度下对照品和内标物的峰面积的比值，再以峰面积的比值对对照品的浓度制作标准曲线。再在待测样品中加入相同量的内标物，在完全相同的实验条件下测定，得到待测组分和内标物的峰面积。根据标准曲线计算待测组分的浓度。

采用内标法可避免因样品前处理及进样体积误差对测定结果造成的影响，该法的关键在于内标物的选择。

（2）外标法　外标法分为外标标准曲线法和外标一点法。

外标标准曲线法　通过绘制一系列不同量对照品的峰面积（或峰高）对相应浓度的标准曲线，计算回归方程。然后在完全相同的条件下，测定供试品溶液，根据样品的峰面积（或峰高）及标准曲线回归方程，计算供试品溶液的含量。

外标一点法　当标准曲线通过原点时，可采用外标一点法定量。按各品种项下的规定，精密称（量）取对照品和供试品，配制成溶液，分别精密取一定量，注入仪器，记录色谱图，测量对照品溶液和供试品溶液中待测成分的峰面积（或峰高），按式（6－22）计算含量：

$$c_X=c_R\frac{A_X}{A_R} \quad (6-22)$$

HPLC 外标法定量时，常以定量环或自动进样器进样来避免因微量注射器不易精确控制而引起的进样误差，此时进样量大并且重复性好，因此外标法比内标法更常用。

（3）加相对响应因子的主成分自身对照法　测定杂质含量时，可采用加相对响应因子的主成分自身对照法。精密称（量）取杂质对照品和主成分对照品各适量，配制成不同浓度的相对响应因子测定溶液，经过色谱分析后，分别绘制杂质浓度和主成分浓度对其峰面积的回归曲线，以杂质回归曲线斜率与主成分回归曲线斜率的比计算相对响应因子。当相对响应因子在 0.9～1.1 之间时，可采用不加相对响应因子的主成分自身对照法测定。测定杂质含量时，按照各品种项下规定的杂质限度，将供试品溶液稀释成与杂质限度相当的溶液作为对照溶液，进样，调节检测灵敏度使对照溶液的主成分色谱峰的峰面积约达满量程的 10%～25% 或其峰面积能准确积分。通常含量低于 0.5% 的杂质，峰面积的 RSD 应小于 10%；含量在 0.5%～2% 的杂质，峰面积的 RSD 应小于 5%；含量大于 2% 的杂质，峰面积的 RSD 应小于 2%。然后取供试品溶液和对照溶液适量，分别进样。除另有规定外，供试品溶液的记录时间应为主成分色谱峰保留时间的 2 倍。测量供试品溶液色谱图上各杂质的峰面积，分别乘以相应的相对响应因子后与对照溶液主成分的峰面积比较，计算各杂质含量。

（4）不加相对响应因子的主成分自身对照法　测定杂质含量时，若没有杂质对照品，或相对响应因子可以忽略，可采用不加相对响应因子的主成分自身对照法。同上述（3）法配制对照溶液并调节检测器灵敏度后，取供试品溶液和对照溶液适量，分别进样。除另有规定外，供试品溶液的记录时间应为主成分色谱峰保留时间的 2 倍，测量供试品溶液色谱图上各杂质的峰面积并与对照溶液主成分的峰面积比较，计算杂质含量。

（5）面积归一化法 当样品中所有组分在操作条件下和时间内，都能流出色谱柱，并且对检测器都有响应，可采用归一化法进行计算。按各品种项下的规定，配制供试品溶液，取一定量注入仪器，记录色谱图。测量各峰的面积，按式（6－23）计算各组分的含量。

$$c\% = \frac{m_i}{\sum m_i} \times 100\% = \frac{f_i A_i}{\sum f_i A_i} \times 100\% \qquad (6-23)$$

若各组分校正因子相近，可采用面积归一化法近似计算，即：

$$c\% == \frac{A_i}{\sum A_i} \times 100\% \qquad (6-24)$$

HPLC 法定量时较少使用归一化法，特别是用于杂质检查时，峰面积归一化法测定误差大，通常只用于粗略考察供试品溶液中的杂质含量。除另有规定外，一般不用于微量杂质的检查。

4. 应用示例

例 6－10 二陈丸中橙皮苷含量测定（外标一点法）

【处方】陈皮 250g 半夏（制）250g 茯苓 150g 甘草 75g

色谱条件与系统适用性试验 以十八烷基硅烷键合硅胶为填充剂；以甲醇－醋酸－水（42：4：54）为流动相；柱温为 40°C；检测波长为 283nm。理论板数按橙皮苷计算应不低于 2000。

对照溶液的制备 精密称取橙皮苷对照品约 10mg，置 50ml 量瓶中，用甲醇溶解并稀释至刻度，摇匀，精密量取 2ml，置 10ml 量瓶中，用流动相稀释至刻度，摇匀，即得（每 1ml 含橙皮苷 40μg）。

供试品溶液的制备 取本品适量，研细，取约 1g，精密称定，置索氏提取器中，加石油醚（60～90℃）适量，加热回流 2～3 小时，弃去石油醚液，药渣挥干，加甲醇适量，再加热回流至提取液无色（6～8 小时），放冷，提取液转移至 100ml 量瓶中，用少量甲醇分次洗涤容器，洗涤液并入同一量瓶中，加甲醇至刻度，摇匀，精密量取 3ml，置 10ml 量瓶中，加流动相至刻度，摇匀，即得。

测定法 分别精密吸取对照品溶液和供试品溶液各 10μl，注入液相色谱仪，测定，即得。

本品每 1g 含陈皮以橙皮苷（$C_{28}H_{34}O_{15}$）计，不得少于 10.0mg。

例 6－11 丹参中丹参酮类成分含量测定（一测多评法）

色谱条件与系统适用性试验 以十八烷基硅烷键合硅胶为填充剂；以乙腈为流动相 A，以 0.02% 磷酸溶液为流动相 B，按表 6－3 中的规定进行梯度洗脱；柱温为 20℃；检测波长为 270nm。理论板数按丹参酮 Ⅱ_A峰计算应不低于 60 000。

表 6－3 流动相流程表

时间（分钟）	流动相 A（%）	流动相 B（%）
0～6	61	39
6～20	61→90	39→10
20～20.5	90→61	10→39
20.5～25	61	39

对照品溶液的制备 取丹参酮 Ⅱ_A对照品适量，精密称定，置棕色量瓶中，加甲醇制成每 1ml 含 20μg 的溶液，即得。

供试品溶液的制备　取本品粉末（过三号筛）约0.3g，精密称定，置具塞锥形瓶中，精密加入甲醇50ml，密塞，称定重量，超声处理（功率140W，频率42kHz）30分钟，放冷，再称定重量，用甲醇补足减失的重量，摇匀，滤过，取续滤液，即得。

测定法　分别精密吸取对照品溶液与供试品溶液各10μg，注入液相色谱仪，测定。以丹参酮$Ⅱ_A$对照品为参照，以其相应的峰为S峰，计算隐丹参酮、丹参酮Ⅰ的相对保留时间，其相对保留时间应在规定值的±5%范围之内。相对保留时间及校正因子如表6－4所示。

表6－4　相对保留时间及校正因子

待测成分（峰）	相对保留时间	校正因子
隐丹参酮	0.75	1.18
丹参酮Ⅰ	0.79	1.31
丹参酮$Ⅱ_A$	1.00	1.00

以丹参酮$Ⅱ_A$的峰面积为对照，分别乘以校正因子，计算隐丹参酮、丹参酮Ⅰ、丹参酮$Ⅱ_A$的含量。

本品按干燥品计算，含丹参酮$Ⅱ_A$（$C_{19}H_{18}O_3$）、隐丹参酮（$C_{19}H_{20}O_3$）和丹参酮Ⅰ（$C_{18}H_{12}O_3$）的总量不得少于0.25%。

本例以丹参酮$Ⅱ_A$为对照品，通过丹参酮$Ⅱ_A$与隐丹参酮、丹参酮Ⅰ的函数关系，计算出隐丹参酮、丹参酮Ⅰ的含量。通过一种对照品对多个指标进行控制（一测多评），可以在对照品缺乏或者昂贵的情况下通过测定一个对照品的含量，实现多成分含量的同时测定。在《中国药典》2020年版（一部）中黄连生物碱含量的测定也采用一测多评法。

例6－12　便通胶囊中芦荟苷和松果菊苷含量测定（多指标测定）

【处方】麸炒白术296g　肉苁蓉210g　当归170g　桑椹127g　枳实127g　芦荟65g

芦荟　照高效液相色谱法（通则0512）测定。

色谱条件与系统适用性试验　以十八烷基硅烷键合硅胶为填充剂；以乙腈－水（25∶75）为流动相，检测波长为359nm，理论板数按芦荟苷峰计算不低于5000。

对照品溶液的制备　取芦荟苷对照品适量，精密称定，加20%甲醇制成每1ml含50μg的溶液，即得。

供试品溶液的制备　取装量差异下的本品内容物适量，研细，取约0.2g，精密称定，置具塞锥形瓶中，精密加入甲醇25ml，称定重量，超声处理（功率300W，频率40kHz）30分钟，放冷，再称定重量，用甲醇补足减失的重量，摇匀，滤过，精密量取滤液5ml，置25ml量瓶中，加水至刻度，摇匀，滤过，取续滤液，即得。

测定法　分别精密吸取对照品溶液与供试品溶液各20μl，注入液相色谱仪，测定，即得。

本品每粒含芦荟以芦荟苷（$C_{21}H_{22}O_9$）计，不得少于8.0mg。

肉苁蓉

照高效液相色谱法（通则0512）测定。

色谱条件与系统适用性试验　以辛烷基硅烷键合硅胶为填充剂；以甲醇为流动相A，以1%醋酸溶液为流动相B，按表6－5中的规定进行梯度洗脱，检测波长为332nm；柱温为35℃。理论板数按松果菊苷峰计算应不低于4000。

表 6－5　洗脱流程表

时间（分钟）	流动相 A（%）	流动相 B（%）
0～20	24	76
20～25	24→26	76→74
25～35	26	74
35～40	26→80	74→20
40～45	80	20

对照品溶液的制备　取松果菊苷对照品适量，精密称定，加 50% 甲醇制成每 1ml 含 40μg 的溶液，即得。

供试品溶液的制备　取装量差异下的本品内容物适量，研细，取约 2g，精密称定，置具塞锥形瓶中，精密加入 50% 甲醇 50ml，称定重量，超声处理（功率 300W，频率 40kHz）40 分钟，放冷，再称定重量，用 50% 甲醇补足减失的重量，摇匀，滤过，取续滤液，即得。

测定法　分别精密吸取对照品溶液 5～10μl，供试品溶液 10μl，注入液相色谱仪，测定，即得。

本品每粒含肉苁蓉以松果菊苷（$C_{35}H_{46}O_{20}$）计，不得少于 0.13mg。

（二）气相色谱法

气相色谱法是以载气为流动相的色谱分析方法，主要适用于易挥发、热稳定性好的样品。在中药分析中，主要用于含挥发油及其他挥发性组分的含量测定。具有分析速度快、灵敏度高等优点。

1. 气相色谱的条件选择

（1）色谱柱与固定相　气相色谱柱可分为填充柱和毛细管柱。固定相分为固体吸附剂和液体固定液。中药分析中常用的固体吸附剂多为高分子多孔小球、分子筛等多孔型固定相，用于水分和含羟基（醇）化合物的测定。中药分析中常用的固定液有甲基聚硅氧烷（非极性，如 DB－1）、5% 苯基－95% 甲基聚硅氧烷（弱极性，如 DB－5）、50% 苯基－50% 甲基聚硅氧烷（中等极性，如 DB－17）、聚乙二醇（极性，如 PEG－20M）等。通常根据试样的极性，依据相似相溶的原则来选择固定液的种类。

（2）载气　载气的种类对柱效、柱压和检测器灵敏度会产生影响，氦气、氮气和氢气均可用作载气。中药分析中，氢火焰离子化检测器最常用，因此除另有规定外，常用氮气为载气。

（3）进样方式和进样量　气相色谱法的进样方式分为溶液直接进样和顶空进样。溶液直接进样采用微量注射器、微量自动进样阀等，进样量一般不超过数微升。采用毛细管柱时，一般应采用分流进样以避免进样量过载。顶空进样适用于固体和液体供试品中挥发性组分的分离和测定。

（4）检测器　氢火焰离子化检测器对碳氢化合物响应良好，适合检测大多数的药物，除另有规定外，一般氢火焰离子化检测器用氢气作为燃气，空气作为助燃气，检测器温度一般应高于柱温，并不得低于 150℃，以免水汽凝结，通常为 250～350℃。

（5）温度　气相色谱中气化室、色谱柱和检测器的温度需要准确控制，通常根据色谱柱的温度确定气化室和检测器的温度。色谱柱的温度根据待测试样的沸点确定，对于高沸点的样品（300℃～400℃），柱温 200～250℃；对于 200～300℃的试样，柱温 150℃～180℃；对于沸点 100℃～200℃，柱温选各组分的平均沸点 2/3 左右；对于低沸点的样品，可在室温或 50℃左右进行分析；对于宽沸程的样品，应采用程序升温的方法。

气化室的温度采用样品的沸点或略高于沸点温度（不超过沸点 50℃），以保证样品瞬间气化。检测室的温度通常高于柱温 30℃左右或等于气化室温度，以保证流出物不在检测器中冷凝而污染检测器。

2. 系统适用性试验　除另有规定外，按照高效液相色谱法系统适用性要求。

3. 定量方法　气相色谱的定量方法同高效液相色谱法，有外标法、内标法、归一化法等。此外，还可采用标准溶液加入法，其操作方法及计算如下：

精密称（量）取待测成分对照品适量，配制成适当浓度的对照品溶液，取一定量，精密加入到供试品溶液中，根据外标法或内标法测定含量，再扣除加入的对照品溶液含量，即得供试品溶液中待测成分的含量。

$$\frac{A_{is}}{A_X} = \frac{c_X + \Delta c_X}{c_X} \tag{6-25}$$

$$c_X = \frac{\Delta c_X}{(A_{is}/A_X) - 1} \tag{6-26}$$

式中，c_X 为供试品中组分 X 的浓度；A_X 为供试品中组分 X 的峰面积；Δc_X 为加入的对照品浓度；A_{is}为加入对照品后组分 X 的峰面积。

气相色谱法定量分析时，如果采用手工进样，进样量不易精确控制，并且进样速度、温度对进样量均有影响，因此最好采用内标法定量。如果采用自动进样时，进样重复性较好，可采用外标法定量。当采用顶空进样技术时，由于供试品溶液和对照品溶液处在不同的基质中，可采用标准溶液加入法消除基质效应的影响。

4. 应用示例

例 6－13 马应龙八宝眼膏中冰片的含量测定（内标加校正因子法）

【处方】人工麝香 0. 38g　人工牛黄 0. 38g　珍珠 0. 38g　煅炉甘石 32. 7g　硼砂 1. 2g　冰片 14. 8g　琥珀 0. 15g　硇砂 0. 05g

色谱条件与系统适用性试验　聚乙二醇 20000（PEG－20M）毛细管柱（柱长为 30m，柱内径为 0. 32mm，膜厚度为 1. 0μm），柱温为 140℃。理论板数按水杨酸甲酯峰计算应不低于 8000。

校正因子测定　取水杨酸甲酯适量，精密称定，加环己烷－乙酸乙酯（1∶1）混合溶液使溶解，并稀释成每 1ml 含 0. 3mg 的溶液，摇匀，作为内标溶液；另取冰片对照品约 15mg，精密称定，置 50ml 量瓶中，加内标溶液使溶解并稀释至刻度，摇匀，吸取 1μl，注入气相色谱仪，测定，计算校正因子。

测定法　取马应龙八宝眼膏 0. 2g，精密称定，置 50ml 具塞锥形瓶中，精密加入内标溶液 10ml，密塞，振摇使完全溶解，冰浴 5 分钟，滤过，取续滤液 1μl，注入气相色谱仪，测定，即得。

本品每 1g 含冰片（$C_{10}H_{18}O$）不得少于 10. 0mg。

例 6－14 八角茴香中反式茴香脑的含量测定（外标一点法）

色谱条件及系统适用性试验　聚乙二醇 20000（PEG－20M）毛细管柱（柱长为 30m，柱内径为 0. 32mm，膜厚度为 0. 25μm）；程序升温：初始温度 100℃，以每分钟 5℃的速率升温至 200℃，保持 8 分钟；进样口温度 200℃，检测器温度 200℃。理论塔板数按反式茴香脑峰计算应不低于 30000。

对照品溶液的制备　取反式茴香脑对照品适量，精密称定，加乙醇制成每 1ml 含 0. 4mg 的溶液，即得。

供试品溶液的制备　取本品粉末（过三号筛）约 0. 5g，精密称定，精密加入乙醇 25ml，称定重量，超声处理 30 分钟，放冷，再称定重量，用乙醇补足减失的重量，摇匀，滤过，取续滤液，即得。

测定法　分别精密吸取对照品溶液与供试品溶液各 2μl，注入气相色谱仪，测定，即得。本品含反式茴香脑（$C_{10}H_{12}O$）不得少于 4. 0%。

（三）薄层扫描法

薄层扫描法是在薄层色谱基础上发展起来的一种原位分析方法，指用一定波长的光照射在薄层板上，对薄层色谱中可吸收紫外光或可见光的斑点，或经激发后能发射出荧光的斑点进行扫描，将扫描得到的图谱及积分数据用于鉴别、检查或含量测定的方法。《中国药典》2020 年版（一部）中有 20 多种中药的含量测定采用薄层扫描法。与 HPLC 相比，薄层扫描法实验成本低、流动相选择及更换方便，但准确度和精密度不如 HPLC。

1. 薄层扫描法分类 按照检测方法不同可将薄层扫描法分为薄层吸收扫描法和薄层荧光扫描法。前者用于测定在可见、紫外区有吸收的组分，如九分散、马钱子散中士的宁的测定，大山楂丸中熊果酸的测定；后者适用于有荧光的组分，如芎菊上清丸（水丸）、清胃黄连丸中盐酸小檗碱的测定，枳实导滞丸中橙皮苷的测定。

按照扫描方式不同，可将薄层吸收扫描法分为单波长扫描和双波长扫描两种。单波长扫描法适用于分离度好，背景干扰小的薄层色谱。双波长法测定样品斑点在测定波长和参比波长处的吸光度之差，可减少薄层板的背景干扰，适用于分离度较差、组分间相互干扰的薄层板。

根据扫描时光束的轨迹不同，薄层扫描法可采用线性扫描和锯齿扫描。线性扫描适用于形状规则的斑点扫描，不适合形状不规则、分布不均匀的斑点，主要用于薄层荧光扫描法。锯齿扫描适用于形状不规则或分布不均匀的斑点。

2. 基本原理 在薄层吸收扫描法中，由于薄层板存在比较严重的散射现象，斑点中物质的浓度和吸光度通常不符合 Lamber – Beer 定律，二者之间的关系需要用 Kubelka – Munk 曲线进行描述。该曲线描述了在不同散射参数 SX 条件下，斑点中的物质浓度与吸光度之间的关系。不同的薄层板具有不同的散射参数 SX，如 Merck 厂生产的硅胶板 SX =3，氧化铝板 SX =7，根据散射参数 SX 的值可对曲线进行校直，用校正后的曲线测定吸光度值，并以一定的扫描方式获得色谱峰面积（即斑点吸光度的积分值）。在一定的范围内，峰面积与斑点中物质的量（或点样量）成直线关系，可据此定量。

Kubelka – Munk 理论不适用于薄层荧光扫描法。荧光扫描时无需进行曲线校直，当溶液浓度很稀时（$Ecl \leqslant 0.05$），荧光物质的荧光强度（F）和物质的浓度存在如下关系：

$$F = Kc \tag{6-27}$$

式中，K 为常数。

定量分析时，用荧光强度的积分值（即色谱峰峰面积）代替荧光强度，与斑点中组分的含量进行计算。

3. 定量方法 薄层扫描法的定量方法有外标法、内标法、追加法及回归曲线法等。

（1）外标法 外标法是薄层扫描法最常用的定量方法，要求点样量准确。由于薄层板间差异较大，因此需采用随行标准法，即供试品溶液和对照品溶液交叉点在同一块薄层板上，包括外标一点法和外标两点法。

外标一点法 工作曲线通过原点时，可采用外标一点法定量，即采用一种浓度的对照品溶液，与供试品溶液同板展开后，对比定量，其计算公式为：

$$c = F_1A \tag{6-28}$$

式中，c 为样品的浓度或重量；A 为峰面积；F_1 为直线的斜率。

外标两点法 当工作曲线不过原点时，可用外标两点法校正（必要时还可采用多种浓度校正），即采用两种浓度的对照品溶液（或一种浓度两种点样量），与供试品溶液同板展开后，进行定量，其计算公式为：

$$c = F_1A + F_2 \tag{6-29}$$

式中，c 为样品的浓度或重量；A 为峰面积；F_1 为直线的斜率；F_2 为截距。

外标一点法或两点法均要求点样量准确，为减小误差，需使用定量毛细管，且同一薄层板上的供试品溶液点样不得少于 4 个，对照品溶液每个浓度不得少于 2 个，同时需调整对照品溶液和供试品溶液的浓度及点样量，使其峰面积接近。

多数情况下，薄层扫描法工作曲线不过原点，因此外标两点法更常用。

（2）回归曲线法　回归曲线法是将不同浓度（或不同点样量）的对照品溶液与供试品溶液在同一块薄层板上点样，展开，扫描，由计算机对所测得的峰面积和相应的点样量进行线性或非线性回归，然后计算供试品溶液的含量。

（3）内标法　内标法是选用一个供试品中不含的纯物质作为内标物，分别加入到供试品溶液和对照品溶液中，计算待测组分含量的方法。与外标法类似，应采用随行标准法，根据工作曲线是否过原点，可采用内标一点法或两点法，但在计算时以待测样品与内标物的峰面积比和浓度比代替外标法中的峰面积和浓度。内标法可消除由于点样量不准而产生的误差，但操作复杂，因此应用较少。

4. 应用示例

例 6－15　牛黄中胆酸的含量测定（薄层吸收扫描，外标两点法）

供试品溶液的制备　取牛黄细粉约 0.2g，精密称定，置具塞锥形瓶中，精密加入甲醇 50ml，密塞，称定重量，超声处理 30 分钟，放冷，再称定重量，用甲醇补足减失的重量，摇匀，滤过。精密量取续滤液 25ml，蒸干，残渣加 20% 氢氧化钠溶液 10ml，加热回流 2 小时，冷却，加稀盐酸 19ml，调节 pH 值至酸性，用乙酸乙酯提取 4 次（25ml，25ml，20ml，20ml），乙酸乙酯液均用同一铺有少量无水硫酸钠的脱脂棉滤过，滤液合并，回收溶剂至干，残渣加甲醇溶解，转移至 10ml 量瓶中，加甲醇至刻度，摇匀，作为供试品溶液。

对照品溶液的制备　取胆酸对照品适量，精密称定，加甲醇制成每 1ml 含 0.48mg 的溶液，作为对照品溶液。

测定法　精密吸取供试品溶液 2μl、对照品溶液 1μl 与 3μl，分别交叉点于同一硅胶 G 薄层板上，以异辛烷－乙酸丁酯－冰醋酸－甲酸（8：4：2：1）为展开剂，展至 14～17cm，取出，晾干，喷以 30% 硫酸乙醇溶液，在 105℃ 加热至斑点显色清晰，取出，在薄层板上覆盖同样大小的玻璃板，周围用胶布固定，进行薄层扫描，波长：$\lambda_s = 380nm$，$\lambda_R = 650nm$，测量供试品吸光度积分值与对照品吸光度积分值，计算，即得。

本品按干燥品计算，含胆酸（$C_{24}H_{40}O_5$）不得少于 4.0%。

（四）毛细管电泳法

毛细管电泳法是指以弹性石英毛细管为分离通道，以高压直流电场为驱动力，依据供试品中各组分的淌度（单位电场强度下的迁移速度）和（或）分配行为的差异而实现各组分分离的一种分析方法。该法适合于分析中药中大多数带电荷的样品及部分不带电荷的样品，具有快速、高效、微量等优点，缺点是检测灵敏度低、重现性差。

1. 毛细管电泳法的条件选择

（1）毛细管　通常使用内径 50μm 和 75μm 的弹性石英毛细管，细内径分离效果好，且散热快，焦耳热小，允许施加较高电压，但检测灵敏度较低，且易发生断流现象。未涂层的毛细管在首次使用时，用 1mol/L NaOH 溶液冲洗 30 分钟以上，用于活化硅羟基。两次进样之间用缓冲溶液冲洗即可，若发现分离性能改变，则用 0.1mol/L NaOH 溶液或浓 NaOH 溶液冲洗。

（2）分离模式　根据毛细管中的填充介质不同，毛细管电泳有多种分离模式，在中药分析中常用的模式见表 6－6。

表 6－6　中药分析中毛细管电泳法常用分离模式

分离模式	缩写	说明	适用样品
毛细管区带电泳	CZE	毛细管及缓冲液槽中装有相同的缓冲液	适于分离带电荷的样品，如生物碱、有机酸、核酸、蛋白质多肽类
胶束电动毛细管色谱	MEKC	在 CZE 缓冲液中加入胶束，如十二烷基硫酸钠	引入胶束作为伪固定相，除带电荷样品外，也可分离中性样品
毛细管电色谱	CEC	使用固定相涂敷毛细管内壁或填充毛细管中	将电泳和液相色谱结合，柱效高，分离范围广
毛细管凝胶电泳	CGE	管内填充凝胶介质，用 CZE 缓冲液	用于测定蛋白质、DNA 等大分子物质
非胶毛细管电泳	NGCE	在 CZE 缓冲液中加入高分子构成筛分网络	用于测定蛋白质、DNA 等大分子物质
非水毛细管电泳	NACE	缓冲溶液使用以有机溶剂为主的非水体系	不溶于水或者在水中淌度十分相似难以分离的物质

（3）缓冲溶液　缓冲溶液的种类、浓度和 pH 值对测定结果影响较大。缓冲溶液的种类和浓度影响到焦耳热的大小、电渗流的大小和分离效果的好坏，缓冲溶液的 pH 值影响到样品的带电性质和电渗流的大小。在毛细管区带电泳中，对于带正电荷的样品，低于其 pK_a 的 pH 值均可实现快速分离，而对于带负电荷样品，由于电泳方向与电渗流方向相反，通常采用高 pH 值以增加电渗流速度来加快分离，或者采用负极进样模式。

（4）进样方式　进样方式有压力（加压）进样、负压（减压）进样、虹吸（重力）进样和电动（电迁移）进样等。进样时通过控制压力、高度或电压及时间来控制进样量。采用电动进样时需注意由于样品中不同离子电泳淌度不同，会造成实际进样组成与供试品溶液不同的现象。

（5）电场强度　电渗流的大小与电场强度成正比，增加电场强度可以线性地增加电渗流，提高分析速度，但电场强度过高会降低分离效率同时增加焦耳热，实验中根据分析速度和分离效率选择合适的电场强度。

（6）检测方法　紫外－可见检测器、激光诱导荧光检测器、电化学检测器和质谱检测器均可用作毛细管电泳的检测器。其中以紫外－可见检测器应用最广。

2. 系统适用性　毛细管电泳法的系统适用性测试项目和方法与高效液相色谱法或气相色谱法相同，相关的计算式和要求也相同。

3. 定量分析方法　毛细管电泳的定量方法与其他色谱法相似，有外标法、内标法等，但由于进样方法的限制，目前毛细管电泳进样量小，故定量测定以采用内标法为宜。用加压或减压法进样时，供试品溶液黏度会影响进样体积，应注意保持试样溶液和对照品溶液黏度一致；用电动法进样时，被测组分因电歧视现象和溶液离子强度会影响待测组分的迁移量，也要注意其影响。

例 6－16　葛根芩连方药中小檗碱、药根碱和巴马汀的含量测定

【处方】葛根 1000g　黄芩 375g　黄连 375g　甘草 250g

电泳条件　270A－HT 型高效毛细管电泳仪，未涂层石英毛细管，内径 50μm，总长度 62cm，有效长度 40cm。缓冲溶液：60% 的磷酸盐（60mmol/L，pH 8.0）和 40% 甲醇；分离电压：22kV，压力进样 1 秒；检测波长 254nm，温度 30℃。

供试品溶液的制备　按处方配比取葛根芩连汤各味药饮片，加水 400ml，先煎葛根 20 分钟，余药共煎 30 分钟，煎 2 次，合并，定容至 1000ml，取 2ml，水浴蒸干、研细，得水提物粉末。精密称定水提物粉末 0.05g，加 70% 乙醇超声提取 3 次，每次 15 分钟，离心，上清液置 25ml 量瓶中，加入一定量的苄基三乙基氯化铵溶液作内标，定容，经微孔滤膜过滤得供试品溶液。

对照品溶液的制备　精密称取盐酸小檗碱、盐酸巴马汀、盐酸药根碱对照品于50ml量瓶中，用70%乙醇溶解，定容，即得。

标准曲线绘制　精密量取对照品溶液1ml、2ml、4ml、6ml、8ml于10ml量瓶中，加入内标，定容。进行毛细管电泳分析，测定对照品与内标峰面积，以对照品和内标物的峰面积比对浓度作图，进行线性回归。

测定法　将供试品溶液进行毛细管电泳分析，测定供试品溶液中待测组分峰面积与内标物峰面积比值，根据标准曲线计算，即得。

四、联用技术

（一）气-质联用技术

气-质联用技术是利用气相色谱法对多组分混合物进行分离后，通过适当的接口将样品送入质谱仪，用质谱法进行定性和定量分析的方法。该法具有气相色谱分离能力强、分析速度快的优点，同时兼具质谱定性能力强、灵敏度高、响应速度快的优点。适合于分析沸点低、热稳定性好的化合物。

1. 工作原理　气-质联用仪由气相色谱单元、接口装置和质谱仪三部分组成，用计算机控制仪器和进行综合数据处理。气相色谱单元与普通气相色谱仪相似，但对色谱柱、载气、接口温度等有所要求。通常选用合适的毛细管柱和合适的固定液，要求固定液的流失不得干扰质谱检测。载气通常选电离电位较高的氦气或氢气，接口温度应略低于柱温，且保持接口各部位温度均匀。

接口装置是解决气相色谱和质谱联用的关键部分，起到传输试样，匹配工作气压的作用。在气相色谱部分，样品在高于大气压的载气带动下，在色谱柱中得到分离，通常色谱柱的出口端为大气压。而质谱仪中样品气态分子需要在真空条件下的离子源中转化为气态离子，通过接口可以实现气相色谱仪的大气压工作条件和质谱仪的真空工作条件的连接和匹配。常用的接口装置有直接导入型、分流型和浓缩型。最简单、最常用的方法是使用毛细管柱直接导入型接口。

质谱单元由离子源、质量分析器和检测器组成。在气-质联用仪中离子源通常采用电子轰击源（EI），质量分析器以四级杆质谱居多，离子阱、飞行时间质量分析器也有使用。

2. 定量分析原理　在GC-MS中，数据处理系统获得的数据经分析处理后，可以得到多种信息，包括：总离子流色谱图、质量色谱图、选择离子监测图和质谱图。这些质谱图的峰面积与相应组分的含量成正比，是GC-MS定量的依据。

（1）总离子流色谱图（TIC）　总离子流色谱图相当于色谱图，是以质谱仪得到的总离子流强度为纵坐标，以时间为横坐标得到的图谱。使用总离子流色谱图定量较简单，适合于组成简单、分离度较高的试样。

（2）质量色谱图（MC）　从总离子流色谱图中提取得到某个质量的离子的色谱图，称为质量色谱图。可以通过选择不同质量的离子得到质量色谱图，进行定量分析，这样可以排除一些未分开组分的干扰。

（3）选择离子监测图（SIM）　通过预先选定一种或多种特征质量峰进行检测，获得的离子流强度随时间变化的曲线，称为选择离子监测图。所谓特征离子通常是含有待分析化合物结构特征的离子，可以是分子离子峰，也可以是碎片峰。特征离子可能有多个，通常选丰度较高的离子作为特征离子，但如果该离子与试样中其他组分的特征离子相同或相近，则不能将其作为特征离子，可改用丰度低，但不存在干扰的离子作为特征离子。该方法需根据已知组分的特征离子来设置SIM扫描的离子，进样后用选择离子 SIM 模式采集数据再定量测定。SIM 采集的离子少，灵敏度比全扫描高，特别适合于低含量组分的分析。

3. 定量方法　GC－MS 获得的离子流色谱图，其色谱峰面积和相应组分的含量成正比，因此可根据峰面积对其进行定量分析。定量的方法同色谱法相似，有外标法、内标法等。

（二）液－质联用技术

液－质联用技术（LC－MS）技术是将高效液相色谱和质谱联用的技术，兼具高效液相色谱的高分离能力和质谱法的高灵敏度、高选择性特点，适合于分离大多数的化合物。

1. 工作原理　LC－MS 的工作原理与 GC－MS 相似，待测样品经高效液相色谱法分离后，通过适当的接口去除溶剂，并使组分离子化，然后进入质谱仪的质量分析器，根据质荷比的不同使离子分离，最后经检测器记录得到总离子流色谱、质量色谱图、选择离子监测图等，根据色谱图对样品进行定性分析和定量分析。

LC－MS 由液相色谱单元、接口和质谱单元组成。液相单元与 HPLC 相同，接口单元使用最多的是电喷雾离子源，其次是大气压化学电离源。电喷雾离子源（ESI）是一种软电离源，对于分子量 1000 以下的小分子通常生成单电荷离子，少量化合物有双电荷离子。谱图中主要是准分子离子，很少或没有碎片。大气压化学电离源（APCI）主要产生的是单电荷离子，主要得到的是准分子离子。质谱单元中的质量分析器有四级杆质量分析器、飞行时间质量分析器、离子阱质量分析器等。

2. 高效液相质谱联用（HPLC－MS）分析条件选择

（1）接口　ESI 源主要适合于分析极性强的大分子有机化合物，APCI 源主要适合于中等极性化合物的分析，对于用 ESI 不能产生足够强离子的化合物，可以采用 APCI 方式增加离子产率。

（2）离子模式　根据试样的带电性质可选择正离子模式和负离子模式。正离子模式适合于碱性比基质强［形成$(M+H)^+$］或有足够极性能形成稳定的加和离子的样品，如$(M+Na)^+$、$(M+NH_4)^+$，溶剂为弱酸性以提供足够的质子。负离子模式适合酸性比基质更强，能形成$(M-H)^-$，或有足够的极性去形成稳定的加和离子的样品，如$(M+OAc)^-$，溶剂为弱碱性。

（3）流动相　常用的流动相有水、甲醇、乙腈等，需要调节 pH 值时，应使用甲酸、乙酸、氨水、乙酸铵、碳酸氢铵等挥发性试剂，避免使用磷酸盐及离子对试剂。流动相一般选用色谱纯级别的试剂，流动相的添加剂则应选择分析纯以上的试剂。

（4）样品溶液　样品溶液在进样前必须经过滤处理，盐浓度高的试样必须进行脱盐处理，以免污染管道。未知样品分析时，样品溶液浓度一定要低，遵循从低到高的规律。直接进样时，样品溶液的浓度一般不高于 20μg/ml。

3. 定量分析　LC－MS 与 GC－MS 相似，可以得到总离子流图、质量色谱图、选择离子监测图等，其色谱峰面积和相应组分的含量成正比，因此可根据峰面积对其进行定量分析。定量的方法同色谱法相似，有外标法、内标法等。

（三）电感耦合等离子体质谱法（ICP－MS）

电感耦合等离子体质谱法是利用电感耦合等离子体将待测元素离子化后，按离子的质荷比进行分离，测定各种离子谱峰强度的无机质谱技术。它可以同时测定多种元素，适合于绝大多数的金属元素和部分非金属元素，具有分析速度快、灵敏度高等优点。

1. 工作原理　ICP－MS 由离子源、接口装置和质谱仪三部分组成，如图 6－2 所示。

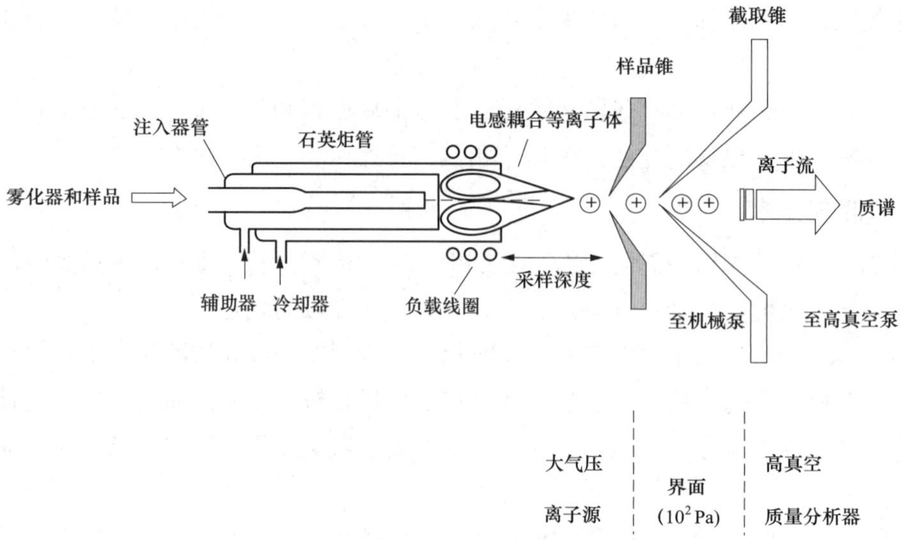

图 6-2 ICP-MS 仪器结构图

（1）等离子体离子源 ICP-MS 的等离子体离子源是由高频电流经感应线圈产生高频电磁场，作用于工作气体（通常用氩气）而形成。等离子体离子源呈火焰状放电，可以达到 7000～10000K 的高温。样品通常通过蠕动泵由载气引入雾化器后形成气溶胶，然后进入 ICP 焰炬中，在高温等离子体中被去溶剂化、汽化解离、原子化和电离，转化成带正电荷的正离子。

（2）接口装置 经 ICP 产生的离子通过接口装置进入质谱仪，接口装置主要包括提取离子的样品锥和截取锥、将离子聚焦的离子透镜组、形成真空系统的机械泵和分子涡流泵。样品通过样品锥后，由于气体压力迅速降低，在样品锥和截取锥之间，产生离子的超声射流，大约 1% 的离子可以通过截取锥进入离子镜。在离子透镜组中，截取透镜具有强的负电势，因此负电子无法通过而被真空抽走，中性粒子不受电场影响继续直行，而正离子被提取并加速。同时 ICP-MS 中，激发态的原子回到基态时所发射的光子也在离子镜中被去除。

（3）质谱 质谱单元由质量分析器和检测器组成。从接口处导入的正离子样品直接进入质量分析器。质量分析器种类有四级杆质谱、双聚焦扇形磁场质谱、飞行时间质谱，其中四级杆质谱使用最多。在质量分析器中按照质荷比不同分离，最后进入检测器。

2. 干扰和校正 干扰大致可分为两类：一类是质谱型干扰，包括同质异位素、多原子离子、双电荷离子等；另一类是非质谱型干扰，包括物理干扰、基体效应、记忆效应等。消除的方法有优化仪器参数、内标校正、干扰方程校正、碰撞反应池技术、稀释校正、标准加入法等。

3. 供试品溶液的制备 对于液体样品，应根据样品的基质、有机物含量和待测元素含量等情况，选用直接分析、稀释或浓缩后分析、消化处理后分析等不同的测定方式。对于固体样品，通常选用合适的消解方法进行处理。供试品消解的常用试剂是酸类，如硝酸、盐酸、硫酸、氢氟酸以及少量过氧化氢等。其中硝酸所引起的干扰最小，应作为首选。所用试剂的纯度应为优级纯以上，水为去离子水。供试品溶液制备时应同时制备试剂空白，标准溶液的介质和酸度应与供试品溶液一致。

4. 定量方法 对于待测元素，目标同位素的选择一般需根据待测样品基体中可能出现的干扰情况，选取干扰少、丰度高的同位素进行测定。某些同位素需采用干扰方程校正，对于干扰不确定的情况可选择多个同位素测定，常用的方法包括标准曲线法（分内标法和外标法）和标准加入法。

（1）外标标准曲线法 如果信号强度随时间或分析顺序变化呈线性关系，可以采用外标漂移校正法，定量依据是信号强度（I）和元素浓度（c）呈线性关系：

$$I = ac + b \qquad (6-30)$$

式中，a 为校正系数，b 为截距。

通常选定4个以上标准溶液建立标准曲线，然后测定供试品溶液，根据标准曲线计算。

（2）内标校正的标准曲线法　内标法是将内标物分别加入到供试品溶液、标准溶液和空白溶液中，根据样品信号（I）与内标信号（I_s）的比值对元素浓度（c）绘制标准曲线，计算回归方程。利用待测元素分析峰信号与内标信号比值，扣除空白试剂后，从标准曲线或回归方程获得相应的浓度，计算待测元素的含量。

使用内标法可有效校正相应信号的波动，因此是最常用的测定方法。内标元素的要求是：待测样品中不含该元素；与待测元素质量数接近；电离能与待测元素电离能相近。内标的加入方法可以在每个样品和标准溶液中分别加入，也可通过蠕动泵在线加入。

（3）标准加入法　当试样组成比较复杂，存在基体效应或者杂质干扰严重时，若标准曲线呈线性并通过原点，可采用标准加入法进行定量，具体定量方法同原子吸收法中标准加入法。

（四）高效液相色谱-电感耦合等离子体质谱联用法

高效液相色谱-电感耦合等离子体质谱联用法（HPLC-ICP-MS）是利用HPLC作为分离工具对不同形态的元素进行分离，然后以ICP-MS作为检测器对不同形态的元素进行检测，根据色谱图的保留时间进行定性分析，根据色谱峰的峰面积或峰高进行定量分析的方法。可用于砷、汞、硒、锑、铅、锡、铬、溴、碘等元素的形态分析。

1. 工作原理　HPLC-ICP-MS由高效液相色谱系统、接口系统、电感耦合等离子体质谱仪三部分组成。

（1）高效液相系统　高效液相系统包括高压输液系统、进样系统和色谱柱等，必要时可配备柱温箱和紫外检测器。应根据所测元素不同形态化合物的性质，选择合适的色谱柱和流动相。最常用的色谱柱为离子交换柱和反相键合相色谱柱，流动相多用甲醇、乙腈、水和无机盐的缓冲溶液。对高电离能元素（砷、硒、溴、碘、汞等）而言，等离子体中心通道若存在一定量的碳，可以显著改善等离子体环境，提高元素灵敏度，特别是对低质量数元素影响尤为显著，因此在流动相中可适当加入一定比例的有机调节剂。当有机调节剂比例较高时（如超过20%甲醇或10%乙腈），需要质谱仪配备专用的进样系统如加配有机加氧通道，采用铂锥，使用有机炬管及有机排废液系统。为使流动相的条件与电感耦合等离子体质谱仪匹配，流动相的流速一般为0.1～1ml/min，流速过大（大于1.5ml/min）时，需考虑柱后分流，流速过小（小于0.1ml/min）时，需考虑在样品溶液通道加入补偿液或采用特制微量雾化器以保证雾化正常。

（2）接口系统　接口系统通常用聚四氟乙烯管将高效液相色谱分离后的样品溶液在线引入电感耦合等离子体质谱仪的雾化器。雾化器应具有高的雾化效率和小的死体积，现多采用具有自提升功能的雾化器如Micromist、PFA等同心雾化器。为适应某些高盐和高有机溶剂组成的流动相，对电感耦合等离子体质谱仪进样系统进行改进并采用小柱径高效液相色谱柱技术是目前接口技术的发展方向。超声雾化器、氢化物发生法、直接注入雾化器、微型同心雾化器、热喷雾雾化器、电热蒸发和液压式高压雾化器等样品导入装置是形态分析中的联用接口技术。

（3）电感耦合等离子体质谱系统　电感耦合等离子体质谱系统与高效液相色谱联用时，应对质谱系统所有条件进行优化以保证灵敏度和精密度。当流动相含有高盐或有机相时，会导致基线漂移、灵敏度下降等问题，应在流动相基体条件下进行仪器调谐的最佳化，必要时，需更换流动相。当流动相中有机相不可避免，超过一定比例时，需更换有机炬管，改用加氧通道和铂锥。当采用梯度洗脱时，流动相的变化将导致不同的基体效应。为保证在各梯度条件下均有最佳灵敏度与抗基质能力，应针对各时间段内进入的流动相分别采用最佳的调谐条件，在一定范围内并在灵敏度允许的条件下也可通过柱后补偿的方法进行改善。

2. 系统适用性实验 系统适用性实验可参照高效液相色谱法对各项参数进行规定，由于电感耦合等离子体质谱仪检测器自身特点，重复性实验误差可放宽至10.0%。

3. 干扰和校正 试验中应充分考虑流动相及样品前处理过程中引入的干扰，采用必要的手段消除干扰。普通样品的干扰可通过优化色谱条件使干扰离子和待测离子形态保留时间错开来避免，如不能避免可采用碰撞反应池模式；流动相含盐时，应以质控样品或对照品溶液回校或采用内标法进行校正。

4. 样品前处理 元素形态分析由于基体复杂，某些元素含量较低，需对样品进行分离和富集等前处理。前处理时需不引起样品中分析元素形态的变化。所用试剂均应为优级纯或更高纯度级别，所用器皿均应用10%～20%硝酸溶液浸泡过夜，再用去离子水洗净并晾干后使用。同时制备试剂空白、对照品溶液的介质应与供试品溶液保持一致，且无明显的溶剂效应。

5. 定量方法 元素形态分析定量方法一般采用标准曲线法，分为外标法和内标法，也可采用标准加入法。

（1）外标法 在选定的工作条件下，测定不少于四个浓度的待测元素不同形态的标准系列溶液，以色谱峰面积或峰高为纵坐标，浓度为横坐标，绘制标准曲线，计算回归方程，相关系数不低于0.99。测定供试品溶液，从标准曲线求出相应的浓度。在同样的分析条件下应进行空白试验，计算时应扣除空白干扰。

（2）内标法 内标法以标准溶液待测元素与内标元素的峰面积（或峰高）比值为纵坐标，浓度为横坐标，绘制标准曲线，计算回归方程，相关系数不低于0.99。测定供试品中待测元素与内标元素的峰面积（或峰高）比值，从标准曲线得到相应的浓度，计算含量。测定时应进行空白实验，计算时扣除空白干扰。内标法可根据实际情况选用以下三种方式。

①加入法 在供试品溶液中加入内标物质，该内标物质应含有待测元素，但是与待测元素的形态不同，能够与待测元素形态完全分离且提取效率一致。

②在线内标实时校正 可采取两种方式，一种是在流动相中加入内标物质，另一种是通过蠕动泵在线加入内标溶液。在线内标实时校正对于每个数据采集点都会有一个内标的信号，校正采用点对点校正，可防止信号漂移带来的准确性问题。内标物质应选择与待测元素质量数和电离能相近的元素，且待测样品中不含该元素。

③阀切换方式 在难以找到合适内标物质时，可考虑在每个样品进样后增加一个内标溶液的进样，作为一种粗略的内标法使用。

（3）标准加入法 标准加入法可有效消除基质效应，由于所有测定样品都具有几乎相同的基体，结果更加准确。标准加入法加入各元素形态的量应接近或稍大于样品中预计量，在此区间选择不少于三个浓度点进行标准曲线的绘制，因此该法需要预先知道被测元素的大概含量，且待测元素在加入浓度范围内呈线性。

第二节 中药质量标准分析方法确认、转移和验证

PPT

一、分析方法确认

分析方法确认是指首次使用法定分析方法时，由现有的分析人员或实验室对分析方法中关键的验证指标进行有选择性的考察，以证明方法对所分析样品的适用性，同时证明分析人员有能力使用该法确定分析方法。

（一）确认过程

分析方法的确认过程，是指应用法定方法对药物及其制剂进行测定时，评价该方法能否达到预期的分析目的。分析人员应具备一定的药物分析经验和知识，经培训后能够理解和执行法定方法。分析方法确认应当由上述分析人员开展，以确保法定方法能够按预期顺利实施。如果法定方法确认失败，并且相关工作人员（或起草人员）未能协助解决失败的问题，也可能是该方法不适用于在该实验室测定待分析的样品。

（二）确认要求

1. 确认原则 分析方法确认一般无需对法定方法进行完整的再验证，但是需要将分析方法验证的指标用于方法的确认。分析方法确认的范围和指标取决于实验人员的培训和经验水平、分析方法种类、相关设备或仪器、具体的操作步骤和分析对象等。分析方法确认的指标和检验项目（鉴别、杂质分析、含量测定等）有关，不同的检验项目，方法确认所需的指标也不同。

2. 考察指标 分析方法确认应包含对影响方法的必要因素的评估，对于中药，方法确认应考虑中药材种类、来源、饮片制法和制剂的生产工艺等因素，从而评价法定方法是否适用于原料药和制剂基质。在原料药和制剂含量测定时，方法专属性是确认法定分析方法是否适用的关键指标。如：在色谱法中，可以用系统适用性的分离度要求进行专属性确认，但是，不同来源的原料药可能含有不同的杂质谱，同时，不同来源的制剂辅料的差异很大，可能会对分析方法产生干扰，也可能生成法定方法中尚未说明的杂质。此外，药物含有不同的辅料、容器组分，这些都可能会影响药物在基质中的回收率，对法定方法具有潜在的干扰。针对上述情况，可能需要更加全面的基质效应评估，以证明该法定方法对于特定药物及其制剂的适用性。其他分析方法确认的指标，如杂质分析的检测限、定量限、精密度也有助于说明法定方法在实际使用条件下的适用性。

3. 确认豁免 如果没有特别说明，《中国药典》收载的通用检测方法无需确认。这些通用检测方法包括但不仅限于干燥失重、炽灼残渣、多种化学湿法和简单的仪器测试（如 pH 值测定法）。然而，首次将这些通用检测方法应用于各品种项下时，建议充分考虑不同的样品处理或溶液制备需求。

二、分析方法转移

分析方法转移，是一个文件记录和实验确认的过程，目的是证明一个实验室（方法接收实验室）在采用另一实验室（方法建立实验室）建立并经过验证的非法定分析方法检测样品时，该实验室有能力成功地操作该方法，检测结果与方法建立实验室检测结果一致。分析方法转移是保证不同实验室之间获得一致、可靠和准确检测结果的一个重要环节，同时也是对实验室检测能力的一个重要评估。

1. 转移类型 分析方法转移可通过多种途径实现。最常用的方法是相同批次均一样品的比对试验

或专门制备用于测试样品的检测结果的比对试验。其他方法包括：实验室间共同验证、接收方对分析方法进行完全或部分验证和合理的转移豁免。分析方法转移实验、转移范围和执行策略制订要依据接收方经验和知识、样品复杂性和特殊性、分析过程的风险评估。

2. 转移要素 为使分析方法转移能够成功进行一般需考虑以下要素，这些要素也可能存在关联性。实施分析方法转移前，转移方应对接收方进行培训，或者接收方需在转移方案批准前进行预实验以发现可能需要解决的问题。转移方和接收方应比较和讨论转移的实验数据以及转移过程的方案偏差。双方应充分讨论转移报告及分析方法中任何必要的更正或者更新，以便能够在接受方重现该方法。

方法转移可选择一个批次样品，因为转移目的与生产工艺无关，是为了评价接收方是否具备使用该方法的能力。

3. 转移方案 分析方法转移前，双方通过讨论达成共识并制订文件形成转移方案。文件要表达双方的一致意愿与执行策略，并包含各方的要求和职责。建议方案要包含以下内容：转移的目的、范围、双方责任、使用的材料和仪器、分析方法、试验设计和在方法转移中使用的可接受标准。根据验证数据和验证过程知识，转移方案应明确需要评价的验证指标和用于评价可接受的转移结果的分析。

4. 转移方法 应详细阐述分析方法的细节并进行明确的指导说明，以保证培训后的分析人员能够顺利实施该方法。方法转移前，为了说明并解决方法转移中的相关问题，转移方和接收方可以召开会议，讨论相关事宜。如果有完整验证或部分验证数据，应同实验实施技术细节一并提供给接收方。在某些情况下，转移现场有参与初始方法开发或验证的人员将有助于方法转移。使用液相色谱或气相色谱时，应明确规定重复次数和进样序列。在进行溶出度试验时，应明确规定每种剂量的试验次数。

5. 转移报告 当分析方法转移成功后，接收方应起草方法转移报告，报告应提供与可接受标准相关的实验结果，确认接收方已具备使用所转移分析方法的资格。应对方案中的所有偏差进行完整记录并说明理由。如果实验结果符合制订的可接受标准，则分析方法转移成功，并且接收方具备了实施该方法的资质。否则不能认为分析方法转移已完成，此时应采取有效的补救措施使其符合可接受标准。

三、分析方法验证 e 微课2

中药质量标准分析方法验证的目的是证明所建立的方法是否适合于相应的检测要求，在建立中药质量标准、变更处方或工艺、修订原分析方法时，均需要对分析方法进行验证。方法验证理由、过程和结果均应记载在药品标准起草说明或修订说明中。

中药质量标准分析方法验证的内容有：准确度、精密度（包括重复性、中间精密度和重现性）、专属性、检测限、定量限、线性、范围、耐用性。应视具体方法拟订验证的内容。

（一）准确度

准确度系指用所建立方法测定的结果与真实值或参考值接近的程度，一般用回收率（%）表示。准确度应在规定的线性范围内测试。

1. 中药化学成分测定方法的准确度 可用已知纯度的对照品进行加样回收率测定，即向已知被测成分含量的供试品中再精密加入一定量的已知纯度的被测成分对照品，依法测定。用实测值（C）与供试品中含有量（A）之差，除以加入对照品量（B）计算回收率。

$$\text{回收率}(\%) = \frac{C - A}{B} \times 100\% \qquad (6-31)$$

在加样回收试验中须注意对照品的加入量与供试品中被测成分含有量之和必须在标准曲线线性范围之内；加入的对照品的量要适当，过小则引起较大的相对误差，过大则干扰成分相对减少，真实性差。

2. 数据要求　在规定范围内，取同一浓度（相当于100%浓度水平）的供试品，用至少6份样品的测定结果进行评价；或设计至少3种不同浓度，每种浓度分别制备至少3份供试品溶液进行测定，用至少9份样品的测定结果进行评价，且浓度的设定应考虑样品的浓度范围。两种方法的选定应考虑分析的目的和样品的浓度范围。应报告供试品取样量、供试品中含有量、对照品加入量、测定结果和回收率（%）计算值，以及回收率（%）的相对标准偏差（RSD%）或置信区间。

样品中待测成分含量和回收率限度关系可参考表6-7。在基质复杂、组分含量低于0.01%及多成分的分析中，回收率限度可适当放宽。

表6-7　样品中待测分含量和回收率限度

待测定成分含量			待测定成分质量分数	回收率限度（%）
（%）	（ppm或ppb）	（mg/g或μg/g）	（g/g）	
100	—	1000mg/g	1.0	98~101
10	100 000ppm	100mg/g	0.1	95~102
1	10 000ppm	10mg/g	0.01	92~105
0.1	1000ppm	1mg/g	0.001	90~108
0.01	100ppm	100μg/g	0.0001	85~110
0.001	10ppm	10μg/g	0.000 01	80~115
0.0001	1ppm	1μg/g	0.000 001	75~120
	10ppb	0.01μg/g	0.000 000 01	70~125

（二）精密度

精密度系指在规定的测试条件下，同一个均匀供试品，经多次取样测定所得结果之间的接近程度。精密度一般用偏差、标准偏差或相对标准偏差表示。涉及定量测定的项目均须验证精密度。精密度验证内容包含重复性、中间精密度和重现性。

1. 重复性　在相同条件下，由同一个分析人员测定所得结果的精密度称为重复性。在规定范围内，取同一浓度（相当于100%浓度水平）的供试品，用至少测定6份的结果进行评价；或设计3种不同浓度，每个浓度各分别制备3份供试品溶液进行测定，用9份样品的测定结果进行评价。

2. 中间精密度　在同一个实验室，不同时间由不同分析人员用不同设备测定结果之间的精密度称为中间精密度，用以考察随机变动因素，如不同日期、不同分析人员、不同设备对精密度的影响。

3. 重现性　在不同实验室由不同分析人员测定结果之间的精密度称为重现性。当分析方法将被法定标准采用时，应进行重现性试验。例如，建立药典分析方法时，通过协同检验得出重现性结果。协同检验的目的、过程和重现性结果均应记载在起草说明中。应注意重现性试验用样品质量的一致性及贮存运输中的环境对该一致性结果的影响，以免影响重现性结果。

4. 数据要求　精密度考察数据要求均应报告标准偏差、相对标准偏差或置信区间。样品中待测成分含量和精密度RSD可接受范围见表6-8。在基质复杂、含量低于0.01%组分的分析中，精密度可接受范围可适当放宽。

表6-8 样品测定中待测成分含量和精密度RSD可接受范围

待测定成分含量 (%)	(ppm 或 ppb)	(mg/g 或 μg/g)	待测定成分质量分数 (g/g)	重复性 (RSDr%)	重现性 (RSDR%)
100	—	1000mg/g	1.0	1	2
10	100 000ppm	100mg/g	0.1	1.5	3
1	10 000ppm	10mg/g	0.01	2	4
0.1	1000ppm	1mg/g	0.001	3	6
0.01	100ppm	100μg/g	0.0001	4	8
0.001	10ppm	10μg/g	0.000 01	6	11
0.0001	1ppm	1μg/g	0.000 001	8	16
	10ppb	0.01μg/g	0.000 000 01	15	32

（三）专属性

专属性系指在其他成分（如杂质、降解产物、辅料等）可能存在下，采用的方法能正确测定被测成分的能力。鉴别试验、杂质检查、含量测定等方法均应考察其专属性。如方法专属性不强，应采用一种或多种不同原理的方法予以补充。

1. 鉴别反应 应能区分可能共存的物质或结构相似化合物。不含被测成分的供试品，以及结构相似或组分中的有关化合物，应均呈阴性反应。

2. 含量测定和杂质测定 采用色谱法和其他分离方法，应附代表性图谱，以说明方法的专属性，并应标明各成分在图中的位置，色谱法中的分离度应符合要求。

在杂质对照品可获得的情况下，对于含量测定，试样中可加入杂质或辅料，考察测定结果是否受干扰，并可与未加杂质或辅料的试样比较测定结果。对于杂质检查，也可向试液中加入一定量的杂质，考察各成分包括杂质之间能否得到分离。

在杂质或降解产物不能获得的情况下，可将含有杂质或降解产物的试样进行测定，与另一个经验证了的方法或药典方法比较结果。也可用强光照射、高温、高湿、酸（碱）水解或氧化等方法进行强制破坏，以研究可能存在的降解产物和降解途径对含量测定和杂质测定的影响。含量测定方法应比对两种方法的结果，杂质检查应比对检出的杂质个数，必要时可采用二极管阵列检测和质谱检测，进行峰纯度检查。

由于中药的复杂性，中药分析含量测定方法验证专属性应重点考察共存组分对被测组分是否有干扰。对于中药制剂，常用阴性对照法，即以不含被测成分的供试品（除去含待测成分药味的阴性制剂）试验说明方法的专属性。

（四）检测限

检测限系指试样中被测物能被检测出的最低量。检测限仅作为限度试验指标和定性鉴别的依据，没有定量意义。常用的方法如下：

1. 直观法 用已知浓度的被测物质，试验出能被可靠地检测出的最低浓度或量。

2. 信噪比法 用于能显示基线噪声的分析方法，即把已知低浓度试样测出的信号与空白样品测出的信号进行比较，计算出能被可靠地检测出的最低浓度或量。一般以信噪比为3∶1时相应浓度或注入仪器的量确定检测限。

3. 基于响应值标准偏差和标准曲线斜率法 按照 $LOD = 3.3\delta / S$ 公式计算。式中，LOD为检测限；δ 为响应值的偏差；S 为标准曲线的斜率。

δ 可以通过下列方法测得：①测定空白值的标准偏差；②标准曲线的剩余标准偏差或截距的标准偏

差来代替。

4. 数据要求　上述计算方法获得的检测限数据须用含量相近的样品进行验证。应附测试图谱，说明测试过程和检测限结果。

（五）定量限

定量限系指试样中被测成分能被定量测定的最低量，其测定结果应符合准确度和精密度要求。对微量或痕量药物分析、定量测定药物杂质和降解产物时，应确定方法的定量限。常用的方法如下：

1. 直观法　用已知浓度的被测物质，试验出能被可靠地定量测定的最低浓度或量。

2. 信噪比法　用于能显示基线噪声的分析方法，即把已知低浓度试样测出的信号与空白样品测出的信号进行比较，计算出能被可靠定量的最低浓度或量。一般以信噪比为 10∶1 时相应浓度或注入仪器的量确定定量限。

3. 基于响应值标准偏差和标准曲线斜率法　按照 $LOQ = 10\delta / S$ 公式计算。式中，LOQ 为定量限；δ、S 的含义与 δ 的获得方法同检测限。

4. 数据要求　上述计算方法获得的定量限数据须用含量相近的实际样品进行验证。应附测试图谱，说明测试过程和定量限结果，包括准确度和精密度验证数据。

（六）线性

线性系指在设计的范围内，测试结果与试样中被测物浓度或质量直接呈正比关系的程度。应在设计的范围内测定线性关系。可用同一对照品贮备液经精密稀释，或分别精密称取对照品，制备一系列对照品溶液的方法进行测定，至少制备 5 个不同浓度水平。以测得的响应信号作为被测物浓度的函数作图，观察是否呈线性，再用最小二乘法进行线性回归。必要时，响应信号可经数学转换，再进行线性回归计算，或者可采用描述浓度 - 响应关系的非线性模型。

数据要求应列出回归方程、相关系数和线性图（或其他数学模型）。

（七）范围

范围系指分析方法能达到一定精密度、准确度和线性要求时的高低限浓度或量的区间。范围应根据分析方法的具体应用及其线性、准确度、精密度结果及要求确定。原料药和制剂含量测定，范围一般为测定浓度的 80% ~120%；制剂含量均匀度检查，范围一般为测定浓度的 70% ~130%，特殊剂型，如气雾剂和喷雾剂，范围可适当放宽；溶出度或释放度中的溶出量测定，范围一般为限度的 ±30%，如规定了限度范围，则应为下限的 -20% 至上限的 +20%；杂质测定，范围应根据初步实际测定数据，拟定为规定限度的 ±20%。如果含量测定与杂质检查同时进行且仅使用 100% 的对照品，线性范围应覆盖杂质的报告水平至规定含量的 120%。

在中药分析中，范围应根据分析方法具体应用及其线性、准确度、精密度结果及要求确定。对于有毒的、具特殊功效或药理作用的成分，其验证范围应大于被限定含量的区间。

（八）耐用性

耐用性系指在测定条件有小的变动时，测定结果不受影响的承受程度，为所建立的方法用于常规检验提供依据。开始研究分析方法时，就应考虑其耐用性，如果测试条件要求苛刻，则应在方法中写明，并注明可以接受变动的范围，可以先采用均匀设计确定主要影响因素，再通过单因素分析等确定变动范围。典型的变动因素有：被测溶液的稳定性、样品提取次数、时间等。高效液相色谱法中典型的变动因素有：流动相的组成和 pH 值、不同品牌或不同批号的同类型色谱柱、柱温、流速等。气相色谱法变动因素有：不同品牌或批号的色谱柱、固定相，不同类型的担体、载气流速、柱温、进样口和检测器温度等。

经试验，应说明测定条件小的变动能否满足系统适用性试验要求，以确保方法有效。

一种分析方法的验证，并非需要对所有指标全面验证，应视具体对象拟定验证内容。选择验证项目应足以证明采用的方法适合于相应的分析要求。

表6－9 分析方法验证项目的选择

项目 指标	鉴别	杂质测定		含量测定 －特性参数 －含量或效价测定
		定量	限度	
专属性①	+	+	+	+
准确度	−	+	−	+
精密度				
重复性	−	+	−	+
中间精密度	−	+②	−	+②
检测限	−	−③	+	−
定量限	−	+	−	−
线性	−	+	−	+
范围	−	+	−	+
耐用性	+	+	+	+

注：①如果一种方法专属性不够，可采用其他分析方法补充。
②已有重现性验证，不需中间精密度验证。
③视具体情况予以验证。

目标测试

答案解析

一、简答题

1. 简述气相色谱法和高效液相色谱法中定量分析的方法有哪些？
2. 简述气相色谱法和高效液相色谱法中定量分析时系统适用性试验有哪些要求？
3. 中药分析进行含量测定时，分析方法验证的项目有哪些？各有什么要求？

二、计算题

1. 止喘灵注射液中总生物碱的含量测定（以麻黄碱计）。精密量取10ml止喘灵注射液，加入1mol/L氢氧化钠溶液0.5ml，然后用三氯甲烷提取4次，合并提取液后精密加入硫酸滴定液（0.01mol/L，T＝3.305mg/ml）10ml和新煮沸的冷水10ml，振摇，加茜素磺酸钠指示液，然后用0.02mol/L氢氧化钠溶液进行滴定，消耗8.10ml氢氧化钠溶液，计算该注射液中总生物碱含量（mg/ml）。

2. 取岩白菜素片0.0204g置50ml量瓶中，加甲醇溶解并稀释至刻度。精密吸取1ml，用甲醇稀释至25ml。取该溶液用1cm厚度吸收池在275nm处测得吸光度为0.397，已知岩白菜素在275nm处的百分吸收系数为248，求岩白菜素片中岩白菜素的含量。

3. 内标法测某样品中薄荷脑含量。以萘为内标物测得薄荷脑相对校正因子为1.30。精密称取样品0.5208g，萘0.1152g，置于10ml容量瓶中，用乙醚稀释至刻度，进行气相色谱测定。测得薄荷脑峰面积为55360，萘峰面积为54785，试计算样品中薄荷脑的百分含量。

4. 精密称取黄芩药材0.3020g，用70%乙醇提取后，提取液置100ml量瓶中，加70%乙醇稀释至刻度，摇匀。精密量取1ml置10ml量瓶中，加甲醇稀释至刻度，摇匀，作为供试品溶液。取供试品溶液和黄芩苷对照品溶液（40μg/ml）各10μl，进行HPLC分析，测得供试品和对照品中黄芩苷的峰面积分别为65050和62305，计算黄芩药材中黄芩苷的含量。

书网融合……

思政导航　本章小结　微课1　微课2　题库

（周　晋　朱晓静）

第七章　中药各类化学成分的分析

学习目标

知识目标

1. **掌握**　中药中生物碱类、黄酮类、蒽醌类、皂苷类成分的分析方法。

2. **熟悉**　中药中挥发油类、有机酸类成分和动物药、矿物药的分析方法。

3. **了解**　其他成分（香豆素类、木脂素类、环烯醚萜类、鞣质类、多糖类、氨基酸类、核苷类、色素类）的分析方法。

技能目标　通过本章的学习，使学生能够结合中药化学的理论知识基础，建立中药中各类成分的分析方法，解决实际问题能力。

素质目标　既有中医药理论又具有一定的创新思维、创新能力，能根据中药化学成分的性质和分析要求选择适宜分析方法的综合素质。

中药防治疾病的物质基础是其所含的化学物质群，包括生物碱类、黄酮类、醌类、皂苷类、挥发油类、有机酸类、香豆素类、木脂素类、环烯醚萜类等成分，由于这些成分的化学结构和理化性质各不相同，因此其提取、纯化、鉴别和含量测定的分析方法有很大差异。本章简要介绍中药中各类化学成分的结构特征、理化性质及基于此特性的各类成分提取、纯化、鉴别和含量测定所应用的方法。

第一节　生物碱类成分分析

PPT

一、概　　述

生物碱是中药中种类较多、分布较广的一类化学成分，如延胡索、贝母、黄连、黄柏、附子、马钱子等常用中药均含有生物碱类成分。生物碱大多具有复杂的环状结构，因其结构中具有未共用孤对电子的氮原子而大多具有碱性。由于绝大多数生物碱具有显著的、多方面的生物活性，如小檗碱有抗菌消炎作用，苦参碱、氧化苦参碱有抗心律失常作用，延胡索乙素具有镇痛作用，紫杉醇、长春新碱具有抗肿瘤作用等，因此，中药中的生物碱类成分常被作为定性、定量分析的指标成分。

生物碱大多为结晶型固体，少数为非晶形粉末，多具有苦味，一些小分子生物碱具挥发性或升华性。生物碱的溶解性取决于结构中氮原子存在状态、官能团极性大小、数目及溶剂等，是生物碱类成分提取分离的依据。大多数生物碱极性较小，游离状态下难溶于水，易溶于三氯甲烷、乙醚、乙醇、丙酮等有机溶剂，与酸结合成盐后一般都易溶于水而难溶于有机溶剂，又以无机酸盐的水溶性大于有机酸盐。而游离生物碱中，仲胺、叔胺生物碱亲脂性较强，易溶于有机溶剂而不溶于水；季铵类和具有氮氧配位键的生物碱亲水性较强，易溶于水；小分子固体生物碱和液体生物碱既易溶于水又可溶于有机溶剂，如麻黄碱、烟碱等。含有酸性基团或酯键的生物碱可溶于碱液。

生物碱的碱性强弱与氮原子的存在状态有关，是生物碱类成分分析方法建立及条件选择的依据，碱性基团的 pK_b 值越大，碱性越强，碱性强弱的一般顺序是：胍类 > 季铵碱 > 脂肪胺 > 芳杂环（吡啶）>

酰胺类。碱性强的生物碱在植物体中多与植物酸结合以盐的形式存在，而碱性弱的生物碱则以游离形式存在，提取分离时可先加碱液碱化，待生物碱游离后再用有机溶剂提取。

生物碱与碘化铋钾、苦味酸、硫氰酸铬铵等试剂的沉淀反应可用于生物碱类成分的定性鉴别，某些沉淀剂与生物碱生成的沉淀组成恒定时，还可用于定量分析。具有共轭结构的生物碱一般均有紫外吸收，可用紫外分光光度法进行定性鉴别和定量分析。

二、定性鉴别

中药中生物碱类成分的定性鉴别方法主要有化学反应法、薄层色谱法、气相色谱法及高效液相色谱法。其中化学反应法和薄层色谱法为《中国药典》(2020年版）收载的主要方法。

（一）化学反应法

沉淀反应是生物碱理化鉴别的常用方法，常用的生物碱沉淀试剂有碘－碘化钾、碘化铋钾、碘化汞钾、磷钼酸、磷钨酸、硅钨酸、苦味酸、雷氏铵盐等。

化学反应法专属性较差。由于中药成分复杂，有些成分如蛋白质、多肽和鞣质等也可与试剂生成沉淀造成假阳性结果，因此，制备供试液时必须净化处理，除去干扰成分，方能用沉淀反应鉴别中药中生物碱类成分。有些生物碱（如麻黄碱）不与沉淀试剂反应，易出现假阴性，要根据具体情况选择鉴别方法。沉淀反应操作方便快捷，但如果中药制剂中有两种以上中药含有生物碱成分，则以沉淀反应进行定性鉴别就难以说明问题，应采用TLC等专属性强的方法对不同的药味分别进行鉴别。

例7－1　止喘灵注射液中麻黄的鉴别（化学反应法）

【处方】麻黄150g　洋金花30g　苦杏仁150g　连翘150g

鉴别方法　取本品20ml，加氨试液使成碱性，用三氯甲烷提取2次，每次10ml，合并三氯甲烷液，取三氯甲烷液4ml，分置2支试管中，一管加氨制氯化铜试液与二硫化碳各5滴，振摇，静置，三氯甲烷层显黄色至黄棕色；另一管为空白，以三氯甲烷5滴代替二硫化碳，振摇后三氯甲烷层应无色或显微黄色。

（二）色谱法

色谱法鉴别中药中生物碱类成分可用薄层色谱法、纸色谱法、高效液相色谱法和气相色谱法等，其中以薄层色谱法最常用。

1. 薄层色谱法　生物碱薄层色谱鉴别常用的吸附剂是硅胶或氧化铝；展开剂多以三氯甲烷、苯、乙酸乙酯等低极性溶剂为主，再根据被检成分的极性加入其他溶剂调节展开剂的极性，使实现满意的分离效果。使用硅胶吸附剂时，由于硅胶的活性基团硅醇基显酸性，能与强碱性生物碱成盐，导致R_f值很小或拖尾甚至形成复斑，因此在硅胶吸附薄层色谱中，常用碱性系统或在碱性环境下展开。氧化铝略显碱性，吸附性强，适合分离亲脂性较强的生物碱，一般采用中性展开剂。

薄层色谱展开后，除少数生物碱可直接日光下观察颜色或紫外光灯下观察荧光外，大多数生物碱需进行显色，最常用的显色剂是改良碘化铋钾试剂（大多呈橘红色），有时可再喷亚硝酸钠试剂，使背景变浅，样品斑点更易于观察。也可利用某些生物碱特殊的颜色反应（如麻黄碱与茚三酮试剂反应）或碘熏等鉴别。

2. 纸色谱法　纸色谱法可用于生物碱盐或游离碱的鉴别，分离效果取决于展开剂的性质。鉴别生物碱盐时，一般以滤纸中所含的水为固定相，用极性强的酸性溶剂为展开剂，最常用的是正丁醇－醋酸－水(BAW）系统。如果用一定pH值的酸性缓冲液为固定相，则应选用极性较小的溶剂系统为展开剂。

鉴别游离生物碱时，常以极性溶剂如甲酰胺为固定相，以甲酰胺饱和的亲脂性有机溶剂，如三氯甲烷、乙酸乙酯等为展开剂。生物碱纸色谱的显色剂和薄层色谱的基本相同，但不能用硫酸等强腐蚀性的试剂。

3. 高效液相色谱法 结构相似的生物碱采用高效液相色谱法鉴别有较好的分离效果。在一定色谱条件下各种生物碱均有一定的保留时间，可作为定性鉴别的依据，大多采用对照品、对照提取物随行对照法。

例 7-2 万氏牛黄清心丸中黄连的鉴别-薄层色谱法

【处方】牛黄 10g 朱砂 60g 黄连 200g 黄芩 120g 栀子 120g 郁金 80g

鉴别方法 取重量差异项下的本品，剪碎，混匀，取约 0.3g，精密称定，置具塞锥形瓶中，精密加入盐酸-甲醇（1∶100）混合溶液 25ml，称定重量，85℃水浴中加热回流 40 分钟，放冷，再称定重量，用盐酸-甲醇（1∶100）混合溶液补足减失的重量，摇匀，离心，上清液滤过，取续滤液作为供试品溶液。取黄连对照药材 50mg，加甲醇 10ml，加热回流 15 分钟，滤过，滤液蒸干，残渣加甲醇 1ml 使溶解，作为对照药材溶液。另取盐酸小檗碱对照品，加甲醇制成每 1ml 含 0.5mg 的溶液，作为对照品溶液。照薄层色谱（通则 0502）试验，吸取上述三种溶液各 2μl，分别点于同一硅胶 G 薄层板上，以甲苯-乙酸乙酯-异丙醇-甲醇-浓氨试液（12∶6∶3∶3∶1）为展开剂，在氨蒸气饱和下展开，取出，晾干，置紫外灯（365nm）下检视。供试品色谱中，在与对照药材色谱和对照品色谱相应的位置上，显相同颜色的黄色荧光斑点。

三、含量测定 微课

中药中生物碱类成分含量测定的方法较多，总生物碱的含量测定常用分光光度法和化学分析法，单体生物碱的含量测定常用高效液相色谱法、气相色谱法和薄层扫描法。

（一）总生物碱含量测定

1. 化学分析法 滴定分析法和重量分析法均可用于总生物碱的含量测定，滴定分析法根据生物碱分子的酸碱性可选择水溶液或非水溶液酸碱滴定法。操作时，通常先将生物碱溶于定量过量的标准酸溶液（如 0.01mol/L 硫酸溶液），反应完全后再用标准碱溶液（如 0.02mol/L 氢氧化钠溶液）滴定剩余的酸。强碱滴定生物碱盐时，在 70%～90% 的乙醇介质中终点比在水中明显，所以常将生物碱盐溶于 90% 乙醇，再用标准碱乙醇液滴定。

滴定终点的确定可用电位法或指示剂法，《中国药典》（2020 年版）规定以指示剂法确定终点时须以电位法作对照。水溶液酸碱滴定常用溴酚兰、甲基红、溴甲酚兰等指示剂，非水溶液酸碱滴定常用结晶紫、酚酞、甲基黄、溴酚兰等指示剂。

中药成分复杂，尤其是复方制剂中酸性成分与生物碱类成分共存，会干扰测定，因此样品液需经分离纯化、脱水、过滤，选择合适的指示终点方法后才可进行非水滴定。若选择的溶剂及指示终点方法恰当，还可使一些碱性更弱的生物碱成分（$pK_b > 12$）用非水滴定法进行测定。

重量分析法测定总生物碱可采用萃取法和沉淀法。萃取法是以适宜溶剂从生物碱初提溶液中萃取生物碱类成分，蒸去溶剂后直接称重干燥萃取物。该法适用于混合碱、未知结构或分子量相差较大的总生物碱含量测定，但挥发性或遇热不稳定生物碱、碱性条件下易水解的生物碱不适用。该法优点是计算简便，不需换算因数，也不必考虑生物碱的分子量；缺点是取样量大，操作时易乳化，费时。沉淀法是加入沉淀剂与生物碱生成具有固定组成的不溶性盐沉淀，经洗涤、干燥后称重，计算生物碱的含量。该法取样量少，灵敏度高；但操作繁琐，费时，计算时需换算因数，且影响沉淀生成和沉淀纯度的因素较多，如沉淀试剂、反应溶液的浓度、pH 值、温度等条件不同，产生的沉淀组成不同，一些非生物碱成分如蛋白质、多肽等亦可与试剂生成沉淀而干扰测定。

当所含生物碱组成复杂，分子量和含量差异悬殊时，化学分析法误差较大，一般要求供试品中总生物碱纯度和含量较高，因此常用于单味中药或处方药味较少、成分简单的中药制剂的分析。《中国药典》2020年版（一部）采用化学分析法测定总生物碱含量的有北豆根胶囊、昆明山海棠片、颠茄酊等。

例7-3 北豆根胶囊中总生物碱的含量测定（酸碱滴定法）

【处方】北豆根提取物

测定方法 取装量差异项下的本品内容物，研细，取适量（约相当于总生物碱80mg），精密称定，置具塞锥形瓶中，加乙酸乙酯25ml，振摇30分钟，滤过，用乙酸乙酯10ml分三次洗涤容器及滤渣，洗液与滤液合并，置水浴上蒸干，残渣用无水乙醇10ml溶解，精密加入硫酸滴定液（0.01mol/L）25ml与甲基红指示液2滴，用氢氧化钠滴定液（0.02mol/L）滴定，即得。每1ml硫酸滴定液（0.01mol/L）相当于6.248mg蝙蝠葛碱（$C_{38}H_{44}N_2O_6$）。

例7-4 昆明山海棠片中总生物碱成分的含量测定（重量法）

【处方】昆明山海棠

测定方法 取本品60片，除去包衣，精密称定，研细，取约7g，精密称定，置200ml锥形瓶中，加硅藻土1.4g，混匀，加乙醇70ml，加热回流40分钟，放冷，滤过，滤渣再加乙醇50ml，加热回流30分钟，放冷，滤过，滤液合并，置水浴上蒸干，残渣加盐酸溶液（1→100）30ml，置水浴上搅拌使溶解，放冷，滤过，残渣再用盐酸溶液（1→200）同法提取3次（20ml、15ml、15ml），合并滤液于分液漏斗中，加氨试液使溶液呈碱性，用乙醚振摇提取4次（40ml、30ml、25ml、20ml），合并乙醚液，用水振摇洗涤2次，每次10ml，乙醚液滤过，滤液置于已在100℃干燥至恒重的蒸发皿中，在低温水浴上蒸去乙醚，残渣在100℃干燥至恒重，称定重量，计算，即得。

2. 分光光度法 总生物碱的分光光度法含量测定大多采用比色法，单波长测定。供试品溶液制备时一般需经适当的分离净化处理，除去干扰组分方可进行测定。常用的分离净化的方法有溶剂法、沉淀法、柱色谱法等。

比色法测定总生物碱含量应用较多的有酸性染料比色法和雷氏盐比色法，苦味酸盐比色法和异羟肟酸铁比色法也有一定应用。

（1）酸性染料比色法 在适当的pH介质中，生物碱（B）可与氢离子H^+结合成盐，成为阳离子BH^+，而酸性染料（HIn）在此条件下解离为阴离子In^-，生物碱盐的阳离子与酸性染料阴离子定量地结合成有色的离子对。

$$BH^+ + In^- \rightleftharpoons (BH^+ \cdot In^-)_{水相} \rightleftharpoons (BH^+ \cdot In^-)_{有机相}$$

该离子对可被某些有机溶剂定量萃取，分离有机相，在一定波长下测定有机相提取液的吸光度，即可测定生物碱的含量。

应用本法的关键在于介质的pH值、酸性染料的种类、有机溶剂的选择和防止微量水分的干扰，尤以pH值的选择最为重要。若pH值偏低，虽生物碱以盐的形式存在，但染料仍以游离酸形式存在；若pH值偏高，染料以阴离子形式存在，而生物碱却以游离状态存在，上述情况均不能使阴、阳离子定量结合。pH值的选择应根据染料的pK_a及生物碱的pK_b来确定。

酸性染料选择的依据是：①可与生物碱定量结合；②生成的离子对要易溶于有机溶剂；③离子对在最大吸收波长处有较高的灵敏度；④染料阴离子在有机相中不溶或少溶。常用的酸性染料有溴麝香草酚兰（BTB）、甲基橙、溴甲酚绿、溴酚兰和溴甲酚紫等。

选择有机溶剂的原则是根据离子对与有机相能否形成氢键以及形成氢键能力的强弱而定，三氯甲烷、二氯甲烷可与离子对形成氢键，具有萃取率较高，且选择性较好，在水中溶解度小，与其混溶的微量水分易于去除等特点，是常用的提取溶剂。

微量水分可使三氯甲烷发生浑浊，并因水而导致过量染料带入有机相，影响测定结果。通常可在有机提取液中加入适量脱水剂（如无水硫酸钠）或经干燥滤纸滤过除去微量的水分。

（2）雷氏盐比色法 雷氏盐在酸性介质中可与生物碱类成分定量生成难溶于水的有色配合物。结构中只含1个碱性氮原子的生物碱，与雷氏盐反应的沉淀组成受pH值的影响较小；含2个以上氮原子的生物碱，视其各氮原子碱性强弱，与雷氏盐反应的沉淀组成与pH值有关：碱性较强的在酸性较小的溶液中生成单盐，在酸性较大的溶液中可相应地生成双盐、三盐等；碱性较弱的则无论溶液酸性高低均生成单盐；季铵类生物碱分子中有几个季铵氮原子，即与几个沉淀剂分子结合。

生物碱雷氏盐沉淀易溶于丙酮，因此，可将沉淀滤过洗净后溶于丙酮直接比色测定。但应注意其丙酮溶液所呈现的吸收特征是由于分子结构中雷氏盐部分，而不是结合的生物碱部分，所以需换算成生物碱的含量。也可以精密加入过量雷氏盐试剂，滤除生成的生物碱雷氏盐沉淀，滤液在520～526nm进行比色测定残存的过量雷氏盐含量，间接计算生物碱的含量。益母草总生物碱的含量测定即采用雷氏盐比色法。

进行雷氏盐比色法测定时，需注意：雷氏盐的水溶液在室温可分解，故用时应新鲜配制，沉淀也需在低温进行；雷氏盐丙酮溶液的吸光度，随时间而有变化，应尽快测定。

（3）苦味酸盐比色法　苦味酸盐比色法是利用在弱酸性或中性溶液中生物碱可与苦味酸定量生成苦味酸盐沉淀，该沉淀可溶于三氯甲烷等有机溶剂，也可在碱性条件下解离释放出生物碱和苦味酸盐进行含量测定。具体有三种方法：一是滤取生物碱苦味酸盐沉淀，洗去多余试剂，加碱使沉淀解离，以有机溶剂萃取游离出的生物碱，用含有苦味酸的碱性水溶液进行比色测定，再换算出生物碱的含量。二是在pH 7的缓冲溶液中加苦味酸试剂，使生物碱与苦味酸成盐，用三氯甲烷提取该盐，再用pH 11的缓冲溶液使其解离，将苦味酸转溶到碱水液中进行比色，再换算出生物碱的含量；三是直接在pH 4～5的缓冲溶液中加三氯甲烷提取生物碱苦味酸盐，三氯甲烷提取液在360nm直接比色测定。

（4）异羟肟酸铁比色法　含有酯键结构的生物碱，在碱性介质中加热使酯键水解，产生的羧基与盐酸羟胺反应生成异羟肟酸、再与Fe^{3+}生成紫红色的异羟肟酸铁配合物，在最大吸收波长530nm处测定。由于含有酯键（包括内酯）结构的成分均能与试剂反应，因此用该法测定时，供试品溶液中必须不存在其他酯类成分。

例7－5　风湿骨痛胶囊中乌头总生物碱的含量测定——酸性染料比色法

【处方】制川乌90g　制草乌90g　红花90g　甘草90g　木瓜90g　乌梅90g　麻黄90g

对照品溶液的制备　取乌头碱对照品适量，精密称定，加三氯甲烷制成每1ml中含0.1mg的溶液，即得。

标准曲线的制备　精密量取对照品溶液1ml、2ml、3ml、4ml、5ml，分别置于分液漏斗中，依次精密加入三氯甲烷至20ml，再精密加入醋酸盐缓冲液（pH 3.0）（取无水醋酸钠0.15g，用水溶解，加冰醋酸5.6ml，用水稀释至500ml，摇匀，并在pH计上校正）10ml和0.1%溴甲酚绿溶液（取溴甲酚绿0.2g，加0.05mol/L氢氧化钠溶液3.2ml使溶解，用水稀释至200ml，摇匀）2ml，强力振摇5分钟，静置20分钟，分取三氯甲烷层，用干燥滤纸滤过，以相应试剂为空白，滤液照紫外－可见分光光度法（通则0401），分别在412nm波长处测定吸光度。以吸光度为纵坐标，浓度为横坐标，绘制标准曲线。

测定法　取装量差异项下的本品内容物，混匀，研细，取1g，精密称定，置具塞锥形瓶中，精密加入乙醚－三氯甲烷－无水乙醇（16∶8∶1）的混合溶液25ml和氨试液1.5ml，摇匀，称定重量，置快速混匀器上振荡3次，每次2分钟，放置过夜，再称定重量，用上述混合溶液补足减失的重量，再置快速混匀器上振荡2分钟，静置。倾取上清液，精密量取5ml，置分液漏斗中，加乙醚5ml，用0.05mol/L的硫酸溶液振摇提取4次，每次10ml，分取硫酸提取液，滤过，合并滤液，置另一分液漏斗中，加浓氨试液4ml，摇匀，用三氯甲烷振摇提取4次，每次10ml，分取三氯甲烷液，滤过，合并滤液，回收溶剂至干，残渣于105℃加热1小时，放冷，用三氯甲烷分次溶解，转移至25ml量瓶中，加三氯甲烷至刻度，摇匀。精密量取20ml，置分液漏斗中，照标准曲线制备项下的方法，自“精密加入醋酸盐缓冲液……10ml”起，依法测定吸光度，从标准曲线上读出供试品溶液中含乌头碱的量（μg），计算，即得。

例7－6　产复康颗粒中益母草总生物碱的含量测定－雷氏盐比色法

【处方】益母草333.33g　当归150g　人参50g　黄芪150g　何首乌166.69g　桃仁100g　蒲黄100g　熟地黄100g　醋香附133.33g　昆布83.33g　白术83.33g　黑木耳83.33g

对照品溶液的制备　取盐酸水苏碱对照品适量，精密称定，加0.1mol/L盐酸溶液制成每1ml含1mg的溶液，即得。

供试品溶液的制备　取装量差异项下的本品，混匀，取适量，研细，取约12g或3g（无蔗糖），精密称定，置具塞锥形瓶中，精密加入乙醇50ml，超声处理（功率300W，频率40kHz）30分钟，滤过，精密量取续滤液25ml，置50ml烧杯中，置水浴上蒸干，残渣中精密加入0.1mol/L盐酸溶液10ml使溶解，即得。

测定法　取上述对照品溶液和供试品溶液，各加活性炭0.5g，置水浴上加热1分钟，搅拌，滤过，滤液分别置25ml量瓶中，用0.1mol/L盐酸溶液10ml分次洗涤烧杯和滤器，洗涤液并入同一量瓶中；另取0.1mol/L盐酸溶液20ml置另一25ml量瓶中，作为空白溶液。在上述三种溶液中精密加入2%硫氰酸铬铵溶液（临用前配制）3ml，摇匀，加0.1mol/L盐酸溶液稀释至刻度，摇匀，置冰浴中放置1小时，用干燥滤纸滤过，取续滤液；以0.1mol/L盐酸溶液为空白。照紫外－可见分光光度法（通则0401），在525nm波长处分别测定吸光度，用空白溶液的吸光度分别减去对照品与供试品的吸光度，计算，即得。

（二）单体生物碱的含量测定

中药单体生物碱的含量测定一般采用高效液相色谱法、气相色谱法、薄层扫描法等色谱法。由于色谱法具有分离、分析双重作用，对于一些成分较简单的中药可提取后直接测定，使前处理简化，但对于药味较多组成复杂的中药制剂仍需净化处理，尤其是高效液相色谱法，供试品溶液中杂质过多，不但会影响分离效果，还易损坏色谱柱。常用的净化方法有液－液萃取、固相萃取、固相微萃取等。

1. 高效液相色谱法　高效液相色谱法测定单体生物碱含量时，根据生物碱的碱性强弱和存在形式（游离碱、生物碱盐），可选择液－液分配色谱法、液－固吸附色谱法以及离子交换色谱法，其中液－液分配色谱法应用最多，《中国药典》2020年版均采用C_{18}柱反相分配色谱法。此时为避免C_{18}柱残存游离硅醇基所造成的色谱峰保留时间延长、峰形变宽、拖尾等影响，可采取以下措施。

（1）改进流动相　分析生物碱时，流动相可以是中性、碱性、酸性及酸碱系统，在碱性系统中三乙胺比氢氧化铵好，酸性系统多用磷酸、磷酸盐缓冲液，酸碱系统就是酸和碱的组合。通常流动相需采取：①在流动相中加入硅醇基抑制剂（或称改性剂、扫尾剂），竞争或部分阻断硅醇基的影响。最常用的硅醇基抑制剂是二乙胺、三乙胺（TEA）等；②在合适的pH值下，流动相中加入低浓度离子对试剂，通过与生物碱类成分生成离子对而掩蔽其碱性基团。离子对试剂常用烷基硫酸盐或烷基磺酸盐，如辛烷磺酸钠或十二烷基硫酸钠，系统偏酸性。③也可在流动相中加入季铵盐试剂，如在水－甲醇流动相中加入0.01mol/L的溴化四甲基胺，能在较短的保留时间内得到很好的分离，色谱峰重现性好，也不拖尾，而且水－甲醇比例的改变以及pH值的变化都不影响峰的对称性；④在流动相中加入一定浓度的电解质缓冲盐，通过改变流动相离子强度，稳定pH值及促进离子对相互作用，而起到改善峰形及分离效果的作用。

（2）改良固定相　采用端基封尾技术可以使填料的键合更彻底，尽量减少残余硅醇基。还可以采用短链柱（如C_8）代替长链柱（如C_{18}），短链柱固定相键合率高，游离硅醇基少。

亦可采用以原型硅胶为固定相的高效液相色谱法分析中药中的生物碱成分，该法基于生物碱的碱性（pK_a）不同进行分离，与生物碱亲脂性的大小无关。采用该法时酸性和中性杂质在短时间内即可被洗脱出来，且流动相的组成比较简单，如甲醇－醋酸缓冲液等即可。或可采用以阳离子交换树脂为固定相的离子交换色谱法，利用质子化的生物碱阳离子与离子交换剂交换能力的差异而达到分离生物碱的目的。

高效液相色谱法测定中药中生物碱成分时，大多采用紫外检测器，根据待测生物碱成分的性质，也可采用电化学检测器或荧光检测器。

2. 气相色谱法 气相色谱法适用于测定挥发性、热稳定性好的生物碱成分，如麻黄碱、槟榔碱、石斛碱和颠茄类生物碱等。《中国药典》2020年版（一部）采用气相色谱法测定金钗石斛中石斛碱的含量。

3. 薄层扫描法 采用薄层扫描法测定中药中生物碱成分含量所选用的吸附剂、展开剂及显色方法与鉴别相似，但要求更严格。被测成分具有荧光时，可采用薄层荧光扫描法，如小檗碱的测定；被测成分有紫外吸收而无荧光时，可采用薄层吸收扫描法（硅胶G板），如《中国药典》2020年版（一部）对牛黄中胆酸的含量测定，或采用薄层荧光淬灭法（硅胶 GF_{254} 薄层板），如士的宁的测定。若使用改良碘化铋钾等作为显色剂时，必须完全挥干展开剂后（尤其在碱性环境下展开的）才可喷洒，否则背景深、反差小，影响测定。此外，显色后斑点颜色应相对稳定。

四、常见生物碱类成分分析

含有生物碱成分的中药较多，常作为定性、定量分析的指标成分，常见生物碱成分的分析见表7-1。

表7-1 常见生物碱类成分分析

化学成分	理化特征	常用分析方法	代表中药
小檗碱（黄连素） berberine（umbellatine） 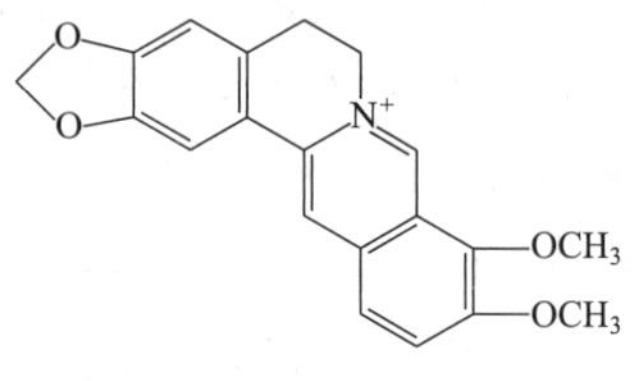 $C_{20}H_{18}NO_4$ 336.17	黄色结晶、碱性较强，易溶于热水或热乙醇，微溶或不溶于苯、三氯甲烷、丙酮，其盐酸盐水中溶解度小 mp：145℃ UV：225，270，331nm	HPLC TLC	黄连、黄柏、三颗针、功劳木、功劳去火片
士的宁（番木鳖碱） strychnine 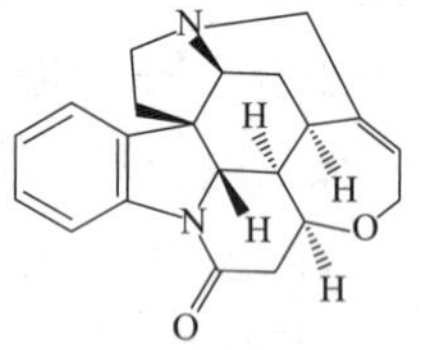 $C_{21}H_{20}N_2O_2$ 334.42	难溶于水，可溶于乙醇，甲醇，易溶于三氯甲烷，微溶于乙醚 mp：268～290℃ UV：282nm	HPLC TLC	马钱子、伸筋丹胶囊、腰痛宁胶囊
乌头碱 aconitine （acetylbenzoylaconine） 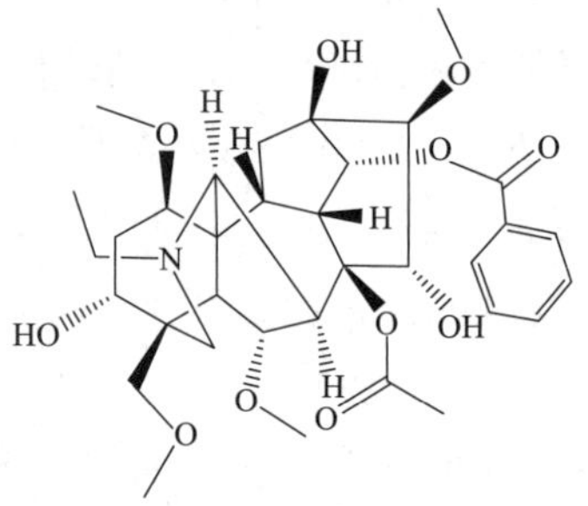 $C_{34}H_{47}NO_{11}$ 645.76	易溶于三氯甲烷、苯、无水乙醇和乙醚，难溶于水，微溶石油醚 mp：204℃ UV：281，273nm 230，202nm	HPLC TLC	川乌、 草乌、 附子

续表

化学成分	理化特征	常用分析方法	代表中药
延胡索乙素 corydalis B 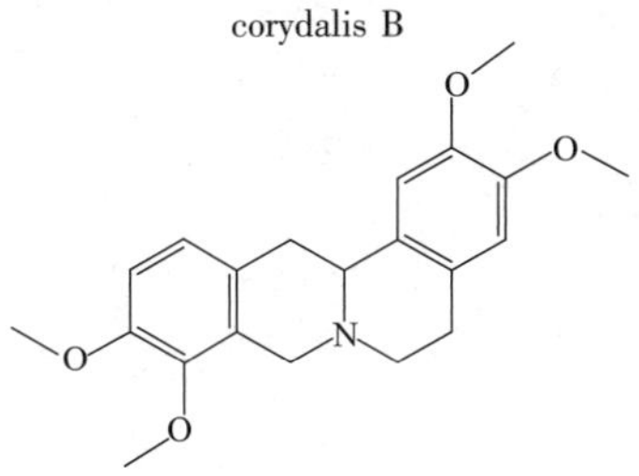 $C_{21}H_{25}NO_4$　347	易溶于三氯甲烷、乙醚，难溶于石油醚 mp：147℃ UV：282，230，211nm	HPLC	延胡索（元胡）、元胡止痛片、元胡止痛口服液
苦参碱（α－苦参碱） matrine（sophocarpidine） 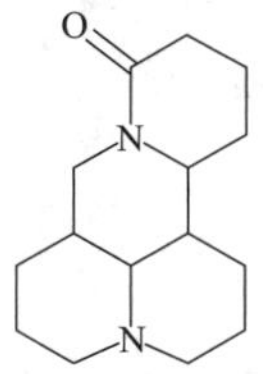 $C_{15}H_{24}N_2O$　248	可溶于苯、三氯甲烷、乙醚、二硫化碳及水，微溶于石油醚，正己烷 mp：87℃（β体） UV：205nm	HPLC TLC	苦参、山豆根
甜菜碱 betaine 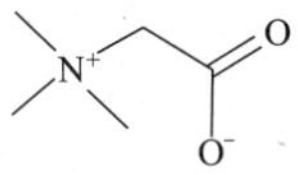 $C_5H_{11}NO_2$　117.15	具挥发性，易溶于水	HPLC	枸杞子
麻黄碱 L－ephedrine 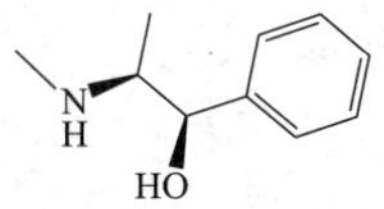 $C_{10}H_{15}NO$　165.24	具挥发性，可溶于水，易溶于三氯甲烷、乙醚及苯。不易与一般生物碱沉淀试剂发生反应。碱性较强 mp：34℃ UV：282，211nm	酸性染料比色法 TLC HPLC	麻黄、止咳灵注射液
氢溴酸东莨菪碱 scopolamine、hyoscine 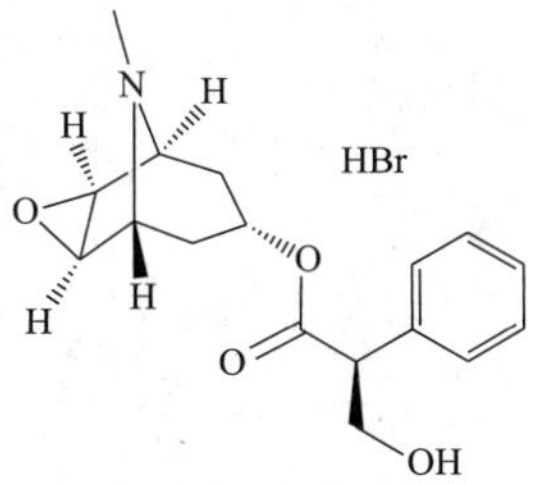 $C_{17}H_{21}NO_4 \cdot HBr$　303.36	可溶于水，易溶热水、乙醇、三氯甲烷、丙酮，难溶苯、石油醚 mp：59℃	酸碱滴定法 比色法 HPLC TLC	洋金花、华山参、颠茄草

续表

化学成分	理化特征	常用分析方法	代表中药
粉防己碱（汉防己甲素、汉防己碱） （+）-tetrandrine 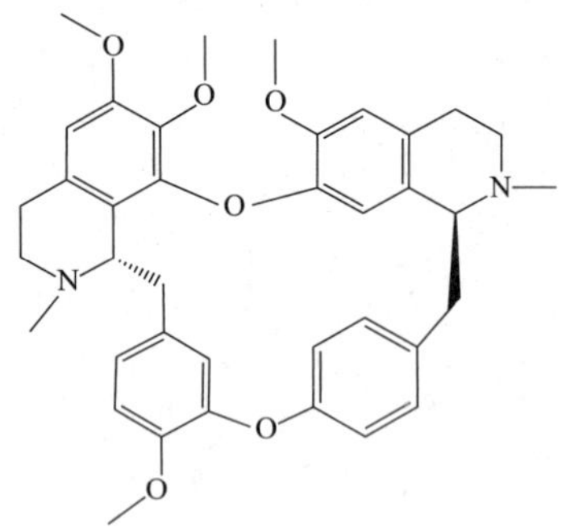 $C_{38}H_{42}N_2O_6$ 622.73	不溶于水、石油醚，溶于乙醚、苯 mp：217~218℃ UV：214，283nm	HPLC	防己
吴茱萸碱（吴茱萸胺） evodiamine 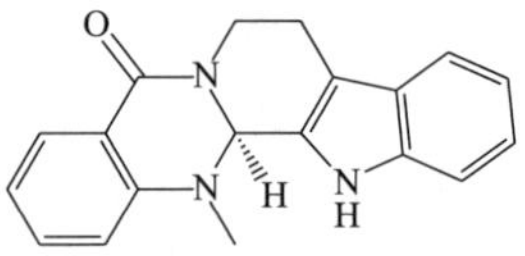 $C_{19}H_{17}N_3O$ 303.37	溶于丙酮，微溶于乙醇、乙醚、三氯甲烷，不溶于水、石油醚、苯 mp：278℃ UV：240，277，288，330，343，361nm	HPLC TLCS	吴茱萸
盐酸水苏碱（*L*-水苏碱） stachydrine 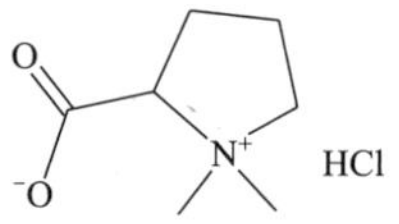 $C_7H_{13}NO_2 \cdot HCl$ 143.19	溶于水、甲醇、乙醇、热三氯甲烷，不溶乙醚、丙酮、石油醚 mp：238~240℃	HPLC TLCS	益母草
盐酸益母草碱 leonurine 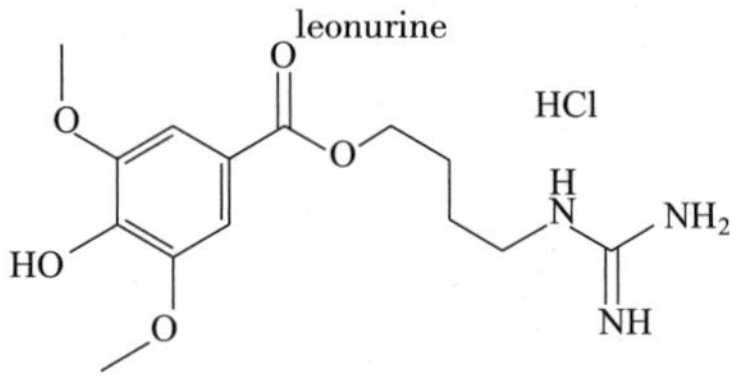 $C_{14}H_{21}N_3O_5 \cdot HCl$ 347.79	溶于水，溶于戊醇 mp：238℃， 193~194℃ （含一结晶水的盐酸盐）	HPLC TLCS	益母草
氧化苦参碱 oxymatrine 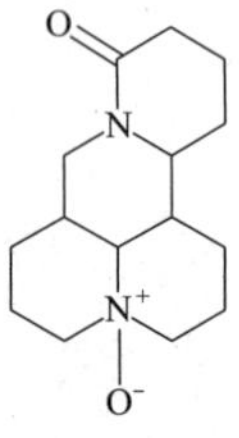 $C_{15}H_{24}N_2O_2$ 264.36	溶于水、三氯甲烷、乙醇，难溶于乙醚、甲醚、石油醚 mp：162~163℃（水合物），207℃（无水物）	HPLC TLCS	苦参、山豆根

续表

化学成分	理化特征	常用分析方法	代表中药
莨菪碱 hyoscyamine 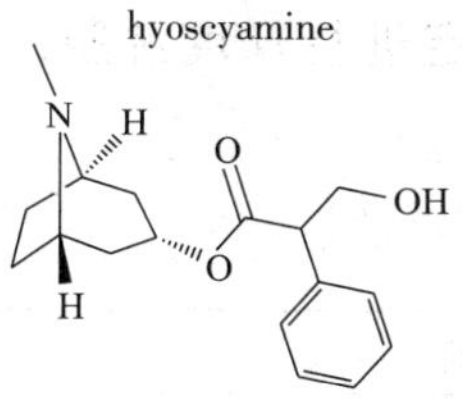 $C_{17}H_{23}NO_3$ 289.3694	难溶于水，可溶于沸水和乙醇、三氯甲烷 Mp：108.5℃	紫外分光光度法、TLCS、HPLC	洋金花、华山参、颠茄草

例7-7　牛黄中胆酸的含量测定——薄层扫描法

取本品细粉约0.2g，精密称定，置具塞锥形瓶中，精密加入甲醇50ml，密塞，称定重量，超声处理30分钟，放冷，再称定重量，用甲醇补足减失的重量，摇匀，滤过。精密量取续滤液25ml，蒸干，残渣加20%氢氧化钠溶液10ml，加热回流2小时，冷却，加稀盐酸19ml，调节pH值至酸性，用乙酸乙酯提取4次（25ml、25ml、20ml和20ml），乙酸乙酯液均用同一铺有少量无水硫酸钠的脱脂棉滤过，滤液合并，回收溶剂至干，残渣加甲醇溶解，转移至10ml量瓶中，加甲醇至刻度，摇匀，作为供试品溶液。另取胆酸对照品适量，精密称定，加甲醇制成每1ml含0. 48mg的溶液，作为对照品溶液。照薄层色谱法（通则0502）试验，精密吸取供试品溶液2μl、对照品溶液1μl与3μl，分别交叉点于同一硅胶G薄层板上，以异辛烷-乙酸丁酯-冰醋酸-甲酸（8∶4∶2∶1）为展开剂，展至14~17cm，取出，晾干，喷以30%硫酸乙醇溶液，在105℃加热至斑点显色清晰，取出，在薄层板上覆盖同样大小的玻璃板，周围用胶布固定，照薄层色谱法（通则0502）进行扫描，波长：$\lambda_S=380nm$，$\lambda_R=650nm$，测量供试品吸光度积分值与对照品吸光度积分值，计算，即得。本品按干燥品计算，含胆酸（$C_{24}H_{40}O_5$）不得少于4.0%。

例7-8　伸筋丹胶囊中士的宁和马钱子碱的含量测定——HPLC法

【处方】地龙38.5g　制马钱子27g　红花27g　乳香（醋炒）11.5g　防己11.5g　没药（醋炒）11.5g　香加皮11.5g　烫骨碎补11.5g

色谱条件与系统适应性试验　以十八烷基硅烷键合硅胶为填充剂；以乙腈-0.01mol/L庚烷磺酸钠与0.02mol/L磷酸二氢钾等量混合溶液（用10%磷酸调节pH值至2.8）（21∶79）为流动相；检测波长为260nm。理论塔板数按士的宁峰计算应不低于5000。

对照品溶液的制备　取马钱子碱对照品约10mg，士的宁对照品约12mg，精密称定，置50ml量瓶中，加三氯甲烷使溶解并稀释至刻度，摇匀，精密量取1ml，置10ml量瓶中，加甲醇稀释至刻度，摇匀，即得（每1ml含马钱子碱20μg，士的宁24μg）。

供试品溶液的制备　取装量差异项下的本品内容物，取约2.5g，精密称定，置具塞锥形瓶中，加氢氧化钠试液6ml，混匀使湿润，放置30分钟，精密加入三氯甲烷50ml，密塞，称定重量，置水浴中加热回流2小时，放冷，再称定重量，用三氯甲烷补足减失的重量，摇匀，分取三氯甲烷提取液，用铺有少量无水硫酸钠的滤纸滤过，弃去初滤液，精密量取续滤液2ml，置10ml量瓶中，用甲醇稀释至刻度，摇匀，即得。

测定法　分别精密吸取对照品溶液和供试品溶液各10μl，注入液相色谱仪，测定，即得。

例7-9　元胡止痛片中延胡索乙素的含量测定-HPLC法

【处方】醋延胡索445g　白芷223g

色谱条件与系统适应性试验　以十八烷基硅烷键合硅胶为填充剂；以乙腈为流动相A，以0.6%冰醋酸溶液（用三乙胺调节至pH 6.0）为流动相B，按表7-2中的规定进行梯度洗脱；检测波长为280nm。理论塔板数按延胡索乙素峰计算应不低于6000。

表7-2　洗脱流程

时间（分钟）	流动相A（%）	流动相B（%）
0~20	43	57
20~22	43→80	57→20
22~25	80→43	20→57
25~35	43	57

对照品溶液的制备　取延胡索乙素对照品适量，精密称定，加甲醇制成每1ml含30μg的溶液，即得。

供试品溶液的制备　取本品20片，除去包衣，精密称定，研细，取约1g，精密称定，置具塞锥形瓶中，精密加入浓氨溶液-甲醇（1∶20）混合溶液50ml，称定重量，超声处理（功率250W，频率40kHz）30分钟，放冷，再称定重量，用浓氨溶液-甲醇（1∶20）混合溶液补足减失的重量，摇匀滤过，取续滤液25ml，蒸干，残渣加甲醇溶解，转移至5ml量瓶中，用甲醇稀释至刻度，摇匀，滤过，取续滤液，即得。

测定法　分别精密吸取对照品溶液和供试品溶液各20μl，注入液相色谱议，测定，即得。

例7-10　一测多评法测定黄连中4种生物碱的含量测定-HPLC法

色谱条件与系统适应性试验　以十八烷基硅烷键合硅胶为填充剂；以乙腈-0.05mol/L磷酸二氢钾溶液（50∶50）（每100ml中加十二烷基硫酸钠0.4g，再以磷酸调节pH值为4.0）为流动相；检测波长为345nm。理论塔板数按盐酸小檗碱峰计算应不低于5000。

对照品溶液的制备　取盐酸小檗碱对照品适量，精密称定，加甲醇制成每1ml含90.5μg的溶液，即得。

供试品溶液的制备　取本品（味连，过二号筛）粉末约0.2g，精密称定，置具塞锥形瓶中，精密加入甲醇-盐酸（100∶1）的混合溶液50ml，密塞，称定重量，超声处理（功率250W，频率40kHz）30分钟，放冷，再称定重量，用甲醇补足减失的重量，摇匀，滤过，精密量取续滤液2ml，置10ml量瓶中，加甲醇至刻度，摇匀，滤过，取续滤液，即得。

测定法　分别精密吸取对照品溶液和供试品溶液各10μl，注入液相色谱议，测定，以盐酸小檗碱对照品的峰面积为对照，分别计算小檗碱、表小檗碱、黄连碱和巴马汀的含量，用待测成分色谱峰与盐酸小檗碱色谱峰的相对保留时间确定。

表小檗碱、黄连碱、巴马汀、小檗碱的峰位，其相对保留时间应在规定值的±5%范围之内，即得。色谱峰如图7-1所示，相对保留时间见表7-3所示。

表 7－3　相对保留时间表

待测成分（峰）	相对保留时间（分钟）
表小檗碱	0.71
黄连碱	0.78
巴马汀	0.91
小檗碱	1.00

生物碱是黄连的主要有效成分，除小檗碱外，还含有巴马汀、表小檗碱、黄连碱等含量较高的成分，因此选取小檗碱、表小檗碱、黄连碱、巴马汀等四个成分作为指标可以更好地评价黄连的质量，但在实际工作中，常因缺乏对照品及检验费用高昂而难以实施。一测多评法即通过测定其中一个成分（如小檗碱），并确定它与其余同类待测成分（如巴马汀、表小檗碱、黄连碱）之间的内在函数关系，建立多指标质量控制的方法。采用一测多评法可在仅有一个对照品而其余对照品缺省的情况下，实现多成分同步含量测定。

该法为反相液－液分配色谱法，流动相中加入 5mmol/L 十二烷基硫酸钠作为反离子，在 pH 4.0 下与小檗碱等生物碱阳离子结合形成中性离子对，可减少硅醇基的影响，改善分离。

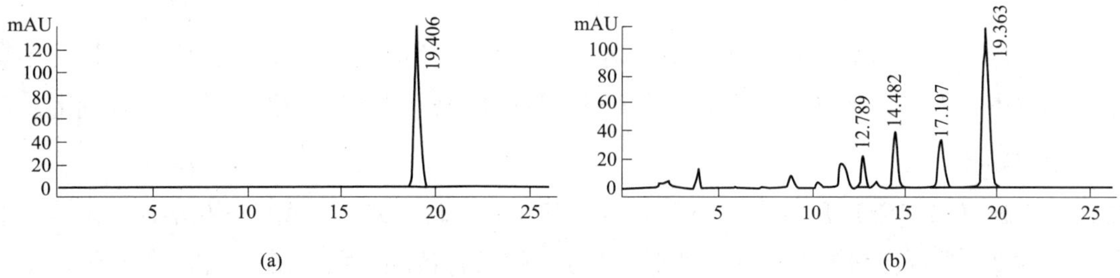

图 7－1　一测多评法测定黄连中四种生物碱的含量测定

（a）对照品　（b）供试品

第二节　黄酮类成分分析

PPT

一、概　　述

黄酮类成分原指基本母核为 2－苯基色原酮的一类化合物，现泛指两个具有酚羟基的苯环（A－环、B－环）通过中间三个碳原子相互连接而成的、具有 $C_6-C_3-C_6$结构的一系列化合物。根据基本结构又可分为黄酮、黄酮醇、双黄酮、异黄酮、二氢黄酮、二氢黄酮醇、查耳酮、橙酮、花青素、黄烷等类型。黄酮类成分大多具有颜色，在植物体内大部分与糖结合成苷，部分以游离形式存在。含黄酮类成分的常用中药有黄芩、槐米、葛根、陈皮、银杏叶、淫羊藿、桑叶、半枝莲、满山红等，由这些中药参与配伍的中药制剂也较多见。多数黄酮类成分的分子结构中具有桂皮酰基及苯甲酰基组成的交叉共轭体系，故在 200～400nm 波长区域内有较强的紫外吸收。

黄酮类成分作为中药中一类重要的化学成分，具有多种生理活性，如黄芩苷、黄芩素、木犀草素等具有抗菌消炎作用；银杏黄酮、葛根素、槲皮素、山柰酚、异鼠李素等具有扩张冠状动脉、增加血流量、降低心肌耗氧量等作用；芦丁、橙皮苷、d－儿茶素等具有防治高血压及脑溢血等作用；杜鹃素、芫花素、金丝桃苷、川陈皮素、异芒果素等具有止咳、祛痰和扩张气管等作用；紫檀素、黄柏素、桑色素等具有抗癌作用。因此，对于含有黄酮类成分的中药，常以黄酮类成分作为质量评价指标。

黄酮苷一般易溶于水、甲醇、乙醇等强极性溶剂中，但难溶或不溶于苯、三氯甲烷等有机溶剂中。糖链越长，则水溶性越大。一般黄酮苷元难溶或不溶于水，易溶于甲醇、乙醇、乙酸乙酯、乙醚等有机溶剂及稀碱液中，苷元分子中引入羟基数越多，越增加在水中的溶解度，而羟基经甲基化后，则增加在有机溶剂中的溶解度。

黄酮类成分分析时，根据所选分析方法、分析目的和黄酮类成分理化性质的不同，供试品溶液制备方法有所差异。黄酮苷类及极性稍大的苷元，可用甲醇、乙醇、乙酸乙酯、丙酮、水或某些极性较大的混合溶剂进行提取，其中最常用的是甲醇－水（1∶1）或甲醇，一些多糖苷类则可以用沸水提取。大多数黄酮类苷元宜用极性较小的溶剂，如用乙酸乙酯、三氯甲烷、乙醚等提取。大多数黄酮类成分含有游离酚羟基，可与聚酰胺形成氢键，因此，可采用聚酰胺色谱法分离净化样品。如采用分光光度法测定总黄酮苷可先用三氯甲烷或乙醚提取，去除样品中低极性成分，再用甲醇提取总黄酮苷类成分，定容。采用 HPLC 法测定黄酮类单体成分，常用甲醇－水为溶剂经超声等方法提取，滤过后，取续滤液直接测定。

二、定性鉴别

中药中黄酮类成分定性鉴别时，常采用显色反应和薄层色谱法，其中薄层色谱法为《中国药典》2020 年版收载的主要方法。常以乙酸乙酯、乙醇或甲醇提取制备供试品溶液，一般无需净化。

（一）显色反应

1. 盐酸－镁粉（或锌粉）反应 将中药采用适当方法提取分离，制成供试品溶液，取 5 ~ 10ml，加入数滴盐酸，再加入少量镁粉或锌粉（必要时加热），如果有黄酮、黄酮醇、二氢黄酮或二氢黄酮醇存在，数分钟后出现红 ~ 紫红色。此反应要先加盐酸再加镁粉，因为花色素等成分在单纯加盐酸后就会产生颜色变化；为了避免供试品溶液本身颜色的干扰，可注意观察升起的泡沫颜色，如泡沫为红色，即为阳性。

例 7－11 大山楂丸中山楂的鉴别

【处方】山楂 1000g 六神曲（麸炒）150g 炒麦芽 150g

鉴别方法 取本品 9g，剪碎，加乙醇 40ml，加热回流 10 分钟，滤过，滤液蒸干，残渣加水 10ml，加热使溶解，用正丁醇 15ml 振摇提取，分取正丁醇液，蒸干，残渣加甲醇 5ml 使溶解，滤过。取滤液 1ml，加少量镁粉与盐酸 2 ~ 3 滴，加热 4 ~ 5 分钟后，即显橙红色。

2. 与金属盐类试剂的配位反应 黄酮类化合物分子中存在游离的 3－OH、5－OH 或邻二酚羟基时，可利用与 Al^{3+}、Zr^{4+}、Pb^{2+}、Sr^{2+} 等形成有荧光、颜色加深或产生沉淀等配位化合物的性质进行黄酮类成分的定性鉴别。

（二）薄层色谱法

薄层色谱法是含黄酮类成分中药最常用的定性分析方法。一般采用吸附薄层，常用的吸附剂有硅胶与聚酰胺，其次是纤维素。硅胶色谱分离弱极性黄酮类成分较好，聚酰胺色谱分离含游离酚羟基的黄酮及其苷为佳，而纤维素薄层则适用于分离多糖苷混合物。展开后，可采用在紫外光灯下观察荧光和喷显色剂相配合的方法进行检视。

1. 硅胶薄层色谱 用硅胶分离黄酮类成分遵循正相色谱层析规律，化合物极性越强，展开剂的极性也需相应增大。分离时硅胶除对黄酮类成分产生吸附外，还与含游离酚羟基的黄酮类成分产生氢键，从而产生拖尾现象。在制备硅胶薄层板时加入适量的氢氧化钠或醋酸钠溶液，可有效减少黄酮类成分的拖尾现象。同时要根据黄酮类成分酸性的强弱调节展开系统的酸碱性，通常在展开剂中加入少量的有机酸。

黄酮类成分大多具有荧光，经薄层色谱展开后，可在紫外灯（365nm）下检识。由于黄酮类成分与铝盐反应生成的配合物具有较强的荧光，也可喷三氯化铝乙醇溶液显色后在紫外灯（365nm）下检识。若被鉴别黄酮类成分的分子结构中具有游离酚羟基，可与三氯化铁溶液发生显色反应，根据酚羟基的位置及数目，可呈现紫、绿、蓝等不同颜色。

例 7－12　蛇胆陈皮散中陈皮的鉴别——TLC 法

【处方】蛇胆汁 100g　陈皮(蒸) 600g

鉴别方法　取本品 1.5g，加乙醇 5ml，搅匀，温热约 1 小时，时时振摇，滤过，滤液作为供试品溶液。取陈皮对照药材 1g，按上述供试品溶液的制备方法，制成对照药材溶液。另取橙皮苷对照品，加甲醇制成饱和溶液，作为对照品溶液。吸取上述三种溶液各 2μl，分别点于同一用 0.5% 氢氧化钠溶液制备的硅胶 G 薄层板上，以乙酸乙酯－甲醇－水（100：17：13）为展开剂，展开，展距 3cm，取出，晾干；再以甲苯－乙酸乙酯－甲酸－水（20：10：1：1）的上层溶液为展开剂，展开，展距 8cm，取出，晾干，喷以 1% 三氯化铝乙醇溶液，置紫外灯（365nm）下检视。供试品色谱中，在与对照药材和对照品色谱相应的位置上，显相同颜色的荧光斑点，如图 7－2 所示。

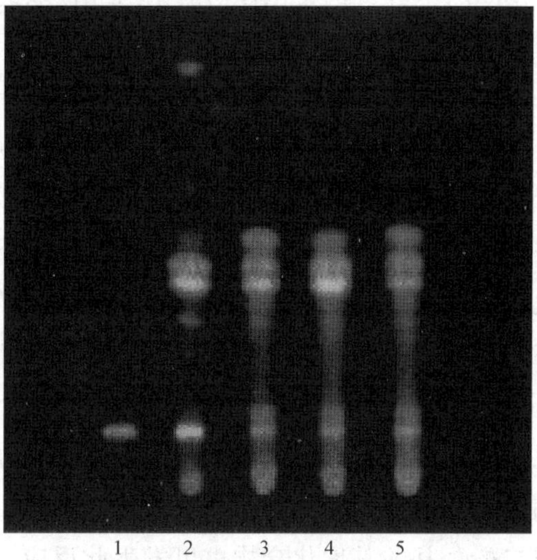

图 7－2　蛇胆陈皮散中陈皮的鉴别

1. 橙皮苷；2. 陈皮对照药材；

3～5. 蛇胆陈皮散

2. 聚酰胺薄层色谱　聚酰胺薄层色谱用于分离含游离酚羟基的黄酮苷和苷元较好。其原理是黄酮类成分含有酚羟基，而聚酰胺分子中含有酰胺基，二者形成氢键。由于各种黄酮类成分取代基的性质、酚羟基数目和位置的不同，与聚酰胺形成氢键的能力有所差异而得到分离。聚酰胺对黄酮类成分的吸附能力较强，因而展开剂就需要有较强的极性。一般来说，展开剂中大多含有醇、酸或水，或三者兼有。

例 7－13　少阳感冒颗粒中黄芩苷的鉴别

【处方】柴胡 138g　黄芩 206g　人参 69g　甘草 138g　半夏 206g　干姜 138g　大枣 138g　青蒿 206g

鉴别方法　取本品 16g，加乙酸乙酯－甲醇（3：1）的混合溶液 30ml，加热回流 30 分钟，放冷，滤过，滤液蒸干，残渣加甲醇 1ml 使溶解，作为供试品溶液。另取黄芩对照药材 2g，同法制成对照药材溶液。照薄层色谱法（通则 0502）试验，吸取上述两种溶液各 5μl，分别点于同一聚酰胺薄膜上，以甲苯－乙酸乙酯－甲醇－甲酸（10：3：1：2）为展开剂，置以展开剂预饱和 30 分钟的展开缸内，展开，取出，晾干，喷以 2% 三氯化铁乙醇溶液。供试品色谱中，在与对照药材色谱相应的位置上，显相同颜色的斑点。

（三）高效液相色谱法

高效液相色谱法用于定性鉴别一般为多成分同时鉴别或化学特征谱鉴别，2020 版《中国药典》中清开灵片、清开灵软胶囊、清开灵泡腾片、清开灵胶囊等均收载了采用高效液相色谱法鉴别上述制剂中黄芩（黄芩苷）的方法。中药成分复杂，采用高效液相色谱法鉴别黄酮类成分，供试品溶液制备大多参照含量测定项下方法。

三、含量测定

（一）总黄酮含量测定

1. 紫外分光光度法 黄酮类化合物具有特定的紫外吸收峰，Ⅰ带在300～400nm内，Ⅱ带在240～285nm内，含黄酮类化合物的中药经提取纯化后，可直接于最大吸收波长处测定其吸收度，以吸收系数法或对照品对照法计算含量。该法适用于干扰小的单方制剂或中药的含量测定，《中国药典》2020版（一部）收载的淫羊藿药材中总黄酮含量测定即用该法。

2. 铝盐配位比色法 采用分光光度法测定中药中的黄酮类成分，若供试液中其他组分的吸收存在干扰，可进行比色测定。该法利用黄酮类成分与铝盐发生配位反应，生成的配合物与背景最大吸收波长差别较大，可消除背景（即阴性空白）的干扰，显著提高含量测定的选择性。由于目前还没有黄酮类化合物的专属反应能用于所有黄酮类成分的测定，因此，必须明确每种方法的原理、适用范围和可能存在的干扰，只有除去共存组分的干扰，才能得到准确的测定结果。

（1）亚硝酸钠－硝酸铝－氢氧化钠比色法 该法是将中药通过适当的方法制成供试品溶液，加5%亚硝酸钠反应6分钟，10%硝酸铝反应6分钟，4%氢氧化钠反应15分钟，生成红色配合物后在500nm测定，常用芦丁作为对照品。该法基于邻二酚羟基的反应，并非黄酮类化合物的专属反应。因此，具有邻二酚羟基的其他化合物也可发生此反应。而酚羟基在间位、对位时无此反应，邻三酚羟基由于位阻也无此反应，因此未知黄酮类成分不能采用本法，有共存邻二酚羟基干扰组分时也不能采用本法，否则，误差较大。

例7－14 垂盆草颗粒中总黄酮含量测定——铝盐配位比色法

【处方】鲜垂盆草20000g

对照品溶液的制备 取芦丁对照品适量，精密称定，加50%甲醇制成每1ml含芦丁0.2mg的溶液，即得。

标准曲线制备 精密量取对照品溶液1ml、2ml、3ml、4ml、5ml、6ml，分别置25ml量瓶中，各加50%甲醇至6ml，加5%亚硝酸钠溶液1ml，摇匀，放置6分钟，加10%硝酸铝溶液1ml，摇匀，放置6分钟，加氢氧化钠试液10ml，加50%甲醇至刻度，摇匀，放置15分钟；以相应的溶液为空白。照紫外－可见分光光度法（通则0401），在510nm的波长处测定吸光度，以吸光度为纵坐标、浓度为横坐标，绘制标准曲线。

测定法 取装量差异项下的本品，研细，精密称定，取约6g或3g（无蔗糖），精密称定，精密加入甲醇50ml，称定重量，加热回流1小时，放冷，再称定重量，用甲醇补足减失的重量，摇匀，滤过，精密量取续滤液25ml，置50ml量瓶中，加水至刻度，摇匀。精密量取5ml，置25ml量瓶中，加50%甲醇至刻度，摇匀，作为空白对照。另精密量取5ml，置25ml量瓶中，照标准曲线的制备项下的方法，自“加50%甲醇至6ml”起，依法测定吸收度，从标准曲线上读出供试品溶液中以芦丁计的总黄酮的量，计算，即得。

（2）三氯化铝－醋酸钾比色法 本法常用芦丁为对照品，采用三氯化铝－醋酸钾为显色剂，显色后在420nm波长处测定黄酮类成分含量。值得注意的是，黄酮类化合物与三氯化铝－醋酸钾反应后，反应产物的最大吸收波长并不一定都在420nm处，由于所测黄酮所含羟基的位置是3－OH、5－OH还是邻二酚羟基，以及配位位置数量的不同，反应产物的最大吸收波长会有较大的差异，因此，最好用所含黄酮作对照品，测定反应产物的具体波长后再进行含量测定。

例 7-15　消咳喘糖浆中总黄酮含量测定-铝盐配位比色法

【处方】满山红 200g

对照品溶液的制备　取芦丁对照品适量，精密称定，加 60% 乙醇制成每 1ml 含芦丁 60μg 的溶液，即得。

标准曲线的制备　精密量取对照品溶液 0.5ml、1ml、2ml、3ml、4ml 与 5ml，分别置 10ml 量瓶中，各加 0.1mol/L 三氯化铝溶液 2ml、1mol/L 醋酸钾溶液 3ml，加 60% 乙醇至刻度，摇匀，放置 30 分钟；以相应试剂为空白。照紫外-可见分光光度法（通则 0401），在 420nm 波长处测定吸光度，以吸光度为纵坐标、浓度为横坐标，绘制标准曲线。

测定法　精密量取本品 2ml，置 50ml 量瓶中，加 60% 乙醇至刻度，摇匀，精密量取 1ml，置 10ml 量瓶中，照标准曲线的制备项下的方法，自"加 0.1mol/L 三氯化铝溶液"起依法操作，制成供试品溶液。另精密量取本品 2ml，置 50ml 量瓶中，加 60% 乙醇稀释至刻度，精密量取 1ml，置 10ml 量瓶中，加 60% 乙醇至刻度，摇匀，作空白，依法测定吸收度，从标准曲线上读出供试品溶液中芦丁的重量，计算，即得。

醋酸钾-三氯化铝与黄酮显色后其最大吸收波长为 420nm，与亚硝酸钠-硝酸铝显色液不同；以试样空白为对照。

（二）黄酮单体成分的含量测定

1. 高效液相色谱法　《中国药典》2020 年版（一部）中黄酮单体成分的含量测定基本上采用反相高效液相色谱法，固定相多用 C_{18} 柱，流动相常用甲醇-水-乙酸（或磷酸缓冲液）及乙腈-水，大多采用紫外检测器。

2. 薄层扫描法　薄层扫描法是测定中药中单体黄酮类成分的有效方法之一。样品经提取后，分离净化制成供试品，采用硅胶薄层板或聚酰胺薄膜进行薄层色谱展开，再在薄层扫描仪上进行测定。

四、常见黄酮类成分分析

常见黄酮类成分性质及分析见表 7-4。

表 7-4　常见黄酮类成分性质及分析简表

化学成分	理化特征	常用分析方法	代表中药
芦丁 rutin 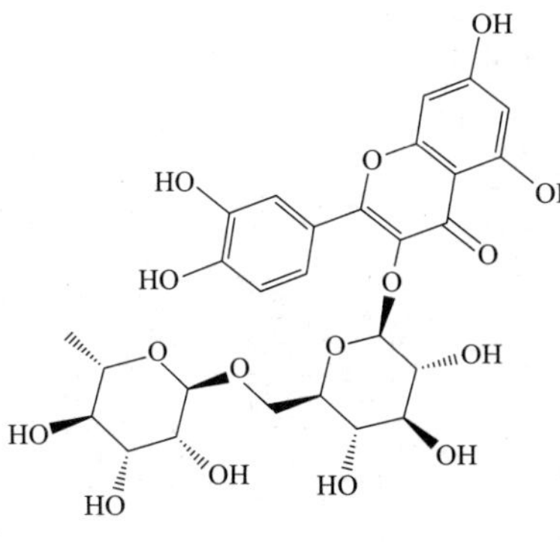 $C_{27}H_{30}O_{16}$；610.51	易溶于碱水，可溶于热水、甲醇、乙醇、吡啶，微溶于丙酮、乙酸乙酯，难溶于冷水、苯、乙醚、三氯甲烷 mp：177~178℃ UV：259，266，299，359nm	紫外分光光度法 铝盐配位比色法 HPLC TLCS	槐花、银杏叶

续表

化学成分	理化特征	常用分析方法	代表中药
黄芩苷 baicalin 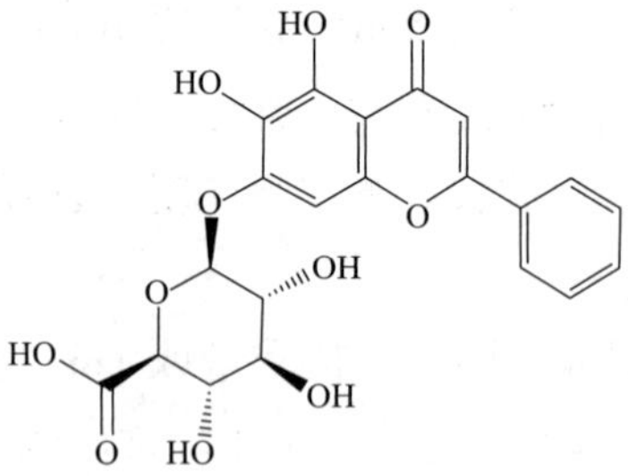 $C_{21}H_{18}O_{11}$；446.35	易溶于二甲基甲酰胺、吡啶，微溶于热冰乙酸、碳酸氢钠和氢氧化钠等溶液，难溶于甲醇、乙醇、丙酮，几乎不溶于水、乙醚、苯、三氯甲烷 mp：223℃ UV：242，271，310nm	HPLC TLCS	黄芩、牛黄解毒片、葛根芩连片
葛根素 puerarin 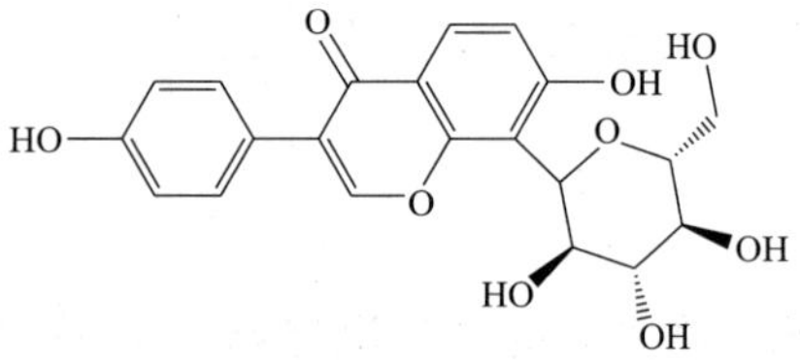 $C_{21}H_{20}O_9$；416.37	溶于甲醇，略溶于乙醇，微溶于水，三氯甲烷或乙醚中不溶 mp：187℃（分解） UV：254nm	HPLC TLCS 紫外分光光度法	葛根、心可舒片、葛根芩连丸、俞风宁心片、
淫羊藿苷 icariin 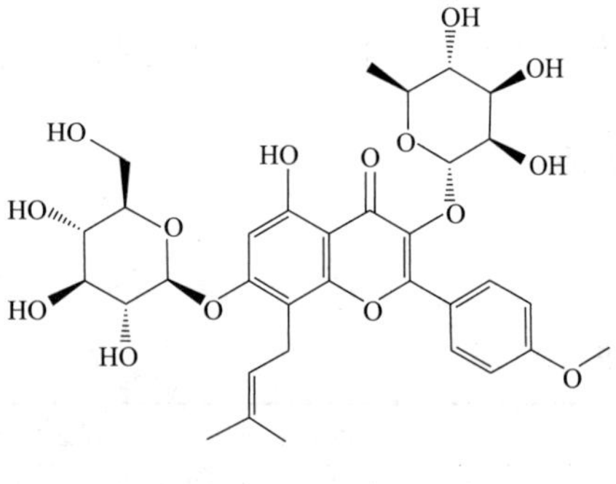 $C_{33}H_{40}O_{15}$；676.65	溶于乙醇、乙酸乙酯，不溶于醚、苯、三氯甲烷 mp：231～232℃ UV：272nm	HPLC TLCS	淫羊藿
橙皮苷 hesperidin 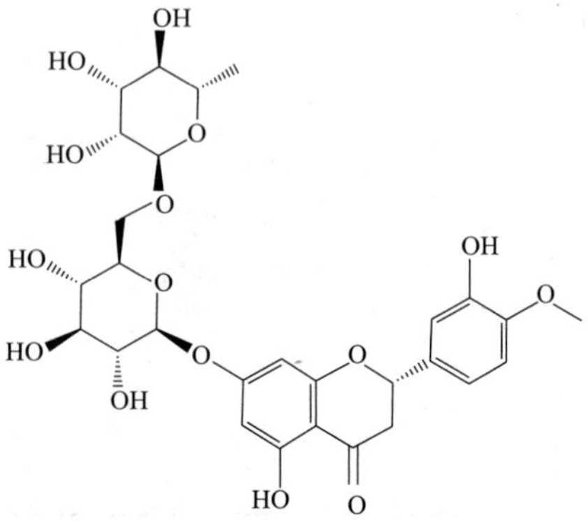 $C_{28}H_{34}O_{15}$；610.55	在60℃溶于二甲基甲酰胺及甲酰胺。略微溶于甲醇及热冰醋酸，几乎不溶于水，丙酮、苯及三氯甲烷。而易溶于稀碱及吡啶 mp：258～262℃ UV：284nm	HPLC TLCS	陈皮、枳实

续表

化学成分	理化特征	常用分析方法	代表中药
槲皮素 quercetin 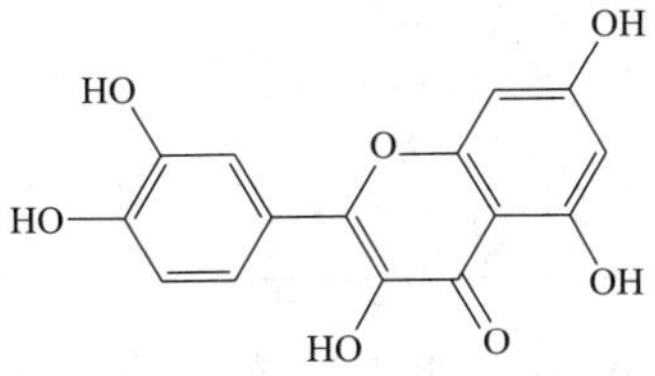 $C_{15}H_{10}O_7$；302.23	略溶于无水乙醇，易溶于沸乙醇，溶于冰醋酸、碱性水溶液呈黄色，几乎不溶水 mp：314℃（分解） UV：258，375nm	HPLC TLCS 紫外分光光度法	槐花、 银杏叶、 金钱草

例 7-16　清开灵片中黄芩苷的含量测定——HPLC 法

【处方】胆酸 13g　珍珠母 200g　猪去氧胆酸 15g　栀子 100g　水牛角 100g　板蓝根 800g　黄芩苷 20g　金银花 240g

色谱条件与系统适应性试验　以十八烷基硅烷键合硅胶为填充剂；以甲醇-水-冰醋酸（45∶55∶1）为流动相；检测波长为 274nm。理论塔板数按黄芩苷峰计算应不低于 3000。

对照品溶液制备　取黄芩苷对照品适量，精密称定，加 50% 甲醇制成每 1ml 含 0.1mg 的溶液，即得。

供试品溶液制备　取本品 20 片，除去包衣，精密称定，研细，取约 0.2g，精密称定，置 100ml 量瓶中，加 50% 甲醇适量，超声处理（功率 180W，频率 40kHz）15 分钟，放至室温，加 50% 甲醇稀释至刻度，摇匀，滤过，取续滤液，即得。

测定法　分别精密吸取对照品溶液与供试品溶液各 10μl，注入液相色谱仪，测定，即得。

例 7-17　开胃健脾丸中橙皮苷的含量测定——HPLC 法

【处方】白术 200g　党参 120g　茯苓 160g　木香 60g　黄连 60g　六神曲（炒）80g　陈皮 80g　砂仁 80g　炒麦芽 80g　山楂 80g　山药 80g　煨肉豆蔻 80g　炙甘草 60g

色谱条件与系统适应性试验　以十八烷基硅烷键合硅胶为填充剂；以乙腈-0.5% 醋酸溶液（20∶80）为流动相；检测波长为 283nm。理论塔板数按橙皮苷峰计算应不低于 3000。

对照品溶液制备　取橙皮苷对照品 10mg，精密称定，置 50ml 量瓶中，用甲醇溶解并稀释至刻度，摇匀。精密量取 10ml，置 25ml 量瓶中，用 50% 甲醇至刻度，摇匀，即得（每 1ml 含 80μg）。

供试品溶液制备　取本品适量，研细，取约 3g，精密称定，置具塞锥形瓶中，精密加入甲醇 50ml，密塞，称定重量，超声处理（功率 250W，频率 40kHz）30 分钟，放冷，再称定重量，用甲醇补足减失的重量，摇匀，滤过，取续滤液，即得。

测定法　分别精密吸取对照品溶液与供试品溶液各 10μl，注入液相色谱仪，测定，即得。

例 7-18　心可舒片中丹参和葛根的含量测定——HPLC 法

【处方】丹参 294g　葛根 294g　三七 19.6g　山楂 294g　木香 19.6g

色谱条件与系统适用性试验　用十八烷基硅烷键合硅胶为填充剂；以乙腈为流动相 A，以 0.1% 的三氟乙酸溶液为流动相 B，按表 7-5 的规定进行梯度洗脱；柱温为 25℃；检测波长为 287nm；理论板数按丹酚酸 B 峰计算应不低于 100 000。

表7－5 洗脱流程

时间（分钟）	流动相A（%）	流动相B（%）
0～20	5	95
20～30	5→9	95→91
30～60	9	91
60～80	9→22	91→78
80～120	22	78

对照品溶液的制备 取丹参素钠对照品、原儿茶醛对照品、丹酚酸B对照品、葛根素对照品适量，精密称定，加70%甲醇制成每1ml中含丹参素钠50μg（相当于丹参素45μg）、原儿茶醛20μg、丹酚酸B 100μg、葛根素150μg的混合溶液，即得。

供试品溶液的制备 取重量差异项下的本品，研细，取约0.5g，精密称定，置具塞锥形瓶中，精密加入70%甲醇50ml，密塞，称定重量，超声处理（功率250W，频率40kHz）30分钟，取出，放冷，再称定重量，用70%甲醇补足减失的重量，摇匀，滤过，取续滤液，即得。

测定法 分别精密吸取对照品溶液与供试品溶液各10μl，注入液相色谱仪，测定，即得。

例7－19 抗骨增生胶囊中淫羊藿苷的含量测定——HPLC法

【处方】熟地黄175g 酒肉苁蓉117g 狗脊（盐制）117g 女贞子（盐制）58g 淫羊藿117g 鸡血藤117g 炒莱菔子58g 骨碎补117g 牛膝117g

色谱条件与系统适用性试验 用十八烷基硅烷键合硅胶为填充剂；以乙腈－水（30∶70）为流动相；检测波长为270nm。理论板数按淫羊藿苷峰计算应不低于1500。

对照品溶液的制备 取淫羊藿苷对照品适量，精密称定，加甲醇制成每1ml含20μg的溶液，即得。

供试品溶液的制备 取装量差异项下的本品内容物，混匀，研细，取约1g，精密称定，置100ml具塞锥形瓶中，精密加入稀乙醇50ml，密塞，称定重量，超声处理（功率250W，频率33kHz）1小时，放冷，用稀乙醇补足减失的重量，摇匀，滤过，取续滤液，即得。

测定法 分别精密吸取对照品溶液与供试品溶液各20μl，注入液相色谱仪，测定，即得。

第三节 醌类成分分析

PPT

一、概 述

醌类成分是指具有醌式结构的化合物总称，主要有苯醌、萘醌、菲醌和蒽醌四种类型，中药中以蒽醌及其衍生物最为多见。蒽醌类成分在中药中可游离存在，也可与糖结合成苷，称为蒽醌苷。含蒽醌类成分的常用中药有大黄、虎杖、决明子、茜草、番泻叶等。萘醌类化合物分为1,2－萘醌和1,4－萘醌两种类型，含萘醌类成分的中药有紫草、新疆紫草及地下明珠等。菲醌类化合物可认为是决定丹参类药材质量和颜色的标志性化合物。醌类化合物一般具有显著的生物活性，如泻下、抗菌、健胃、利尿、祛瘀、抗肿瘤等作用。因此中药中含醌类成分时，常选择醌类成分作为定性、定量分析的评价指标。

蒽醌类化合物分子结构中多具有酚羟基，具有一定酸性，在碱性水溶液中易溶，但加酸酸化时又可重新沉淀析出，故可采用碱溶酸沉法。游离醌类多溶于三氯甲烷、乙醚、甲醇、乙醇等有机溶剂，微溶于或不溶于水，故常用三氯甲烷或乙醚提取。结合成苷后醌类成分极性增大，易溶于甲醇、乙醇中，在热水中也可溶解，几乎不溶于苯、乙醚、三氯甲烷等低极性溶剂中，常用甲醇或乙醇提取。测定游离醌类时，可用三氯甲烷或乙醚提取，提取液蒸干后，经适当方法净化，再加甲醇溶解定容，作为供试品溶液。由于结合醌类成分分析困难，测定结合型醌类时，需经水解成游离醌类成分后再加以分析。通常先用三氯甲烷或乙醚提取，弃去提取液以除去游离醌类，药渣加甲醇提取结合醌类，提取液蒸干后残渣加酸水（常用6mol/L盐酸或2.5mol/L硫酸溶液）加热水解，再用三氯甲烷或乙醚萃取，将三氯甲烷或乙醚液蒸干后加适量甲醇溶解定容作为供试品溶液。当测定总蒽醌时，可先用酸水解，将样品中结合醌类成分水解为游离醌类，再按游离醌类供试品溶液制备方法处理；也可先用甲醇提取总醌，将甲醇提取液蒸干后残渣加酸水加热水解，再用三氯甲烷或乙醚萃取，蒸干萃取液，加适量甲醇溶解定容作为供试品溶液。鉴别游离醌类成分时，还可利用其升华性，采用升华法提取。

二、定性鉴别

中药中醌类成分的鉴别可以采用化学反应法、薄层色谱法。《中国药典》2020年版（一部）中收载的醌类成分鉴别主要采用薄层色谱法。

1. 化学反应法　羟基蒽醌类遇碱性溶液多呈橙色、红色、紫红色及蓝色；遇醋酸镁甲醇溶液呈红色。基于此类反应，将中药用适当方法提取净化，制成供试品溶液后可对中药中的羟基蒽醌类成分进行鉴别。蒽酮、蒽酚、二蒽酮类化合物需经过氧化形成蒽醌后方能呈色。

2. 升华法　游离的蒽醌及其他醌类衍生物多具有升华性。若此类成分在中药中含量较大，则可采用升华法，通过显微镜下观察升华物的晶型或加碱性试液的显色反应定性。

3. 薄层色谱法　薄层色谱法是中药中醌类成分最主要的定性鉴别方法。吸附剂多用硅胶，根据不同的醌类选择不同的展开系统。例如乙酸乙酯－甲醇－水适用于分离蒽醌苷及蒽醌苷元；正丙醇－乙酸乙酯－水适用于分离番泻苷和二蒽酮苷；石油醚－甲酸乙酯－甲酸适用于分离蒽醌苷元。通过喷碱性试剂或醋酸镁甲醇液、氨气熏及在紫外灯下观察荧光或在可见光下直接观察色斑确定斑点。

例7－20　新清宁片中大黄的鉴别－升华法

【处方】熟大黄300g

鉴别方法　取本品，除去包衣，研细，取粉末少量，进行微量升华，可见菱状针晶或羽状结晶。

例7－21　大黄流浸膏的鉴别－化学法

鉴别方法　取本品1ml，加1%氢氧化钠溶液10ml，煮沸，放冷，滤过。取滤液2ml，加稀盐酸数滴使呈酸性，加乙醚10ml，振摇，乙醚层显黄色，分取乙醚液，加氨试液5ml，振摇，乙醚层仍显黄色，氨液层显持久的樱红色。

例7－22　牛黄解毒丸中大黄的鉴别——TLC法

【处方】人工牛黄5g　雄黄50g　石膏200g　大黄200g　黄芩150g　桔梗100g　冰片25g　甘草50g

鉴别方法　取本品水蜜丸3g，研碎，或取大蜜丸3g，剪碎，加硅藻土2g，研匀，加三氯甲烷15ml，超声处理20分钟，滤过，取滤渣，挥干溶剂，加甲醇30ml，超声处理20分钟，滤过，取滤液5ml，蒸干，残渣加水10ml使溶解，加盐酸1ml，置水浴中加热30分钟，立即冷却，用乙醚振摇提取4次，每次10ml，合并乙醚液，挥干，残渣加乙酸乙酯1ml使溶解，作为供试品溶液。另取大黄对照药材0.1g，加甲醇20ml，同法制成对照药材溶液。照薄层色谱法（《中国药典》2020年版通则0502）试验，吸取供试品溶液和对照药材溶液各3μl，分别点于同一以羧甲基纤维素钠为黏合剂的硅胶H薄层板上，以石油醚（30～60℃）－甲酸乙酯－甲酸（15∶5∶1）的上层溶液为展开剂，展开，取出，晾干，置紫外光（365nm）下检视。供试品色谱中，在与对照药材色谱相应的位置上，显相同的5个橙色荧光斑点；置氨蒸气中熏后，斑点变为红色。

例7－23　心元胶囊中丹参的鉴别——TLC法

【处方】制何首乌　丹参　地黄等

鉴别方法　取本品内容物4g，加乙醚30ml，浸渍1小时，滤过，滤液蒸干，残渣加乙酸乙酯1ml使溶解，作为供试品溶液。另取丹参酮Ⅱ$_A$对照品，加乙酸乙酯制成每1ml含2mg的溶液，作为对照品溶液。照薄层色谱法（通则0502）试验，吸取上述两种溶液各5μl，分别点于同一硅胶G薄层板上，以甲苯-乙酸乙酯（19∶1）为展开剂，展开，取出，晾干。供试品色谱中，在与对照品色谱相应的位置上，显相同颜色的斑点。

三、含量测定

（一）总蒽醌含量测定

蒽醌类化合物常以游离型和结合型的形式同时存在于中药中，因此中药中蒽醌类成分的含量测定包括游离蒽醌含量测定、结合蒽醌含量测定和总蒽醌含量测定。

1. 游离蒽醌的测定　《中国药典》2020年版（一部）收载的中药中游离蒽醌的含量测定均为HPLC法，如大黄清胃丸中测定游离大黄素和大黄酚的含量。如需测定总游离蒽醌的含量，可采用弱极性溶剂如乙醚、三氯甲烷等提取后，加5%氢氧化钠-2%氢氧化铵混合碱液或醋酸镁甲醇溶液比色测定。

2. 结合蒽醌的测定　结合蒽醌的含量可通过直接分析相应的供试品溶液测定，如取游离蒽醌测定项下的药渣，加入甲醇提取蒽醌苷类成分后水解成苷元再测定，也可将样品中总蒽醌含量减去游离蒽醌含量计算得到。分析方法通常采用比色法或HPLC法，比色法测定的是总结合蒽醌，而HPLC法测定的是一个或数个结合蒽醌成分的含量。

3. 总蒽醌的测定　中药中总蒽醌的含量测定可采用比色法或HPLC法测定，如一捻金、小儿化食丸中总大黄素的测定、一清胶囊中总大黄素和总大黄酚的测定。

（二）蒽醌类单体成分的含量测定

当进行中药中游离蒽醌类单体成分的测定时，通常以适当溶剂提取后直接测定。当进行其成分游离态和结合态总含量时，一般要将样品酸水解后再进行测定，测定方法主要采用HPLC法，固定相一般采用十八烷基键合相硅胶，流动相多采用甲醇-水（水中常加少量酸），检测器常用紫外检测器。

（三）萘醌、菲醌类成分含量测定

紫草、地下明珠及其制剂的含量测定常以其中所含的萘醌类成分为指标，如紫草素、肌松素（白花丹醌）等。丹参及其制剂的含量测定常以其中所含的丹参酮Ⅰ、丹参酮Ⅱ$_A$等菲醌类成分为指标。萘醌、菲醌类总成分的含量测定常采用分光光度法，单体成分含量测定常采用高效液相色谱法。

四、常见醌类成分分析

常见醌类成分性质及分析见表7-6。

表7-6　常见醌类成分性质及分析简表

化学成分	理化特征	常用分析方法	代表中药
大黄酸 rhein 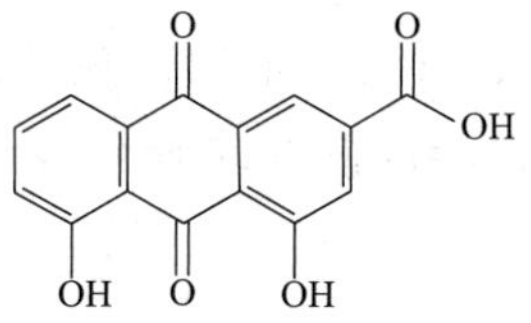 $C_{15}H_8O_6$；284.21	几乎不溶于水，溶于碱和吡啶，略溶于乙醇、苯、三氯甲烷、乙醚和石油醚 mp：321~322℃，330℃分解 UV：229，258，435nm	HPLC TLCS	大黄、虎杖

续表

化学成分	理化特征	常用分析方法	代表中药
大黄素 emodin 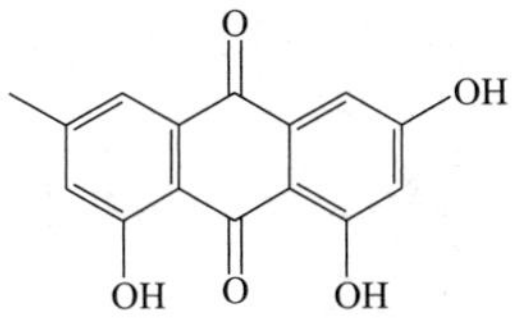 $C_{15}H_{10}O_5$；270.23	几乎不溶于水，溶于乙醇及氢氧化钠、碳酸钠、氨水等碱液中 mp：265～267℃ UV：220,252,265，289437nm	HPLC TLCS	大黄、虎杖、决明子、新青宁片
大黄酚 chrysophanol 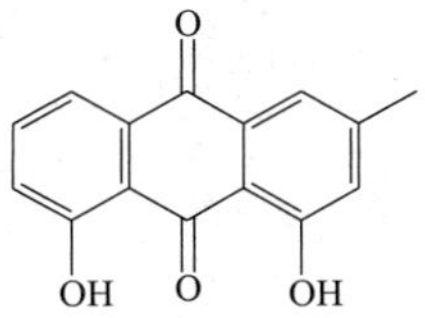 $C_{15}H_{10}O_4$；254.23	几乎不溶于水，略微溶于冷乙醇，易溶于沸乙醇，溶于苯、三氯甲烷、乙醚、冰醋酸及丙酮等，极微溶于石油醚 mp：196℃ UV：224，257，277，287429nm	HPLC TLCS	大黄、虎杖、决明子
大黄素甲醚 physcion 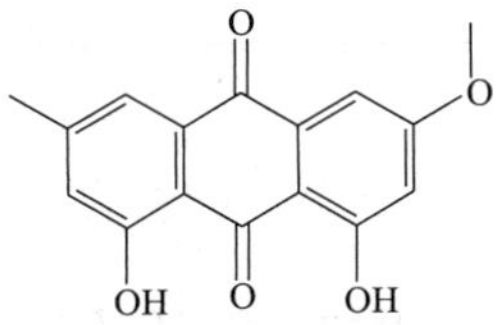 $C_{16}H_{12}O_5$；284.26	溶于苯、三氯甲烷、吡啶及甲苯，微溶于醋酸和醋酸乙酯，不溶于甲醇、乙醇、乙醚和丙酮 mp：203～207℃ UV：266，255，267 288，440nm	HPLC TLCS	大黄、虎杖、决明子
芦荟大黄素 aloe－emodin 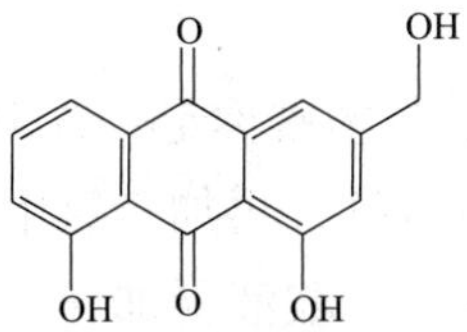 $C_{15}H_{10}O_5$；270.23	易溶于热乙醇，在乙醚及苯中呈黄色，氨水及硫酸中呈绯红色 mp：223～224℃ UV：220，255，283，430nm	HPLC TLCS	大黄、虎杖、决明子
番泻苷 A sennoside A 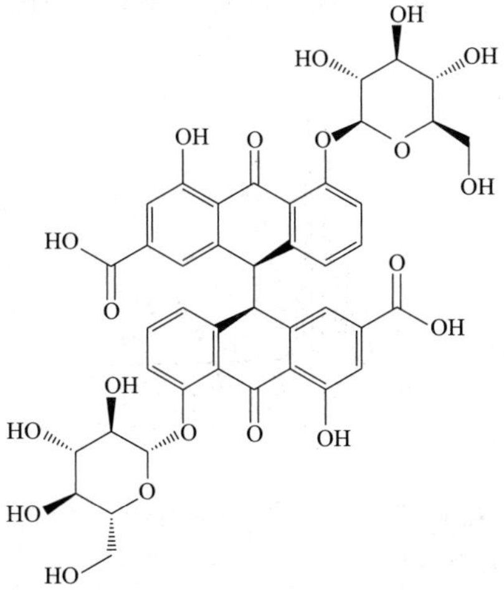 $C_{42}H_{38}O_{20}$；862.72	不溶于水、苯、乙醚和三氯甲烷，略溶于甲醇、乙醇、丙酮和二氧六环，溶于碳酸氢钠水溶液 mp：200～240℃ （焦化分解）	HPLC TLCS	番泻叶

续表

化学成分	理化特征	常用分析方法	代表中药
紫草素 shikonin 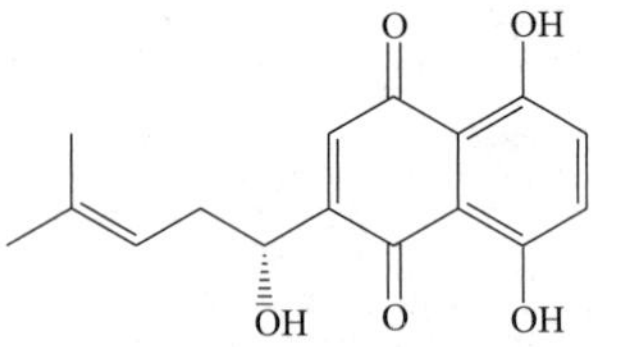 $C_{16}H_{16}O_5$，288.31	不溶于水，溶于醇、有机溶剂和植物油 mp：147～149℃ UV：488，524，543，560nm	HPLC TLCS	紫草
丹参酮Ⅱ$_A$ tanshinone ⅡA 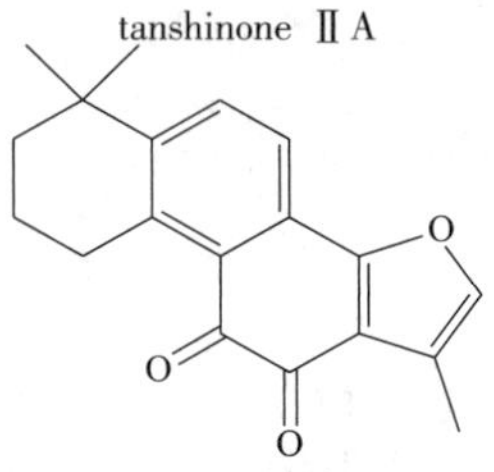 $C_{19}H_{18}O_3$；294.33	易溶于乙醇、丙酮、乙醚、苯，微溶于水 mp：209～210℃ UV：224，250，268，277，352，455nm	HPLC TLCS	丹参

例7－24　一清胶囊中总大黄素和总大黄酚的含量测定——HPLC法

【处方】黄连660g　大黄2000g　黄芩1000g

色谱条件与系统适用性试验　用十八烷基硅烷键合硅胶为填充剂；以甲醇－0.1%磷酸（85∶15）为流动相；检测波长为254nm。理论板数按大黄素峰计算应不低于2000。

对照品溶液的制备　取大黄素对照品、大黄酚对照品适量，精密称定，加甲醇制成每1ml含大黄素、大黄酚各10μg的溶液，即得。

供试品溶液的制备　取装量差异项下的本品内容物，混匀，取约0.1g，精密称定，置100ml锥形瓶中，加2.5mol/L硫酸溶液10ml，超声处理（功率250W，频率50kHz）5分钟，再加三氯甲烷15ml，于70℃水浴上加热回流30分钟，冷却，转移至分液漏斗中，分取三氯甲烷液，酸液再加三氯甲烷加热回流2次（10ml，10ml），每次20分钟，分取三氯甲烷液，酸液再用三氯甲烷10ml振摇提取，合并三氯甲烷液，蒸干，残渣用甲醇溶解，转移至10ml量瓶中，加甲醇至刻度，摇匀，滤过，取续滤液，即得。

测定法　分别精密吸取对照品溶液与供试品溶液各10μl，注入液相色谱仪，测定，即得。图谱峰见图7－3。

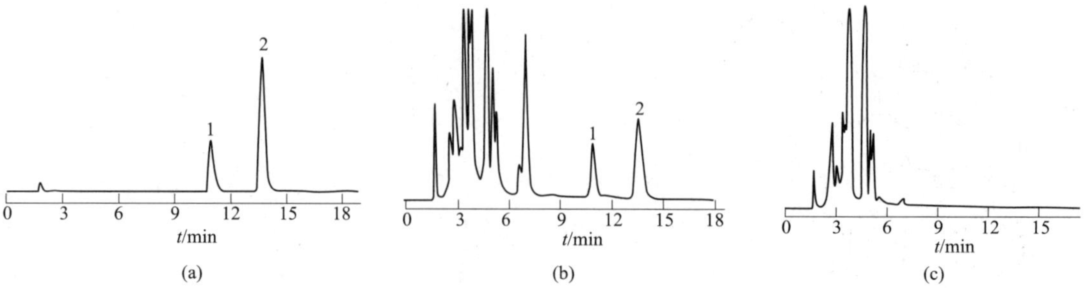

图7－3　一清胶囊中总大黄素和总大黄酚含量测定

a. 对照品（1. 大黄素，2. 大黄酚）；b. 供试品；c. 阴性样品

例 7-25 六味安消散中结合蒽醌中的大黄素和大黄酚的总量测定-HPLC 法

【处方】藏木香 50g 大黄 200g 山柰 100g 北寒水石（煅）250g 诃子 150g 碱花 300g

色谱条件与系统适用性试验 用十八烷基硅烷键合硅胶为填充剂；以乙腈-甲醇-0.1%磷酸（42：23：35）为流动相；检测波长为 254nm。理论板数按大黄素峰计算应不低于 3000。

对照品溶液的制备 取大黄素对照品、大黄酚对照品适量，精密称定，加甲醇制成每 1ml 含大黄素 8μg、大黄酚各 18μg 的混合溶液，即得。

供试品溶液的制备 ①取本品 0.8g，精密称定，置具塞锥形瓶中，精密加入甲醇-盐酸（10：1）混合溶液 25ml，称定重量，置 80℃水浴中加热回流 30 分钟，若瓶壁有黏附物，须超声处理去除，再称定重量，用甲醇补足减失的重量，摇匀，滤过，精密量取续滤液 2ml，置 5ml 量瓶中，加 2%氢氧化钠溶液 1ml，加甲醇至刻度，摇匀，滤过，取续滤液，用于测定总大黄素和总大黄酚的含量。②取本品 0.7g，精密称定，置具塞锥形瓶中，精密加入甲醇 25ml，称定重量，超声处理 30 分钟（功率 160W，频率 50kHz），放冷，再称定重量，用甲醇补足减失的重量，摇匀，滤过，取续滤液，用于测定游离大黄素和游离大黄酚的含量。

测定法 分别精密吸取对照品溶液与上述两种供试品溶液各 10～20μl，注入液相色谱仪，测定，计算总大黄素和总大黄酚的总量与游离大黄素和游离大黄酚的总量；用总大黄素和总大黄酚的总量与游离大黄素和游离大黄酚总量的差值，作为结合蒽醌中的大黄酚和大黄素的总量，即得。

例 7-26 冠心丹参胶囊中丹参酮Ⅱ$_A$的含量测定——HPLC 法

【处方】丹参 200g、三七 200g、降香油 1.75ml

色谱条件与系统适用性试验 用十八烷基硅烷键合硅胶为填充剂；以甲醇-水（75：25）为流动相；检测波长为 270nm。理论板数按丹参酮Ⅱ$_A$峰计算应不低于 2000。

对照品溶液的制备 取丹参酮Ⅱ$_A$对照品适量，精密称定，置棕色量瓶中，加甲醇制成每 1ml 含 20μg 的溶液，即得。

供试品溶液的制备 取装量差异项下的本品内容物，混匀，研细，取约 1g，精密称定，置棕色量瓶中，精密加入甲醇 50ml，密塞，称定重量，超声处理（功率 250W，频率 33kHz）20 分钟，放冷，再称定重量，用甲醇补足减失的重量，摇匀，滤过，取续滤液，置棕色量瓶中，即得。

测定法 分别精密吸取对照品溶液与供试品溶液各 10μl，注入液相色谱仪，测定，即得。

第四节 三萜皂苷类成分分析

PPT

一、概述

三萜类化合物是基本母核由 30 个碳原子组成的萜类化合物，从结构上可看作是由 6 个异戊二烯单位联结而成。该类化合物在自然界分布广泛，其在植物体可以游离形式或与糖结合成苷的形式存在，如人参、西洋参、三七、黄芪、甘草、柴胡、远志、桔梗等多种中药中的活性成分都属于三萜皂苷类。由于三萜皂苷类化合物具有抗肿瘤、增强免疫功能、消炎、抗菌、抗病毒等多方面的生物活性，所以常作为相关中药质量评价的重要指标。

三萜皂苷元通常不溶于水，易溶于石油醚、三氯甲烷、乙醚等低极性有机溶剂；而其苷则大多可溶于水，易溶于甲醇、乙醇，难溶于三氯甲烷、乙醚。含此类成分的中药供试品溶液制备时，通常将其甲醇或甲醇-水提取液，挥干有机溶剂后加水溶解，再用水饱和正丁醇萃取，以达到净化的目的。对杂质较多的样品，还可采用中性氧化铝或大孔树脂色谱法进一步净化处理。

二、定性鉴别

中药中三萜皂苷类成分鉴别可采用泡沫反应、显色反应和薄层色谱法。其中薄层色谱法应用最广泛，鉴别专属性较强；而泡沫反应、显色反应因专属性较差，多用于含皂苷的药材、饮片鉴别。

三萜皂苷类成分的薄层色谱通常以硅胶为吸附剂，展开剂的极性一般较大，以获得较好的分离效果，常用的展开剂有三氯甲烷－甲醇－水（13∶7∶2，10℃以下放置，下层）、正丁醇－乙酸－水（4∶1∶5，上层）、正丁醇－3mol/L 氢氧化铵－乙醇（5∶2∶1）、三氯甲烷－甲醇（7∶3）等。对于分层的展开剂，控制展开剂饱和的温度和时间非常重要。

三萜皂苷元的极性较小，以硅胶为吸附剂时，需用亲脂性较强的展开剂，如环己烷－乙酸乙酯系统、三氯甲烷－乙醚系统、三氯甲烷－丙酮系统、三氯甲烷－乙酸乙酯系统等。

三萜皂苷类成分的薄层定位可选用不同浓度的硫酸乙醇液、25%三氯醋酸乙醇溶液、香草醛硫酸溶液、15%三氯化锑、磷钼酸、浓硫酸－醋酐、碘蒸气等显色剂显色，也可在紫外光灯（365nm）下观察斑点荧光。

例 7－27 人参茎叶总皂苷的鉴别－泡沫反应法

鉴别方法 取本品 0.1g，置试管中，加水 2ml，用力振摇，产生持久性泡沫。

例 7－28 八珍丸中甘草的鉴别－薄层色谱法

【处方】党参 100g 炒白术 100g 茯苓 100g 甘草 50g 当归 50g 白芍 100g 川芎 75g 熟地黄 150g

鉴别方法 取本品水蜜丸 6g，研碎；或取大蜜丸 9g，剪碎，加硅藻土 4.5g，研匀。加水 50m，研匀，再加水 50ml，搅拌约 20 分钟，抽滤，药渣用水 50ml 洗涤后，在 60℃干燥 2 小时，置索氏提取器中，加乙醇 70ml，置水浴上回流提取至提取液无色，放冷，滤过，滤液浓缩至近干，加乙醇 1ml 使溶解，作为供试品溶液。另取甘草对照药材 0.5g，加 乙醇 30ml，加热回流 1 小时，滤过，滤液浓缩至约 1ml，作为对照药材溶液。再取甘草酸单铵盐对照品，加乙醇制成每 1ml 各含 1mg 的溶液，作为对照品溶液。照薄层色谱法（通则 0502）试验，吸取上述三种溶液各 1μl，分别点于同一用 0.8% 氢氧化钠溶液制备的硅胶 G 薄层板上，以乙酸乙酯－甲酸－冰醋酸－水（15∶1∶1∶2）为展开剂，展开，取出，晾干，喷以硫酸乙醇溶液（1→10），在 105℃加热 5～10 分钟，置紫外光灯（365nm）下检视。供试品色谱中，在与对照药材色谱相应的位置上，显相同颜色的荧光斑点；在与对照品色谱相应的位置上，显相同的橙黄色荧光斑点，如图 7－4 所示。

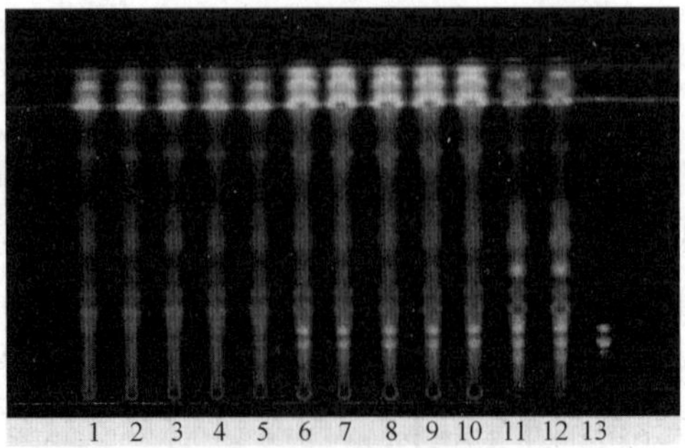

图 7－4 八珍丸中甘草的鉴别

1～10. 八珍丸；11～12. 甘草对照药材；13. 甘草酸

例 7－29　参苓白术散中人参、甘草的鉴别

【处方】人参 100g　茯苓 100g　白术（炒）100g　山药 100g　白扁豆（炒）75g　莲子 50g　薏苡仁（炒）50g　砂仁 50g　桔梗 50g　甘草 100g

鉴别方法　取本品 4.5g，加三氯甲烷 40ml，加热回流 1 小时，滤过，药渣挥尽三氯甲烷，加甲醇 50ml，加热回流 1 小时，滤过，滤液蒸干，残渣用甲醇 5ml 溶解，加在中性氧化铝柱（100～120 目，15g，内径 1～1.5cm）上，用 40% 甲醇 150ml 洗脱，收集洗脱液，蒸干，残渣用水 30ml 溶解，用水饱和的正丁醇振摇提取 2 次，每次 25ml，合并提取液，用水洗涤 3 次，每次 20ml，正丁醇液蒸干，残渣加甲醇 0.5ml 使溶解，作为供试品溶液。另取人参对照药材、甘草对照药材各 1g，同法分别制成对照药材溶液。照薄层色谱法（通则 0502）试验，吸取上述三种溶液各 1μl，分别点于同一硅胶 G 薄层板上，以三氯甲烷－乙酸乙酯－甲醇－水（15∶40∶22∶10）10℃以下放置的下层溶液为展开剂，展开，取出，晾干，喷以硫酸乙醇溶液（1→10），在 105℃加热 5～10 分钟，置紫外光灯（365nm）下检视。供试品色谱中，分别在与两种对照药材色谱相应的位置上，显相同颜色的荧光斑点，如图 7－5 所示。

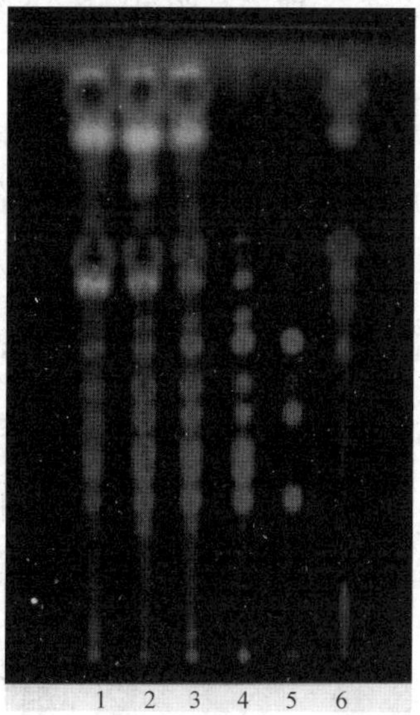

图 7－5　参苓白术散中人参、甘草的鉴别

1～3. 参苓白术散；4. 人参对照药材；5. 人参皂苷 Rb_1、Re、Rg_1；6. 甘草对照药材

三、含量测定

中药皂苷类成分的含量测定包括总皂苷测定、皂苷元测定和单体皂苷测定。

总皂苷含量测定的供试品溶液一般是将各种醇（通常为不同浓度的甲醇或乙醇）提取液经水饱和的正丁醇或异戊醇萃取，或大孔吸附树脂、中性氧化铝净化后所得。测定方法是最常用的比色法，也可用重量法。

将上述测定总皂苷的供试品溶液，加酸（如硫酸、盐酸）加热水解，可制得到皂苷元供试品溶液，或将样品先行水解，再以有机溶剂萃取水解后混合液制备皂苷元供试品溶液，但后者因不能客观反映药品自身的质量，现已慎用。高效液相色谱法、薄层色谱法和比色法常用于皂苷元含量的测定。

（一）总皂苷的含量测定

1. 比色法　三萜皂苷类成分多为末端吸收，因此通常采用比色法测定。常用显色剂有香草醛－硫酸、香草醛－高氯酸、醋酐－硫酸等。皂苷类成分的显色反应专属性虽较差，但反应比较灵敏，方法简便，易行。

2. 重量法　采用适当方法提取、纯化后得总皂苷，恒重，称量并计算样品中总皂苷含量。当中药制剂处方中含皂苷类成分药味较多时，常用正丁醇作溶剂，测定正丁醇浸出物，计算总皂苷含量。

例 7－30　人参茎叶总皂苷提取物的含量测定——比色法

对照品溶液的制备　取人参皂苷 Re 对照品适量，精密称定，加甲醇制成每 1ml 含 1mg 的溶液，即得。

标准曲线的制备　精密吸取对照品溶液 20μl、40μl、80μl、120μl、160μl、200μl，分别置于具塞试

管中，低温挥去溶剂，加入1%香草醛高氯酸试液0.5ml，置60℃恒温水浴上充分混匀后加热15分钟，立即用冰水冷却2分钟，加入77%硫酸溶液5ml，摇匀；以相应试剂作空白，照紫外－可见分光光度法（通则0401），在540nm波长处测定吸光度，以吸光度为纵坐标，浓度为横坐标绘制标准曲线。

测定法　取本品约50mg，精密称定，置25ml量瓶中，加甲醇适量使溶解并稀释至刻度，摇匀，精密量取50 μl，照标准曲线制备项下的方法，自“置于具塞试管中”起依法操作，测定吸光度，从标准曲线上读出供试品溶液中人参皂苷Re的量，计算结果乘以0.84，即得。

（二）三萜皂苷类单体成分含量测定

1. 高效液相色谱法　高效液相色谱法是单体皂苷类成分最常用的含量测定方法，常用十八烷基键合相硅胶作固定相，不同比例的乙腈－水或甲醇－水为流动相。若三萜皂苷类成分本身具有较强的紫外吸收，如甘草酸、远志皂苷等，可用HPLC分离并用紫外检测器检测。若仅有末端吸收，亦可采用HPLC分离并用蒸发光散射检测器测定，如黄芪甲苷等。

2. 薄层扫描法　采用此法时样品需经适当的提取纯化后制成供试品溶液，常用10%硫酸乙醇溶液显色后采用双波长薄层扫描法测定。

四、常见三萜皂苷类成分分析

常见三萜皂苷类成分性质及分析见表7－7。

表7－7　常见三萜皂苷类成分性质及分析简表

化学成分	理化特征	常用分析方法	代表中药
人参皂苷Re ginsenoside Re 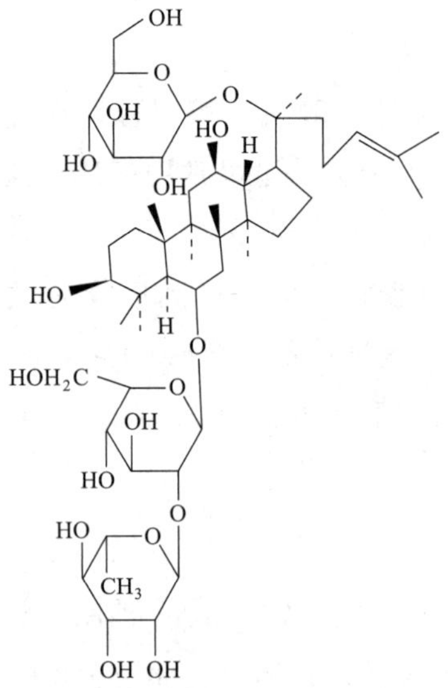 $C_{48}H_{82}O_{18}$；947.12	为无色针状结晶（50%乙醇） mp：201～203℃	TLCS HPLC－UVD HPLC－ELSD	人参、 西洋参

续表

化学成分	理化特征	常用分析方法	代表中药
人参皂苷 Rg_1 ginsenoside Rg_1 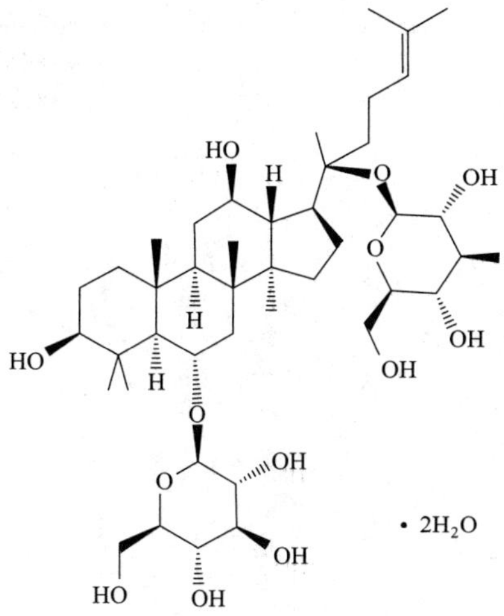 $C_{42}H_{72}O_{14}\cdot 2H_2O$；830.03	溶于甲醇、吡啶及热丙酮，稍溶于醋酸乙酯及三氯甲烷 mp：194～196.5℃	TLCS HPLC－UVD HPLC－ELSD	人参、西洋参、三七、脑得生胶囊
柴胡皂苷 A saikosaponin A 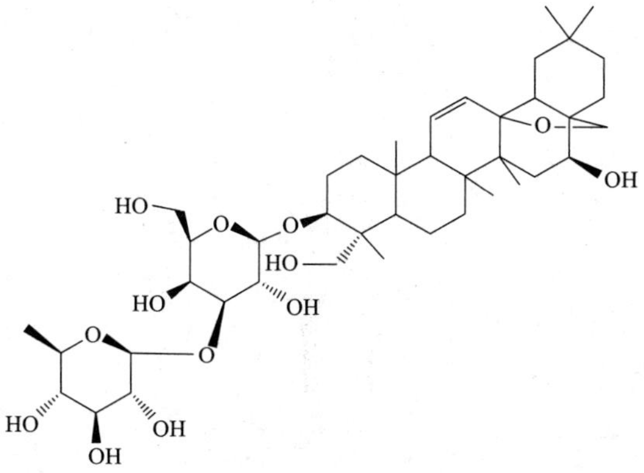 $C_{42}H_{68}O_{13}$；780.96	能溶于热水、甲醇、乙醇、吡啶、二氧六环，不溶于苯、三氯甲烷、乙醚、丙酮 mp：225～232℃	TLCS HPLC－UVD HPLC－ELSD	柴胡
黄芪甲苷 astragaloside Ⅳ 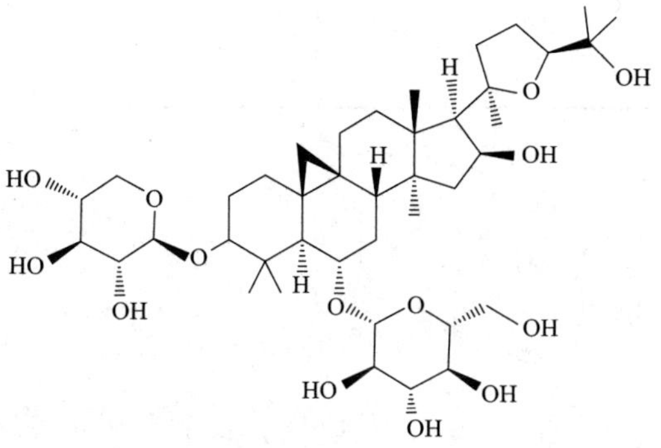 $C_{41}H_{68}O_{14}$；784.97	mp：295～296℃ UV：200.8nm	TLCS HPLC－UVD HPLC－ELSD	黄芪、玉屏风颗粒、玉屏风胶囊

续表

化学成分	理化特征	常用分析方法	代表中药
甘草酸 glycyrrhizic acid 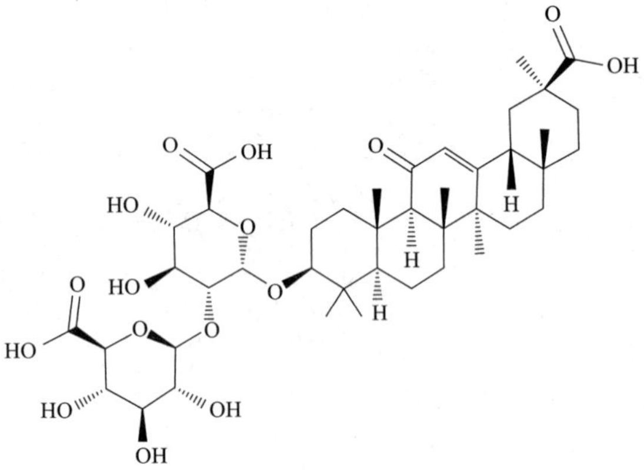 $C_{42}H_{62}O_{16}$；822.92	易溶于热水及乙醇，几乎不溶于乙醚 mp：170℃ UV：248，201nm	HPLC TLCS	甘草、柑橘冰梅片、玄麦柑桔颗粒、玄麦柑桔胶囊、脑乐静
三七皂苷 R_1 notoginsenoside R_1 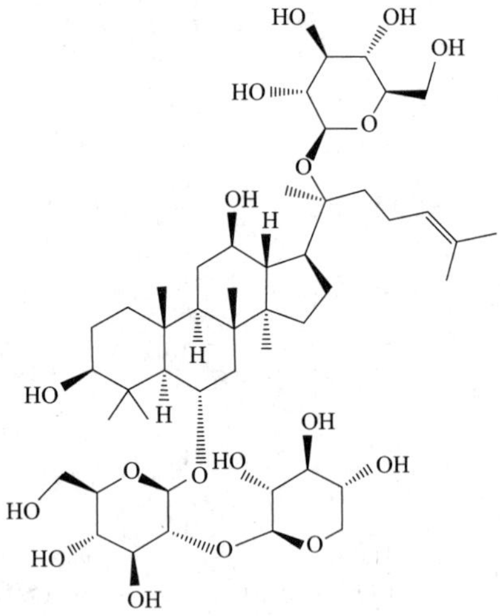 $C_{47}H_{80}O_{18}$；933.13	易溶于甲醇 mp：211～214℃	HPLC－UVD HPLC－ELSD TLCS	三七稳心片

续表

化学成分	理化特征	常用分析方法	代表中药
人参皂苷 Rb_1 ginsenoside Rb_1 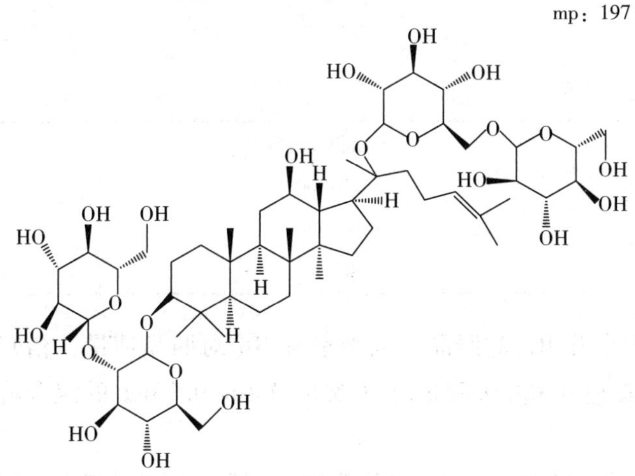 $C_{54}H_{92}O_{23}$；1109.29	易溶于水、甲醇、乙醇，不溶于乙醚、苯 mp：197～198℃	HPLC－UVD HPLC－ELSD	人参 西洋参 三七
积雪草苷 asiaticoside 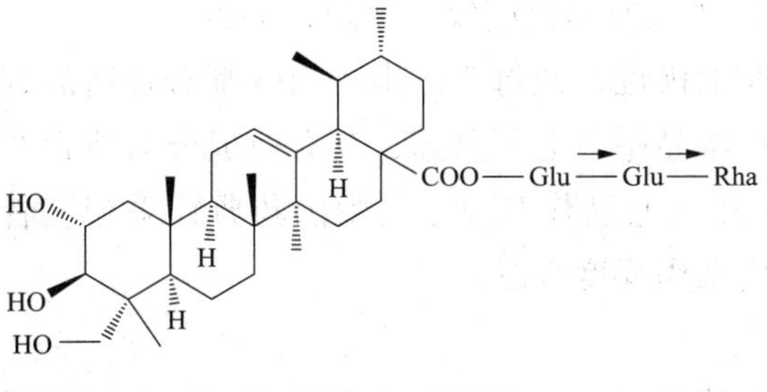 $C_{48}H_{78}O_{16}$；911.12	在水、乙醇中易溶，在与乙醚、三氯甲烷中不溶	TLCS HPLC	积雪草

例 7－31　玉屏风颗粒中黄芪甲苷含量测定——HPLC 法（ELSD）

【处方】黄芪 600g　白术（炒）200g　防风 200g

色谱条件与系统适用性试验　以十八烷基硅烷键合硅胶为填充剂；以乙腈－水（32∶68）为流动相；用蒸发光散射检测器检测。理论板数按黄芪甲苷峰计算应不低于 4000。

对照品溶液的制备　取黄芪甲苷对照品适量，精密称定，加甲醇制成每 1ml 含黄芪甲苷 0.12mg 的溶液，即得。

供试品溶液的制备　取装量差异项下的本品，研细，取约 2.5g，精密称定，置索氏提取器中，加甲醇 100ml，加热回流至提取液无色（约 6 小时），提取液回收溶剂并浓缩至干，残渣加水 20ml，微热使溶解，用水饱和正丁醇振摇提取 4 次，每次 40ml，合并正丁醇液，用氨试液充分洗涤 2 次，每次 40ml，合并氨试液并用水饱和正丁醇振摇提取 2 次，每次 20ml，弃去氨试液，合并正丁醇液，蒸干，残渣加甲醇溶解并转移至 10ml 量瓶中，用甲醇稀释至刻度，摇匀，滤过，取续滤液，即得。

测定法　分别精密吸取对照品溶液 10μl、20μl，供试品溶液 10μl，注入液相色谱仪，测定，以外标两点法对数方程计算，即得。

例 7－32 脑得生胶囊中三七皂苷 R_1、人参皂苷 Rg_1 和 Rb_1 的含量测定－HPLC 法（UVD）

【处方】三七 117g 川芎 117g 红花 136g 葛根 392g 山楂（去核）235g

色谱条件与系统适用性试验 以十八烷基硅烷键合硅胶为填充剂；以乙腈为流动相 A，以水为流动相 B，按表 7－8 中的规定进行梯度洗脱；检测波长为 203nm。理论板数按人参皂苷 Rg_1 峰计算应不低于 5000。

表 7－8 洗脱流程表

时间（分钟）	流动相 A（%）	流动相 B（%）
0～20	20→40	80→60
20～26	40→20	60→80
26～35	20	80

对照品溶液的制备 取三七皂苷 R_1 对照品、人参皂苷 Rg_1 对照品、人参皂苷 Rb_1 对照品适量，精密称定，加甲醇制成每 1ml 含三七皂苷 R_1 0.15mg、人参皂苷 Rg_1 0.75mg、人参皂苷 Rb_1 0.75mg 的混合溶液，即得。

供试品溶液的制备 取装量差异项下的本品内容物，研细，取 1g，精密称定，置具塞锥形瓶中，精密加入水饱和的正丁醇 50ml，密塞，称定重量，加热回流 1 小时，放冷，密塞，再称定重量，用水饱和的正丁醇补足减失的重量，摇匀，滤过，精密量取续滤液 25ml，用氨试液洗涤 2 次（15ml、10ml），取正丁醇液，蒸干，残渣加甲醇使溶解，转移至 5ml 量瓶中，加甲醇至刻度，摇匀，滤过，取续滤液，即得。

测定法 分别精密吸取对照品溶液与供试品溶液各 10μl，注入液相色谱仪，测定，即得。

梯度洗脱通过改变流动相中各溶剂组成的比例改变流动相的极性，使每个流出的组分都有合适的容量因子，并使样品中的所有组分在最短时间内实现最佳分离。本品中三七是君药，其有效成分为所含的皂苷类成分，含量较高的主要有人参皂苷 Rg_1、人参皂苷 Rb_1 和三七皂苷 R_1 等，《中国药典》采用三者的总量来控制三七的质量，但三者的极性差异较大，所以需要采用梯度洗脱。

例 7－33 甘草中甘草酸和甘草苷的测定

色谱条件与系统适用性试验 以十八烷基硅烷键合硅胶为填充剂；以乙腈为流动相 A，以 0.05% 磷酸溶液为流动相 B，按表 7－9 中规定进行梯度洗脱；检测波长为 237nm。理论板数按甘草苷峰计算应不低于 5000。

表 7－9 洗脱流程表

时间（分钟）	流动相 A（%）	流动相 B（%）
0～8	19	81
8～35	19→50	81→50
35～36	50→100	50→0
36～40	100→19	0→81

对照品溶液的制备 取甘草苷、甘草酸铵对照品适量，精密称定，加 70% 乙醇分别制成每 1ml 含甘草苷 20μg、甘草酸铵 0.2mg 的溶液，即得（甘草酸重量＝甘草酸铵重量/1.0207）。

供试品溶液的制备 取本品粉末（过三号筛）约 0.2g，精密称定，置具塞锥形瓶中，精密加入 70% 乙醇 100ml，密塞，称定重量，超声处理（功率 250W，频率 40kHz）30 分钟，放冷，再称定重量，用 70% 乙醇补足减失的重量，摇匀，滤过，取续滤液，即得。

测定法　分别精密吸取对照品溶液与供试品溶液各10μl，注入液相色谱仪，测定，即得。

第五节　挥发油类成分分析

PPT

一、概　　述

挥发油是一类具有挥发性且可被水蒸气蒸馏的物质，又称精油。挥发油的主要化学组成包括萜类化合物（单萜、倍半萜及其含氧衍生物）、小分子芳香族化合物（苯丙素、苯乙醇、苯甲醛衍生物）和小分子脂肪族化合物等。

常温下的挥发油多为易流动的油状液体，具挥发性，可被水蒸气蒸馏。其中某些在常温下为固体的成分，含量较高时，可通过冷冻析脑的办法予以分离精制，如薄荷脑、龙脑（冰片）等。挥发油多为亲脂性成分，不溶或难溶于水，低浓度乙醇中溶解较差，在高浓度乙醇中溶解，易溶于亲脂性有机溶剂，如石油醚、乙醚等。挥发油相对密度一般在0.85～1.065之间，多数比水轻，少数比水重（如丁香油、桂皮油）。

挥发油大多具有芳香气味，且化学组成复杂，并具有止咳、平喘、祛痰、抗菌、消炎、镇痛等生理活性，常作为中药的定性定量指标。

二、定性鉴别

（一）化学反应法

利用中药挥发油中所含各类成分的化学性质进行鉴别。例如若含有酚类成分，加入三氯化铁的乙醇溶液可显蓝色、蓝紫色或绿色反应；若含有羰基化合物，加入苯肼试剂可生成结晶性的衍生物；若为醛类化合物，加入氨制硝酸银可发生银镜反应；含有双键可与溴发生加成反应；若含有内酯类化合物，在样品的吡啶溶液中加入亚硝酰铁氰化钠及氢氧化钠溶液，呈现红色并逐渐消失；大多数挥发油成分能与香草醛－浓硫酸形成各种颜色的化合物。但挥发油成分复杂，干扰因素多，因而化学反应法鉴别的专属性不强，灵敏度不高，应用受限。

（二）色谱法

1. 薄层色谱法　用薄层色谱法鉴别挥发油类成分时，通常根据不同成分的极性大小予以分离，极性顺序如下：烃（萜）＜醚＜酯＜醛、酮＜醇、酚＜酸，因此可用不同极性的展开剂对挥发油中的成分进行分离。吸附剂常用硅胶（Ⅱ～Ⅲ级），也可用中性氧化铝，对一些难分离的组分，尤其是含不同双键的萜类化合物，可用硝酸银薄层进行分离。展开剂常用石油醚（或正已烷）展开非含氧烃类；以石油醚（或正已烷）－乙酸乙酯混合溶剂展开含氧烃类。或可根据具体情况，选择苯、乙醚、四氯化碳、三氯甲烷、乙酸乙酯及其不同比例的混合溶剂作为展开剂。一次展开或单向展开分离效果不理想者，也可考虑二次展开或双向展开以获得较好的分离效果。

挥发油类成分的薄层鉴别常用显色剂有0.5%～1.0%茴香醛（香草醛）－浓硫酸试剂（适用于各类成分），2%高锰酸钾水溶液（适用于不饱和化合物），2，4－二硝基苯肼试剂（适用于醛、酮类化合物），荧光素－溴试剂（适用于乙烯基化合物），异羟肟酸铁试剂（适用于内酯类化合物），三氯化铁试剂（适用于酚类化合物），0.05%溴酚蓝乙醇溶液（适用于酸类化合物），硝酸铈铵试剂（适用于醇类化合物），对二甲氨基苯甲醛试剂（适用于薁类化合物），碘化钾－冰醋酸－淀粉试剂（适用于过氧化物）等。

例 7-34 香附中 α-香附酮的鉴别

鉴别方法 取本品粉末 1g，加乙醚 5ml，放置 1 小时，时时振摇，滤过，滤液挥干，残渣加乙酸乙酯 0.5ml 使溶解，作为供试品溶液。另取 α-香附酮对照品，加乙酸乙酯制成每 1ml 含 1mg 的溶液，作为对照品溶液。照薄层色谱法（通则 0502）试验，吸取上述两种溶液各 2μl，分别点于同一硅胶 GF_{254} 薄层板上，以二氯甲烷-乙酸乙酯-冰醋酸（80∶1∶1）为展开剂，展开，取出，晾干，置紫外光灯（254nm）下检视。供试品色谱中，在与对照品色谱相应的位置上，显相同的深蓝色斑点；喷以二硝基苯肼试液，放置片刻，斑点渐变为橙红色。

2. 气相色谱法 挥发油类成分的气相色谱法鉴别常用化学对照品对照法，即在相同的色谱条件下测定供试品与对照品的保留时间，以确定该组分的存在与否。

3. 气相色谱-质谱（GC-MS）联用法与气相色谱-红外光谱（GC-FTIR）联用法 GC-FTIR 原理与 GC-MS 联用相同，分析鉴定挥发油的有效手段之一，具有测定未知成分相对分子量、快速定性和推断分子结构的鉴别能力，特别适合多组分混合物中未知成分的定性鉴别，提高了鉴别的准确性。

三、含量测定

挥发油类成分的定量分析分为总量和单一成分测定两种方法。

（一）总量测定

常采用挥发油测定器以水蒸气蒸馏法进行测定。按挥发油相对密度小于或大于 1.0，分别采用不同的操作方法。

1. 供试品 除另有规定外，须粉碎使能通过二号至三号筛，并混合均匀。

2. 仪器装置 如图 7-6。A 为 1000ml（或 500ml、2000ml）的硬质圆底烧瓶，上接挥发油测定器 B，B 的上端连接回流冷凝管 C。以上各部均用玻璃磨口连接。测定器 B 应具有 0.1ml 的刻度。全部仪器应充分洗净，并检查接合部分是否严密，以防挥发油逸出。装置中挥发油测定器的支管分岔处应与基准线平行。

3. 测定方法

（1）用于测定相对密度在 1.0 以下的挥发油含量方法 取供试品适量（约相当于含挥发油 0.5～1.0ml），称定重量（准确至 0.01g），置烧瓶中，加水 300～500ml（或适量）与玻璃珠数粒，振摇混合后，连接挥发油测定器与回流冷凝管。自冷凝管上端加水使充满挥发油测定器的刻度部分，并溢流入烧瓶时为止。置电热套中或用其他适宜方法缓缓加热至沸，并保持微沸约 5 小时，至测定器中油量不再增加，停止加热，放置片刻，开启测定器下端的活塞，将水缓缓放出，至油层上端到达刻度 0 线上面 5mm 处为止。放置 1 小时以上，再开活塞使油层下降至其上端恰与刻度 0 线平齐，读取挥发油量，并计算供试品中挥发油的含量（%）。

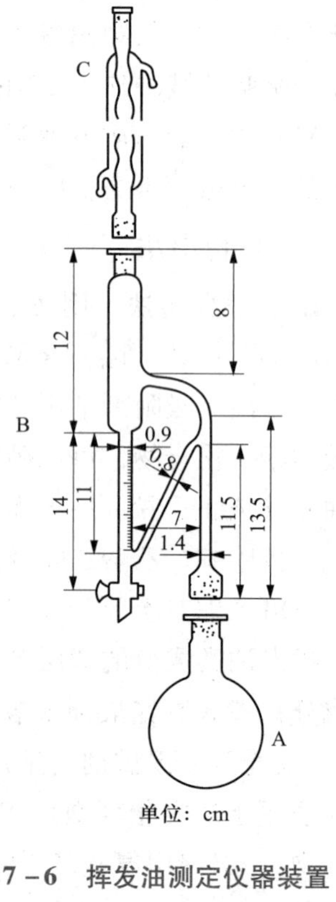

单位：cm

图 7-6 挥发油测定仪器装置

（2）用于测定相对密度在 1.0 以上的挥发油含量方法 取水约 300ml 与玻璃珠数粒，置烧瓶中，连接挥发油测定器。自测定器上端加水使充满刻度部分，并溢流入烧瓶时为止，再用移液管加入二甲苯 1ml，然后连接回流冷凝管。将烧瓶内容物加热至沸腾，并继续蒸馏，其速度以保持冷凝管的中部呈冷却状态为度。30 分钟后，停止加热，放置15分钟以上，读取二甲苯的容积。然后照甲法自“取供试品适量”起，依法测定，自油层量中减去二甲苯量，即为挥发油量，再计算供试品中挥发油的量（%）。

（二）单一成分测定

1. 气相色谱法　气相色谱法是目前测定挥发油类成分含量最常用的方法，目前最常用的是弹性石英毛细管柱，也可选择以硅藻土或高分子多孔小球为载体的填充柱。但载体需经酸洗和硅烷化处理，填充柱的固定液根据待测成分的极性，可选择非极性的饱和烃润滑油类或极性的聚酯、聚乙二醇类。定量时可采用内标法或外标法，但常用内标法以避免进样误差。

目前，气相色谱法已发展出了闪蒸气相色谱法和顶空气相色谱分析法，以克服一般中药成分气相色谱分析因周期长且操作复杂所导致的成分破坏或损失。

例7-35　气相色谱法测定小茴香中反式茴香脑的含量

色谱条件与系统适用性试验　聚乙二醇毛细管柱（柱长为30m，内径为0.32mm，膜厚度为0.25μm）；柱温为145℃。理论板数按反式茴香脑峰计算应不低于5000。

对照品溶液制备　取反式茴香脑对照品适量，精密称定，加乙酸乙酯制成每1ml含0.4mg的溶液，即得。

供试品溶液制备　取小茴香粉末（过三号筛）约0.5g，精密称定，精密加入乙酸乙酯25ml，称定重量，超声处理（功率300W，频率40kHz）30分钟，放冷，再称定重量，用乙酸乙酯补足减失的重量，摇匀，滤过，取续滤液，即得。

测定方法　分别精密吸取对照品溶液与供试品溶液各2μl，注入气相色谱仪，测定，即得。

2. 高效液相色谱法　部分具有紫外吸收的挥发油类成分，如芳香族小分子化合物的桂皮醛、丹皮酚、丁香酚等，可采用高效液相色谱法进行测定。

例7-36　桂枝中桂皮醛的含量测定

色谱条件与系统适用性试验　以十八烷基硅烷键合硅胶为填充剂；以乙腈-水（32∶68）为流动相；检测波长为290nm。理论板数按桂皮醛峰计算应不低于3000。

对照品溶液的制备　取桂皮醛对照品适量，精密称定，加甲醇制成每1ml含10μg的溶液，即得。

供试品溶液的制备　取本品粉末（过四号筛）约0.5g，精密称定，置具塞锥形瓶中，精密加入甲醇25ml，称定重量，超声处理（功率250W，频率40kHz）30分钟，放冷，再称定重量，用甲醇补足减失的重量，摇匀，滤过。精密量取续滤液1ml，置25ml量瓶中，加甲醇至刻度，摇匀，即得。

测定法　分别精密吸取对照品溶液与供试品溶液各10μl，注入液相色谱仪，测定，即得。

四、常见挥发油成分分析

常见挥发油类成分性质及分析见表7-10。

表7-10　常见挥发油类成分性质及分析简表

化学成分	理化特征	常用分析方法	代表中药
桉油精 eucalyptol 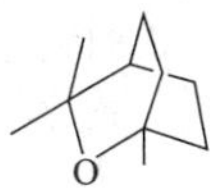 $C_{10}H_{18}O$　154.24	无色液体，味辛冷，有与樟脑相似的气味，与乙醇、三氯甲烷、乙醚及油可混溶，几乎不溶于水 mp：1.5℃ bp：176~178℃ 密度（25℃）：0.921~0.930g/cm³ 折射率：1.454~1.461	GC	艾叶、豆蔻、十滴水

续表

化学成分	理化特征	常用分析方法	代表中药
薄荷脑 menthol 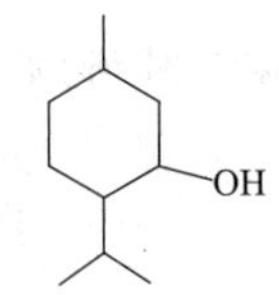 $C_{10}H_{20}O$ 156.27	无色针状、棱柱状结晶或白色结晶性粉末；有薄荷的特殊香气，味初灼热后清凉；乙醇溶液显中性反应。本品在乙醇、三氯甲烷、乙醚、液状石蜡或挥发油中极易溶解，在水中极微溶解 mp：42～44℃ bp：212℃	GC	薄荷、云香祛风止痛酊、川贝枇杷糖浆、消肿止痛酊等
桂皮醛 cinnamaldehyde 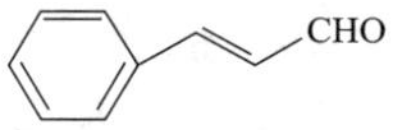 C_9H_8O 132.16	淡黄色油状液体，难溶于水、甘油和石油醚，易溶于醇、醚中。能随水蒸气挥发 bp：246℃	HPLC、GC	肉桂、桂枝、五苓散、桂附理中丸
龙脑 borneol 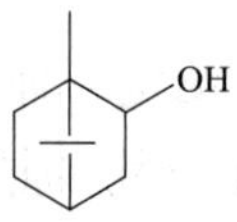 $C_{10}H_{18}O$ 154.24	白色六角形片状结晶，几乎不溶于水，溶于乙醇、乙醚、石油醚、苯、甲苯、丙酮等有机溶剂 mp：203～208℃ bp：212～214℃	GC	冰片、冰硼散、骨痛灵酊、复方牛黄清胃片、桂林西瓜霜、化痔栓、伤疖膏
丁香酚 eugenol 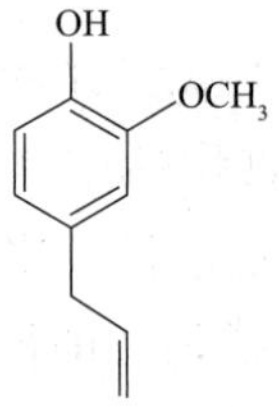 $C_{10}H_{12}O_2$ 164.20	微黄色至黄色液体，几乎不溶于水，与乙醇、三氯甲烷、乙醚及油可混溶 mp：-9.2℃ bp：255℃	GC、HPLC	丁香、丁香罗勒油、十六味冬青丸、克伤痛搽剂、苏合香丸、神香苏合丸、十香返生丸
丹皮酚 paeonol 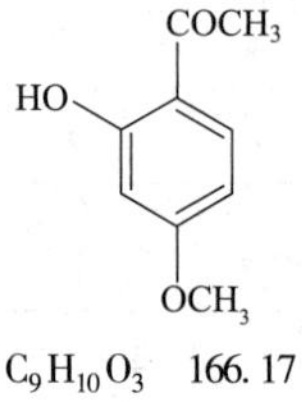 $C_9H_{10}O_3$ 166.17	白色或微黄色有光泽的斜状结晶，无色斜状结晶（乙醇），气味特殊，味微辣，易溶于乙醇和甲醇中，能随水蒸气挥发 mp：49～51℃		牡丹皮
百秋李醇 patchouli alcohol 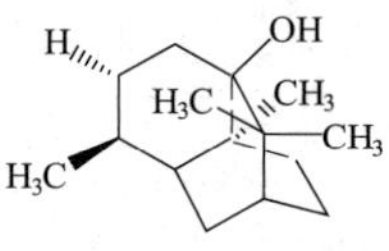 $C_{15}H_{26}O$ 222.37	几乎不溶于水，可溶于乙醇和乙醚 mp：56℃ bp：140℃	GC	广藿香、广藿香油、小儿感冒口服液

续表

化学成分	理化特征	常用分析方法	代表中药
α - 香附酮 α - cyperone 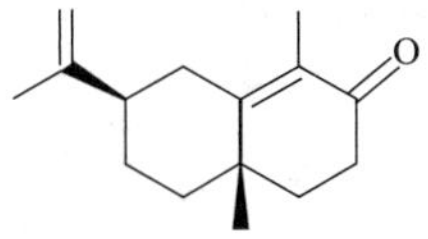 $C_{15}H_{22}O$　218.33	油状液体，易溶于醇及有机溶剂，难溶于水 bp：175 ~ 176℃	HPLC	香附、良附丸
樟脑 camphor 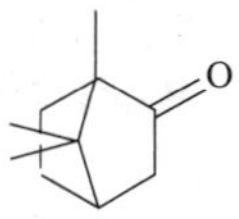 $C_{10}H_{16}O$　152.23	白色结晶性粉末或无色半透明的硬块，常温下易挥发，在三氯甲烷中极易溶解，在乙醇、乙醚、脂肪油或挥发油中易溶，在水中极微溶解 mp（天然品）：176 ~ 181℃ mp（合成品）：174 ~ 178℃ bp：204℃	GC	十滴水、云香祛风止痛酊、正金油软膏、活血止痛膏、关节止痛膏、麝香祛痛气雾剂等

第六节　其他类型成分分析

PPT

一、香豆素类成分分析

（一）概述

香豆素是一类具有苯骈 α - 吡喃酮环结构的化合物，从结构上可看作是由顺式邻羟基桂皮酸脱水缩合而成的内酯，其广泛分布于高等植物中，特别是伞形科、芸香科等，在生物体内以游离形式或苷的形式存在。香豆素类化合物具有抗菌、抗炎、抗凝血、扩张冠状动脉等生理活性，如白芷中白芷素具有较明显的扩张冠状动脉的作用，补骨脂内酯临床上用于治疗白癜风等。

（二）定性鉴别

1. 化学反应法　利用异羟肟酸铁反应、三氯化铁反应、重氮化反应、Gibb′s 或 Emerson 反应等可对香豆素类成分进行鉴别。

2. 荧光法　香豆素类化合物多为无色或淡黄色结晶，有紫外吸收，且在紫外光下多显蓝色或紫色荧光，在碱性溶液中荧光增强。香豆素类化合物荧光的有无或强弱与取代基的种类和位置有关。香豆素母核本无荧光，其 C_7 位羟基衍生物却呈强烈的蓝色荧光，甚至在可见光下也可辨认；但若在 C_7 位的邻位即 C_6 或 C_8 位引入羟基，则荧光减弱或消失。该性质在香豆素成分的色谱鉴别时应用较为普遍。

3. 薄层鉴别法　香豆素类成分大多数具有荧光，可用薄层色谱法进行鉴别，用对照品或对照药材作对照。不具荧光或荧光强度较弱的香豆素可喷显色剂或喷碱溶液以增强荧光再进行检识。

（三）含量测定

1. 可见 - 紫外分光光度法　香豆素类成分大多具有紫外吸收，样品较纯净时，可选择合适的波长直接测定；也可选择合适的显色剂生成有色物质，利用分光光度法测定总香豆素的含量。

2. 高效液相色谱法　香豆素类成分因含有芳香环及其他共轭结构，有较好的紫外吸收特征，可采用反相高效液相色谱法配紫外检测器测定，有较高的灵敏度。

3. 荧光光度法　羟基香豆素类成分大多能产生强烈荧光，用荧光光度计进行荧光测定有较高的灵敏度及选择性。当干扰成分较多时，可先用色谱法净化。

4. 气相色谱法 某些分子量小、具有挥发性的香豆素类成分，可用气相色谱法测定。

5. 薄层扫描法 样品经薄层分离后，利用香豆素具有紫外吸收或产生荧光的特性，直接进行吸收扫描或荧光扫描测定。

（四）常见香豆素类成分分析

常见香豆素类成分性质及分析见表7-11。

表7-11 常见香豆素类成分性质及分析

化学成分	理化特征	常用分析方法	代表中药
补骨脂素 psoralen 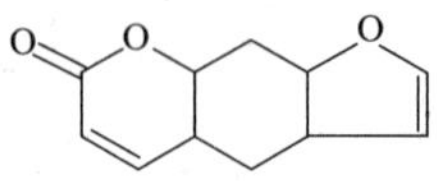 $C_{11}H_6O_3$ 186.16	无色针状结晶（乙醇）。溶于乙醇、三氯甲烷，微溶于水和石油醚 mp：189～190℃	TCL、 HPLC、 GC	补骨脂、四神丸、生发搽剂、白蚀丸、白癜风胶囊、补肾益脑片、腰痛丸
异补骨脂素 isopsralen 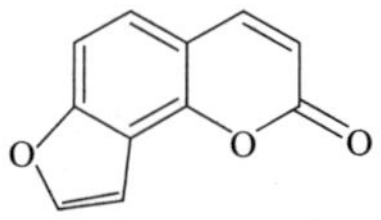 $C_{11}H_6O_3$ 186.16	无色结晶，溶于乙醇、三氯甲烷，微溶于水、乙醚和石油醚 mp：137～138℃	TCL、 HPLC、 GC	补骨脂、四神丸、生发搽剂、 白蚀丸、白癜风胶囊、补肾益脑片、青蛾丸
欧前胡素 imperatorin 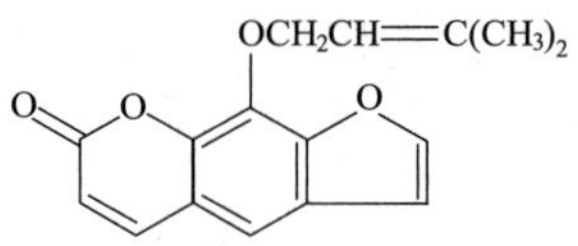 $C_{16}H_{14}O_4$ 270.28	易溶于三氯甲烷，溶于苯、乙醇、乙醚、石油醚 mp：102℃	TCL、 HPLC、 GC	白芷、伤痛宁片、前列欣胶囊、都梁丸、通窍鼻炎片、清眩丸
异欧前胡素 isoimperatorin 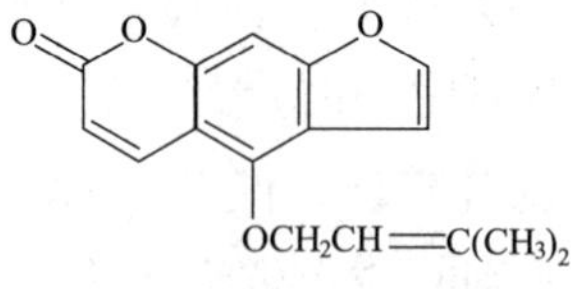 $C_{16}H_{14}O_4$ 270.28	浅黄色块状结晶（乙酸乙酯），mp：109～110℃；白色片状结晶（无水乙醇），mp：106～107℃；溶于丙酮、乙酸乙酯、三氯甲烷、乙醇，不溶于水	TCL、 HPLC、 GC	羌活、天麻丸
蛇床子素 osthole 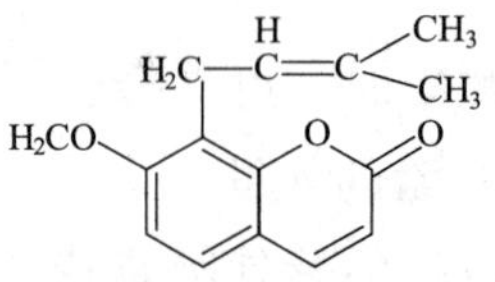 $C_{15}H_{16}O_3$ 244.29	棱柱状结晶（乙醚）、针状结晶（稀乙醇），溶于碱溶液、甲醇、乙醇、三氯甲烷、丙酮、乙酸乙酯和沸石油醚。 mp：83～84℃	TCL、 HPLC、 GC	独活、蛇床子、天麻丸、寄生追风酒

续表

化学成分	理化特征	常用分析方法	代表中药
秦皮甲素 esculin 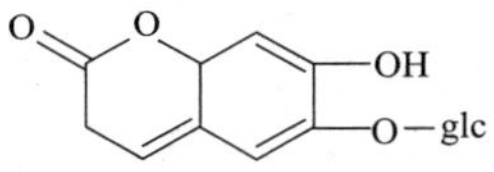 $C_{15}H_{16}O_9$　340.28	白色针状结晶。溶于热乙醇、甲醇、吡啶、乙酸乙酯和醋酸（水合物） mp：204～206℃	TLC HPLC	秦皮
秦皮乙素 esculein 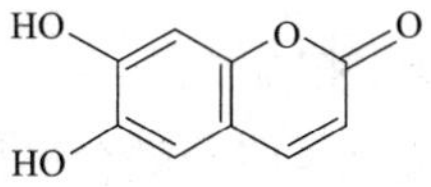 $C_9H_6O_4$　178.14	浅黄色针状结晶或结晶粉末。溶于乙醇和稀碱溶液，微溶于水、乙醇和乙酸乙酯，不溶于乙醚和三氯甲烷 mp：271～273℃	TLC HPLC	秦皮、紫花地丁、二丁颗粒、消炎退热颗粒

二、木脂素类成分分析

（一）概述

木脂素是一类由两分子苯丙素衍生物（即 C_6-C_3单体）缩合而成的天然化合物，由于缩合位置不同，且其侧链 γ－碳原子上的含氧基团会发生互相脱水缩合等反应，因此形成的木脂素分子结构类型较多。组成木脂素的单体主要有四种：桂皮酸（cinnamic acid，偶有桂皮醛 cinnam aldehyde）、桂皮醇（cinnamyl alcohol）、丙烯苯（propenyl benzene）、烯丙苯（allyl benzene）。

木脂素类成分在自然界中分布较广，具有多方面生物活性，如牛蒡子中所含木脂素类化合物具有抗菌、抗 HIV 病毒、抗肿瘤、抗急慢性肾炎等多种生理活性，五味子中的五味子酯甲、乙、丙和丁（schisantherin A、B、C、D）具有保肝作用，小檗科鬼臼属植物中所含的鬼臼毒素类木脂素具有很强的抑制癌细胞增殖的作用。

（二）定性鉴别

1. 化学反应法　木脂素类化合物没有共同的理化鉴别反应，但可利用一些特征显色反应鉴别木脂素分子中某些官能团的存在。

（1）三氯化铁反应　鉴别酚羟基的存在与否。

（2）Labat 反应　鉴别亚甲二氧基的存在与否。具有亚甲二氧基的木脂素加浓硫酸后，再加没食子酸，可产生蓝绿色。

（3）Ecgrine 反应　其反应机理与 Labat 反应相同，也可用于鉴别亚甲二氧基的存在与否。以变色酸代替没食子酸，温度在 70～80℃保持 20 分钟，可产生蓝紫色。

（4）异羟肟酸铁反应　鉴别内酯环的存在与否。内酯环在碱性条件下开裂，与盐酸羟胺缩合重排后生成异羟肟酸，再在酸性条件下与 Fe^{3+} 生成红色络合物。

上述颜色反应干扰较多，应慎用。一般多用于单味中药及其制剂，复方中药制剂必须采用阴性对照试验以验证其专属性。

2. 荧光法　一些木脂素类化合物具有荧光，可利用这一性质进行鉴别。如将牛蒡子药材粉末置白瓷板上，在紫外光灯下观察，显绿色荧光，其乙醇提取液置紫外光下观察显绿色荧光，可与其常见的伪品进行区别。

3. 薄层色谱法　吸附薄层色谱法鉴别木脂素类成分效果较好，常用吸附剂为硅胶。展开剂一般选用极性较小的亲脂性溶剂，如甲苯、三氯甲烷、三氯甲烷－甲醇（9∶1）、三氯甲烷－乙酸乙酯（9∶1）、三氯甲烷－二氯甲烷（9∶1）和乙酸乙酯－甲醇（95∶5）等。有色木脂素可直接日光定位，有荧光的木脂素可采用紫外光下定位。无色无荧光的木脂素需显色剂定位，常用显色剂有茴香醛浓硫酸试剂（110℃加热5分钟）、5%或10%磷钼酸乙醇溶液（120℃加热至斑点明显出现）、碘蒸气（熏后观察，或置紫外光下观察荧光）等。

（三）含量测定

1. 总木脂素的含量测定 利用木脂素分子结构中取代基的特征反应使其生成有色物质，采用分光光度法测定总木脂素含量。如常用的显色剂变色酸－浓硫酸试剂，适用于结构中含有亚甲二氧基的木脂素类成分。应用此法时需注意干扰的去除。

2. 单体木脂素类成分的含量测定 主要采用色谱法，常用高效液相色谱法和薄层扫描法。

（1）高效液相色谱法 是目前测定单体木脂素含量的主要方法。通常采用以十八烷基键合硅胶为填充剂、乙腈－水或甲醇－水系统为流动相的反相色谱，多采用紫外检测器检测。

（2）薄层扫描法 木脂素类化合物的薄层色谱法定量一般采用吸附色谱，以硅胶为吸附剂，低极性有机溶剂为展开剂。以吸收扫描法（在可见或紫外光区有吸收的木脂素类成分）或荧光扫描法（能发出荧光或有荧光淬灭特征的木脂素类成分）进行测定。

（四）常见木脂素类成分分析

常见木脂素类成分性质及分析见表7－12。

表7－12 常见木质素类成分性质及分析

化学成分	理化特征	常用分析方法	代表中药
五味子甲素（五味子素A） deoxyschizandrin（schizandrin A） 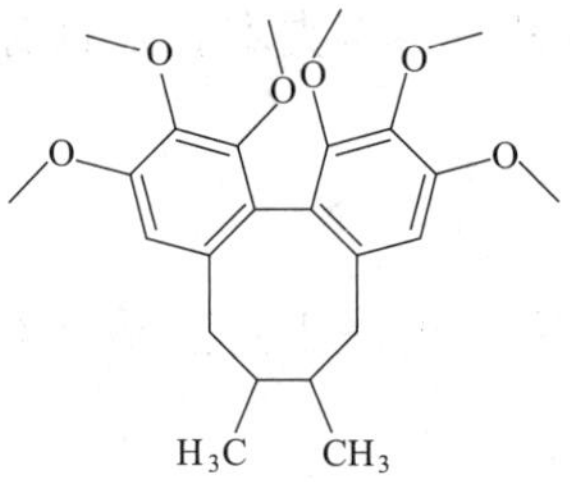 $C_{24}H_{32}O_6$ 416.51	联苯环辛烯型木脂素，亲脂性强，溶于石油醚、甲醇、乙醇，易溶于乙醚，极易溶于苯及三氯甲烷，不溶于水。 mp：116～117℃ 旋光度：＋117 UV：250nm	HPLC	五味子、参芪五味子片
牛蒡子苷（牛蒡苷） arctiin 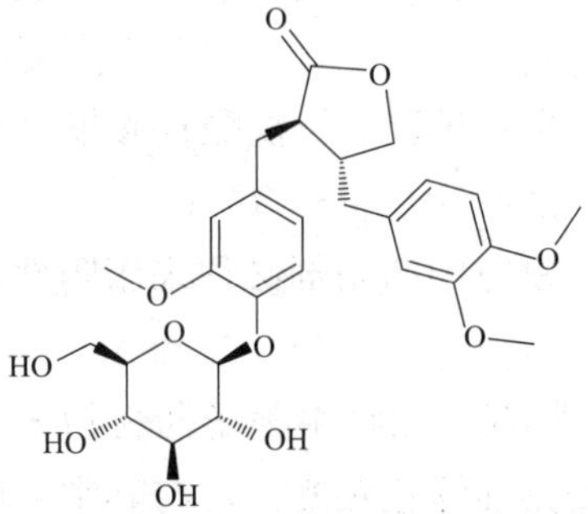 $C_{27}H_{34}O_{11}$ 534.55	木脂内酯，白色簇针状结晶（95%乙醇）。易溶于三氯甲烷、甲醇等有机溶剂。 mp：110～112℃ 旋光度：－51.5° UV：280nm	HPLC	牛蒡子、五福化毒丸（炒牛蒡子）银翘解毒丸（浓缩丸）、羚羊感冒片、维C银翘片、感冒舒颗粒

续表

化学成分	理化特征	常用分析方法	代表中药
连翘苷 forsythin 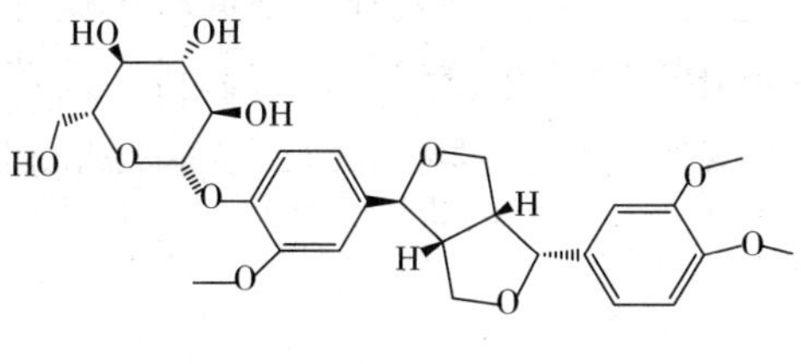 $C_{27}H_{34}O_{11}$ 534.55	双环氧木脂素，具有双骈四氢呋喃环。可溶于水、乙醇等溶剂。 UV：332nm	HPLC	连翘、连翘提取物、小儿感冒茶、双黄连口服液（片、栓、颗粒）、银翘解毒片、感冒退热颗粒、桑姜感冒片桑菊感冒片（合剂）、抗病毒口服液等
厚朴酚 magnolol 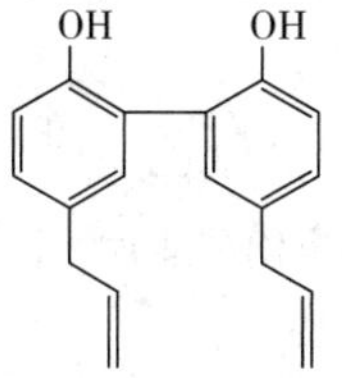 $C_{18}H_{18}O_2$ 266.32	无色针状结晶（水），溶于苯、乙醚、三氯甲烷、丙酮及常用的有机溶剂，难溶于水，易溶于苛性碱稀溶液，得到钠盐。酚羟基易被氧化，而烯丙基则容易进行加成反应。 mp：102℃ U：294nm	HPLC	厚朴、厚朴花、开胸顺气丸、木香顺气丸、加味藿香正气软胶囊、香苏正胃丸、金嗓利咽丸、藿香正气水、抱龙丸等

例 7-37 五味子中木脂素类成分分析

五味子（Schisandrae Chinensis Fructus）为木兰科植物五味子［*Schisandra chinensis*（Turcz.）Baill.］的干燥成熟果实，具有收敛固涩、益气生津、补肾宁心之功效。其主要有效成分为木脂素类，如五味子素（schisandrin）、五味子醇（schisadrol）、去氧五味子素（deoxyschisandrin）、γ-五味子素（γ-schisandrin）等。

（1）定性分析-薄层色谱法　取五味子粉末1g，加三氯甲烷20ml，加热回流30分钟，滤过，滤液蒸干，残渣加三氯甲烷1ml使溶解，作为供试品溶液。另取五味子对照药材1g，同法制成对照药材溶液。再取五味子甲素对照品，加三氯甲烷制成每1ml含1mg的溶液，作为对照品溶液。吸取上述三种溶液各2μl，分别点于同一硅胶GF_{254}薄层板上，以石油醚（30～60℃）-甲酸乙酯-甲酸（15∶5∶1）的上层溶液为展开剂，展开，晾干，置紫外光灯（254nm）下检视。供试品色谱中，在与对照药材和对照品色谱相对应的位置上，显相同颜色斑点。

（2）含量测定-高效液相色谱法测定五味子中五味子醇甲的含量

色谱条件与系统适用性试验　以十八烷基硅烷键合硅胶为填充剂；甲醇-水（65∶35）为流动相；检测波长250nm。理论板数按五味子醇甲峰计算应不低于2000。

对照品溶液的制备　取五味子醇甲对照品适量，精密称定，加甲醇制成每1ml含0.3mg的溶液，即得。

供试品溶液的制备　取五味子粉末（过三号筛）约0.25g，精密称定，置20ml容量瓶中，加甲醇约18ml，超声处理（功率250W，频率20kHz）20分钟，取出，加甲醇至刻度，摇匀，滤过，取续滤液，即得。

测定法　分别精密吸取对照品溶液与供试品溶液各10μl，注入液相色谱仪，测定，即得。

本品含五味子醇甲（$C_{24}H_{32}O_7$）不得少于0.40%。

三、环烯醚萜类成分分析

（一）概述

环烯醚萜是一类特殊的单萜，其母核都为环状，具有烯键和醚键，常与糖结合成苷，根据环戊烷环开裂与否，分为环烯醚萜（苷）及裂环环烯醚萜（苷）。环烯醚萜类化合物分布较广，在玄参科、茜草科、唇形科及龙胆科中较为常见，多与糖结合形成苷存在。环烯醚萜类化合物具有抗菌、抗病保肝利胆、解痉镇痛、降糖降脂等生物活性。

（二）定性鉴别

1. 化学反应法 环烯醚萜苷元具有半缩醛结构，化学性质较活泼，对酸碱试剂敏感，与酸、碱共热都能发生分解、聚合、缩合、氧化等反应，形成不同颜色的产物，可用于定性鉴别。

（1）与氨基酸的反应 游离的环烯醚萜苷元与氨基酸类物质加热，即显红色至蓝色，最后生成蓝色沉淀。

（2）与铜盐的反应 环烯醚萜苷的冰醋酸溶液中加少量铜盐，加热后能产生蓝色。

（3）与 Shear 试剂（盐酸 1 体积与苯胺 15 体积混合液）的反应 能与吡喃衍生物产生特有的颜色，如车叶草苷与 Shear 试剂反应，产生黄色→棕色→深绿色的变化。

（4）Weiggering 法 新鲜药材的 1% 盐酸溶液浸提液与 Trim - Hill 试剂（冰醋酸 10ml、0. 2% 硫酸铜水溶液 1ml、浓硫酸 0. 5ml 混合溶液）加热后产生颜色。

需注意的是，上述试剂对不同的环烯醚萜苷类化合物可产生不同颜色，且可能有阴性反应。如采用 Weiggering 法进行鉴别时，如桃叶珊瑚苷、车叶草苷、水晶兰苷为蓝色，哈帕苷为紫红色，而番木鳖苷、梓苷等为阴性反应。因此，在鉴别时应选择多种试剂并配合 Molish 等苷的鉴别反应结果共同作出判断。

2. 色谱法 主要采用以硅胶为吸附剂的薄层鉴别法。常采用正己烷、石油醚为展开剂，成分极性较大时可加入不同比例的乙酸乙酯。此外，也可用甲苯、乙醚、三氯甲烷、乙酸乙酯以及不同比例的混合物溶剂。显色剂通常为通用显色剂，如 10% 硫酸乙醇溶液、0. 5% 香草醛—硫酸乙醇溶液等。

（三）含量测定

1. 分光光度法 可以采用紫外直接测定或显色后比色测定的方法测定中药中的环烯醚萜类成分，如地黄和筋骨草中总环烯醚萜苷的含量测定均可采用酸水解后，经二硝基苯肼乙醇试液 - 氢氧化钠醇溶液显色后测定。对于 β - CD 包合后能产生荧光的有些环烯醚萜苷类成分，可用荧光光度法测定含量。

2. 高效液相色谱法 大多数环烯醚萜类化合物如梓醇、龙胆苦苷、栀子苷、獐牙菜苷、獐牙菜苦苷等均可采用高效液相色谱法进行测定，可选用紫外检测器或蒸发光散射检测器（仅在 200nm 附近有末端吸收的）进行检测。

3. 薄层色谱法 薄层扫描法测定环烯醚萜苷类成分时，可用硅胶 G 薄层，用显色剂显色后测定或用硅胶 GF_{254} 薄层，检查荧光淬灭斑点。

（四）常见环烯醚萜类成分分析

常见环烯醚萜类成分性质及分析见表 7 - 13。

表 7－13　常见环烯醚萜类成分性质及分析

化学成分	理化特征	常用分析方法	代表中药及制剂
栀子苷 geniposide 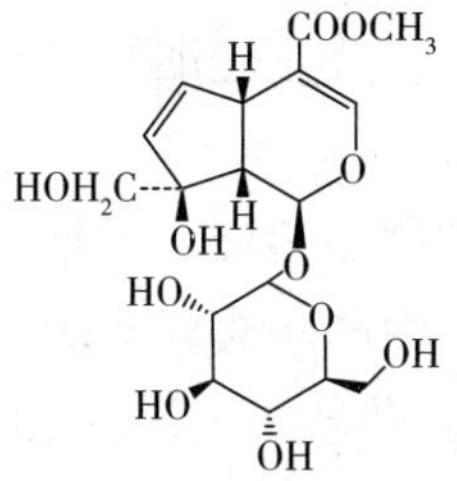 $C_{17}H_{24}O_{10}$　388.36	易溶于水，溶于乙醇，不溶于石油醚 mp：163～164℃	HPLC、TCLS	栀子、焦栀子、八正合剂、三子散、小儿退热颗粒、小儿清热片、牛黄上清丸、清开灵片等
獐牙苦菜苷 swertiamarin 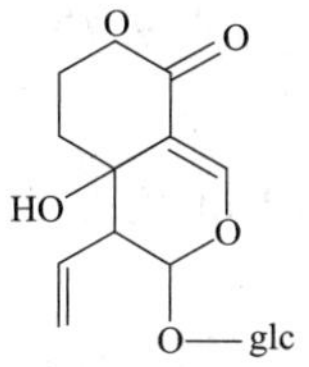 $C_{16}H_{22}O_{10}$　374.34	略有吸湿性，易溶于甲醇、乙醇，微溶于水，不溶于三氯甲烷、石油醚 mp：111℃	HPLC、HPCE、UPLC	当药、 青叶胆片
马钱苷 loganin 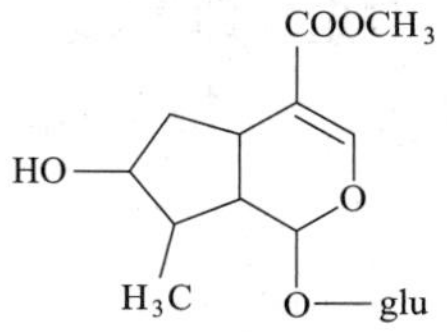 $C_{17}H_{26}O_{10}$　390.38	极易溶解于水，微溶于无水乙醇，几乎不溶于乙醚、乙酸乙酯、丙酮和三氯甲烷 mp：105～108℃	HPLC、HPCE、UPLC	山茱萸、忍冬藤、六味地黄丸（浓缩丸、软胶囊、颗粒）、右归丸、耳聋左慈丸、杞菊地黄丸浓缩丸、片、颗粒）、桂附地黄丸（胶囊）
梓醇 catalpol 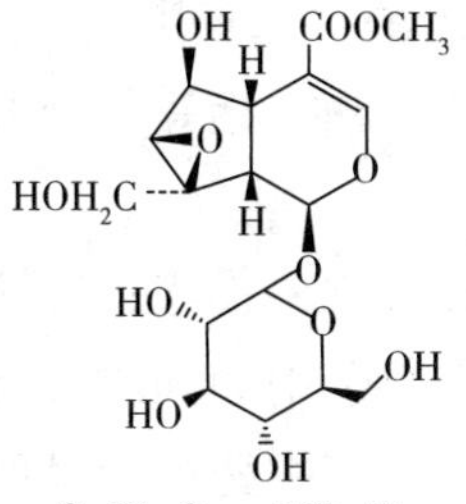 $C_{15}H_{22}O_{10}$　362.45	mp：207～209℃ 旋光度：－122°（稀乙醇）	HPLC、UPLC	地黄
龙胆苦苷 gentiopicrin 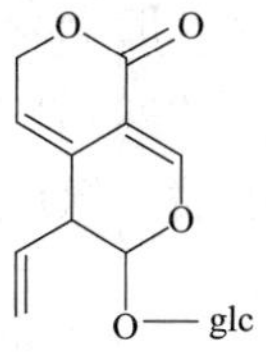 $C_{16}H_{20}O_{10}$　356.33	mp：191℃ 旋光度：－193.6°（水） UV：λ_{max} 270nm（甲醇）	HPLC TLCS	龙胆、秦艽 艽龙胶囊、龙胆泻肝丸（水丸）、痛风定胶囊

例 7-38 龙胆中环烯醚萜类成分分析

龙胆（Gentianae Radix et Rhizoma）为龙胆科植物条叶龙胆（*Gentiana manshurica* Kitag）、龙胆（*G. scabra* Bge）、三花龙胆（*G. triflora* Pall.）或坚龙胆（*G. rigescens* Franch.）的干燥根及根茎。前三种习称“龙胆”，后一种习称“坚龙胆”，具有清热燥湿、泻肝胆火的功效。环烯醚萜类为主要有效成分，如龙胆苦苷（gentiopicroside）、当药苷（sweroside）、当药苦苷（swertiamarin）、苦龙胆酯苷（amarogentin）和苦当药酯苷（amaroswerin）等。

（1）定性鉴别-薄层色谱法　取（含量测定）项下的备用滤液，作为供试品溶液。另取龙胆苦苷对照品加甲醇制成每 1ml 含 1mg 的溶液，作为对照品溶液。照薄层色谱法（《中国药典》2020 年版通则 0502）试验，分别吸取供试品溶液 5μl、对照品溶液 1μl，点于同一块硅胶 GF_{254} 薄层板上，以乙酸乙酯-甲醇-水（10∶2∶1）为展开剂，展开，取出，晾干，置紫外光灯（254nm）下检视，供试品色谱中，在与对照品色谱相应的位置上显相同颜色斑点。

（2）含量测定-高效液相色谱法测定龙胆中龙胆苦苷的含量

色谱条件与系统适用性试验　以十八烷基硅烷键合硅胶为填充剂；甲醇-水（25∶75）为流动相；检测波长 270nm。理论板数按龙胆苦苷峰计算应不低于 3000。

对照品溶液的制备　取龙胆苦苷对照品适量，精密称定，加甲醇制成每 1ml 含 0.2mg 的溶液，即得。

供试品溶液的制备　取本品粉末（过四号筛）约 0.5g，精密称定，精密加入甲醇 20ml，称定重量，加热回流 15 分钟，放冷，再称定重量，用甲醇补足减失的重量，摇匀，滤过，滤液备用，精密量取续滤液 2ml，置 10ml 量瓶中，加甲醇至刻度，摇匀，即得。

测定法　分别精密吸取对照品溶液与供试品溶液 10μl，注入液相色谱仪，测定，即得。

龙胆含龙胆苦苷（$C_{16}H_{20}O_9$）不得少于 3.0%；坚龙胆含龙胆苦苷（$C_{16}H_{20}O_9$）不得少于 1.5%。

四、有机酸类成分分析

（一）概述

有机酸是具有羧基的一类化合物，广泛分布于中药中，化学结构多种多样。常见的有机酸按其结构不同可分为三种：脂肪族有机酸（如酒石酸、草酸等）、芳香族有机酸（桂皮酸、水杨酸等）、萜类有机酸（熊果酸、齐墩果酸等）。除少数有机酸以游离状态存在外，一般都与钾、钠、钙等结合成盐，有的与生物碱结合成盐。

大多数有机酸具有多方面的生物活性，如绿原酸具有抗菌作用；桂皮酸具有抗癌作用；齐墩果酸具有防治脂肪肝、抗动脉粥样硬化作用；地龙中的丁二酸具有止咳平喘作用；鸦胆子中的油酸具有抗癌作用等。少部分芳香族有机酸具有较强的毒性，如存在于关木通、广防己、青木香等中药中的马兜铃酸因较强的肾毒性，易导致肾功能衰竭。

（二）定性鉴别

有机酸的鉴别一般采用薄层色谱法，常用硅胶、聚酰胺等吸附剂，选择极性较大的展开剂，并常在展开剂中加入一定比例的甲酸或醋酸以抑制因有机酸类成分在展开过程中解离所产生的斑点拖尾现象。常用显色剂为溴甲酚绿、溴甲酚紫、溴酚蓝等，也可用磷钼酸、硫酸等试剂，阿魏酸、绿原酸等具有荧光的有机酸亦可直接在紫外灯下观察。

（三）含量测定

1. 总有机酸的含量

（1）酸碱滴定法　中药中总有机酸的含量大于1%时，可采用酸碱滴定法，根据指示剂的颜色变化来确定滴定终点。由于中药中有机酸类成分酸性一般较弱，在水溶液中滴定突跃往往不明显，故常采用非水溶液滴定法，并利用电位法指示终点以消除因中药提取液的颜色所造成对滴定终点判断的干扰，提高分析结果的准确性。

例7－39　山楂中总有机酸的含量测定

取本品细粉约1g，精密称定，精密加入水100ml，室温下浸泡4小时，时时振摇，滤过。精密量取续滤液25ml，加水50ml，加酚酞指示液2滴，用氢氧化钠滴定液（0.1mol/L）滴定，即得。每1ml氢氧化钠滴定液（0.1mol/L）相当于6.404mg的枸橼酸。本品按干燥品计算，含有机酸以枸橼酸（$C_6H_8O_7$）计，不得少于5.0%。

（2）分光光度法　利用有机酸的显色反应，采用分光光度法测定总有机酸含量。如利用羧基在*N*,*N*－二环己基碳酰亚胺（DDC）体系中与高氯酸羟胺（HAP）形成羟肟酸，产物在酸性条件下与高氯酸铁显色的原理，以柠檬酸为指标，采用分光光度法测定虎掌南星中的总有机酸。

2. 单体有机酸类成分的含量测定

（1）高效液相色谱法　是目前测定各种有机酸的主要方法，通常流动相中加酸或缓冲盐以抑制拖尾。根据化合物的性质，选择相应的检测器检测。如桂皮酸、绿原酸、阿魏酸等的测定可以采用紫外检测器检测，齐墩果酸、熊果酸的测定可以选择蒸发光散射检测器。

（2）薄层扫描法　脂肪酸等一些不具有紫外吸收的有机酸类成分的薄层色谱法定量可用适当的显色剂显色后扫描测定，如丁二酸、苹果酸、丙二酸可用溴酚蓝、溴甲酚绿等pH指示剂为显色剂。阿魏酸、绿原酸等芳香酸多具有荧光，可用薄层扫描荧光法直接测定含量。

此外，高效毛细管电泳法也可用于测定部分有机酸的含量，如柠檬酸、苹果酸的含量测定。

（四）常见有机酸类成分分析

常见有机酸类成分性质及分析见表7－14。

表7－14　常见有机酸类成分性质及分析

化学成分	理化特征	常用分析方法	代表中药
齐墩果酸 oleanolic acid 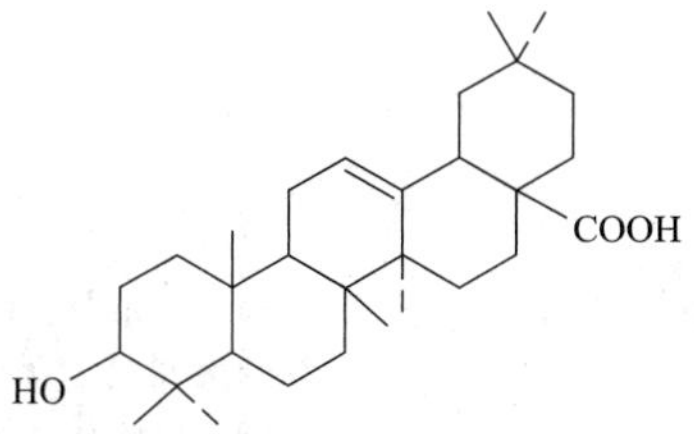 $C_{30}H_{48}O_3$　456.71	白色针晶（乙醇）。无臭，无味。可溶于甲醇、乙醇、笨、乙醚、丙酮和三氯甲烷，几乎不溶于水，对酸碱均不稳定 mp：308～310℃	TLCS、HPLC	马鞭草、木瓜、枇杷叶、威灵仙、养正消积胶囊、喉咽清口服液

续表

化学成分	理化特征	常用分析方法	代表中药
熊果酸 ursolic acid 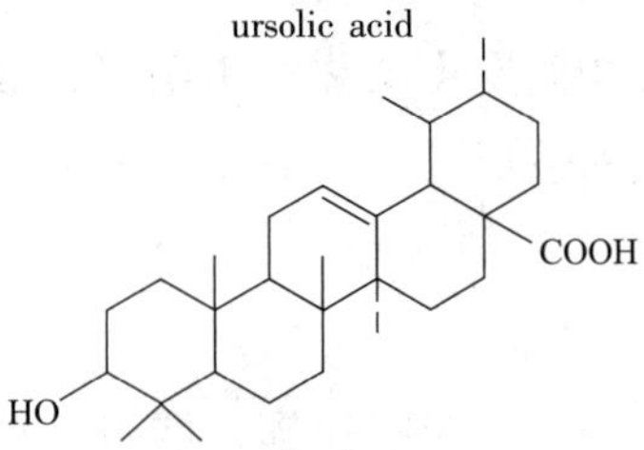 $C_{30}H_{48}O_3$　456.68	易溶于甲醇、丙酮、吡啶，不溶于水和石油醚 mp：283～288℃	TLCS、HPLC	马鞭草、山楂、女贞子、大山楂丸、山楂化滞丸、小儿消食片、养正消积胶囊
绿原酸 chlorogenic acid 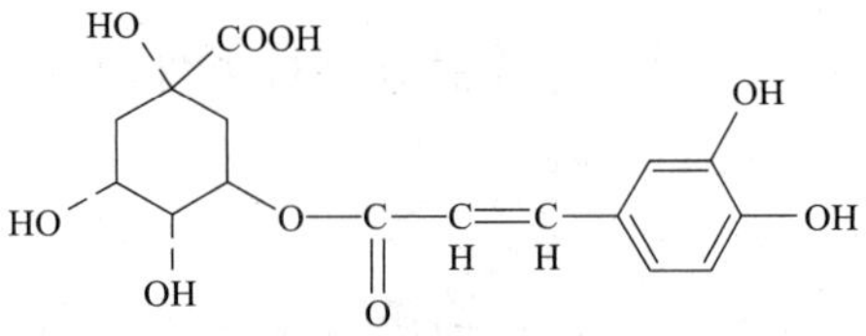 $C_{16}H_{18}O_9$　354.30	绿原酸是由咖啡酸和奎尼酸形成的酯，其分子结构中有酯键、不饱和双键及多元酚三个不稳定部分，提取时不能高温、强光及长时间加热。易溶于热水、乙醇、甲醇等极性溶剂。 mp：205～209℃	TLCS、HPLC	山银花、天山雪莲、石韦、杜仲叶、忍冬藤、金银花、茵陈（绵茵陈）、菊花、口炎清颗粒、小儿咽扁颗粒、风热清颗粒、双黄连口服液、维C银翘片、羚羊清肺丸（颗粒）、银翘解毒胶囊（颗粒）
咖啡酸 caffeic acid 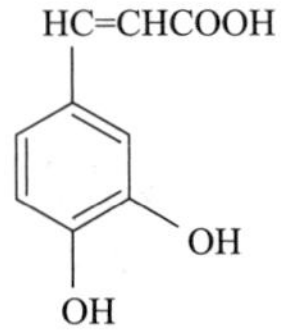 $C_9H_8O_4$　180.15	微溶于水，易溶于热水及冷乙醇 mp：223～225℃	TLCS、HPLC	蒲公英、蒲公英浸膏
没食子酸 gallic acid 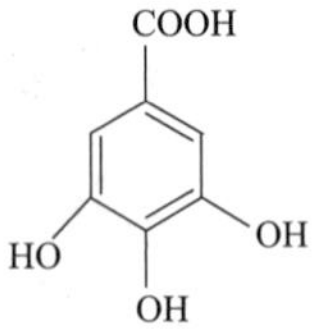 $C_7H_6O_5$　170.12	针状结晶（无水甲醇或三氯甲烷），几乎不溶于苯、三氯甲烷及石油醚 mp：235～240℃	TLCS、HPLC	五倍子、地榆、余甘子、蓝布正、老鹳草软膏、西青果茶、肠炎宁片、周氏回生丸、洁白丸、宫炎平片、健民咽喉片、热淋清颗粒
阿魏酸 Ferulic acid 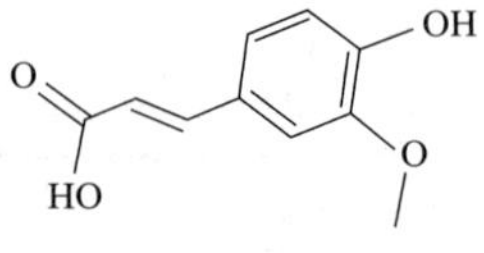 $C_{10}H_{10}O_4$　194.18	有顺式和反式两种。顺式：黄色油状物，溶于热水、乙醇和乙酸乙酯，稍溶于乙醚，难溶于苯和石油醚 mp：174℃	TLCS、HPLC	当归、川芎、藁本、当归流浸膏、天舒胶囊、调经止痛片、柏子养心片、活血止痛散、脑安胶囊

续表

化学成分	理化特征	常用分析方法	代表中药
桂皮酸（肉桂酸） cinnamic acid（Phenylacrylic acid） 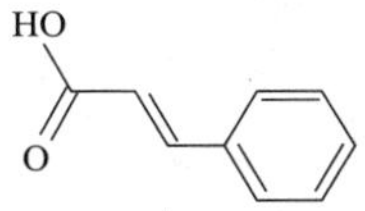 $C_9H_8O_2$　148.16	白色结晶，具有类似杏子甜酸气味，几乎不溶于水，溶于乙醇、苯和精油中 mp：130～136℃	TLCS、HPLC	苏合香、桂枝、养心定悸口服液、桂龙咳喘宁胶囊（颗粒）、桂枝茯苓丸
丹参素（β-3，4-二羟基苯基乳酸） danshensu（β-3，4-Dihydroxyphenyl lactic acid） 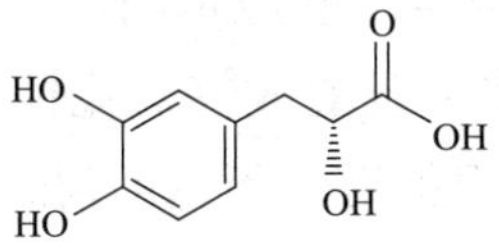 $C_9H_{10}O_5$　198.17	白色长针状结晶。mp：84～86℃。其钠盐为白色针状结晶 mp：255～258℃	TLCS、HPLC	丹参、止痛化癥胶囊、中风回春丸、心宁片、肝炎康复丸、乳块消片（胶囊）、复方丹参滴丸、冠心生脉口服液、癫痫康胶囊
丹酚酸 B salvianolic acid B 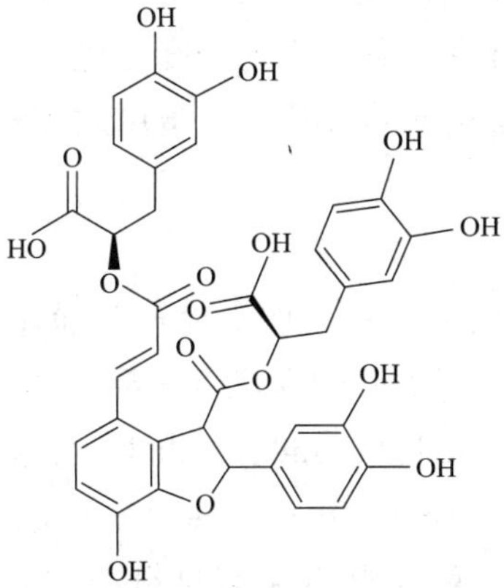 $C_{36}H_{30}O_{16}$　718.62	类白色粉末，具引湿性。可溶于水、乙醇和甲醇	TLCS、HPLC、HPCE	丹参、丹参总酚酸提取物、丹参片、安神补心丸、利脑心胶囊、软脉灵口服液、复方丹参片（颗粒）、保心片、活血通脉片、益心舒胶囊、瘀血痹胶囊（颗粒）
迷迭香酸 rosmarinic acid 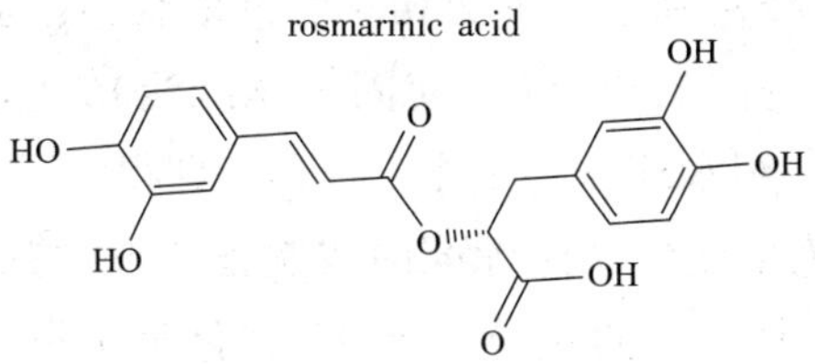 $C_{18}H_{16}O_3$　360.31	易溶于水及乙醇溶液，难溶于三氯甲烷，不溶于无水乙醇	HPLC	肿节风、夏枯草、紫苏子、紫苏梗、丹参总酚酸提取物、肿节风浸膏、血康口服液、夏枯草口服液

五、鞣质类成分分析

（一）概述

鞣质又称单宁或鞣酸，是植物界中一类结构比较复杂的多元酚类化合物，主要包括没食子酸（或其聚合物）的葡萄糖（及其他多元醇）酯、黄烷醇及其衍生物的聚合物以及两者的混合物等。除少数为结晶外，大多数鞣质为灰白色无定形粉末，且多具有吸湿性。鞣质极性较强，溶于水、甲醇、乙醇、丙酮，可溶于乙酸乙酯、丙酮和乙醇的混合液，难溶或不溶于乙醚、苯、三氯甲烷、石油醚及二硫化碳等，少量水的存在能够增加鞣质在有机溶剂中的溶解度。

70%以上的植物类中药中都含有鞣质类成分，尤其在种子植物类中药中分布更为普遍，如蔷薇科、大戟科、蓼科、茜草科中药中最为多见，如五倍子、地榆、大黄、虎杖、仙鹤草、老鹳草、四季青、麻黄等。现已证实鞣质具有多种生物活性，如四季青鞣质具有收敛止血止泻、治烧烫伤作用；贯众鞣质可抗流感病毒；月见草中的月见草素B有显著的抗肿瘤促发作用等。

（二）定性鉴别

1. 化学反应法 利用鞣质能与生物碱、重金属盐、蛋白质反应生成沉淀或与$FeCl_3$的作用等对鞣质进行定性鉴别，其中，明胶沉淀反应和$FeCl_3$显色反应是最常用的鞣质鉴别反应。

2. 薄层色谱法 鞣质含多个酚羟基且分子量大，因此采用硅胶薄层色谱鉴别时，为增加酚羟基的游离度，通常需在展开剂中加入微量酸。展开系统通常采用苯-甲酸乙酯-甲酸或不同比例三氯甲烷-丙酮-水-甲酸的混合溶剂。展开后，可分别依次喷三氯化铁、茴香醛-硫酸或三氯化铁-铁氰化钾（1∶1）、亚硝酸钠醋酸溶液显色。以没食子酸对照品或对照药材为对照根据斑点颜色可判断鞣质类化合物的类型。

（三）含量测定

1. 总鞣质的含量测定 利用碱性溶液里鞣质中的酚类化合物将钨钼酸还原（使W^{6+}变为W^{5+}）生成蓝色化合物（在760nm处有最大吸收），其颜色深浅与酚含量正相关，采用分光光度法进行测定。该法可测定试样中的总酚含量，包括鞣质、低分子多酚、简单酚、带酚羟基的氨基酸及蛋白质和抗坏血酸等易被氧化的物质均可被测出。

《中国药典》2020年版（通则2202）“鞣质含量测定法”如下。

对照品溶液制备 精密称取没食子酸对照品50mg，置100ml棕色量瓶中，加水溶解并稀释至刻度，精密量取5ml，置50ml棕色量瓶中，用水稀释至刻度，摇匀，即得（每1ml中含没食子酸0.05mg）。

标准曲线制备 精密量取对照品溶液0.5ml、1.0ml、2.0ml、3.0ml、4.0ml、5.0ml，分别置25ml棕色量瓶中，各加入磷钼钨酸试液1ml，再分别加水11.5ml、11ml、10ml、9ml、8ml、7ml，用29%碳酸钠溶液稀释至刻度，摇匀，放置30分钟以相应的试剂为空白，采用紫外-可见分光光度法，在760nm的波长处测定吸光度，以吸光度为纵坐标，浓度为横坐标，绘制标准曲线。

供试品溶液制备 取药材粉末适量（按品种项下的规定），精密称定，置250ml棕色量瓶中，加水150ml，放置过夜，超声处理10分钟，放冷，用水稀释至刻度，摇匀，静置（使固体物沉淀），滤过，弃去初滤液50ml，精密量取续滤液20ml，置100ml棕色量瓶中，用水稀释至刻度，摇匀，即得。

测定方法 ①总酚，精密量取供试品溶液2ml，置25ml棕色量瓶中，照标准曲线制备项下的方法，自“加入磷钼钨酸试液1ml”起，加水10ml，依次测定吸光度，从标准曲线中读出供试品溶液中没食子酸的量（mg），计算，即得。②不被吸附的多酚，精密量取供试品溶液25ml，加至已盛有干酪素0.6g的100ml具塞锥形瓶中，密塞，置30℃水浴中保温1小时，时时振摇，取出，放冷，摇匀，滤过，弃去初滤液，精密量取续滤液2ml，置25ml棕色量瓶中，照标准曲线制备项下的方法，自“加入磷钼钨酸试液1ml”起，加水10ml，依次测定吸光度，从标准曲线中读出供试品溶液中没食子酸的量（mg），计算，即得。鞣质含量等于总酚量减去不被吸附的多酚量。

2. 单体鞣质的含量测定 高效液相色谱法是目前准确有效的鞣质含量测定方法通常采用的方法，流动相中添加缓冲液或酸以抑制拖尾。因为鞣质的单体一般具有紫外吸收，通常需要将鞣质水解后再测定。

例 7-40　地榆中鞣质类成分分析

（1）定性分析-薄层色谱法　取本品粉末 2g，加 10% 盐酸的 50% 甲醇溶液，加热回流 2 小时，放冷，滤过，滤液用盐酸饱和的乙醚振摇提取 2 次，每次 25ml，合并乙醚液，挥干，残渣加甲醇 1ml 使溶解，作为供试品溶液。另取没食子酸对照品，加甲醇制成每 1ml 含 0.5mg 的溶液，作为对照品溶液。照薄层色谱法（通则 0502）试验，吸取供试品溶液5～10μl、对照品溶液 5μl，分别点于同一硅胶 G 薄层板上，以甲苯（用水饱和）-乙酸乙酯-甲酸（6∶3∶1）为展开剂，展开，取出，晾干，喷以 1% 三氯化铁乙醇溶液。供试品色谱中，在与对照品色谱相应的位置上，显相同颜色的斑点。

（2）含量测定

①总鞣质的含量测定　取本品粉末（过四号筛）约 0.4g，精密称定，照鞣质含量测定法（通则 2202）测定，在“不被吸附的多酚”测定中，同时作空白试验校正，计算，即得。本品按干燥品计算，不得少于 8.0%。

②单体鞣质的含量测定

色谱条件与系统适用性试验　以十八烷基硅烷键合硅胶为填充剂；以甲醇-0.05% 磷酸溶液（5∶95）为流动相；检测波长为 272nm。理论板数按没食子酸峰计算应不低于 2000。

对照品溶液的制备　取没食子酸对照品适量，精密称定，加水制成每 1ml 含 30μg 的溶液，即得。

供试品溶液的制备　取本品粉末（过四号筛）约 0.2g，精密称定，置具塞锥形瓶中，加 10% 盐酸溶液 10ml，加热回流 3 小时，放冷，滤过，滤液置 100ml 量瓶中，用水适量分数次洗涤容器和残渣，洗液滤入同一量瓶中，加水至刻度，摇匀，滤过，取续滤液，即得。

测定法　分别精密吸取对照品溶液和供试品溶液各 10μl，注入液相色谱仪，测定，即得。

本品按干燥品计算，含没食子酸（$C_7H_6O_5$）不得少于 1.0%。

六、色素类成分分析

色素是一类能够在可见光区（400～760nm）吸收光，从而呈现出一定颜色的物质。目前大约有数十种中药含有植物色素，如茜草、姜黄、紫草、红花、紫苏叶、桑椹、虎杖、菊花、大青叶、青黛、密蒙花、栀子、山楂、覆盆子、石榴皮、款冬花等。植物色素按结构分类，主要包括花青素类、类胡萝卜素类和醌酮类三大类。其中，花青素类是广泛分布于植物中的一类水溶性色素，具有清除氧自由基及抑制脂质过氧化的作用，中药中最常见的有 6 种花青素类成分是天竺葵素（pelargonidin）、矢车菊素（cyanidin）、飞燕草素（delphinidin）、芍药色素（peonidin）、3′-甲花翠素（petunidin）和锦葵色素（malvidin）。类胡萝卜素成分是 8 个类异戊二烯单位组成的碳氢化合物及它们的氧化衍生物的总称，在形式上可看成是具有 11 个共轭双键中间碳链的非环化 $C_{40}H_{56}$ 结构，经氧化、氢化、脱氢、环化、碳架重排、降解衍生而来，主要包括 β-胡萝卜素、α-胡萝卜素、番茄红素、叶黄素等。类胡萝卜素类成分具有较好的抗氧化、抗癌、保护心血管及增强免疫的功能。姜黄素、去甲氧基姜黄素、双去甲氧基姜黄素是从中药姜黄中提取得到的双酮类色素，具有抗炎、抗氧化、抗动脉粥样硬化、抗癌及降血脂等多种药理作用。紫草中的羟基萘醌总色素，以左旋紫草素为代表，具有抗炎、抗菌作用，并可用于食用。

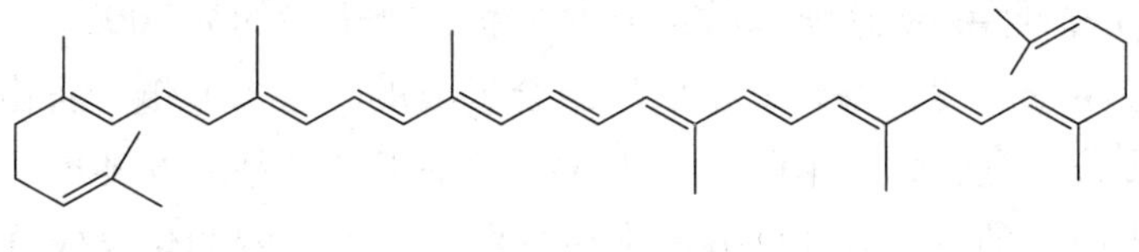

番茄红素的分子结构式

例 7-41 姜黄中姜黄素的分析

姜黄为姜科植物姜黄（*Curcuma longa* L.）干燥根茎。具有破血行气、通经止痛的功效。姜黄素是从姜黄中分离得到的一种天然色素，主要成分包括姜黄素（curcumin）、脱甲氧基姜黄素（demethoxy-curcumin）和脱双甲氧基姜黄素（bidemethoxycurcumin），是极为稀少的二酮类有色物质。

（1）定性分析——薄层色谱法　取本品粉末 0.2g，加无水乙醇 20ml，振摇，放置 30 分钟，滤过，滤液蒸干，残渣加无水乙醇 2ml 使溶解，作为供试品溶液。另取姜黄对照药材 0.2g，同法制成对照药材溶液。再取姜黄素对照品，加无水乙醇制成每 1ml 含 0.5mg 的溶液，作为对照品溶液。吸取上述 3 种溶液各 4μl，分别点于同一硅胶 G 薄层板上，以三氯甲烷-甲醇-甲酸（96∶4∶0.7）为展开剂，展开，取出，晾干，分别置日光灯和紫外灯（365nm）下检视。供试品色谱中，在与对照药材色谱和对照品色谱相应的位置上，分别显相同颜色的斑点或荧光斑点。

（2）含量测定——高效液相色谱法

色谱条件与系统适用性试验　以十八烷基硅烷键合硅胶为填充剂；以乙腈-4%冰醋酸溶液（48∶52）为流动相；检测波长为 430nm。理论板数按姜黄素峰计算应不低于 4000。

对照品溶液的制备　取姜黄素对照品适量，精密称定，加甲醇制成每 1ml 含 10μg 的溶液，即得。

供试品溶液的制备　取本品细粉约 0.2g，精密称定，置具塞锥形瓶中，精密加入甲醇 10ml，称定重量，加热回流 30 分钟，放冷，再称定重量，用甲醇补足减失的重量，摇匀，离心，精密量取上清液 1ml，置 20ml 量瓶中，加甲醇稀释至刻度，摇匀，即得。

测定法　分别精密吸取对照品溶液与供试品溶液各 5μl，注入液相色谱仪，测定，即得。

本品按干燥品计算，含姜黄素（$C_{21}H_{20}O_6$）不得少于 1.0%。

七、氨基酸、多肽、蛋白质类成分分析

（一）概述

氨基酸（amino acids）是羧酸分子中烃基上的氢被氨基取代的衍生物。根据氨基处于羧基的位置差异，即邻位（α 位）、间位（β 位）、和对位（γ 位），将氨基酸分为 α-氨基酸、β-氨基酸、γ-氨基酸等，其中 α-氨基酸占多数。氨基酸是组成多肽、蛋白质的基本分子，其中人体必不可少而又不能自身合成的被称为必需氨基酸。此类氨基酸大多已应用于医药方面，如作为肝昏迷抢救药的精氨酸（Arg）、谷氨酸（Glu）；治疗胃及十二指肠溃疡和肝炎的组氨酸（His）。中药中含有的游离氨基酸，多也具有较显著的生理活性，如使君子中的使君子氨酸（quisqualic acid）具有驱蛔虫的作用，三七中的三七素（dencichine）具有止血活性。

多肽（polyypeptides）是 α-氨基酸以肽键连接在一起而形成的化合物，由两个氨基酸分子脱水缩合而成的化合物为二肽，依次推理三肽、四肽、五肽，并将 10～100 个氨基酸分子脱水缩合而成的化合物命名为多肽。多肽具有多种生物活性，如，酸枣仁中具有安眠作用的 zizyphine 为环肽类化合物；茜草中一系列十四元环的茜草环肽具有抗肿瘤作用；人工虫草菌丝体中的环肽具有抗癌和增强免疫的活性，全蝎的蝎毒中含有抗癫痫肽、镇痛肽和抗肿瘤肽等几十种活性多肽；新鲜水蛭中含有的具有抗凝血酶抑制活性的水蛭素（hirudin），是由 65 个氨基酸组成的多肽，分子量约为 7000。

蛋白质（proteins）是由 α-氨基酸按一定顺序结合形成的一条多肽链，再由一条及以上的多肽链按照特定方式结合而成的高分子化合物。不同蛋白质的差异基于其氨基酸的种类、数目、排列顺序和肽链空间结构的不同。动物类中药的主要有效成分通常为蛋白质，如阿胶的化学成分主要为骨胶原，水解可得明胶、胶原蛋白和 17 种氨基酸，其中胶原蛋白含量可达 60%～80%；海马所含总蛋白质量约为 70%，水解后氨基酸总量可达 60%，其中人体必需氨基酸占总氨基酸的 30% 左右。部分植物类中药所

含蛋白质也具有特定的医疗价值，如半夏蛋白具有抑制早期妊娠的作用，天花粉蛋白质对中期妊娠引产、宫外孕、死胎、葡萄胎和恶性葡萄胎等均有较好的疗效。

（二）定性鉴别

1. 化学反应法　氨基酸、多肽、蛋白质的显色反应有茚三酮反应、双缩脲反应、酚试剂反应、米伦反应等。

2. 薄层色谱法　该法是氨基酸、多肽、蛋白质类成分常用的定性分析方法。较常用的吸附剂是硅胶G或硅胶H，展开剂用三氯甲烷－甲醇（或丙酮）（9∶1），显色剂用2%的茚三酮溶液。除薄层色谱外，聚丙烯酰胺凝胶电泳也是鉴别蛋白质的良好手段。

（三）含量测定

中药中总蛋白质的含量可采用凯式定氮法、考马斯亮蓝法、双缩脲法等，游离氨基酸的含量测定可采用高效液相色谱法，或者采用氨基酸自动分析仪进行定量分析。

例7－42　凯式定氮法测定乌鸡白凤丸中氮的含量

取本品水蜜丸或小蜜丸，研细；或取重量差异项下的大蜜丸，剪碎，取约1g（相当于含氮量25～30mg），精密称定，置干燥的500ml凯式烧瓶中；然后依次加入硫酸钾（或无水硫酸钠）10g和硫酸铜粉末0.5g，再沿瓶壁缓缓加硫酸20ml；在凯式烧瓶口放以小漏斗并使凯式烧瓶成45°斜置，用直火缓缓加热，使溶液的温度保持在沸点以下，等泡沸停止，加强热至沸腾，待溶液成澄明的绿色后，继续加热30分钟，放冷。沿瓶壁缓缓加水250ml，振摇使混合，放冷后，加40%氢氧化钠溶液75ml，注意使沿瓶壁流至瓶底，自成一液层，加锌粒数粒，用氮气球将凯式烧瓶与冷凝管连接；另取2%硼酸溶液50ml，置500ml锥形瓶中，加甲基红—溴甲酚绿混合指示液10滴；将冷凝管的下端插入硼酸溶液的液面下，轻轻摆动凯氏烧瓶，使溶液混合均匀，加热蒸馏，至接收液的总体积约为250ml时，将冷凝管尖端提出液面，使蒸气冲洗约1分钟，用水淋洗尖端后停止蒸馏；馏出液用硫酸滴定液（0.05mol/L）滴定至溶液由蓝绿色变为灰紫色，并将滴定的结果用空白试验校正。每1ml硫酸滴定液（0.05mol/L）相当于1.401mg的氮。

本品含总氮（N）水蜜丸每1g不得少于16mg，小蜜丸每1g不得少于10mg；大蜜丸每丸不得少于90mg。

例7－43　高效液相色谱法蒸发光散射检测法测定阿胶中氨基酸的含量

色谱条件与系统适用性试验　以十八烷基硅烷键合硅胶为填充剂；以乙腈－0.1mol/L醋酸钠溶液（用醋酸调节pH值至6.5）（7∶93）为流动相A，以乙腈－水（4∶1）为流动相B，按下表中的规定进行梯度洗脱；检测波长为254nm；柱温为43℃。理论板数按L－羟脯氨酸峰计算应不低于4000。

表7－15　洗脱流程表

时间（分钟）	流动相A（%）	流动相B（%）
0～11	100→93	0→7
11～13.9	93→88	7→12
13.9～14	88→85	12→15
14～29	85→66	15→34
29～30	66→0	34→100

对照品溶液的制备　取L－羟脯氨酸对照品、甘氨酸对照品、丙氨酸对照品、L－脯氨酸对照品适量，精密称定，加0.1mol/L盐酸溶液制成每1ml分别含L－羟脯氨酸80μg、甘氨酸0.16mg、丙氨酸

70μg、L－脯氨酸0.12mg的混合溶液，即得。

供试品溶液的制备　取本品粗粉约0.25g，精密称定，置25ml量瓶中，加0.1mol/L盐酸溶液20ml，超声处理（功率500W，频率40kHz）30分钟，放冷，加0.1mol/L盐酸溶液至刻度，摇匀。精密量取2ml，置5ml安瓿中，加盐酸2ml，150℃水解1小时，放冷，移至蒸发皿中，用水10ml分次洗涤，洗液并入蒸发皿中，蒸干，残渣加0.1mol/L盐酸溶液溶解，移至25ml量瓶中，加0.1mol/L盐酸溶液至刻度，摇匀，即得。

精密量取上述对照品溶液和供试品溶液各5ml，分别置25ml量瓶中，各加0.1mol/L异硫氰酸苯酯（PITC）的乙腈溶液2.5ml，1mol/L三乙胺的乙腈溶液2.5ml，摇匀，室温放置1小时后，加50%乙腈至刻度，摇匀。取10ml，加正己烷10ml，振摇，放置10分钟，取下层溶液，滤过，取续滤液，即得。

测定法　分别精密吸取衍生化后的对照品溶液与供试品溶液各5μl，注入液相色谱仪，测定，即得。

本法按干燥品计算，含L－羟脯氨酸不得少于8.0%，甘氨酸不得少于18.0%、丙氨酸不得少于7.0%、L－脯氨酸不得少于10.0%。

八、核苷类成分分析

（一）概述

核苷（nucleoside）是一类由碱基或五碳糖（核糖或脱氧核糖）连接而成的化合物，即嘌呤的N－9或嘧啶的N－1与核糖或脱氧核糖的C－1通过β－糖苷键连接而成，包括构成RNA的核糖核苷和构成DNA的脱氧核糖核苷两类。其中核糖核苷主要有腺苷（adenosine）、鸟苷（guanosine）、胞苷（cytidine）和尿苷（uridine）；脱氧核糖核苷主要有脱氧腺苷（deoxyadenosine）、脱氧鸟苷（deoxyguanosine）、脱氧胞苷（deoxycytidine）和脱氧胸腺苷（deoxythymidine adenosine）。

核苷是核酸的主要组分，部分核苷及其衍生物具有显著的生理功能，如次黄嘌呤核苷（肌苷）可治疗急性和慢性肝炎及风湿性心脏病，并有增加白细胞等功效；5－氟尿嘧啶脱氧核苷能抗肿瘤，毒性比5－氟尿嘧啶低，对肝癌、胃癌、直肠癌、卵巢癌、膀胱癌有一定疗效；5′－脱氧－5′－碘嘧啶核苷是治疗病毒性角膜炎的特效药。

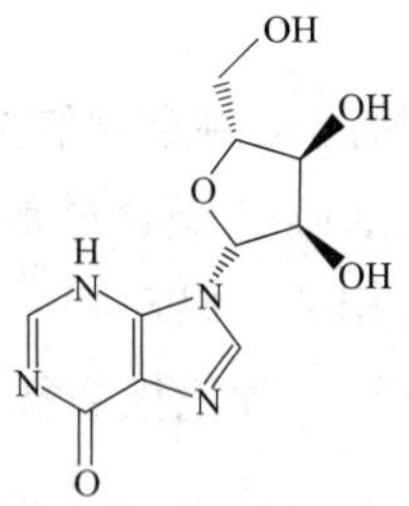

潢嘌呤核苷（肌苷）

某些中药的有效成分是核苷类成分，如灵芝、枸杞子中含有的腺嘌呤，可刺激白细胞增生，用于防治由肿瘤化疗、放疗引起的白细胞减少症；五味子、覆盆子中的腺苷，可调节肾脏血流和肾小球反馈系统，控制肾素释放。韭菜化合物Ⅲ（胸腺嘧啶核苷）和化合物Ⅳ（腺嘌呤核苷）具有显著改善性功能作用。

（二）定性鉴别

1. 化学反应法　核苷类成分常用的显色反应有：①核糖核苷与盐酸共热，水解生成的戊糖转变成糖醛，在三氯化铁催化下，与苔黑酚（即5－甲基－1，3－苯二酚）反应生成绿色物质，产物在670nm

处有最大吸收。②脱氧核苷在酸性溶液中水解得到脱氧核糖并转化为 ω - 羟基 - γ - 酮戊酸，与二苯胺共热，生成蓝色化合物，在 595nm 处有最大吸收。

2. 薄层色谱法　薄层色谱法核苷类成分检识，吸附剂常用硅胶 G，展开剂用石油醚 - 乙酸乙酯 - 甲酸（7∶3∶0.1），晾干后置紫外灯光 365nm 下检识。

（三）含量测定

核苷碱基杂环上的共轭双键在紫外光区有强吸收，因此高效液相色谱 - 紫外检测器是核苷定量分析常用的方法。

例 7 - 44　高效液相色谱法测定冬虫夏草中腺苷

色谱条件　十八烷基硅烷键合硅胶为填充剂；以磷酸盐缓冲液（pH 6.5）（取 0.01mol/L 磷酸二氢钠 68.5ml 与 0.01mol/L 磷酸氢二钠 31.5ml，混合） - 甲醇（85∶15）为流动相；检测波长为 260nm。理论塔板数按腺苷峰计算应不低于 2000。

对照品溶液的制备　取腺苷对照品适量，精密称定，加 90% 甲醇制成每 1ml 含 20μg 的溶液，即得。

供试品溶液的制备　取本品粉末（过三号筛）约 0.5g，精密称定，置具塞锥形瓶中，精密加入 90% 甲醇 10ml，密塞，摇匀，称定重量，加热回流 30 分钟，放冷，再称定重量，用 90% 甲醇补足减失的重量，摇匀，滤过，取续滤液，即得。

测定法　分别精密吸取对照品溶液与供试品溶液各 10μl，注入液相色谱仪，测定，即得。

本品含腺苷（$C_{10}H_{13}N_5O_4$）不得少于 0.010%。

九、多糖类成分分析

（一）概述

多糖是由 10 个以上的单糖分子通过苷键聚合而成的大分子化合物，一般由几百个甚至几万个单糖分子组成，组成多糖的单糖主要有 D - 葡萄糖、D - 半乳糖、L - 阿拉伯糖、L - 鼠李糖、D - 半乳糖醛酸和 D - 葡萄糖醛酸等。因此，多糖有中性多糖和酸性多糖之分。由一种单糖组成的多糖称为均多糖，由两种以上单糖组成的多糖称为杂多糖。多糖因为分子量较大，已失去一般单糖的性质，一般无甜味，也无还原性。多糖大多数不溶于水，即使有的多糖在水中有一定溶解度，也只能形成胶体溶液，不溶于稀醇及其他有机溶剂。多糖经酸水解后能生成多分子单糖。

中药中常见的多糖有淀粉、菊糖、黏液质、果胶、树胶、纤维素和甲壳质等，一般被视为无效成分而在提取分离过程中被除去。但一些中药中的多糖具有较强的生物活性。如香菇多糖、灵芝多糖、猪苓多糖具有抗肿瘤作用，昆布中的昆布素有抗动脉粥样硬化作用，黄芪多糖和人参多糖具有免疫调节作用，银耳多糖能有效保护肝细胞，南瓜多糖具有降血糖作用，鹿茸多糖具有抗溃疡作用等等。

（二）定性鉴别

1. 化学反应法

（1）Molish 反应　取多糖适量，溶于水，加 5% α - 萘酚乙醇液 1 ~ 3 滴，摇匀后沿试管壁缓缓加入浓硫酸，应在两液面间有紫色环产生。

（2）斐林反应　取多糖适量，加酸水解，加入斐林试剂，应为阳性反应。

2. 色谱法　将多糖加酸水解成单糖或低聚糖，然后进行薄层色谱、纸色谱、气相色谱、高效液相色谱或离子交换色谱分析。

（1）薄层色谱法　薄层色谱常用的吸附剂有硅胶、氧化铝、纤维素、硅藻土。糖的极性大，在硅胶薄层上进行色谱时，点样量不宜过多（一般少于 5μg）。常用无机盐的水溶液代替水调制吸附剂涂铺薄层，增加样品承载量，改善分离效果。用无机盐水溶液制备薄层时，主要应使用强碱与弱或中等强度的酸所成的盐，常用的有 0.3mol/L 磷酸氢二钠溶液或磷酸二氢钠溶液、0.02mol/L 醋酸钠溶液、0.02mol/L 硼酸盐缓冲液和 0.1mol/L 亚硫酸氢钠水溶液等。

硅胶薄层色谱常用极性较大的含水溶剂系统为展开剂，如正丁醇－醋酸－水（4∶1∶5，上层）、正丁醇－乙酸乙酯－水（4∶1∶5，上层）、丙酮－水（96∶4）、正丁醇－水（4∶1∶15）、正丁醇－乙酸乙酯－异丙醇－乙酸－水－吡啶（7∶20∶12∶7∶6∶6）等。

硅胶薄层色谱常用显色剂有硝酸银试剂，使还原糖显棕黑色；三苯四氮唑盐试剂，使单糖和还原性低聚糖呈红色；苯胺－邻苯二甲酸盐试剂，使单糖中的五碳糖和六碳糖所呈颜色略有区别；3,5－二羟基甲苯－盐酸试剂，使酮糖和含有酮基的低聚糖呈红色；过碘酸加联苯胺试剂，使糖中有邻二羟基结构者呈蓝底白斑。此外，还常用硫酸的水或醇溶液、茴香醛－硫酸试剂、苯胺－二苯胺磷酸试剂、1,3－二羟基萘酚－硫酸试剂、间苯二酚－硫酸试剂和 α－萘酚－硫酸试剂等。

（2）纸色谱法　糖的纸色谱常用水饱和的有机溶剂为展开剂，其中以正丁醇－乙醇－水和水饱和的苯酚两种系统应用最为普遍。对难于区分的糖，还可采用由硼酸、硼砂缓冲液浸过的滤纸，以硼酸、硼砂缓冲液饱和的正丁醇－乙酸乙酯（1∶1）溶剂系统下行法展开。

纸色谱常用显色剂基本与硅胶薄层色谱相同，但不宜用含硫酸的显色试剂。其他显色剂还有改良 Seliwanoff 试剂、甲苯胺蓝试剂、Somogyi 试剂和 1% 碘乙醇试剂等。

（3）气相色谱法　用气相色谱法鉴别糖，可通过制备成三甲基硅醚衍生物来增加挥发性；也可通过将醛糖用四氢硼钠还原成多元醇，然后制成乙酰化物或三氟乙酰化物来测定。

（4）高效液相色谱法　采用高效液相色谱法鉴别糖时，多选用氨基柱，以乙腈－水为流动相，以示差折光检测器检出不同单糖组分。

（5）离子交换色谱法　应用糖的硼酸络合物进行离子交换色谱，在单糖和低聚糖的分析方面已取得很大进展，它与气相色谱相比其优点在于不必制成衍生物，而且可以直接用水溶液进行分析。目前已有糖自动分析仪，用季铵离子交换树脂分离单糖和低聚糖，用四硼酸钾的缓冲溶液洗脱，以 3,5－二羟基甲苯－浓硫酸显色，在 425nm 进行分析。

3. 电泳法　糖属于多元醇，分子结构中多存在相邻羟基，易与硼酸络合，形成复盐，增加电导性，因此用纸电泳检识糖时，多用硼酸盐为缓冲液。一些多糖也可根据其特点，选用醋酸盐缓冲液等。染色剂则常用甲苯胺蓝、茴香胺、高碘酸西夫试剂、阿利新蓝、麝香草酚、碱性硝酸银等，其中甲苯胺蓝不易使中性糖染色，多用于酸性多糖。需要注意的是，中性多糖因带静电荷少，在电场中移动速度慢，一般需采用较高电压或延长电泳时间，才能收到较好效果。若为单一多糖，电泳后斑点一般较小，且显色均一；若多糖不均一，则斑点加宽，颜色深浅不匀。

（三）含量测定

1. 比色法　多糖含量测定主要采用比色法，显色试剂可选用 3,5－二硝基水杨酸、硫酸铜－砷钼酸、苯酚－硫酸、地衣酚－硫酸、蒽酮－硫酸等。

（1）3,5－二硝基水杨酸（DNS）比色法　在碱性溶液中，3,5－二硝基水杨酸与还原糖生成棕红色氨基化合物，在一定范围还原糖的量与反应液的颜色强度呈比例关系，经水解后的溶液利用比色法可测定样品中糖含量。在操作时，一般取样品（含糖 50～100μg）加入 3ml 的 DNS 试剂，沸水浴煮沸 15 分钟显色，冷却后用蒸馏水稀释至 25ml，在 550nm 波长处测定吸收度。以葡萄糖作对照，计算样品中糖的含量。该方法为半微量定量法，操作简便，快速，杂质干扰小，尤其适合于批量测定。

（2）Somogyi－Nelson 法　还原糖将铜试剂还原生成氧化亚铜，在浓硫酸存在下与砷钼酸生成蓝色溶液，在 560nm 下的光密度与还原糖浓度呈比例关系。取样品液 1ml（含糖10～180μg）置 25ml 磨口试管中，加入1ml 铜试剂（25ml 铜试剂 A 加 1ml 铜试剂 B，现用现配），充分混匀，在沸水浴中加热20 分钟，用冷水冷至室温，加入 1ml 砷钼酸盐试剂，用蒸馏水稀释至 25ml，在 560nm 处测定吸光度，用预先以葡萄糖做好的标准曲线即可计算出样品中还原糖含量。

注：铜试剂 A 配置方法：将 25g 无水碳酸钠、25g 四水合酒石酸钾钠、20g 碳酸氢钠和 200g 无水硫酸钠溶解在 800ml 蒸馏水中，待全溶后稀释到 1000ml，在不低于 20℃室温下放置，如有沉淀可滤过除去。铜试剂 B 配置方法：配置 15% 硫酸铜，每 100ml 溶液中滴加1～2 滴浓硫酸。砷钼酸盐显色剂配置方法：溶解 25g 钼酸钠在 450ml 蒸馏水中，在搅拌下加入 21ml 浓硫酸，加 25ml 砷酸钠溶液（3g $Na_2HAsO_4 \cdot 7H_2O$ 溶解在 25ml 水中），混合后，37℃保温 24 小时或 55℃保温 25 分钟，置棕色瓶中密封贮存。

（3）苯酚－硫酸法　糖经浓无机酸处理脱水产生糠醛或糠醛衍生物，生成物能与酚类化合物缩合生成有色物质。通常使用的无机酸为硫酸，常用的酚有苯酚、α－萘酚、地衣酚、间苯二酚等。其中苯酚－硫酸和地衣酚－硫酸法使用较多。

苯酚－硫酸试剂可与游离的或多糖中的己糖、糖醛酸起显色反应，己糖在 490nm 波长处、戊糖及糖醛酸在 480nm 波长处有最大吸收，且吸收度与糖含量呈线性关系。该方法简便，快速，灵敏，显色持久。制作标准曲线时宜用相应的标准多糖，如用葡萄糖作对照品，绘制标准曲线，应乘以校正系数0.9。对杂多糖，根据各单糖的组成比及主要组分单糖的标准曲线的校正系数加以校正计算。

例 7－45　采用苯酚－硫酸法测定枸杞子中枸杞多糖的含量

对照品溶液制备　取无水葡萄糖对照品 25mg，精密称定，置 250ml 量瓶中，加水适量溶解，稀释至刻度，摇匀，即得（每 1ml 中含无水葡萄糖 0.1mg）。

标准曲线制备　精密量取对照品溶液 0.2ml、0.4ml、0.6ml、0.8ml、1.0ml，分别置具塞试管中，分别加水补至 2.0ml，各精密加入 5% 苯酚溶液 1ml，摇匀，迅速精密加入硫酸 5ml，摇匀，放置 10 分钟，置 40℃水浴中保温 15 分钟，取出，迅速冷却至室温，以相应的试剂为空白，照紫外－可见分光光度法，在 490nm 的波长处测定吸光度，以吸光度为纵坐标，浓度为横坐标，绘制标准曲线。

供试品溶液的制备　取枸杞子粗粉约 0.5g，精密称定，加乙醚 100ml，加热回流 1 小时，静置，放冷，小心弃去乙醚液，残渣置水浴上挥尽乙醚。加入 80% 乙醇 100ml，加热回流 1 小时，趁热滤过，滤渣与滤器用热 80% 乙醇 30ml 分次洗涤，滤渣连同滤纸置烧瓶中，加水 150ml，加热回流 2 小时。趁热滤过，用少量热水洗涤滤器，合并滤液与洗液，放冷，移至 250ml 量瓶中，用水稀释至刻度，摇匀。

测定法　精密量取 1ml，置具塞试管中，加水 1.0ml，照标准曲线制备项下的方法，自“各精密加入 5% 苯酚溶液 1ml”起，依法测定吸光度，从标准曲线上读出供试品溶液中含葡萄糖的重量（mg），计算，即得。

（4）蒽酮－硫酸法　糖类遇浓硫酸脱水生成糖醛或其衍生物，可与蒽酮试剂缩合产生颜色物质，反应后溶液呈蓝绿色，于 620nm 波长处有最大吸收，吸收度与多糖含量呈线性关系。该方法适用于单糖、多糖的含量测定。注意色氨酸含量较高的蛋白质对显色反应有一定的干扰。

例 7－46　采用蒽酮－硫酸法测定黄精中黄精多糖的含量

对照品溶液制备　取经 105℃干燥至恒重的无水葡萄糖对照品 33mg，精密称定，置 100ml 量瓶中，加水溶解并稀释至刻度，摇匀，即得（每 1ml 中含无水葡萄糖 0.33mg）。

标准曲线制备　精密量取对照品溶液 0.1ml、0.2ml、0.3ml、0.4ml、0.5ml、0.6ml，分别置 10ml 具塞刻度试管中，各加水至 2.0ml，摇匀，在冰水浴中缓缓滴加 0.2% 蒽酮－硫酸溶液至刻度，混匀，放冷后置水浴中保温 10 分钟，取出，立即置冰水浴中冷却 10 分钟，取出，以相应试剂为空白。照紫外－可见分光光度法（通则 0401），在 582nm 波长处测定吸光度。以吸光度为纵坐标，浓度为横坐标，绘制标准曲线。

供试品溶液制备 取60℃干燥至恒重的本品细粉约0.25g，精密称定，置圆底烧瓶中，加80%乙醇150ml，置水浴中加热回流1小时，趁热滤过，残渣用80%热乙醇洗涤3次，每次10ml，将残渣及滤纸置烧瓶中，加水150ml，置沸水浴中加热回流1小时，趁热滤过，残渣及烧瓶用热水洗涤4次，每次10ml，合并滤液与洗液，放冷，转移至250ml量瓶中，加水至刻度，摇匀，即得。

测定法 精密量取1ml，置10ml具塞干燥试管中，照标准曲线的制备项下的方法，自“加水至2.0ml”起，依法测定吸光度，从标准曲线上读出供试品溶液中含无水葡萄糖的重量（mg），计算，即得。

2. 氧化还原滴定法 利用碘量法分别测出供试品总糖和单糖的含量，就可以计算出多糖的含量。以无水葡萄糖记，多糖量 = 总糖量 - 单糖量。

例7-47 云芝中云芝多糖的含量测定

总糖供试品溶液的制备 取本品粗粉约5g，精密称定，置锥形瓶中，精密加水120ml，称定重量，加热回流1小时，放冷，再称定重量，用水补足减失的重量，摇匀，用脱脂棉滤过，精密量取滤液40ml，加酚酞指示液1~2滴，用氢氧化钠试液调节pH值至中性，加稀硫酸25ml，加热回流4小时，放冷，用氢氧化钠试液调节pH值至中性。

总糖测定法 精密加入碘滴定液（0.1mol/L）25ml，逐滴加氢氧化钠试液4ml，边加边剧烈振摇，密塞，置暗处放置10分钟，加稀硫酸4ml，立即用硫代硫酸钠滴定液（0.1mol/L）滴定，至近终点时，加淀粉指示液2ml，继续滴定至蓝色消失，并将滴定的结果用空白试验校正，即得。每1ml碘滴定液（0.1mol/L）相当于9.008mg的无水葡萄糖（$C_6H_{12}O_6$）。

单糖供试品溶液的制备 精密量取总糖项下的滤液40ml，加酚酞指示液1~2滴，用氢氧化钠试液调节pH值至中性。

单糖测定法 按总糖项下方法，自“精密加入碘滴定液（0.1mol/L）25ml”起，同法操作。

云芝多糖的含量 多糖量 = 总糖量减去单糖的含量。

十、无机类成分分析

（一）概述

无机类成分是矿物药的主要成分，涉及无机元素主要包括砷（如雄黄、雌黄、砒霜等）、汞（如朱砂、轻粉、红粉等）、铅（如红丹、铅粉、密陀僧等）、铜（如胆矾、铜绿、绿盐等）、铁（如赭石、磁石、禹余粮等）、钙（如石膏、钟乳石、花蕊石等）、硅（如滑石、白石英、麦饭石等）、硫（如芒硝、玄明粉、硫黄等）、氯（如大青盐、秋石、紫硇砂、白硇砂等），以及其他一些元素。

矿物药中的无机类成分在进行鉴别和含量测定之前，通常需预先将样品进行粉碎并进行适当的分解，将待测组分转入溶液中，然后才可进行测定。矿物药中的无机类成分分析的基本程序是取样→试样的分解→鉴别→检查→含量测定→分析结果。常用的分解方法可分为溶解法（湿法）和熔融法（干法）两种。溶解法是最简便的分解方法，即将试样溶解在水、酸或其他溶剂中的分解方法，通常采用水、稀酸、浓酸、混合酸的顺序进行处理。溶解法不能将试样完全分解时，可采用熔融法。熔融法就是将试样与固体溶剂混合，然后在高温下加热至全熔或半熔，使待测组分转变为可溶于水或酸中的化合物。溶剂可分为碱性溶剂（如碳酸钠、氢氧化钠）和酸性溶剂（如硫酸氢钾、焦硫酸钾）或氧化性溶剂（如过氧化钠、碳酸钠加硝酸钾）和还原性溶剂（如碳酸钠加硫）等。具体采用何种方法，可根据不同矿物药的性质加以选用。

矿物药虽然品种较少，但在医疗上的应用却很重要，如琥珀、朱砂、磁石为安神、镇静的要药，炉甘石为眼科必备药，雄黄、轻粉、白矾等为外科常用药，石膏在清热泻火药中起重要作用。然而，矿物药中有毒的也比较多，一类剧毒中药均为矿物药；另外，矿物药中品种混乱现象严重，这些问题的存在，均直接影响了患者的用药安全。

（二）定性鉴别

1. 化学反应法　根据所含的无机元素，采用化学反应，对含无机元素的中药进行鉴别。参考“一般鉴别试验（通则 0301）”进行。

例 7－48　牛黄千金散中朱砂的鉴别

全蝎 120g　僵蚕（制）120g　牛黄 24g　朱砂 160g　冰片 20g　黄连 160g　胆南星 80g　天麻 160g　甘草 80g

鉴别方法 取本品粉末 0.6g，加水反复漂洗至剩少量暗红色沉淀，取沉淀物加盐酸－硝酸（3∶1）的混合溶液 2ml 使溶解，蒸干，加水 2ml 使溶解，滤过，滤液显汞盐（通则 0301）与硫酸盐（通则 0301）的鉴别反应。

例 7－49　雄黄的鉴别

鉴别方法　主含硫化砷（As_2S_2），取本品粉末 10mg，加水湿润后，加饱和氯酸钾的硝酸溶液 2ml，溶解后加入氯化钡试液，产生大量的白色沉淀，放置后，倾出上层酸液，再加水 2ml，振摇，沉淀不溶解。

例 7－50　鉴别明矾石时，是利用其中钾盐的焰色反应而鉴别的。

2. 热分析法　热分析法是在程序控制温度下，精确记录待测物质理化性质与温度的关系，研究其受热过程所发生的晶型转变、熔融、吸附等物理变化和脱水、热分解、氧化、还原等化学变化，用以对该物质进行物理常数、熔点、沸点的研究以及作为鉴别和纯度检查的方法。根据矿物药的性质和检测目的不同，可以选用差示热分析法和差示扫描量热法等。

（三）含量测定

在矿物药的定量分析中，对于含量较高的物质，可选用经典的容量分析和重量分析法；对含量较低的物质，可选用分光光度法，包括可见分光光度法或原子吸收法等。

1. 化学分析法

（1）容量分析法　样品分解后，制备成适当的溶液，如有干扰物质存在，应设法消除其干扰。消除的方法主要有分离法和掩蔽法，然后选择适当的方法进行分析，常用配位滴定、酸碱滴定和氧化还原滴定。

（2）重量分析法　将样品分解液通过适当处理，得到纯的沉淀，干燥至恒重，根据重量换算出样品含量。

2. 可见分光光度法　有色无机物一般在可见光区有吸收，或者一些无机元素可与某些化合物形成有色配合物，可用分光光度法测定。如砷盐的检测，可利用砷化氢与二乙基二硫代氨基甲酸银（Ag－DDC）三乙胺的三氯甲烷溶液作用，产生新生态的胶态银，在 510nm 处有吸收，以测定砷的含量。

3. 原子吸收光谱法　近年来已广泛应用于矿物药及其制剂中各种微量元素的分析。该法能测定几乎全部金属元素，具有灵敏度高，选择性好，抗干扰能力强，适用范围广，操作方便的优点。原子吸收的定量分析是利用被测元素的基态原子特征辐射线的吸收程度。在一定的实验条件下，其吸光度（A）与样品中该元素的浓度（c）成正比，符合比尔定律：$A=Kc$。通过测量标准溶液及未知溶液的吸光度，做标准曲线求得样品中待测元素的含量。

4. 电感耦合等离子光谱法（ICP）　该技术具有多谱线同时检测，检测速度快，动态线性范围宽，灵敏度高等优点，可应用于矿物药及其制剂中各种微量元素的分析。根据测定原理不同分为电感耦合发射光谱法（ICP－AES）和电感耦合质谱法（ICP－MS）。电感耦合发射光谱法测定原理是样品有载气带入雾化后，以气溶胶形式进入等离子体的轴向通道，在高温和惰性气体中被充分蒸发、原子化、电离和激发，发射出的所含元素的特征谱线经分光系统进入光谱检测器，光谱检测器依据元素光谱进行定性、定量的分析，在一定难度范围内，元素特征谱线上的响应值与其浓度成正比。电感耦合质谱法（ICP－MS）测定原理是样品有载气带入雾化后，以气溶胶形式进入等离子体的轴向通道，在高温和惰性气体中被充分蒸发、原子化、电离和激发，转化成带电荷的正离子采集系统进入质谱仪，质谱仪根据离子的质荷比即元素的质量数进行分离并定性、定量的分析。

例7－51　万氏牛黄清心丸中朱砂的含量测定（沉淀滴定法）

取重量差异项下的本品，剪碎，混匀，取约5g，精密称定，置250ml凯氏烧瓶中，加硫酸30ml与硝酸钾8g，加热后溶液至近无色，放冷，转入250ml锥形瓶中，用水50ml分次洗涤烧瓶，洗液并入溶液中，加1%高锰酸钾溶液至显粉红色且两分钟内不消失，再滴加2%硫酸亚铁溶液至红色消失后，加硫酸铁铵指示液2ml，用硫氰酸铵滴定液（0.1mol/L）滴定。每1ml硫氰酸铵滴定液（0.1mol/L）相当于11.63mg的硫化汞（HgS）。

本品每丸含朱砂以硫化汞计，小丸应为69～90mg；大丸应为138～180mg。

例7－52　复方皂矾丸中皂矾的含量测定——可见分光光度法

对照品溶液的制备　取硫酸亚铁对照品0.4g，精密称定，置100ml量瓶中，加硫酸溶液（1→20）1ml和水80ml使溶解，加水至刻度，摇匀，精密量取2ml，置100ml量瓶中，加水至刻度，摇匀，即得（每1ml含硫酸亚铁80μg）。临用时配制。

标准曲线的制备　分别量取对照品溶液1ml、2ml、4ml、6ml、8ml，分别置25ml量瓶中，加水至10ml，再加1%盐酸羟胺溶液1ml和0.2% 2,2－联吡啶乙醇溶液1ml，混匀，加水至刻度，摇匀；以相应的溶液为空白，照紫外－可见分光光度法，在522nm的波长处测定吸光度，以吸光度为纵坐标，浓度为横坐标绘制标准曲线。

测定法　取本品30丸，精密称定，剪碎，取2g，精密称定，置500ml量瓶中，加硫酸溶液（1→20）5ml和水200ml，超声处理至全部溶散，加水至刻度，摇匀，滤过，弃去初滤液20ml，精密量取续滤液10ml，置100ml量瓶中，加水至刻度，摇匀，精密量取5ml，置25ml量瓶中，照标准曲线制备项下的方法，自“加水至10ml”起，依法测定吸光度，从标准曲线上读出供试品溶液中硫酸亚铁的量，计算，即得。

本品每丸含皂矾以硫酸亚铁（$Fe_2SO_4 \cdot 7H_2O$）计，不得少于30.0mg。

目标测试

答案解析

一、单选题

1. 分析中药中生物碱成分时，常用于纯化样品的色谱固定相是（　）
   A. 中性氧化铝　B. 葡聚糖凝胶　C. 大孔树脂
   D. 聚酰胺　E. 硅藻土
2. 薄层色谱法鉴别生物碱类成分时常用的显色剂是（　）
   A. 10%硫酸－乙醇溶液　B. 茚三酮试剂　C. 硝酸钠试剂
   D. 硫酸铜试剂　E. 改良碘化铋钾试剂

3. 用 C_{18} 柱进行生物碱 HPLC 测定时，为克服游离硅醇基影响可采用（ ）

A. 调整流速　B. 流动相中加入离子对试剂

C. 调整检测波长　D. 调整进样量

E. 改变流动相极性

4. 常用于提取黄酮苷的溶剂是（ ）

A. 三氯甲烷　B. 乙醚　C. 甲醇－水或甲醇

D. 三氯甲烷－甲醇　E. 三氯甲烷－石油醚

5. 常用于黄酮类化合物定量显色反应的试剂是（ ）

A. 盐酸－镁粉　B. 盐酸　C. 甲酸钠

D. 醋酸钠　E. 三氯化铝或硝酸铝

6. 紫外区有强吸收的三萜皂苷是（ ）

A. 人参皂苷 Rg_1　B. 黄芪甲苷　C. 甘草酸

D. 柴胡皂苷 A　E. 三七皂苷 R_1

7. 可从水提液中提取皂苷的溶剂是（ ）

A. 三氯甲烷　B. 苯　C. 甲醇

D. 乙醇　E. 正丁醇

8. 中药中总蒽醌含量测定操作步骤正确的是（ ）

A. 取样—三氯甲烷提取—混合碱液显色—测定

B. 取样—酸水解—三氯甲烷提取—混合碱液显色—测定

C. 取样—甲醇提取—混合碱液显色—测定

D. 取样—水提取—混合碱液显色—测定

E. 取样—甲醇提取—测定

二、简答题

1. 酸性染料比色法测定中药中生物碱成分时，为什么其介质的 pH 值是成功与否的关键？

2. 当使用化学键合相硅胶为固定相，进行中药中生物碱成分的 HPLC 分析时，硅胶表面残留的游离硅醇基对色谱行为有何影响？如何克服？

3. 分析中药黄酮类单体成分时，如何根据其结构特征和理化性质来选择分析条件和方法？

4. 简述三萜皂苷类单体成分定量分析方法及各方法的特点。

5. 简述蒽醌类化合物含量测定时常用的供试品溶液制备方法。

6. 用 HPLC 法测定皂苷类成分的含量时常选用何种检测器？为什么？

7. 请简述动物药含有的活性成分的结构与类别。

8. 矿物药常用的分解方法有哪些？

9. 可用哪些方法测定中药中所含的总多糖含量？

书网融合……

思政导航　本章小结　微课　题库

（马东来　蒙雄裕　王　皎）

第八章　生物样品内中药成分的分析

PPT

学习目标

知识目标

1. 掌握　生物样品的采集、贮存与前处理方法。

2. 熟悉　生物样品分析方法的建立流程与方法验证的主要内容。

3. 了解　生物样品内中药化学成分分析的目的、意义、特点及应用领域。

技能目标　通过本章的学习，使学生能够对生物样品内中药化学成分的方法建立、验证和应用有一定的理解，具备根据中药研究需求进行生物样品分析的基本能力和技能。

素质目标　增强学生求真务实的科学精神，理解中药分析学科在中药学研究中的作用；培养学生为中药传承创新发展的不断探索的专业情感。

生物样品内中药化学成分的分析是中药分析的重要分支，主要研究生物机体中中药化学成分及其代谢物的质与量变化规律。中药成分复杂，其药效是多种化学成分综合作用的结果。通过对服用中药后的生物样品进行化学成分分析，可阐明其体内直接作用物质及其动态变化规律，为中药的研制、科学用药规律探求及作用机理探讨提供科学依据，从而保证临床用药的安全、有效、合理；并能促进中药剂型及质量控制指标的改进，推进中药现代化的进程。

第一节　概述

一、生物样品内中药成分分析的意义和任务

既往，人们对中药质量的评价和控制主要着眼于在体外对中药进行鉴别、检查和含量测定。随着临床药学、临床药理学的发展及对中药在生物机体内吸收、分布、代谢和排泄过程与疗效关系的进一步认识，人们越来越意识到，药效作用的强度会因机体差异导致的体内各成分浓度差别而显著不同，中药中的化学成分在生物体内的某些代谢产物常具有一定的生理活性，它们在生物体内的变化规律对原型药物的药理及毒理学评价极为重要。因此，对中药的质量评价不仅要从体外进行质量研究，更需要研究它们在生物体内的表现形式及变化规律。通过现代分析的手段了解中药化学成分在生物体内数量与质量的变化，获得其在机体内代谢过程的信息，有助于对中药生产、实验研究、临床疗效作出科学评价。

生物样品内中药成分分析的任务主要有以下两点。

1. 分析方法学的研究　即建立生物样品内中药成分的分析方法，以解决生物样品内待测成分浓度低、基质组成复杂、干扰大的问题。建立一种灵敏度高、专属性好和可靠性高的分析方法，是进行生物样品内中药化学成分分析的关键所在。

2. 生物样品内中药成分研究　即分析生物样品内中药成分及其代谢产物的存在状态及动态变化规律。

二、生物样品内中药成分分析的特点

1. 干扰大　生物样品中含有大量内源性物质，如蛋白质、脂肪、尿素等有机物和 Na^+、K^+ 等无机物，同时，进入体内的其他化学成分也会影响或干扰测定。

2. 样品量少　生物样品的取样总量往往有限制，且不易重复获得。

3. 待测成分浓度低　一般血药浓度在 ng/ml 级别，对方法的灵敏度要求较高。

4. 样品稳定性差　生物样品中有多种代谢酶，取样后仍可作用于被测物，使被测物不稳定。

5. 待测成分存在形式多样　中药内的化学成分在生物体内经过代谢可产生一种或多种代谢产物，母体药物和代谢物又能与生物大分子结合，使得待测成分在生物体内以原型、结合型、缀合物、代谢物等形式存在。

第二节　生物样品的制备

生物样品是指来源于生物机体的各种体液、器官、组织和排泄物等的样品统称，包括血液、尿液、唾液、脑脊液、胆汁、胃液、胰液、淋巴液、泪液、脊髓液、汗液、乳汁、羊水、粪便、脏器及组织样品等，其中常用的生物样品是血样（血浆、血清、全血）、唾液、尿液及胆汁。

一、常用生物样品的采集与贮存

（一）血样

血样包括血浆、血清及全血，主要用于药代动力学、生物利用度及临床治疗药物浓度监测等研究。

1. 血样的采集　供测定的血样应能代表整个血药浓度，因而应待药物在血液中分布均匀后取样；可从动脉、心脏或静脉取血。动物实验时，直接从动脉或心脏取血最为理想，采血总量不宜超过动物总血量的1/10。人体取血时通常采取静脉血，根据血中药物浓度和分析方法灵敏度的要求，一般每次采血1 ~5ml。静脉采血可用负压采血管或注射器直接从静脉抽取，然后置试管中；也可应用毛细管或特殊的微量采血管采集。

2. 血样的制备　血浆、血清的化学成分与组织液相近，所含药物可直接与组织液接触并达到平衡，测定血浆或血清中的药物浓度比用全血更能反映作用部位药物浓度的变化，其结果与药物的临床作用有较好的对应关系，所以血浆和血清是体内药物分析最常用的样本。全血含有血细胞，血细胞内药物的浓度易受各种因素的影响而变化；同时，血细胞膜及红细胞中的血红蛋白会妨碍药物浓度的测定，故全血药物浓度不宜作为作用部位药物浓度的可靠指标。因此，测定血液中药物的浓度，通常是指测定血浆或血清中的药物浓度，而不是指全血中的（除非特殊情况下使用全血）。

（1）血浆的制备　采集的血液置抗凝剂处理的试管中，以2500 ~3000r/min 离心 5 ~10 分钟，使与血细胞分离，所得淡黄色上清液即为血浆。

肝素作为常用的抗凝剂，通常用其钠盐。它是一种含有硫酸的黏多糖，能阻止凝血酶原转化为凝血酶，从而抑制纤维蛋白原转化为纤维蛋白。作为体内正常的生理成分，肝素的存在不会改变血样的化学组成或引起药物的变化，因此通常不会干扰药物的测定。通常 1ml 血液需要肝素 0.1 ~0.2mg 或 20IU 左右（1mg 相当于 126IU）。实际应用时不必准确控制肝素加入量，先取少量肝素钠溶液置试管内，旋转试管，干燥，使肝素钠均匀涂布在试管壁上后可用于盛放血样。加入血样后，立即轻轻旋摇即可。其他一些能与血液中的 Ca^{2+} 结合的抗凝剂，如 EDTA、枸橼酸盐、氟化钠、草酸盐等，往往易引起被测成分发生反应而干扰测定，因此不常使用。

（2）血清的制备　将采集的血液置试管中，放置0.5～1小时，待血液凝固，剥去血饼，再以2500～3000r/min离心5～10分钟，所得上层淡黄色液体即为血清。

血清比血浆的分离慢，制取量约为全血的20%～40%（血浆约为全血的50%～60%）血清中主要的蛋白如白蛋白、球蛋白的含量及其他成分均与血浆基本相同，只是血浆中多出一种纤维蛋白原，而血纤维蛋白几乎不与药物结合。因此，血清与含有血纤维蛋白原的血浆中的药物浓度通常是相同的。目前，血清和血浆可任意选用作为血药浓度测定的样品，两者测定药物浓度的分析方法也可相互通用。血浆因制取量多，为多数研究者采用。若血浆中含有的抗凝剂对成分的测定有影响，则应使用血清样品。但无论采用血清还是血浆，现有各文献中所列的血药浓度，均指血清或血浆中药物总浓度，即游离型的和与血浆蛋白结合型的总浓度。

（3）全血的制备　将采集的血液置含有抗凝剂的试管内，无需离心，使血浆和血细胞保持混合状态，即为全血。若需专门测定平均分布于血细胞内外的药物浓度，或因血浆内药物浓度波动太大而难以控制及因血浆待测药物浓度过低导致无法测定时，均可考虑使用全血样品。

3. 血样的贮存　受分析速度的限制，血样往往不能做到随采随测，因此需要将部分样品贮存。最常用的方法是冷藏（4℃）或冷冻（低于－20℃）保存，其中，冷冻既可以终止样品中酶的活性，又利于稳定贮存样品。

血浆和血清在采血后均需及时分离，最迟不宜超过2小时，分离后置冰箱或冷冻柜中保存。若不预先分离，血凝后冰冻易引起细胞溶解，从而影响血浆或血清的分离。血浆或血清样品宜置硬质试管中完全密塞后保存，以避免蒸发浓缩。短期保存时，可冷藏；长期保存时，须冷冻。

（二）尿液

体内中药成分主要以原型、代谢物或缀合物等形式通过尿液排出，采用尿液样品测定主要用于药物剂量回收、药物尿清除率、生物利用度、药物代谢物组学等研究，可根据药物剂量回收研究预测药物的代谢过程及测定药物的代谢类型、代谢速率，并可推断临床患者是否违反医嘱用药等尿液收集量大，收集方便。

1. 尿液的采集　尿液主要由水、含氮化合物（其中大部分是尿素）及盐类等成分组成。尿液样品采集自然排出的尿液，包括随时尿、晨尿、白天尿、夜间尿及时间尿几种。因其他类型的尿液不能推断全尿中中药成分的排泄浓度和总量，所以测定尿液中中药成分时一般采用时间尿，即将规定的时间内（如8小时、12小时或24小时等）排泄的尿液全部贮存起来，并记录其体积，取其一部分测定其浓度，然后乘以总尿量求得排泄总量。

2. 尿液的贮存　尿液中所含的水、尿素及盐类，是很好的细菌生长液，因此，尿样应立即测定。若收集的尿液不能立即测定，可加入甲苯、醋酸、浓盐酸等防腐剂冷藏（4℃）保存24～36小时，或不加防腐剂直接冷冻（－20℃）进行长时间保存。

3. 尿液样品的缺点　尿液浓度通常变化较大，且尿液中药物浓度的改变不能直接反映血药浓度，与血药浓度的相关性较差；同时受试者的肾功能正常与否直接影响药物排泄，上述因素在实验设计中应给予充分考虑。

（三）唾液

唾液是由腮腺、颌下腺、舌下腺三个主要唾液腺分泌的混合液体，每天分泌大约1200ml。静息时，腮腺和颌下腺分泌的唾液占唾液总量的90%，腮腺分泌水和一种催化淀粉分解的唾液淀粉酶，舌下腺与颌下腺分泌黏液质和浆液质的混合液。部分药物的唾液药物浓度与血浆游离药物浓度有较密切的相关性，因此，唾液样品可用于药代动力学的研究，或通过测定唾液药物浓度代替血浆游离药物浓度的监测。

1. 唾液的采集　唾液的采集是无损伤取样，易为病人接受。通常在漱口后15分钟的安静状态下进行，以保证收集的样品较少受外界的影响。将漏斗置口腔中，利用与之相连的试管接收口腔内自然流出的唾液，通常需采集10分钟。也可通过物理方法（如嚼石蜡片、小块聚四氟乙烯或橡胶、纱布球等）或化学方法（如酒石酸、硝酸毛果芸香碱）刺激，在短时间内得到大量的混合唾液，上述刺激唾液分泌的方法具有采样时间短、唾液pH值变化小、刺激后所得唾液的唾液-血浆分布比率个体差异小等优点，但唾液药物浓度有时会因刺激方式而受到影响。需专门收集某一腺体分泌的唾液时，则需特制的器械（如引流腮腺分泌液用吸盘）分别收集。

2. 唾液的制备　唾液样品采集后，应立即测量除去泡沫部分的体积，然后以3000r/min离心10分钟，去除唾液中的黏蛋白及沉淀物，上清液可以直接测定或冷冻（低于-20℃）保存。

3. 唾液的贮存　收集的唾液若不能及时分析测定，应在4℃以下短期保存，以阻止黏蛋白的生成；若长期保存需冷冻。唾液在保存过程中，会释放二氧化碳而使pH值升高，因此，唾液的pH值应在取样后立即测定。经冷冻保存的唾液样品，解冻后须将容器内的唾液充分搅匀后再用，否则测定结果易引起误差。

（四）组织

药物在脏器中的贮存情况可为药物在体内的吸收、分布、代谢和排泄等过程提供重要信息，因此，常需采集肝、肾、肺、胃、脾及脑等脏器及其他组织进行检测。

1. 组织的采集　将大鼠处死后，迅速取出组织样品（脑、心脏、肝脏、脾脏、肺脏、肾脏），用生理盐水洗去组织上的血液，并用滤纸吸干水分，精密称重后处理或采用适当方法贮存。

2. 组织的制备　组织样品在测定前均需先加入一定量的水或者缓冲液，匀浆成均匀的水基质溶液后，再采用适当方法萃取药物。常用的处理方法有沉淀蛋白法、酸或碱水解法、酶水解法。

（1）沉淀蛋白法　向组织匀浆中加入一定量的甲醇、乙腈、高氯酸、三氯醋酸等沉淀试剂，沉淀蛋白质后，高速离心，取上清液备用。该法操作简单，所得样品干扰物质少，因此常被采用，但部分药物回收率低。

（2）酸水解或碱水解法　向组织匀浆中加入一定量的酸或碱，待组织在水浴中液化后，高速离心，取上清液备用。该法仅适用于在热酸或热碱条件下稳定的药物。

（3）酶水解法　向组织匀浆中加入一定量的酶和缓冲液，待组织在水浴上液化水解一定时间后，高速离心，取上清液备用。枯草菌溶素是最常用的酶，它不仅可使组织溶解，并可使待测药物析出。酶水解法可避免部分药物在酸及高温下的降解，可显著改善与蛋白质结合紧密药物的回收率，可用有机溶剂直接萃取而无乳化现象，但酶水解法不适用于在碱性条件下易水解的药物。

3. 组织的贮存　所采集的组织如不能及时检测，短期保存时，可冷藏（4℃）；长期保存时，须置冷冻（低于-20℃）中。

二、生物样品的前处理

前处理在生物样品分析中极为重要，同时也最为困难、繁复。中药中化学成分在体内的存在形式多样、理化性质各异，待测药物浓度低，生物介质组成复杂，因此，进行生物样品内中药化学成分及其代谢物分析与代谢组学研究时，通常需要对样品进行适当的前处理，以利于测定的顺利开展。在设计或执行某一个前处理方法时，应充分考虑待测成分的理化性质及存在形式，选用的生物样品类型及测定的目的以及采用的分析方法等，而不是采用固定的程序和模式。

（一）离线生物样品前处理方法 微课

离线生物样品的前处理方法有去除蛋白质法，净化与富集法，缀合物的水解法等。

1. 去除蛋白质法 血样、体液和生物组织等生物样品中含有大量的蛋白质，蛋白质的存在会给样品分析带来较多不便：①与待测药物结合，使其不能游离出来进行测定；②在测定时会形成浑浊或沉淀而干扰测定；③用反相 HPLC 法进行直接进样分析时，蛋白质会沉积在色谱柱上，缩短色谱柱的寿命；④气相色谱测定时，蛋白质的高黏度易堵塞进样针。常见的去除蛋白质方法有以下几种，可根据方法的特点结合生物样品内待测成分的性质及分析目的加以选择。

（1）加入与水相混溶的有机溶剂　与水相混溶的有机溶剂可以使蛋白质分子内及分子间氢键发生变化，造成蛋白质凝聚，从而释放出与蛋白质相结合的成分。常用的有机溶剂有乙腈、甲醇、乙醇、丙醇、丙酮与四氢呋喃等。加入含药物的血浆或血清 1 ~ 3 倍体积的有机溶剂，高速离心，可去除 90% 以上的蛋白质。亲水性有机溶剂的种类不同，析出的蛋白质形状不同，且所得上清液的 pH 值也稍有差别。用乙腈或甲醇时，上清液 pH 8.5 ~ 9.5；用乙醇或丙酮时，上清液 pH 9 ~ 10。乙腈与甲醇作为反相 HPLC 中流动相的重要组成溶剂，是常用的蛋白质沉淀剂，且乙腈的沉淀效率较甲醇高。

（2）加入中性盐　加入中性盐，可使溶液的离子浓度发生变化，置换出与蛋白质结合的水，从而使蛋白质脱水而沉淀，常用的中性盐有饱和硫酸盐、镁盐、磷酸盐及枸橼酸盐等。加入血清 2 倍量的饱和硫酸铵，高速离心，可去除 90% 以上的蛋白质，所得上清液的 pH 为 7.0 ~ 7.7。

（3）加入强酸　当 pH 值低于蛋白质的等电点时，蛋白质被质子化，以阳离子形式存在，此时加入 10% 三氯醋酸、6% 高氯酸和 5% 偏磷酸等强酸，可与蛋白质阳离子形成不溶性盐而沉淀。加入含药血清 0.6 倍的强酸，高速离心，可去除 90% 以上的蛋白质。此时上清液呈酸性（pH 0 ~ 4），因此在酸性条件下会分解的成分如苷类药物不宜用本法去除蛋白。

（4）加入含锌盐及铜盐的沉淀剂　当溶液的 pH 值高于蛋白质的等电点时，蛋白质以阴离子形式存在，此时加入 $CuSO_4 - Na_2WO_4$、$ZnSO_4 - NaOH$ 等沉淀剂，其中的金属阳离子可与蛋白质分子中带负电荷的羧基形成不溶性盐而沉淀。加入含药物血清 1 ~ 3 倍的沉淀剂，高速离心，可去除 90% 以上蛋白质，所得的上清液 pH 值分别为 5.7 ~ 7.3（$CuSO_4 - Na_2WO_4$）和 6.5 ~ 7.5（$ZnSO_4 - NaOH$）。

（5）超滤法　采用相对分子质量截留值在 5 万左右的超滤膜，以加压（$2kg/cm^2$）过滤法或高速离心法分离血浆或血清中游离型成分，直接或经浓缩后测定，是血中游离中药化学成分分析的首选方法。与其他方法相比，超滤法具有样品用量少，操作条件温和，不稀释试样，也不改变试样 pH 值的优点，尤其适用于对酸碱不稳定的样品。

（6）酶水解法　在测定一些酸不稳定及与蛋白结合牢固的成分时，可用酶法。最常用的酶是枯草菌溶素，它是一种细菌性碱性蛋白分解酶，可在较宽的 pH 值范围（pH 7.0 ~ 11.0）内使蛋白质的肽键降解，在 50 ~ 60℃具有最大活力。采用枯草菌溶素等不仅可使组织溶解，并可使待测成分游离。酶解法操作条件温和，可避免待测成分在酸及高温下的降解，该法可显著改善回收率，因此，尤其适合酸不稳定及与蛋白质结合紧密成分的测定。此外，酶解法还具有可用有机溶剂直接提取酶解液而不存在乳化现象，无需过多净化操作即可用于 HPLC 法检测的优点。但酶解法不适用于在碱性条件下易水解的成分测定。

（7）加热法　利用加热的方法使蛋白质变性进而沉淀分离，仅适用于热稳定性好的待测成分。加热温度由待测成分的热稳定性而定，通常可为 90℃。本法简单，但只能除去热变性蛋白。

2. 净化、富集　生物样品中的中药成分一般需经净化及富集后才能进行分析。净化可去除干扰杂质，但又不影响被测成分；富集可使被测成分的量达到检测灵敏度的要求。净化、富集方法及条件的选择是生物样品分析方法研究的重要内容之一，与方法的选择性、精密度和准确度紧密相关。

（1）液－液萃取法　液－液萃取法（liquid－liquid extraction，LLE）作为经典的萃取方法，基于样品中待测成分与干扰杂质成分在互不相溶的两种溶剂中的分配系数不同而实现样品的纯化。选用的萃取溶剂种类、溶剂与水相的体积比值、水相的 pH 值是应用本法的重要参数。LLE 操作简单、快速、经济实用，是目前最常用的样品前处理方法。但有时会发生乳化现象，造成被测成分的损失，从而导致较低的回收率。通常提取前在水相中加入适量的 NaCl，以减轻乳化程度。当已发生轻微乳化时，可适当离心，使水相和有机相完全分开。若已发生严重乳化时，可置低温冰箱中使水相快速冻凝，破坏乳化层，再融化后离心。

（2）固相萃取　固相萃取法（solid－phase extraction，SPE）是基于液相色谱分离原理建立起来的分离纯化方法，具有无乳化现象，超过 90% 的高提取回收率，较少的样品用量，良好的重现性，快速，可实现操作的自动化，能满足 GC、HPLC、放射性免疫测定（radioim munoassay，RIA）、MS、NMR、UV/VIS 及 AAS 等多种分析方法需求的优点，是近十几年来发展起来的一种更适合生物样品前处理的技术。

（3）固相微萃取　固相微萃取（solid－phase microextraction，SPME）基于待测成分在萃取涂层与样品之间的吸附或溶解－解吸平衡而建立起来的集萃取、浓缩、进样功能于一体的技术，是由固相萃取技术进一步衍生而成的无溶剂样品微萃取新技术。该方法操作简便、装置易携带、回收率好、灵敏度高，已成为目前生物样品前处理技术中应用最为广泛的方法之一。

3. 缀合物的水解　中药化学成分或其代谢物与体内内源性物质结合而成的产物称为缀合物（conjugate）。葡萄糖醛酸、硫酸是易与中药化学成分形成缀合物的内源性物质中最重要的两种，另外甘氨酸、谷胱甘肽和醋酸等也可形成缀合物。通常，含羟基、羧基、氨基和巯基的待测成分易与内源性物质葡萄糖醛酸形成葡萄糖醛酸苷缀合物，含酚羟基、芳胺及醇类的待测成分易与内源性物质硫酸形成硫酸酯缀合物。尿液中待测成分多数呈缀合状态，其缀合物较原型极性增大，不易被有机溶剂提取。因此，为了测定尿液中待测成分的总量，无论是直接测定或萃取分离之前，都需要进行水解，以释放出缀合物中的待测成分。

（1）酸水解　通常使用无机酸，如盐酸。酸的浓度、用量、反应温度及时间等条件，依待测成分的性质通过实验来确定。该法简便、快速，但专一性较酶水解法差，不适用于在水解过程中会发生分解的待测成分。

（2）酶水解　对于遇酸及受热不稳定的待测成分可以采用酶水解法。常用葡糖醛酸糖苷酶（glucuronidase）和硫酸酯酶（sulfatase），分别水解待测成分的葡糖醛酸苷缀合物和硫酸酯缀合物。而实际最常用的是葡糖醛酸糖苷酶－硫酸酯酶的混合酶。通常控制 pH 4.5～7.0 范围内，37℃培育数小时进行水解。酶水解比酸水解温和，专属性强，一般不会引起被测物分解；但操作时间较长，费用较大，并因酶试剂可能带入的黏蛋白导致乳化或色谱柱阻塞，实验中应加以注意。尿液样品采用酶水解前，应除去尿中能抑制酶的阳离子。

（3）溶剂解　通过加入溶剂，在萃取过程中分解缀合物（主要是硫酸酯），称为溶剂解。例如，尿液中的甾体硫酸酯在 pH 值为 1 时，加乙酸乙酯提取，产生溶剂解，此时条件也较温和。

目前缀合物的分析逐渐趋向于直接测定缀合物的含量，以获得体内以缀合物形式存在的药物量，以及体外排出药物中缀合物的比率，从而为了解药物代谢情况提供更多信息。

（二）在线生物样品前处理方法

离线的前处理方法操作时间较长，不利于生物样品分析的快速、自动化发展。随着相关学科的进步，近年来，发展了以下几种在线生物样品的分离、纯化技术。

1. 柱切换技术　柱切换技术是 SPE 与 HPLC 仪联用的在线固相萃取技术，即用切换阀改变流动相走向和流动相系统，从而使洗脱液在一特定时间内，从前处理柱进入到分析柱的在线固相分离技术，是色谱分析中处理复杂样品的一种方法。先采用低溶剂强度的前处理流动相流经前处理柱使生物样品净化、富集，再启动切换阀，使分析流动相将待测成分带入分析柱进行分离与测定，测定结束后仪器自动恢复准备下次进样，严格按预先设定的程序执行。

柱切换法具有以下优点：①操作简单，全自动化；②精密度高，一般无需内标；③适于易光解及其他不稳定样品的分析；④富集作用提高了检测灵敏度。

2. 限制进入固定相与 HPLC 仪器联用的在线固相萃取技术 生物样品中的蛋白质被限制进入固定相所去除，而被测组分被保留在固定相中。该方法包含了用限制进入固定相为填料的单柱法和用该固定相为填料的前处理柱与另一分析柱相连的柱切换法。

3. 其他联用技术 采用微透析技术与 HPLC、HPCE、GC、MS 的联用，可以实现对清醒、自由活动动物体不同部位的取样分析，利用透析膜去除蛋白质等大分子量杂质，使样品不再需要进行复杂的分离、净化处理，便可获得生物体内的游离药物。

第三节 生物样品分析方法的建立与验证

一、常用生物样品分析方法

无论是从动物还是从人体内获得的生物样品，其中所含待测成分或其代谢产物的浓度均较低（10^{-10} ~ 10^{-6}g/ml），且样品量往往很少，干扰较大，难以通过增加样品量提高方法灵敏度，因而选择高灵敏度、高选择性的分析方法是提高生物样品分析效率的关键。

色谱法因其高灵敏度、高分离效率的特点，是生物样品分析的首选方法，光谱法、微生物学法等方法由于特异性不强，常作为替代方法用于生物样品中微量待测成分的分析测定。近年来，随着现代分离和检测技术的不断发展和完善，尤其是液质联用分析技术，使生物样品中中药成分的分析进入了方法更准确、更灵敏、技术自动化及智能化的时代，实现了复杂生物样品内中药化学成分及其代谢产物更加快速而准确的测定。一大批分析技术，为生物样品分析提供了广阔的平台，包括超高效液相色谱（UPLC）、液相色谱 - 质谱联用（LC - MS）、气相色谱 - 质谱联用（GC - MS）、高效毛细管电泳法（HPCE）、胶束色谱法（MC）、超临界流体色谱（SFC）及柱切换技术（CS）等以及相关分析技术，如同位素标记示踪法，免疫分析法（酶免疫分析、发射免疫分析、酶联免疫吸附分析法、时间分辨荧光免疫分析、电化学发光免疫分析等等）及生物检定法（体内、体外测定法）等。

二、生物样品分析方法的建立

1. 检测条件的优化 取待测成分和内标物（必要时）的标准物质（对照品、标准品），按拟定的分析方法（不包括生物样品的前处理步骤）进行测定，根据分析结果，确定最佳分析检测条件、最适宜的测定浓度和检测灵敏度。采用色谱分析法时，可通过调整色谱柱类型、流动相组成比例及流速、检测波长、柱温、进样量、内标物的浓度及其加入量等条件，从而获得良好的色谱参数，以避开内源性物质的干扰获得适当的待测成分与内标物峰面积比值及适宜的保留时间。通过选择适当的检测器，获得足够的方法灵敏度。

2. 分离条件的优化

（1）空白生物基质试验 取空白生物基质，如空白血浆，采用拟定的样品前处理方法处理样品，按拟定样品的分析方法进行分析。主要考察生物基质中内源性物质对测定的干扰，在待测成分、内标物的信号附近不应出现内源性物质信号。如采用色谱分析法时，可通过改变萃取方法或条件（萃取溶剂的极性、混合溶剂的配比，固相萃取填料性质、冲洗剂与洗脱剂及其用量等），甚至检测器类型，使内源性物质不干扰待测成分及内标物（如 HPLC 峰的分离度 $R \geq 1.5$）。

（2）模拟生物样品试验　取空白生物基质，加入待测成分制成模拟生物样品，依“空白生物基质试验”项下的方法，考察方法的线性范围、精密度与准确度、灵敏度等各项指标，检验生物基质中内源性物质以及可能共存的其他成分对测定的干扰程度。当采用色谱法时，还应进一步考察待测成分、内标物与内源性物质的分离情况。

（3）实际生物样品的测试　由于待测成分在体内可能与内源性物质结合（如与血浆蛋白结合），或经历各相代谢生成数个代谢产物及其进一步的结合物或缀合物，使得从体内获得的实际生物样品显得更为复杂。在完成空白生物基质和模拟生物样品试验后，为确定所建立的分析方法及条件是否适合于实际生物样品的测定，需进行实际生物样品的测试，以考察代谢产物对待测成分、内标物的干扰情况，进一步验证方法的可行性。

在建立生物样品分析方法前，应充分了解待测成分在体内的吸收及代谢动力学过程，从而使所拟定的分析方法尽可能适用于实际生物样品测定，避免受到代谢产物的干扰。若尚无文献报道待测药物的体内代谢情况及其代谢动力学参数，可通过比较模拟生物样品和给药后的实际生物样品的检测信号，如 HPLC 图谱中被测定成分色谱峰的 t_R、n 和 T 是否一致，确证该色谱峰是否受到代谢产物的干扰，必要时可通过二极管阵列检测器的峰纯度检查或质谱检测器的碎片离子确证被测定色谱峰的同一性。

三、生物样品分析方法的验证

为了确保分析方法的准确性与重现性，必须对所建立的方法进行验证。方法验证通常采用模拟生物样品和给药后的实际生物样品进行，包括完整验证、部分验证和交叉验证。完整验证的内容包括选择性、定量下限、响应函数和校正范围（标准曲线性能）、准确度、精密度、基质效应、分析物在生物基质以及溶液中储存和处理全过程中的稳定性等。与常规分析方法的验证比较，生物样品分析方法验证的技术指标基本相同，但有其特殊性要求。

1. 选择性　选择性是指在生物样品中所含内源性和外源性物质及相应代谢物质同时存在时，所选用的分析方法准确测定待测物质的能力，通常表示所检测的信号（响应）应属于待测成分所特有。如果有几个分析物，应保证每一个分析物都不被干扰。

选择性验证，对于色谱法至少要考察 6 个不同来源空白生物基质色谱图、空白生物基质加对照物质（模拟生物样品）色谱图及给药后的生物样品色谱图来验证分析方法的专属性。当干扰组分的响应低于分析物定量下限响应的 20%，并低于内标响应的 5% 时，通常即可以接受。对于质谱法则应重点考察分析过程中的基质效应；对于结构已知的化合物测定，必要时可采用二极管阵列检测器（HPLC－DAD）和质谱检测器（LC－MS）确证被测定色谱峰的纯度；对于结构未知代谢产物的测定，可通过 HPLC－NMR 进行结构的初步推测后，考察其干扰情况。

2. 残留　方法建立过程中应考察分析样品间的残留。残留通常是发生在高浓度待分析物进样后，干扰下一个低浓度或空白样品的分析，从而对分析的准确度和精密度造成影响。一般通过在进样高浓度样品或校正标样（空白生物基质＋标准对照物质）后，进样空白样品来估计残留程度。高浓度样品之后，空白样品中的残留应不超过定量下限的 20%，并且不超过内标的 5%。消除残留可以考虑优化前处理过程如复溶液的体积，或改变洗针溶剂的组成等。如果残留不可避免，则应考虑特殊措施，在方法验证时检验并在试验样品分析时应用这些措施，以确保不影响准确度和精密度；如在高浓度样品后注射空白样品，然后分析下一个试验样品。

3. 标准曲线、定量范围和定量下限　标准曲线，也称工作曲线或校正曲线，是指生物样品中待测成分的量与仪器响应值的相关性，用回归分析方法获得标准曲线，提供回归方程和相关系数。线性模式的标准曲线建立必须采用至少6个浓度的校正标样（空白生物基质+标准对照物质），非线性模式的浓度点应适当增加，并均应随行空白生物样品。当线性范围较宽的时候，推荐采用加权最小二乘法对标准曲线进行计算，以使低浓度点计算比较准确。在方法验证中，至少应该评价3条标准曲线。校正标样回算的浓度一般应该在标示值的±15%以内，定量下限处应该在±20%内；而且至少75%校正标样，含最少6个有效浓度，应满足上述标准。对于不符合上述标准的校正标样，则不应该用来进行回归分析。标准曲线最好使用新鲜配制的校正标样；如果有稳定性数据支持，也可以使用预先配制并储存的校正标样。标准曲线最高浓度（定量上限，upper limit of quantification，ULOQ）和最低浓度（定量下限，lower limit of quantification，LLOQ）的区间为线性范围，即定量范围。定量范围要能覆盖全部待测成分浓度，不允许将定量范围外推求算未知样品的浓度。定量上限应高于给药后生物基质中药物的达峰浓度（C_{max}），定量下限应低于C_{max}的10%～5%，使方法至少能满足测定3～5个半衰期时样品中待测成分的浓度，或C_{max}的1/20～1/10时待测成分的浓度。定量下限反映了方法的灵敏度，即待测成分符合试验要求的精密度、准确度的最低浓度。测定LLOQ时，应取同一生物基质，至少制备5个独立的浓度的校正标样，按要求进行批内、批间的精密度与准确度验证。

4. 精密度与准确度　精密度是指在确定的分析条件下相同生物基质中相同浓度样品的一系列测量值的分散程度。通常用质控样品（将已知量的标准物质加入到生物基质中配制成用于质量控制的样品，quality control sample，简称QC样品）的相对标准偏差（RSD）表示。生物样品数量较大，往往在1个分析批内难以完成全部样品的分析，因此，为了评价不同分析批之间由于实验条件的微小改变对分析结果可能产生的影响，精密度除需评价批内（intra-batch）RSD外，尚需评价批间（inter-batch）RSD。

准确度指在确定的分析条件下测得的生物待测成分浓度与真实浓度的接近程度，通常用QC样品的实测浓度与标示浓度的相对回收率（relative recovery，RR）或相对误差（relative error，RE）表示。

精密度和准确度考察通常选择QC样品的定量下限、低、中、高4个浓度，各至少5个样品同时进行。低浓度一般选择在LLOQ的3倍以内；高浓度在ULOQ的75%附近；中间浓度在高、低浓度的几何浓度附近。测定批间RSD时，应在不同天（每天1个分析批）连续制备并测定，至少有连续3个分析批，即不少于45个样品的分析结果。各样品与随行的标准曲线同法操作，分别测定1次。精密度的RSD一般应小于15%，在LLOQ附近RSD应小于20%。准确度的RR通常在85%～115%范围内（RE不超过±15%），在LLOQ附近应在80%～120%范围内（*RE*不超过±20%）。

5. 样品稳定性　生物样品数量大，采集后，通常在1个工作日内难以完成全部样品的分析；且随着自动进样系统的广泛应用，多个制备样品会同时置于进样架中等待分析；同时，虽然一般情况下，每个未知生物样品测定1次，但有时亦需进行复测。因此，为了确保分析结果的可重复与可靠性，分析过程中样品的稳定性显得尤为重要。样品稳定性验证内容包括长期贮存、室温、冷冻、冻融条件下的稳定性，以确定生物样品的存放条件和时间；另外还包括标准贮备液以及样品处理后的溶液（制备样品）中待测成分的稳定性。

（1）短期稳定性　考察生物样品在室温等待处理、处理过程中样品中待测成分的稳定性，以保证检测结果的重现性和准确性。根据实际操作在室温中需维持的时间，将样品于室温下放置相应时间，在不同时间点取样分析，与0小时的结果进行比较。

（2）长期稳定性　考察在整个样品分析期间，含药生物样品在长期储藏条件下（-20℃或-80℃）的稳定性，以确定生物样品的存放条件和时间。考察时间应长于自收集第一个样品至最后一个样品分析所需的时间。

（3）冻融稳定性　待测成分的冻融稳定性考察应至少经历3次冻-融循环测定。各样品于预期贮存温度（通常先设定为-20℃）贮存12小时后，置室温自然融化后取样分析。再将相应样品在相同条件下冷冻 24 小时，如此反复冻融循环 2 次以上，比较各次分析结果。若待测成分在预期储存温度（-20℃）下不稳定，则应置 -80℃进行冻融稳定性考察。

（4）制备样品稳定性　主要考察样品在自动进样器存留的稳定性，即将提取过并准备用于分析的 QC 样品贮藏在自动进样室温度，并进行测定，测定时间应覆盖整个分析批时间，如包括遇到由于仪器故障而引起的分析延迟等。

（5）储备溶液的稳定性　药物和内标物储备溶液稳定性的评价应在室温至少放置 6 小时。若储备液需冷藏或冷冻一定的期限，则稳定性报告中应予记载。

稳定性实验中，通常要求取低、高 2 个浓度的 QC 样品，置适当贮存容器内，按相应条件下可能需要存放的时间确定考察时间点取样，每个浓度样品制备 3 份样品进行分析，代入随行标准曲线中进行浓度测定，其平均值的偏差应为标示值的 ±15%。

不同存放条件下的存放时间要求不同。通常，室温下仅需考察样品处理过程需要的几个小时的稳定性即可；冷藏或冷冻条件下（4℃或 -20℃或 -80℃）则应考察数个工作日（或数星期甚至数月）内的稳定性。血浆样品应于冰箱内冷冻（-20℃或 -80℃）储藏至整个分析完成；标准储备液亦应于冰箱内（4℃或 -20℃）储存至整个分析完成。

6. 基质效应　质谱法应考察基质效应，使用至少 6 批来自不同供体的空白基质，不应使用合并的基质。如果生物基质难以获得，则使用少于 6 批基质，但应该说明理由。一般选择高、低两个浓度进行基质因子的测定，并同时对内标的基质因子进行测定，以计算内标归一化基质因子，要求该数值的变异系数不大于 15%。

7. 稀释可靠性　当样品浓度高于 ULOQ 时，应用相同生物基质稀释样品后测定。此时需要评价稀释可靠性，即稀释过程不应影响测定的准确度和精密度。一般配制高于 ULOQ 的校正标样，并用空白基质进行稀释（每个稀释因子至少 5 个测定值），以稀释后样品的准确度和精密度来证明稀释的可靠性。准确度和精密度应在 ±15% 之内，稀释的可靠性应该覆盖试验样品所用的稀释倍数。

8. 提取回收率　提取回收率又称为绝对回收率，是指从生物介质中回收得到待测成分的响应值与标准物质产生的响应值比值，通常以% 表示。主要考察待测成分在生物样品制备过程中造成的损失。生物样品分析中，由于样品量少、待测物浓度较低且数量大，因此要求样品处理方法尽量简便、快速，不宜进行多步骤操作，从而导致待测成分往往不能提取完全。故生物样品处理方法的评价主要在于结果的精密度与重现性，而非待测成分提取的完全度。

提取回收率要求考察低、中、高 3 个浓度各 5 个 QC 样品，每个样品分析一次。另取相同数量相应浓度的标准溶液（必要时除去溶剂），加入到空白生物介质中，制备相应的标准对照样品，同法平行测定。将 QC 样品的检测信号与未经处理的标准溶液的检测信号比较，计算提取回收率。当采用内标法测定生物样品时，应同时测定内标物质的提取回收率，方法同待测成分。但仅需制备生物样品分析时加入的 1 个浓度 5 个 QC 样品即可。

通常，各浓度待测成分的提取回收率不必达到 100%，但待测成分和内标的回收率应一致；低、中、高三个浓度的回收率应接近；且回收率测定的精密度应符合要求，均应一致。

分析方法验证后，可以进行试验样品分析。应根据已验证的分析方法处理试验样品以及质控样品和校正标样，以保证分析批被接受。一个分析批包括空白样品和零浓度样品，包括至少 6 个浓度水平的校正标样，至少 3 个浓度水平质控样品（低、中、高浓度双重样品，或至少试验样品总数的 5%，两者中取数目更多者），以及被分析的试验样品。所有样品（校正标样、质控和试验样品）应按照它们将被分析的顺序，在同一样品批中被处理和提取。一个分析批包括的样品在同一时间，由同一分析者相继处理，使用相同的试剂，保持 一致的条件。质控样品应该分散到整个批中，以此保证整个分析批的准确度和精密度。校正标样测定回算浓度一般应在标示值的 ±15% 范围内，LLOQ 应在 ±20% 范围内。不少于6个校正标样，至少75%标样应符合这些标准。如果校正标样中有一个不符合标准，则应该拒绝这个标样，重新计算不含该标样的标准曲线，并进行回归分析。质控样品的准确度值应该在标示值的±15%范围内。至少67%质控样品，且每一浓度水平至少50%样品应符合这一标准。在不满足这些标准的情况下，应该拒绝该分析批，相应的试验样品应该重新提取和分析。

第四节　生物样品内中药成分分析实例

静脉给予丹红注射液后大鼠血浆中丹酚酸B的测定。

1. 仪器　Agilent 1200型高效液相色谱仪，Agilent XCT6320质谱仪；MVS－1型涡旋混合器（北京金北德工贸有限公司）；TGL－16G－A高速冷冻离心机（上海安亭科学仪器厂）。Discovery DV215CD型双量程电子分析天平（瑞士；0.01mg；0.1mg）

2. 试药与材料　丹酚酸B对照品（111562－200807）由中国药品生物制品检定所提供；丹红注射液（生产批号20101120）由山东菏泽步长制药有限公司提供；乙腈（色谱纯）美国迪马公司；其他试剂均为分析纯。雄性SD大鼠（220～250g），由北京大学医学部实验动物部提供。

3. 标准溶液的制备

（1）对照品溶液的制备　精密称取丹酚酸B对照储备液适量，加甲醇稀释至含2、4、6、8、10、20、200μg/ml的丹酚酸B系列对照品溶液。

（2）内标溶液的制备　精密称取肉桂酸对照品2.18mg，置50ml量瓶中，用甲醇溶解并定容至刻度，摇匀。

4. 检测条件

（1）分析条件　色谱柱为Diamonsil（钻石）C_{18}（4.6mm×250mm，5μm）；流动相为乙腈（A）－0.4%的磷酸水（B），梯度洗脱；流速1.0ml/min；检测波长288nm；进样量20μl；柱温25℃。

表8－1　梯度洗脱条件

Time（min）	A（%）	B（%）
0	5	95
5	12	88
10	15	85
15	20	80
25	23	77
55	30	70

（2）质谱条件　EI离子源，分别以正、负离子模式检测；*m/z* 100～1500；干燥气流速12.0L/min；干燥气温度350℃；氮气压力35psi；毛细管电压3500V。

5. 血浆样品的前处理　精密吸取大鼠血浆样品200μl，精密加入内标溶液100μl，涡旋混合1分钟，再加入20%盐酸溶液50μl，涡旋混合2分钟，加入乙酸乙酯2ml，涡旋混合2分钟。分取上层有机相，常温下氮气吹干，残渣精密加入甲醇150μl，涡旋1分钟，0.22μm的微孔滤膜过滤，即得。

6. 分析方法验证

（1）专属性考察　精密吸取大鼠空白血浆200μl、含药血浆200μl，分别精密加入内标溶液50μl，涡旋混匀1分钟，其余按照“血浆样品前处理”项下方法操作，按4项下的条件测定（图8－1）。

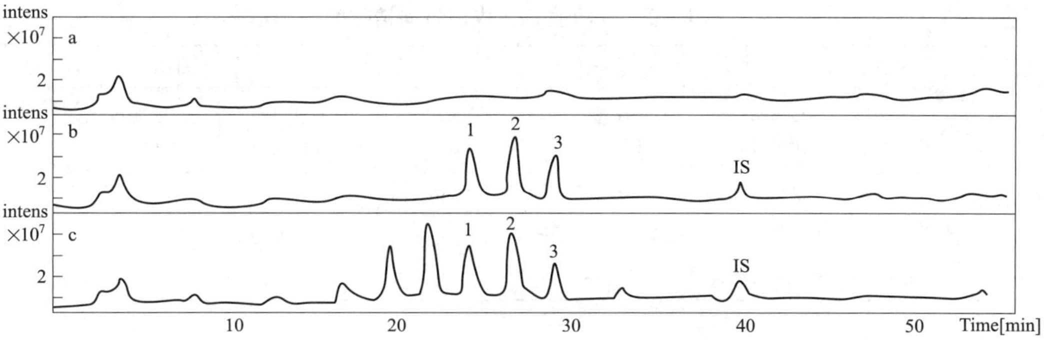

图 8－1　丹酚酸 B 和内标物在大鼠血浆中的总离子流图

a. 空白样品；b. 空白血浆＋丹酚酸 B 对照品＋内标物；c. 静脉给药后血浆样品 3－丹酚酸 B；　IS－内标物

（2）线性和范围　精密吸取大鼠空白血浆 200μl，分别精密加入系列浓度的对照品溶液 200μl，内标溶液 50μl，涡旋混匀 1 分钟，其余按照“血浆样品前处理”项下方法操作，得到系列浓度的血浆标准曲线样品，每个浓度平行制备 3 份样品。

将制备好的血浆标准样品在上述色谱条件下分析测定，每个样品进样 2 次，记录对照品与内标峰面积比，以峰面积比 y 为纵坐标，对照品浓度（μg/ml）x 为横坐标，计算回归方程及相关系数（r），要求生物样品的相关系数 r 大于 0.99。所得回归方程为：$y_{丹酚酸B}=0.0186x+0.0484$，$r^2=0.9989$，丹酚酸 B 血浆浓度在 0.7～200μg/ml 范围内线性关系良好。

最低定量限试验 在空白血浆中精密加入一定量的对照品溶液适量，混匀，逐步稀释，以对照品峰信号与噪音信号比例 10∶1 为最低定量浓度，重复测定 3 次。丹酚酸 B 最低定量限为 0.70μg/ml。

（3）稳定性　精密吸取大鼠空白血浆 200μl，分别精密加入高、中、低（含丹酚酸 B 200μg/ml、8μg/ml、2μg/ml）三个浓度的对照品溶液 200μl，内标溶液 50μl，涡旋混匀 1 分钟，其余按照“血浆样品前处理”项下方法操作，得到高、中、低浓度的血浆质控样品，每个浓度平行制备 3 份样品。将高、中、低三个浓度的血浆样品于常温下保存 12 小时，4℃下保存 24 小时，每 4 小时测定一次；在冻－融循环实验中，将质控样品置于－70℃下 24 小时，取出后于室温下自然融解后，再置于－60℃下 24 小时，如此冻－融循环至少 2 次后测定；长期稳定性实验中，将质控样品于－60℃保存 15 天后进行测定。其 RSD 均小于 10%。说明样品可以在常温下保存 12 小时、4℃下保存 24 小时、－60℃保存 15 天，药物浓度无明显变化，基本稳定。

（4）回收率　制备高、中、低浓度的血浆质控样品，照 4 项下色谱条件分析，连续进样 6 次，记录峰面积，与未经处理的相应浓度的标准溶液的峰面积比较，计算提取回收率。同法测定并计算内标提取回收率，其 RSD 均小于 10%，见表 8－2。

表 8－2　丹酚酸 B 和内标物的回收率

分析物	质量浓度（μg/ml）	回收率/y（%）	SD	RSD（%）
Sal B	2.0	80.0	3.92	4.9
	8.0	93.0	5.21	5.6
	200.0	97.4	3.31	5.3
IS	43.6	98.4	9.74	9.9

（5）精密度　制备高、中、低浓度的血浆质控样品。按照 4 项下色谱条件分析，每个浓度连续进样 6 次，测定日内精密度。重复操作，连续测定三天并随行标准曲线，测定日间精密度。RSD 均小于 5%。结果见表 8－3。

表 8-3 丹酚酸 B 日内、日间精密度

分析物	质量浓度 (μg/ml)	日内 (n=6)			日间 (n=3)		
		实测值 (μg/ml)	准确度 (%)	RSD (%)	实测值 (μg/ml)	准确度 (%)	RSD (%)
Sal B	2.0	1.60 ±0.04	80.0	2.50	1.67 ±0.05	83.5	2.99
	8.0	7.44 ±0.19	93.0	2.55	7.27 ±0.31	90.8	4.26
	200.0	194.80 ±6.73	97.4	3.45	191.40 ±6.50	95.7	3.40

7. 血浆中丹酚酸 B 的含量测定 雄性 SD 大鼠 6 只，正常饲养 3 天，试验前禁食 24 小时，自由饮水。静脉注射丹红注射液（10ml/kg）。静脉注射后分别于 1、5、10、15、20、30、45、60、90 分钟取血，采用眼眶静脉丛取血 0.5ml，血样用肝素浸润过的离心管收集。所取血液在冰浴中放置 30 分钟后，6000r/min，0℃离心 10 分钟，分离血浆，按 5 项下方法处理，在 4 项的色谱条件下进样 20μl，记录峰面积，代入标准曲线方程，计算血浆中丹酚酸 B 的含量，各时间点对应的丹酚酸 B 血药浓度分别为（120.05 ±4.10）μg/ml；（104.22 ±1.05）μg/ml；（75.09 ±8.10）μg/ml；（40.09 ±4.51）μg/ml；（20.65 ±2.81）μg/ml；（10.62 ±1.09）μg/ml；（5.62 ±0.36）μg/ml；（3.99 ±0.09）μg/ml；（2.00 ±0.11）μg/ml。

8. 讨论

（1）色谱条件的优化 考察了多种不同的流动相组成，结果发现，4 项下的色谱条件能够使待测成分和内标得到理想的分离。

（2）内标的选择 考察了不同的化合物如肉桂酸、甲基肉桂酸、3，4-二羟基苯乙酸等，结果表明肉桂酸与其他待测成分有很好的分离度，确定肉桂酸为内标。

（3）血浆样品处理方法优化 在预实验中对血浆样品的处理方法进行了优化，比较了沉淀法、萃取法、固相萃取法对丹酚酸 B 和内标物的提取效果。结果表明，采用沉淀蛋白法，丹酚酸 B 和内标的提取回收率较低；SPE 法在生物样品的前处理过程中被广泛使用，但在本实验中，要达到 75% 以上的回收率需要洗脱剂的体积较大，耗费时间和费用，因此没有选择；采用液-液萃取法，考察了不同的萃取试剂，结果表明，将血浆样品酸化后，以乙酸乙酯作为萃取试剂，丹酚酸 B 和内标均具有较高的提取回收率且较少引入杂质，样品处理快速，省时省力，故最终确定液-液萃取法为血浆样品的处理方法。

目标测试

答案解析

简答题

1. 生物样品前处理的目的是什么？
2. 加入强酸沉淀蛋白，过量的强酸如何去除？

书网融合……

思政导航 本章小结 微课 题库

（周婷婷）

第九章　中药生产过程的质量分析

PPT

学习目标

知识目标

1. 熟悉　中药生产过程分析的意义、主要内容和特点。

2. 掌握　中药生产过程质量分析的常用分析方法。

3. 了解　中药生产过程分析的主要应用。

技能目标　通过本章的学习，对中药生产过程中常用的在线检测方法有一定了解，具备利用 NIR 技术在中药生产关键环节建模和预测的基本思维能力。

素质目标　培养学生具有中医药传统理论继承与现代技术创新相结合的综合素质。

中药产品的质量是在生产过程中形成的，与生产过程中每个环节的影响因素密切相关。因此，除对最终产品要按照质量标准进行严格分析、检验、控制外，更应研究中药生产过程中关键工艺参数与产品质量的相关性，确定生产关键工艺环节并重点建立过程质量控制标准体系，严格控制关键工艺参数，在线检测和监控生产过程，以保证从药材到产品生产全过程的质量控制，制定分析技术标准，从而为中药制造技术的现代化及技术升级提供有力保障。本章主要介绍中药生产过程分析常用的方法及其应用。

第一节　中药生产过程分析的主要内容与特点

一、中药生产过程分析的意义

传统的中药质量分析主要包括：对中药材、饮片、提取物和制剂等产品按照既定的质量标准进行分析和检验。然而，对于来源、组成、工艺都十分复杂的中药来说，要真正确保质量均一、稳定，就必须对其生产全过程进行实时监测和质量控制。

近年来，过程分析（process analytical technology，PAT）在制药领域越来越受到重视。美国食品与药品管理局（FDA）在 2004 年对 PAT 技术发布了指导性文件，认为 PAT 是以实时监测关键质量和性能特征为手段，建立起来的一种设计、分析和控制生产过程的系统。其技术的核心是对生产过程中原材料、中间体和最终产品进行有效的在线监测和分析，及时获取生产工艺各环节的关键参数信息，自动处理和反馈检测结果，准确判断生产过程的某一环节是否正常，评价最终产品是否符合质量标准，切实保证中药产品质量的均一性和稳定性。

FDA 认为，将 PAT 技术应用到药品的生产过程控制中，可以提高对工艺设计、生产过程和产品各阶段的控制及质量保证。与常规药物质量分析相比，PAT 技术最大的优势在于过程分析的基础是在线、动态的质量控制，根据实时在线监测结果对生产工艺和质量进行分析，研究生产工艺过程和产品质量之间的关系，确定重点控制的关键工序，再通过对所使用的原材料、工艺参数、环境和其他条件设立一定的范围，使药物产品的质量属性能够得到精确、可靠地预测，从而达到控制生产过程的目的。

二、中药生产过程分析的主要内容

中药生产过程分析的主要内容包括以下五个方面。

1. 中药过程分析抽样方法研究 包括离线抽样理论与方法（off line）、现场抽样理论与方法（at line）、在线抽样理论与方法（on line）、原位抽样理论与方法（in line）。所有中药过程分析抽样方法学的共同目标是解决抽样代表性问题。

2. 中药过程分析理论和方法开发验证研究 包括多变量特点的过程分析理论研究、两类误差分析理论研究、总误差分析理论研究及相关分析方法开发验证研究等。其最终目的是形成适宜于中药复杂体系的完备理论框架和中药生产过程质量控制方法。

3. 中药过程质量设计和优化控制研究 包括过程建模与仿真研究，过程监控与诊断研究，过程优化控制研究，风险控制策略研究等，以期提高中药产品质量、降耗节能、最终提升中药产品市场竞争能力。

4. 化学计量学研究 包括中药复杂体系的特征信息提取研究，过程控制模型研究，模式识别研究等，使研究人员有能力从海量数据中获取有用的信息。

5. 中药过程检测技术和自动化平台研究 包括过程检测装备研制，实时监控关键技术研究（如取样界面），中药生产装备自动化研究，过程分析平台研究等，将中药材、成品和所有生产环节的数据集成，实现对整个过程的监控。

上述研究内容，既自成一体，又相互影响，每部分内容对过程分析体系的成功建立都将产生重要影响。其中，分析理论的研究将丰富和发展中药过程分析基本理论，方法验证与开发研究将完善中药生产过程质量控制方法学体系。

三、中药生产过程分析的特点

中药生产过程分析技术研究的目的是从中药制药过程中得到定性或定量的信息，实现生产过程的实时质量控制。其核心任务是保证中药产品批次间质量的稳定性和均一性。中药过程分析具有以下特点。

（1）工艺过程的终点不再是一个确定的时间，而是以物料的属性是否已经达到预期状态为判断标准。例如，混匀过程中的工艺终点不是混合时间，而是物料的均匀度和颗粒度是否符合既定标准。因为不同物料间、相同物料不同批次间存在一定的差异，仅以一个单一确定的时间难以适应物料属性的变化。工艺终点的确定和实时工艺控制均以工艺分析仪的实时监测为基础，以产品工艺开发中所设计的物料和产品的预期状态为标准。最后，通过实时控制使工艺始终处于达到预期的理想状态。

（2）工艺过程分析仪器是中药过程分析的核心工具之一，它可以通过无破坏性的检测方法来提供正在处理的物料的生物、物理和化学性质信息，抗干扰（如粉尘、温度、震动等因素）能力强，稳定性好；检测快速（甚至是毫秒级），样品无损；操作简便、自动化。具体的工艺过程分析仪器不仅包括运用传统技术的温度传感器、压力传感器、pH 探头和物料流量表等，而且更多的是一些应用了新兴分析技术的工艺分析工具。尤其是其中的在线近红外光谱分析技术，因其仪器较简单、分析速度快、非破坏性和样品制备量小、适合各类样品（液体、黏稠体、涂层、粉末和固体）分析、多组分多通道同时测定等特点，因而得到了广泛应用，如近红外原位实时光谱分析仪和近红外原位实时颗粒分析仪等。

（3）中药过程分析实现了中药制药生产过程的多变量数据采集与分析，在目前的工艺分析中，常用的单次单因素实验明显不足以说明药品和工艺变量的相互关系，难以实现对工艺的真正理解。因此，中药过程分析引入了多变量的数据采集和分析，分析工艺中各变量的相互作用及其对药品质量的影响，找出其中的关键变量，并且这一过程贯穿于中药产品的整个生命周期。

第二节　中药生产过程分析方法

PAT 技术由分析化学、化学工程、机电工程、工艺过程、自动化控制及计算机等学科领域相互渗透交叉组成。目前中药生产过程分析方法主要有紫外－可见分光光度法、红外光谱法、近红外光谱法、近红外成像技术、拉曼光谱法、太赫兹光谱法、X 射线荧光法、质谱法、电化学法、流动注射分析法、过程色谱法等，现就几种常见方法作简要介绍。

一、在线紫外分析法

紫外－可见分光光度法作为药物的一种常用分析方法，其方法学的研究已经得到普遍认可。对于成分复杂的药物，由于仪器自动化，数据计算机化处理，应用紫外－可见分光光度法进行多组分含量测定更加简便。

用于 PAT 的紫外－可见分光光度计的光源、色散元件、光检测器与普通仪器相同，只是将样品池改为流通池，如图 9－1 所示。

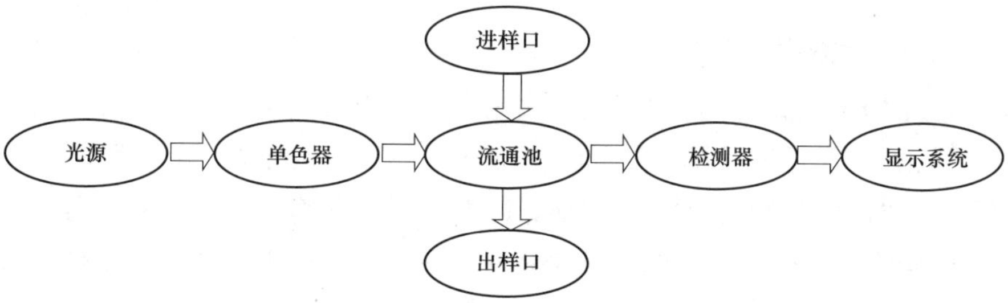

图 9－1　用于 PAT 的紫外－可见分光光度计示意图

其测定原理依据 Lambert－Beer 定律，若需进行显色反应，则在取样器和分光光度计之间增加一个反应池。一般采用自动采样器从生产工艺流程中取样，同时进行过滤、稀释、定容等前处理，然后进入反应池，依法加入相应试剂，如显色剂等，反应后进入比色池测定。本法适用于在紫外－可见区有吸收或能与显色剂定量反应且无其他干扰的液体样品的测定。

二、在线近红外分析法 微课

近红外光谱技术（near－infrared spectrometry，NIR）是通过测定物质在近红外光谱区的特征光谱并利用适宜的化学计量学方法提取相关信息后，对被测物质进行定性、定量分析的一种技术。

（一）基本原理

近红外光谱主要由分子中含氢基团（C－H、N－H、O－H 和 S－H 等）基频振动的倍频吸收与合频吸收产生，谱区波长范围位于 780～2500nm（或波数为 12800～4000cm^{-1}）。NIR 信号频率近似于可见区，易于获取和处理；信息丰富，但吸收强度较弱，谱峰宽、易重叠，因此必须对所采集的 NIR 数据经验证的数学方法处理后，才能用于定性定量分析。

近红外光谱分析通过对样品性质变化和其对应的近红外光谱变化的直接关联，从而建立两者之间的定性或定量关系，由于描述这些关系需要很多参量，因此又称这种关系为模型。使用建立的模型和未知样品光谱可以预测样品的性质。对一种样品可使用同样的建模方法建立多种性质的矫正模型，在未知样品的分析应用中，可在几秒时间内测量一张近红外光谱，从而同时预测多种性质。

（二）NIR 的测量

获得 NIR 的方法主要有透射（transmittance）法和漫反射（diffuse reflectance）法两种。

1. 透射法 透射光谱的吸光度与样品浓度之间遵守 Lambert – Beer 定律，测量的参数是透光率（T）或吸光度（A），主要用于均匀透明的溶液样品，对于透明固体样品也可选择合适的采样附件进行测量。

透射模式中还有一种叫透反射，即检测器和光源在样品同侧。测量透反射率时，用一面镜子或一个漫反射的表面将透过样品的近红外光线第二次反射回样品。上述两种情况皆可用透光率（T）或吸光度（A）表示。

2. 漫反射法 漫反射法测量的是反射率（R），即从样品反射光的强度（I）与参考物或背景表面反射光的强度（I_r）的比率，即

$$R = I / I_r \text{或} A_r = \lg(1/R) = \lg(I_r/I) \tag{9-1}$$

式中，I 为样品反射光的强度，I_r为参考物或背景反射光强度，A_r为漫反射吸光度。

漫反射法一般用于固体或半固体样品测定，典型的近红外光谱可以通过计算，以 A_r或 lg（1/R）对波长或波数作图而得到。

影响 NIR 的因素主要有样品的含水量、残留溶剂、样品浓度、样品光学性质、多晶型以及样品的实际贮存时间等。

（三）仪器装置及分析流程

1. 仪器装置 在线 NIR 分析系统由硬件、软件和模型三部分组成。硬件包括近红外分光光度计及取样、样品前处理、测样、防爆等附件装置。近红外分光光度计由光源、分光系统、检测系统、数据处理及评价系统等组成。光源常采用稳定性好、强度高的石英壳卤钨灯；分光系统有滤光片、光栅扫描、傅里叶变换、二极管阵列和声光可调节滤光器（acousto – optic tuneable filter，简称 AOTF）等类型；检测器常用材料有硅、硫化铅、砷化铟、铟镓砷、汞镉碲、氘代硫酸三苷肽等，采样装置有普通样品池、光纤探头、液体透射池、积分球等，使用时可根据供试品类型选择合适的检测器和采样系统。

软件包括化学计量学光谱分析软件和仪器自检系统。光谱测量通用软件完成近红外光谱图的获取、存储等常规功能，化学计量学光谱分析软件完成对样品的定性或定量分析，是近红外光谱快速分析的核心。常用的化学计量学方法有多元线性回归（multivariable linear regression，MLR）、主成分回归（principal component regression，PCR）、偏最小二乘法回归（partial least squares regression，PLSR）、人工神经网络（artificial neural networks，ANN）和拓扑（tonological，TP）等。另外，还需要建立相应的模型库（训练集）。

2. 分析流程 近红外光谱分析工作基本流程如图 9 – 2 所示。NIR 是一种间接测量方法，应先建立标准样品的近红外光谱和待测组分含量的校正模型，然后再将待测样品的 NIR 数据代入校正模型，计算其含量。

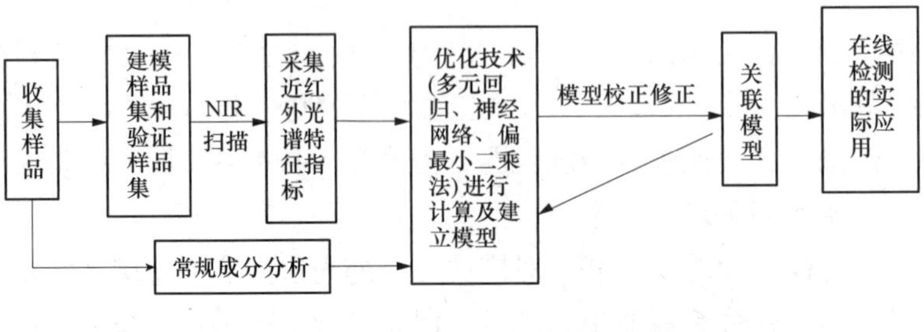

图 9 – 2 过程分析仪器结构示意图

（1）收集训练样品　测定 NIR 光谱时，选择的训练样本要有代表性，其浓度能涵盖待测分析样品范围。样品分析背景（如水分、pH 值、辅料等）应与实际样品尽量一致。对于单组分体系，一般至少需要 10～15 个样本，或用所得 PLSR 模型因子数的 3～4 倍作为最低标准。

液体样品的测定与紫外－可见分光光度法相同，可在不同光程的吸收池中进行，也可用光纤采集信号。其吸光度服从 Lambert－Beer 定律，因而样品一般无需专门处理。但应注意所用溶剂应不含有 C－H、N－H、O－H基团。对于复杂样品如中药，寻找理想溶剂较为困难，可借助数学方法对样品光谱进行背景扣除或基线矫正。

固体样品的分析信号采集通常选用积分球样品杯和固体光纤探头两种方法。积分球杯可收集各方向的漫反射光，且其器件在样品光谱扫描期间以匀速旋转，以便光源充分照射，得到信噪比较高的多次扫描的平均光谱。

（2）光谱前处理　NIR 分析易受高频噪音、基线漂移、信号本底、样品不均匀及光散射等影响而产生误差。为了克服各种因素对光谱产生的干扰，从光谱中获得有效特征信息，筛选用于建立校正模型的波数范围，则需对光谱进行前处理。常采用平滑处理、微分处理、归一化处理、小波变换和散射校正等方法。

（3）建立 NIR 的校正模型　在 NIR 分析中，常用的建模方法有 MLR、PCR、PLSR 等。现市售的商品仪器均带有常用的定性、定量分析程序，常用统计软件如 SAS、SPSS、S－PLUS 等，亦包含简单的多元校正方法如多元线性回归、主成分回归和逐步回归等。

（4）定量校正模型评价　对建立好的模型还需通过验证集（或称预测集）样本的验证，以判定校正模型的质量，常采用以下指标来评定：相关系数（r^2）、交叉验证误差均方根（RMSECV）、预测误差均方根（RMSEP）、相对预测误差（RSE）。

（5）样品分析　依据所建立的符合要求的分析方法模型对实际样品进行分析。

（四）NIR 分析方法的特点与应用

1. NIR 分析方法的特点　NIR 分析方法的主要特点是操作简便，可不进行样品前处理，适合各类样品（液体、黏稠体、涂层、粉末和固体）分析；分析速度快，采用多元校正方法及一组已知的同类样品所建立的定量校正模型，可快速得到相对误差小于 0.5% 的测量结果；样品非破坏性和制备量小，可进行原位测量；测量信号可以远程传输和分析；不使用溶剂，成本较低，污染较少；应用广泛，NIR 几乎可用于所有与含氢基团有关的样品，不仅能反映绝大多数有机化合物的组成和结构信息，对某些无 NIR 吸收的物质（如某些无机离子化合物），也可以通过其对共存的基体物质影响引起光谱变化进行间接分析。

2. NIR 在中药生产过程分析中的应用

（1）定性分析　可对中药品种、入药部位、活性成分、提取物、饮片、制剂、中间体以及包装材料等进行分析，如包装材料高密度聚乙烯、聚氯乙烯、锡箔、铝塑板等，可通过 NIR 在线分析，对其密度、交联度、结晶度等进行综合评价。

（2）定量分析　可快速测定中药活性成分在生产过程中的变化，在生产工艺中，判断化学反应进行程度及终点；检测发酵反应过程中营养素的变化；测定脂肪类化合物的酸值、碘值、皂化值等；进行粒度、混合均匀度、硬度、溶出度、水分、吸收溶剂量的测定与控制。

（3）物理性状分析　如结晶性、晶型、多晶型、假多晶型等。

（4）中药种植养殖、储存、运输等过程中环境、条件分析　如土壤、微生物等。

3. 实例分析

例 9－1 近红外光谱技术在桂枝茯苓胶囊生产过程中的应用研究

桂枝茯苓胶囊具有活血化瘀、消癥散结之功效，其中目标成分的比例决定着终产品的疗效和质量的稳定。采用 AOTF－NIR 光谱仪在线监测桂枝茯苓胶囊中间体－喷干粉中没食子酸、芍药苷、苯甲酸、肉桂酸、苯甲酰芍药苷、苦杏仁苷的含量，实现对桂枝茯苓胶囊中间体样品的无损、直接快速分析，实时反映喷雾干燥过程中目标成分的组成比例，真正实现喷雾干燥过程质量控制，同时为其他中成药的在线质量控制与实时快速质量评价提供了新思路。

（1）实验方法　收集喷雾干燥过程中样品，经过异常点剔除、光谱前处理和波段选择，运用偏最小二乘法（PLS）分别建立 NIR 光谱与没食子酸、芍药苷、苯甲酸、肉桂酸、苯甲酰芍药苷、苦杏仁苷的含量及比例之间的定量校正模型，并对未知样品进行预测。

（2）样品收集　根据企业生产实际，收集桂枝茯苓胶囊喷干粉中间体，共计 68 批，随机选取 8 个样品组成验证集，其他样品作为校正集样品。

（3）近红外光谱采集　采用静态测样方式，将样品粉末装入样品池中，装样量大于 1cm，用专用的槽盖将样品表面抹平，在 1100～2300nm 扫描，波长增量 2nm，扫描平均次数为 600 次。以空气为背景，每个样品重复扫描 3 次，获取原始光谱，见图 9－3。

（4）光谱前处理方法的选择　由于样品中不同成分之间的相互干扰会导致近红外光谱谱带重叠，低含量成分谱峰被高含量成分谱峰掩盖以及信号噪声等问题，需对光谱进行前处理，以消除基线漂移的影响。经比较采取一阶微分 9 点平滑法（Savitzky－Golay，SG）处理光谱数据，见图 9－4。

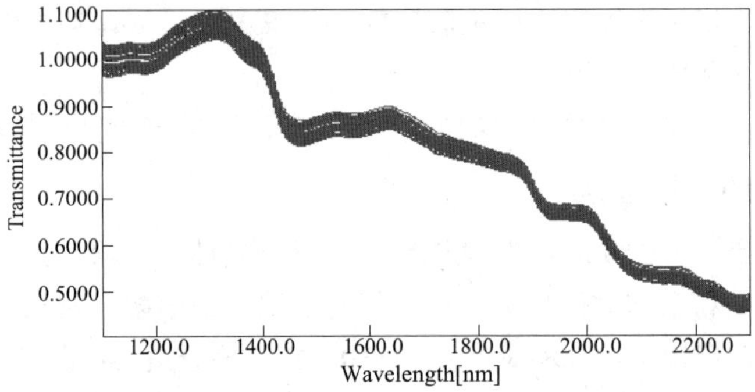

图 9－3　桂枝茯苓胶囊原始吸收光谱图

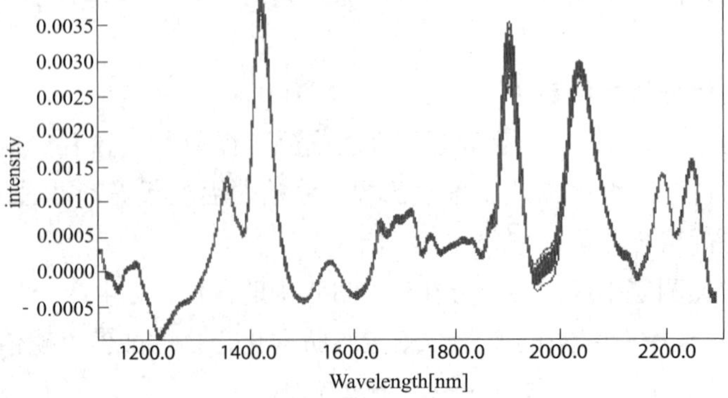

图 9－4　桂枝茯苓胶囊一阶微分光谱图

（5）PCA 定性分析

①PCA 定性模型的建立　光谱以透射方式采集，然后转换为吸收光谱，对吸收光谱进行一阶微分 9 点平滑前处理，60 个校正集桂枝茯苓胶囊中间体样品的 PC1、PC2 主成分空间分布图见图 9 -5，图中横坐标表示每个样本的第一主成分得分值，纵坐标表示每个样本的第二主成分得分值。经过逐步优化，最后得到得分分布比较均匀的代表性好的 PCA 分类模型，图中无明显异常点，说明校正集样本在一定区域内呈较均匀的分布。

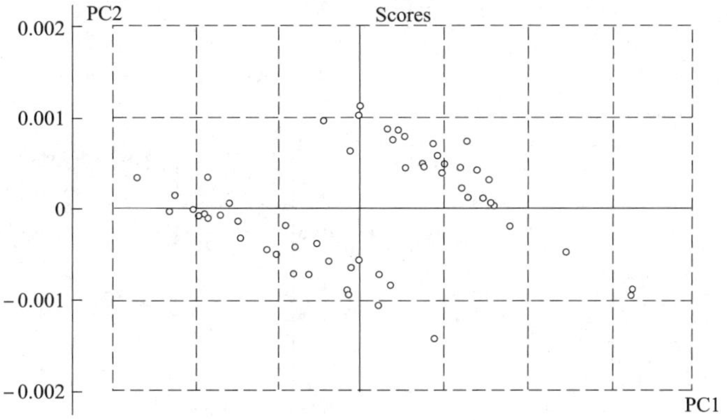

图 9 -5　校正集中间体样品的 PC1、PC2 主成分空间分布图

②检测模型效果　调用定性模型对验证集样品进行预测，结果见图 9 -6，软件以表格和模型区域判别两种方法显示结果。左侧表格中验证集样品编号后均有 * 号标记，说明它们属于模型内样品，模型区域图中说明被检测的样品与建模样品相同，被定性分析模型认可。两种显示方法均表明被检测的样品属于建模样品，即为桂枝茯苓胶囊中间体。

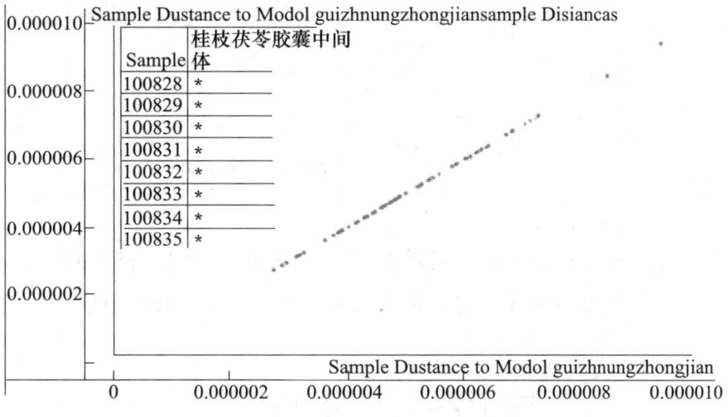

图 9 -6　定性模型对验证集验证结果

（6）定量模型

①定量模型的建立　将经过前处理后的光谱数据与样品含量数据关联，采用偏最小二乘法（PLS）、交叉 - 验证法（cross - validation），用 Unscrambler 定量分析软件建立模型。光谱和化学值的异常值（outlier）分别采用光谱杠杆值 Leverage 和化学值误差 Residual 这两个统计量来检验剔除。通过异常值的剔除进行逐步优化，得到较为理想的校正模型。结果见图 9 -7。

②模型预测效果验证　利用建立好的校正模型对 8 个外部样品进行预测，结果表明没食子酸、芍药苷、苯甲酸、肉桂酸、苯甲酰芍药苷、苦杏仁苷含量的预测值与实测值之间无显著性差异，证明此模型可用于桂枝茯苓胶囊中间体主成分的快速分析。

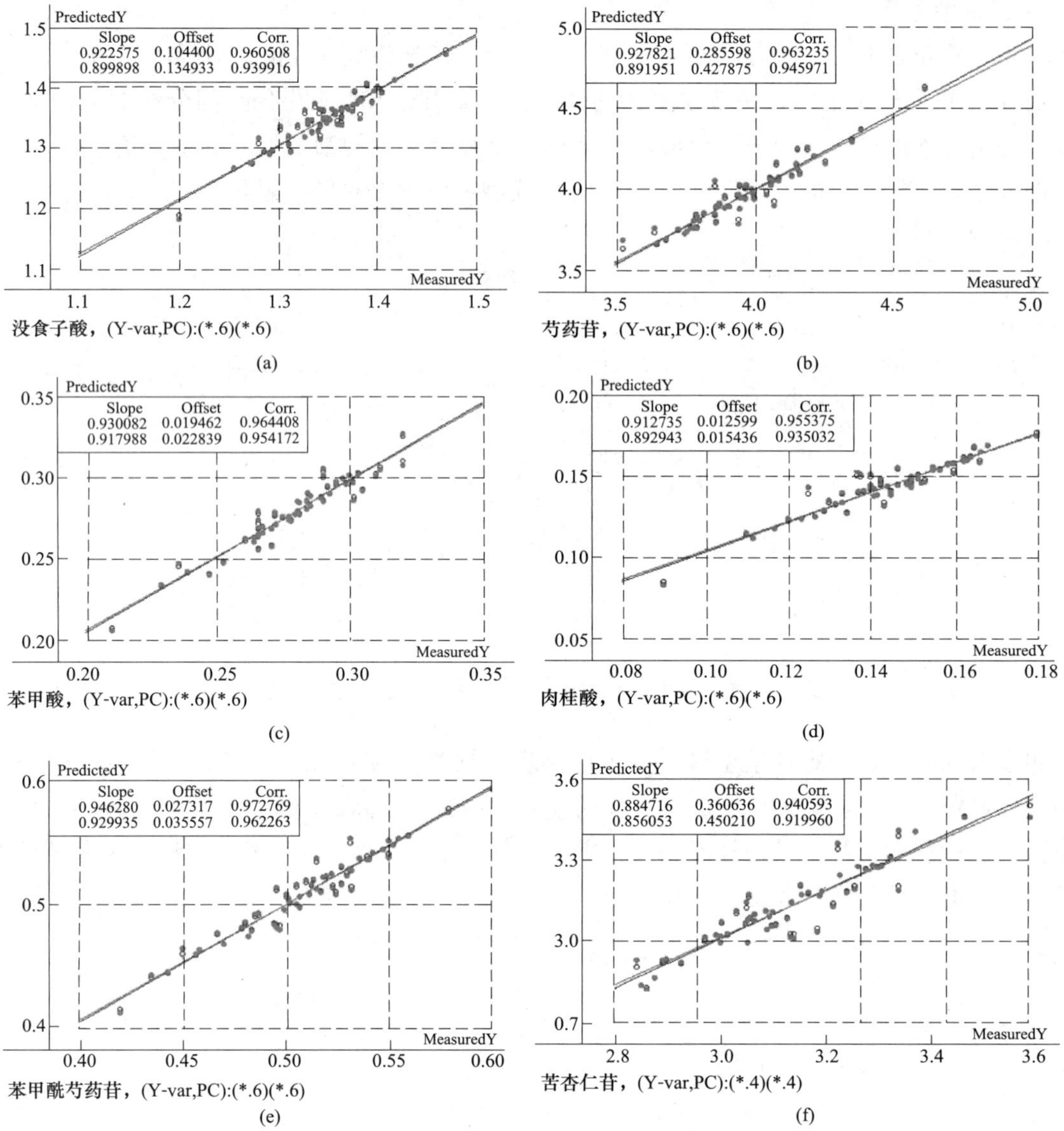

图9-7 没食子酸（a）、芍药苷（b）、苯甲酸（c）、肉桂酸（d）、苯甲酰芍药苷（e）、苦杏仁苷（f）的PLS回归模型

三、在线色谱分析法

在线色谱也称过程色谱（process chromatography）或工业色谱（industrial chromatography）。与常规实验室分析不同，在线色谱能连续对生产工艺过程的介质（原料、半成品、成品）成分进行检测，从而实现在线监控，其应用越来越广泛。在线色谱的自动化技术核心在于在线取样、前处理、进样和相应程序控制等方面。目前主要采取循环分析模式，并通过柱切换的方法，缩短分析时间。

（一）在线色谱系统的组成

在线色谱系统主要包括取样与样品前处理装置、色谱分析单元和程序控制单元等部分。前处理装置主要包括连续采样装置和样品气化、富集、预纯化装置，其与色谱分析单元之间通过若干个六通阀实现连接和切换。

1. 取样和样品前处理装置 不同的制药工艺过程所涉及的流体性质差异很大，因此各种工艺监控系统取样和样品前处理装置也不一样，以便向色谱分析单元提供具有适当温度、压力、流量及干扰成分少、无腐蚀、不起化学反应的样品。试样前处理装置一般包括过滤器、调节器、控制阀、转子流量计、压力表和冷凝器等部分。

2. 分析系统 包括进样器、色谱柱和检测器等。进样器的作用是每一次分析循环周期开始时，将一定量样品注入色谱柱系统，一般采用六通阀进样器。

过程分析要求快速，但色谱分离需要持续一定的时间，所以在线色谱实际上不是连续分析而是间歇式循环分析，一般从几分钟到几十分钟不等。为达到在线分析的目的，通常通过两根或多根色谱柱切换，以缩短分析周期。色谱柱间通过切换阀来完成，切换阀按规定的程序在分析过程中将待测组分切入分析柱，将无关物质排空。包括：①分离柱位于分析通路中或切换阀的两个通道之间，起到样品分离作用；②保留柱连接于色谱阀两个通道之间，起阻留样品中某些组分（如单组分和水）的作用；③储存柱的作用是按照预定程序，在规定时间内将某些组分排出系统之外（如轻组分）；④选择柱的作用是扣除高浓度组分，而使低浓度组分进入分离系统进行选择性连接；⑤检测器种类很多，过程气相色谱常用热导检测器（TCD）、氢焰离子检测器（FID）等；过程液相色谱常用紫外检测器（UVD）、电化学检测器（ECD）、示差检测器（RID）或蒸发光散射检测器（ELSD）等。亦可与其他分析技术联用，如质谱、傅里叶变换红外光谱等，以获得更为丰富的定性、定量信息。

3. 程序控制系统 作用是按预先确定的工作程序，向各环节发出循环分析控制指令，如取样、样品前处理和注入、分析管路、色谱柱切换、信号衰减、基线校正、数据分析与存储，流路自动清洗等。

（二）在线气相色谱

较成熟的在线色谱是气相色谱法。在中药提取挥发性成分的生产工艺中，或在对某些易气化的挥发性辅料进行在线监控的过程中，都有可能运用到在线气相色谱。

工业在线气相色谱仪多采用热导检测器和火焰离子化检测器，或与质谱联用（GC - MS）。

（三）在线液相色谱分析系统

受样品捕集、在线前处理等问题的限制，液相色谱法在过程分析中的应用不及气相色谱法普遍。近年来，一些新的样品处理方法如固相萃取（solid phase extraction，SPE）、超临界流体萃取（supercritical fluid extraction，SFE）、微透析（micro - dialysis）和膜分离（membrane separation）技术等为解决这些问题提供了新的手段，使得反相高效液相色谱、离子交换色谱、超临界流体色谱、毛细管电泳等方法在在线分析中得以应用。

另外，液相色谱技术的发展使得它更适用于过程分析。UPLC 仪通过采用超高压从而提高分析速度，直接快速检测分析复杂多组分样品。

中药生产在线监控可应用在线液相色谱系统进行含量测定或指纹图谱分析，以获得中药提取物分离、纯化过程中的即时信息。通常，待分析料液体积较大，成分较为复杂，有效成分浓度偏低，虽可通过增加进样体积提高灵敏度，但进样体积过大（超过 100μl）会使色谱峰明显变宽而降低分离度。为此，可以采用色谱柱在线固相萃取富集、净化的方法，即大体积的样品先流经富集柱并富集在柱顶端，用流动相反向洗脱后再进分离柱进行分离。

四、流动注射分析法

流动注射分析（flow injection analysis，FIA）是丹麦学者 J. Ruzicka 与 E H. Hansen 于 1975 年提出的一种微量液体试样快速自动分析技术。它是将一定体积的样品注入无气泡间隔的流动试剂中，保证混合过程与反应时间的高度重现性，在热力学非平衡状态下完成样品在线处理与测定的定量分析方法。

（一）基本原理

流动注射分析的进样阀把准确体积的样品溶液间歇而迅速地注入由蠕动泵驱动的、流速一定的连续载流中。样品随载流在反应混合盘管中移动，与载流混合，并与载流中的试剂发生反应，反应产物流经检测器时被检测，记录仪读出峰形信号，峰高或峰面积与试样的浓度成正比。

FIA 使样品注入、样品带的受控分散、混合过程和反应时间高度再现。因此实现了在物理和化学非平衡动态条件下的快速测定。

样品的分散是 FIR 的核心问题，通常用分散系数（dispersion coeffcient，*D*）来描述试样在反应盘管中的分散程度，即分散过程发生前后产生信号的流体中待测组分的浓度比，亦为分散的样品区带中某一流体元分散状态的数学表达式：

$$D = c_0 / c \qquad (9-2)$$

式中，c_0和 c 分别代表样品分散前和分散后某一流体元中的待测组分浓度。FIA 系统的设计理论依据分散原理，可根据分散系数的大小将 FIA 的流入分为高、中、低分散体系，其中 $D > 10$ 为高分散体系；$D = 2 \sim 10$ 为中分散体系；$D = 1 \sim 2$ 为低分散体系。分散程度的大小主要受样品体积、管路长度、管径及流速等因素影响，因此可以通过控制管路系统参数选择最佳分析性能。一般分散度增大，可以提高分析速度，但低分散度有利于提高灵敏度，可通过增大样品体积、降低流速或使用短管路获得。

（二）FIA 分析系统

FIA 分析系统包括蠕动泵、注样阀或注样器、反应器、检测器、信号输出装置、记录仪等。蠕动泵的作用是驱动载流进入管路，载流即携载样品的流动液体，常用水或与样品相反的试剂；注样阀或注样器的作用是将一定体积的样品注入载流中；反应器的作用是实现样品与试剂间的反应，常用四氟乙烯或塑料细管道盘绕而成；检测器的作用是对试样区带进行检测，通常的检测技术有紫外－可见分光光度法、原子吸收分光光度法、荧光分光光度法、化学发光法、电位法、安培法、伏安法等。

（三）FIA 分析方法的特点

1. 分析效率高　样品注入检测器响应的时间间隔一般小于 1 分钟。分析速度可达 100～300 样/小时，包括较复杂的处理，如萃取、吸着柱分离等过程的测定也可达 40～60 样/小时。

2. 精密度好　一般 FIA 的测定精度 RSD 可达 0.5%～1%，多数优于相应的手工操作。即使是很不稳定的反应产物或经过很复杂的在线处理，如在线离子交换、萃取、共沉淀、高倍稀释等操作的流动注射分析测定精度 RSD 仍可达 1.5%～3%。

3. 消耗低　一般消耗试样为 10～100μl，试剂消耗水平也大体相似。

4. 适用性广　FIA 可与多种检测手段联用，既可完成简单的进样操作，又可实现诸如在线溶剂萃取、渗析、离子交换预浓集及在线消化等复杂的溶液操作自动化。

FIA 也有其不足，如因稀释效应使得灵敏度有所下降。

（四）FIA 在中药生产过程分析中的应用

目前 FIA 在中药生产过程分析中应用的报道日渐增多，主要有提取物制备、反应过程监测和发酵过程监测和废水中废弃物检测等。

例如，流动注射－抑制化学发光法测定葡萄籽提取物中原花青素的研究，基于在碱性条件下，原花青素对 H_2O_2－Luminol 体系有显著的抑制作用，结合反相流动注射技术，建立了流动注射－抑制化学发光测定原花青素含量的新方法。结果发现，原花青素质量浓度在 0.2～20.0mg/L 范围与相对发光强度呈线性关系，检出限为 0.1mg/L，采样频率为140 次/小时，对 10.0mg/L 的原花青素平行测定 11 次，其

RSD 为 1.2%，回收率为 97% ~103%。该方法用于葡萄籽提取物中原花青素的含量测定，简单快速、灵敏度高、线性范围宽、准确度和重现性较好。

五、光纤传感器技术

光纤传感器（fiber optical sensor，FOS）是 20 世纪 80 年代发展起来的分析测试技术，利用光导纤维的传光特性，把被测物理量转换为光学信号的传感器。待测物质经感受器识别后，由转换器将其转化为与分析物浓度有关的电信号输出，通过检测器进行显示。光纤传感器具有重量轻、可弯曲、方便携带、传输损耗低等特点，适用于现场检测。

（一）基本原理

光纤传感器主要由光源、光纤与探测检测器三部分组成，光源发出的光耦合进光纤，经光纤传输进入调制区，外界被测参数作用于进入调制区内的光信号，使其光学性质如光的强度、相位、波长等发生变化成为被调制的信号光，再经过光纤送入光探测器而获得被测参数，即由光信号变成电信号（图 9－8）。

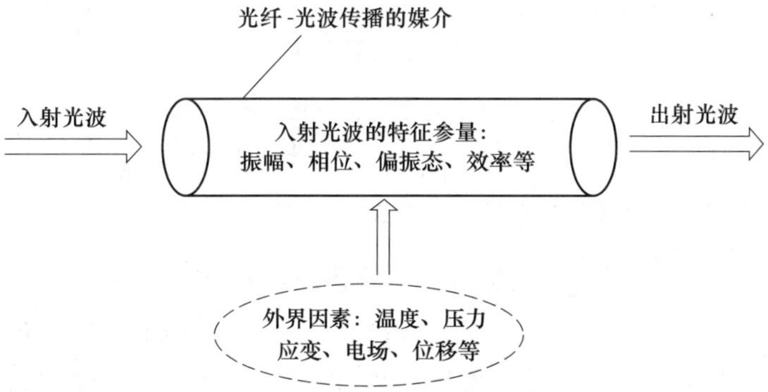

图 9－8　光纤传感器的原理示意图

光纤传感器的系统组成部件包括光发送器（LED、LD 等）、光接收器（PD）、光纤耦合器（分路/合路器件）、信号处理系统和光纤。光纤（optical fiber）是一种对光传导能力很强的纤维，由玻璃、石英或高分子材料制成内芯，外有一折射率比内芯低的包层。当光线以小角度入射到光纤的端面上时，在纤芯和包层的界面上通过全反射在光纤传输。光纤与待测物质接触的一端常做成探头，直接或间接与待测物质作用后，使光的性质或强度发生变化，从而达到检测目的。

（二）FOS 分析方法的特点

（1）具有较高的灵敏度；频带宽、动态范围大。

（2）几何形状具有良好的适应性，可根据实际需要制成任意形状的光纤传感器。

（3）可以用相近的技术基础构成传感不同物理量的传感器，包括声场、磁场、压力、温度、加速度、转动、位移、液位、流量、电流、辐射等。

（4）便于与计算机和光纤传输系统相连，易于实现系统的遥测和控制。

（5）可用于高温、高压、强电磁干扰、腐蚀等各种恶劣环境。

（6）结构简单、体积小、重量轻、耗能少。

（三）FOS 在中药生产过程分析中的应用

近年来，光纤传感技术在中药生产过程分析中的应用愈来愈多。光纤传感器或探针常作为紫外－可见、红外、近红外、拉曼光等光谱仪和样品间的接口，进而用于过程分析。

例如，将光纤传感技术应用于注射液的快速分析，该系统由六部分组成：光源、光纤、探头、样品池、检测器和计算机（图9-9）。氘灯光源辐射（200~650nm）通过聚焦系统经石英光纤，到达浸入样品池固定位置的探头；辐射经试液吸收，由特殊构造探头反射，经光纤到达电荷耦合检测器（charge-coupled devices，CCD）检测；信号经放大、A/D转换，由“药物检测分析系统”软件处理，实时显示紫外吸收光谱、标准工作曲线、提取参数，获得药物的全部信息；自动检索数据库中药物的标准图谱，与检品吸收光谱进行比对，进行定性定量分析。

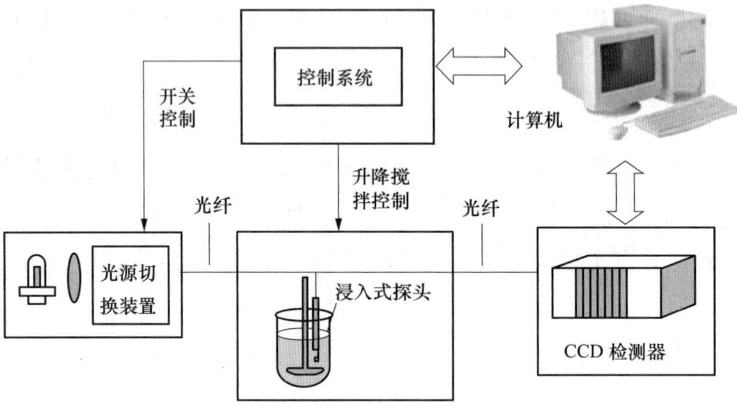

图9-9 FOS用于药物分析的操作流程

>>> 知识拓展

实时直接分析质谱技术简介

实时直接分析（direct analysis in real time，DART）是一种敞开的、非表面接触型解吸/离子化质谱离子源，其原理是在大气压条件下，中性或惰性气体（如氮气或氦气）经放电产生激发态原子，用经快速加热和加速的激发态原子使被分析物解吸并瞬间离子化，从而实现样品的实时直接质谱分析。实时直接分析质谱技术（DART-MS）技术属于原位质谱分析技术，目前，已有文献报道DART-MS技术用于吲哚甲基化过程的实时监控，可实时记录反应体系中各个化合物信号强度的变化。DART-MS技术在中药质量控制领域的研究还较少，但有文献报道该技术可用于三七柱层析洗脱过程的在线监测。

第三节 中药生产过程分析的应用

中药生产过程包括多种操作环节和操作单元，每一个生产环节或操作单元都可以选择合适的方法进行过程质量分析和监测，一种分析方法也可以应用于不同的生产环节或单元操作中。以中药固体制剂的生产为例，在中药原料粉碎单元可以采用近红外光谱法、拉曼光谱法、光纤传感技术等对其粒度、均匀度及质量进行测定、评价和控制；在提取浓缩单元可采用工艺控制系统对提取罐内的温度和压力、提取罐内的液位、冷却器的冷却水进口温度和出口温度、热油泵的出油口温度和进油口温度等工艺参数进行自动控制，可以采用近红外光谱法、拉曼光谱法、紫外-可见光谱法、光纤传感技术、流动注射分析等对其成分、浓度的质量参数进行分析和控制；在混合单元，可采用近红外光谱法、光诱导荧光法或热扩散法监测混合均匀度，确定混合终点；在制粒单元，可采用近红外光谱法、拉曼光谱法、聚焦光束反射测量法或声学发射法监测含量均匀度、颗粒粒径和密度；在干燥单元，可采用近红外光谱法、微波法监测水分含量；在整粒单元，可采用激光衍射法或成像技术监测颗粒粒径分布；在压片和装胶囊单元，可采用近红外光谱法或光诱导荧光法监测效价、含量均匀度、硬度、孔隙率和重量差异；在包衣单元，可采用近红外光谱法或光反射法等，监测和判断包衣终点（衣膜的厚度和均匀度）。

一、中药饮片生产过程分析

中药饮片生产过程的自动化和集成化是中药现代化的重要内容之一，其生产过程的在线质量控制还处于起步阶段。目前中药炮制和饮片生产过程的自动控制系统主要包括硬件和软件两大部分。硬件包括控制计算机、各种自动阀门和切换器、自动传感装置、自动测试装置、自动输出装置等；软件包括计算机信息集成软件平台、集散控制系统及可编程控制器等。

中药饮片炮制过程中几个关键点的过程控制：①浸润、切制过程，可实行定量计时程序化管理；②干燥过程控制，可采用程序化控制干燥机，制定干燥全过程各工艺参数的工作曲线，编制工作程序，实行干燥过程中干燥仓中各阶段的温度、湿度、通风量的计算机程序控制；③炮制（炒制）过程控制，可采用程序化全程自控炒药机，制定炒制全过程各工艺参数的工作曲线，编制工作程序，实行炒制过程中炒制温度、时间等参数的计算机程序控制；④包装工序过程控制，实行饮片小包装的条码身份证标识和成分指纹图谱检识。

一些先进制药企业针对中药饮片生产线的需求及目前市场上主要中药生产设备及系统中存在的问题，设计了一套基于 PLC（programmable logic controller，可编程逻辑控制器）的综合控制系统（图 9－10），该系统主要包含了洗药、润药、炙药、炒药、煅药 5 大环节，主要设备有润药机、炙药锅、炒药机、煅药炉和洗药机。通过对饮片生产过程进行实时监控，实现了系统的分布式控制和远程监控功能，使整个中药饮片生产过程网络化、智能化和集散化，使所生产药品的质量得到更有力的保障。

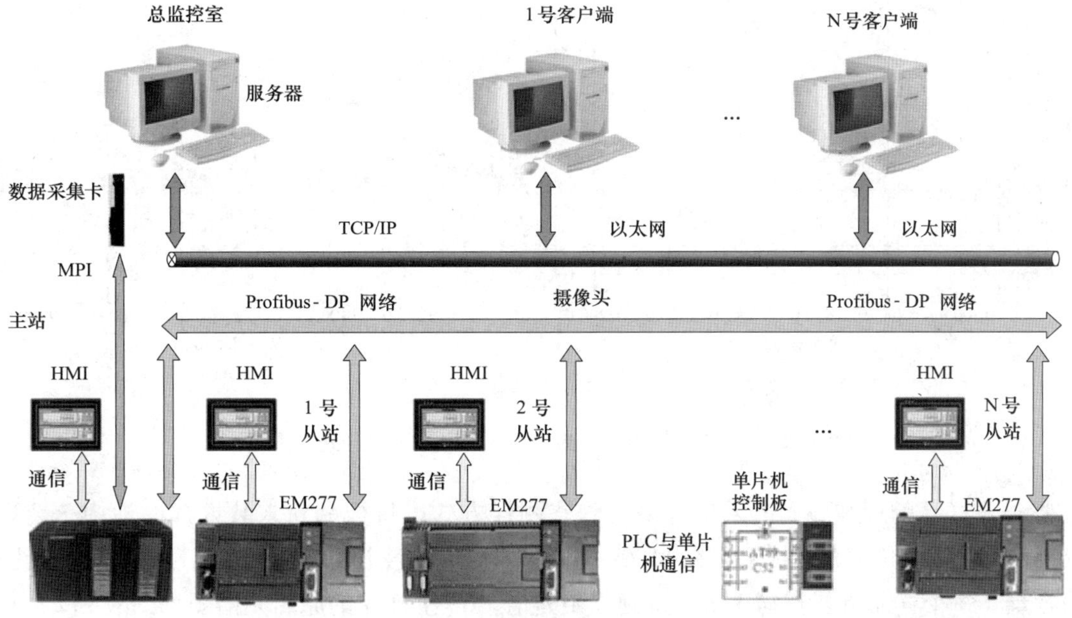

图 9－10　基于 PLC 综合控制系统的中药饮片生产线整体构架

二、中药粉碎生产过程分析

中药粉碎是中药生产的主要环节之一，其质量控制是中药产品质量的基础。大多数的粉碎为干法粉碎，个别用湿法粉碎（如水分法）。针对不同的药材以及不同的制剂目的，粉碎要求达到的粒度是不同的。粉碎过粗则不利于目标成分的提取和溶出、不易混合均匀，不利于造粒；过细则耗能高，杂质溶出过多，反而不利于提取，甚至破坏有效成分。因此，对中药的粉碎过程进行质量监控十分必要。近年来，多应用近红外光谱技术对中药物料粉碎和药粉生产进行过程分析和质量控制。其原理是通过光导纤维将传感探头与 NIRS 分析仪连接，可在原料进入生产车间时，实时分析检测药粉的质量。

例 9－2　牡丹皮粉末近红外漫反射光谱法定量模型的建立及应用

在生产过程中牡丹皮原料药粉通常的检测方法较为繁琐。一般需先将药材粉碎，采用一定的试剂提取，再进行相应的前处理，以 HPLC 法测定。需要环节较多，操作较为复杂、耗时。采用近红外光谱法，建立药材粉末主要成分没食子酸、芍药苷、丹皮酚的快速分析方法，可实现对牡丹皮药材粉末生产的过程控制。具体方法如下。

1. 仪器条件　Luminar 5030 便携式 AOTF 近红外光谱仪，配有 InGaAs 检测器、Snap！光谱采集处理软件、Unscrambler 定量分析软件。

2. 样品采集及浓度测定　收集经检验合格的 62 批市售牡丹皮药材，粉碎后过筛，得其粉末。随机选取 5 个样品组成验证集，其他作为校正集样品。采用 HPLC 法分别对 62 批牡丹皮原料粉末中没食子酸、芍药苷、丹皮酚的含量进行测定，并以其作为参考值。

3. 近红外光谱采集

（1）药材粉碎度对检测模型的影响　将牡丹皮药材粉碎后，分为未过筛和过 20 目、45 目、60 目筛，分别进行光谱采集，从原始光谱及一阶微分光谱分析，各筛孔下采集光谱重复性都比较好，差异性不大，分别计算其一阶微分图谱的 MBSD 值（移动块标准偏差），分别为 4.38×10^{-6}、3.60×10^{-6}、2.62×10^{-6}、3.81×10^{-6}，其中过 45 目筛样品光谱 MBSD 较小，说明过 45 目筛下样品采集光谱重复性最好，因此确定药材为过 45 目筛粉末。过 45 目筛药材粉末的原始光谱及一阶微分光谱见图 9－11。

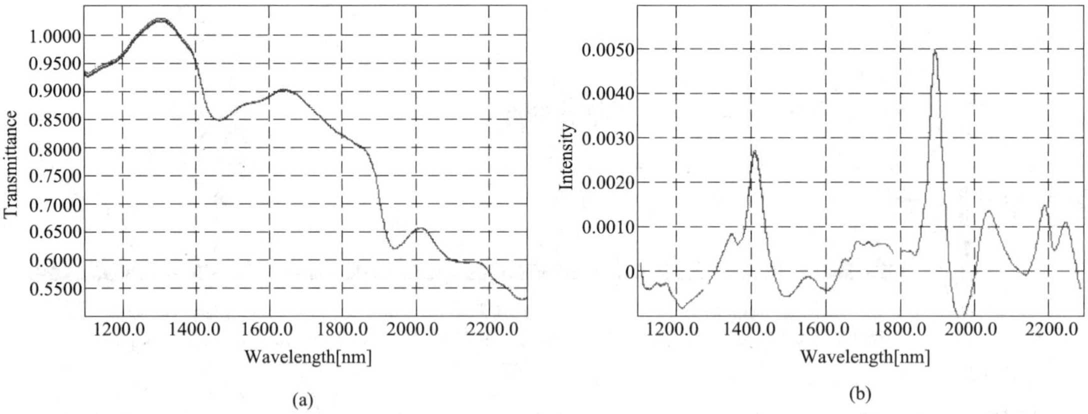

图 9－11　过 45 目筛的原始光谱（a）和一阶微分光谱图（b）

（2）牡丹皮样品的近红外光谱采集　采用静态测样方式，将样品粉末装入样品池中，装样量大于 1cm，用专用的槽盖将样品表面抹平，在 1100～2300nm 扫描，波长增量 2nm，扫描平均次数为 600 次。以空气为背景，每个样品重复扫描 3 次，得到原始光谱。62 批样品的原始光谱图见图 9－12（a）。

4. 光谱前处理方法的选择　在建立模型前，首先需对扫描得到的原始吸收光谱进行前处理，以消除噪音和基线的影响。实验采用一阶微分 9 点平滑法进行光谱的前处理，结果见图 9－12（b）。

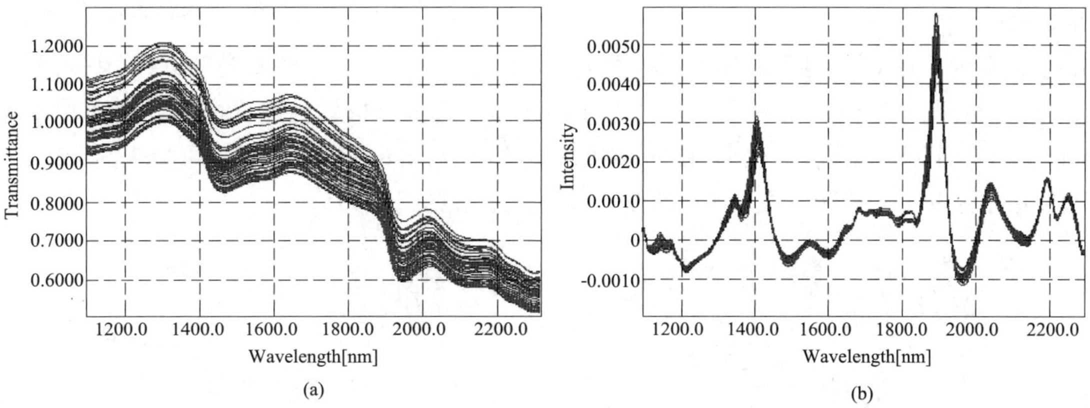

图 9－12　牡丹皮粉末样品的原始光谱（a）和一阶微分光谱图（b）

5. 定性分析

（1）PCA 定性模型　光谱以透射方式采集，然后转换为吸收光谱，对吸收光谱进行一阶微分 9 点平滑前处理，57 个校正集样品的 PC1、PC2 主成分空间分布图见图 9－13，图中横坐标表示每个样本的第一主成分得分值，纵坐标表示每个样本的第二主成分得分值。经过逐步优化，最后得到得分分布比较均匀的代表性好的 PCA 分类模型，图中无明显异常点，说明校正集样本在一定区域内呈较均匀分布。

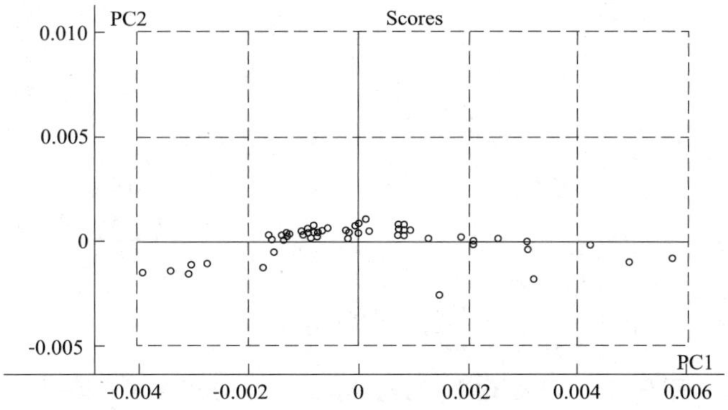

图 9－13　校正集牡丹皮样品的 PC1、PC2 主成分空间分布图

（2）检测模型效果　调用定性模型，对验证集样品进行预测，结果见图 9－14。软件以两种方法显示结果，一是以表格显示，二是以模型区域判别显示。左侧表格中验证集样品编号后均有 * 号标记，说明它们属于模型内样品，模型区域图中说明被检测的样品与建模样品相同，被定性分析模型认可。两种显示方法均表明被检测的样品属于建模样品，即为牡丹皮药材。

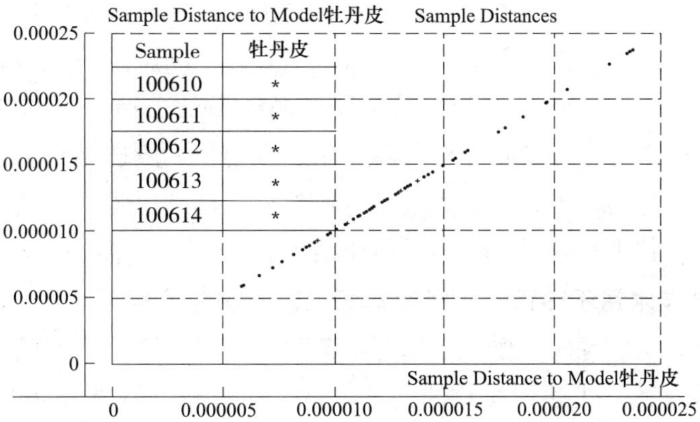

图 9－14　定性模型对验证集验证结果

6. 定量模型

（1）定量模型的建立　将经过前处理后的光谱数据与样品含量数据关联，采用偏最小二乘法（PLS）、交叉－验证法（cross－validation），用 Unscrambler 定量分析软件建立模型。光谱和化学值的异常值（outlier）分别采用光谱杠杆值 Leverage 和化学值误差 Residual 这两个统计量来检验剔除。经过异常值的剔除进行逐步优化，得到较为理想的校正模型。结果见图 9－15。

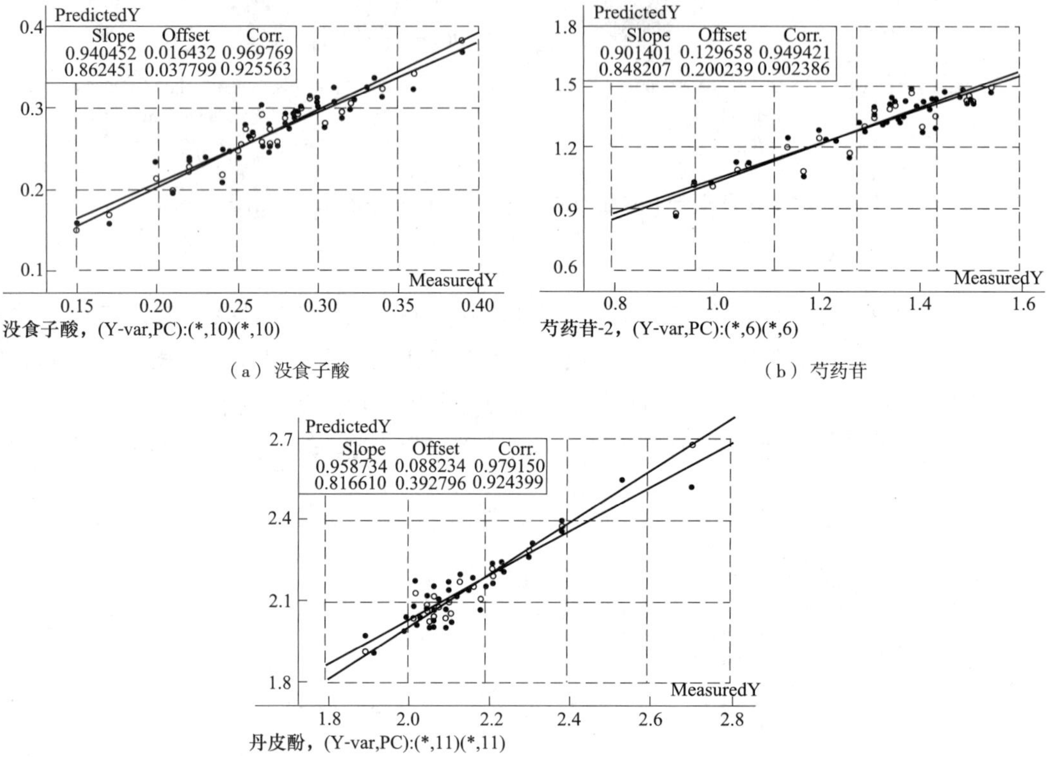

（a）没食子酸　（b）芍药苷　（c）丹皮酸

图 9－15　没食子酸、芍药苷、丹皮酚的 PLS 回归模型

（2）模型预测效果验证　利用建好的校正模型对 5 个外部样品进行预测，样品中各成分相对平均偏差分别为：没食子酸 4.10%、芍药苷 3.56%、丹皮酚 7.57%，说明校正模型能够对样品进行准确地检测。

三、中药提取物生产过程分析

中药提取物作为制剂的原料药，其中各个成分的比例决定着最终产品的疗效。中药提取物的制备一般包括提取、浓缩和纯化等过程，如果前处理工艺效果不好，中间产品质量不稳定，会对后续加工过程造成很大影响。因此，中间过程的质量控制，是保证产品质量的关键。不同的提取、浓缩、精制等工艺，可通过不同的过程分析方法进行检测。在实际应用过程中，一般选择在生产线的循环管路或者储罐上安装探头或者检测池进行光谱采集，然后通过光纤将数据传输到电脑中，利用已建立的定性、定量模型，通过数据处理可以给出其中有效成分的实时检测结果。

例 9－3　近红外光谱技术用于热毒宁注射液萃取工艺的快速分析

热毒宁注射液是由金银花、青蒿、栀子 3 味药制备而成，具有清热、疏风、解毒的功效，临床主要用于治疗上呼吸道感染（外感风热证）所致的高热等症。研究将 NIR 光谱分析技术引入到热毒宁注射液生产的金青萃取工艺过程，采用偏最小二乘法建立该过程的定量校正模型，实现金青萃取工艺中绿原酸含量与固含量的快速检测，为实现热毒宁注射液金青萃取工艺的在线质量监控提供了可行性实验依据与技术保障。具体步骤如下。

样品收集　根据企业生产实际，金青萃取液浓缩开始后，每间隔 15 分钟取样一次，剩余两小时每间隔 10 分钟取样一次，最后一小时每间隔 5 分钟取样一次，对样品进行编号，并记录浓缩过程中温度和蒸气压，实验共取样 6 个批次，分别记为 A、B、C、D、E 和 F 批次，共收集 123 个样品。选择 C 批次所取样品作为验证集，其余样品作为校正集。

样品测定　量取适量上清液对其进行固含量测定；采用 HPLC 法对 123 个样品中的绿原酸含量进行测定。

近红外光谱采集　对收集到的金青萃取液浓缩样品，在恒温水浴锅内加热至恒温（与实际生产浓缩温度保持一致）后，将近红外液体探头伸入样品液中采集样品的透射光谱，设定光谱扫描范围为 1100 ~ 2300nm；波长增量为 2.0nm；扫描次数为 300 次；光程为 5mm；检测方式为透射，每个样品采集 3 次，取平均光谱值作为样品的近红外光谱。采集到的原始光谱见图 9 – 16。

异常点的剔除　实验过程中不可避免引入各种误差，如波长的漂移、操作误差、测量环境等的变化，可能导致样品光谱出现异常，从而引起模型精度的下降。实验异常值的剔除分别采用三维空间分布值（influence）和线性相关性（correlation）这两个统计量来对照检验剔除，同时参考光谱杠杆值（leverage），经过异常值的剔除对模型进行优化。

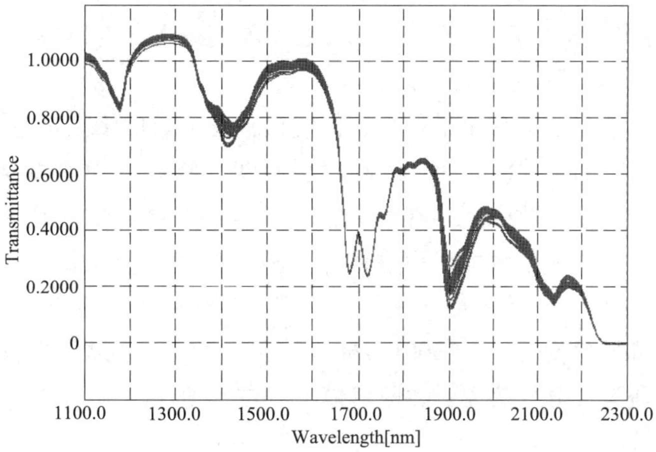

图 9 – 16　金青萃取液浓缩过程原始近红外光谱图

其中，influence 是指图 9 – 17a 中的样品三维空间分布图，做定量分析的样品在主成分空间会因光谱性质的相似性而分布得相对集中，而离散在比较远的区域里的少数几个点就是异常值，如图 9 – 17a 中 B – 4 点。Correlation 是指图 9 – 17b 的线性回归视图，图中横坐标是实测值，纵坐标是 PLS 回归计算过程中交互验证得出的预测值，图中大部分的样品点都分布在离回归线比较近的两侧，有些直接在回归线上，说明预测值与实测值很接近或一致，而那些离回归线比较远的离散点就是异常值，如图 9 – 17b 中的 B – 4 点。Leverage 是指图 9 – 17c 中的样品杠杆值，通常位于被测组分浓度或性质的均值处的样品杠杆值较小，位于被测组分浓度或性质范围两端的样品具有较大的杠杆值。在图 9 – 17c 中明显发现 B – 4样品的杠杆值远大于其他值，它有可能不代表被测样品的实际情况，故考虑其为异常值。三个指标同时锁定 B – 4 为异常值，故在模型建立前将 B – 4 样品剔除。

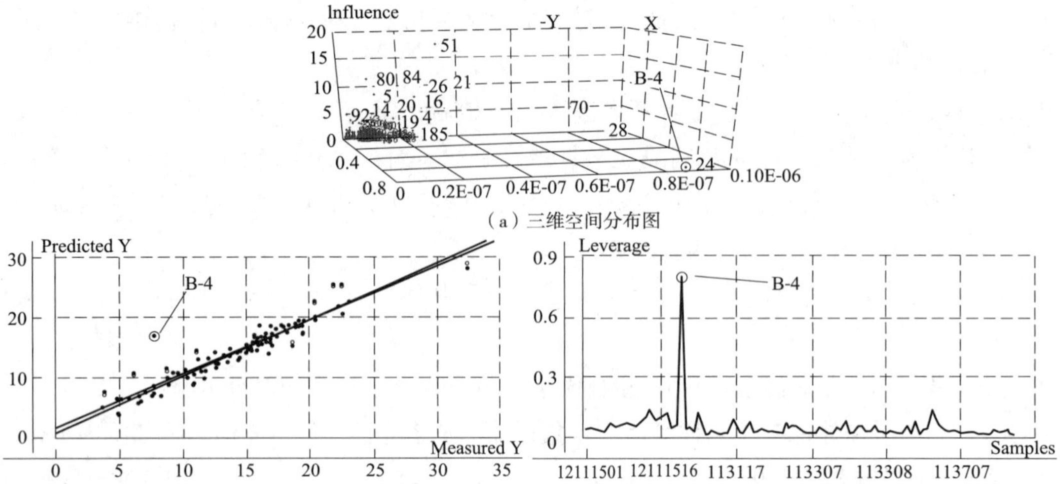

（a）三维空间分布图

（b）线性相关性图

（c）光谱杠杆值图

图 9-17　三维空间分布值图、线性相关性图和光谱杠杆值图

光谱前处理　所采集的光谱中不仅包含样品中的有效信息，还包括外界环境的波动、随机噪音、样品的背景干扰所产生的信息，因此在建模前需要对光谱进行前处理，以去除噪音，净化谱图信息，扩大有效信息，提高模型的精度和预测效果。实验比较了原始光谱及一阶微分、二阶微分分别与 Savitzky - Golay（S - G）平滑结合等光谱前处理方法，发现绿原酸含量和固含量建模时选用一阶微分与 S - G 平滑组合对原始光谱进行前处理均可以达到最优。

波长的选择　尽管 PLS 法可以处理全谱信息，但建模包含大量的多余信息，因此有必要选择特定的波长范围，以消除无关干扰，缩短建模时间，提高模型精度。如图9 - 16原始光谱不难看出，在 1300 ~ 1600nm 和 1800 ~ 2250nm 处样品吸收强度存在差异性，且溶剂和样品的光谱图差异较大，见图 9 - 18。研究采用交互验证分别考察了这两个波段对所建绿原酸校正模型性能的影响，结果见表 9 - 1。由表可以看出，采用 1300 ~ 1600nm 建模得到的绿原酸校正模型与其他的相比性能要好，且明显缩短了建模时间。从基团的近红外吸收特征角度分析，1300 ~ 1600nm 包含醇类和酚类的羟基伸缩振动的一级和二级倍频峰，而绿原酸属于酚酸类成分，故在此波段建模可以较好地反映绿原酸的吸收特性。

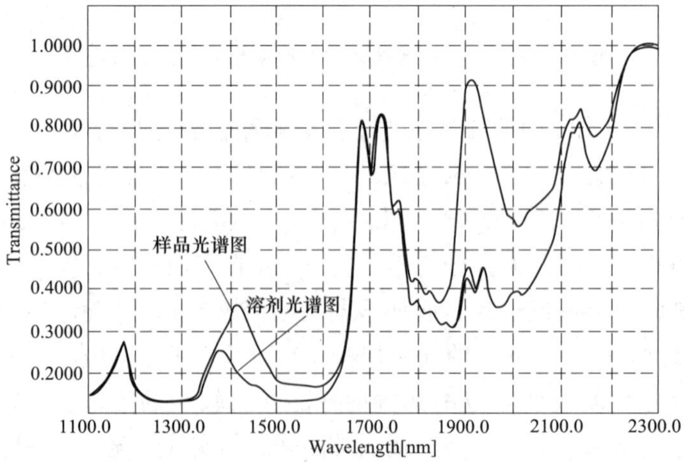

图 9-18　样品和溶剂的一阶微分和 S + G 平滑后光谱图

表9-1 光谱波段选择对绿原酸PLS校正模型r^2和RSE的影响

波段	r^2	主成分数	RSEP（%）
1100～2300nm	0.9871	5	6.0
1300～1600nm	0.9921	5	5.4
1800～2250nm	0.9829	5	8.3
1300～1600nm和1800～2250nm	0.9847	5	7.2

定量校正模型的建立 经过异常点的剔除、光谱前处理和波段选择，将A、B、D、E、F批样品作为模型的校正集，C批样品作为模型的验证集，采用一阶微分和S-G平滑处理后，在1300～1600nm波段内应用PLS建立绿原酸的近红外定量校正模型，应用全波段建立固含量的定量模型，其中绿原酸含量和固含量的主成分因子数均为5，校正集样品的预测值和实测值的相关性图分别见图9-19，图中NIR的预测值接近实测值，绿原酸含量和固含量校正模型的r^2分别为0.9921、0.9940，RMSEP分别为0.8146、2.6561，表明模型的预测值与实测值之间的相关性较好。

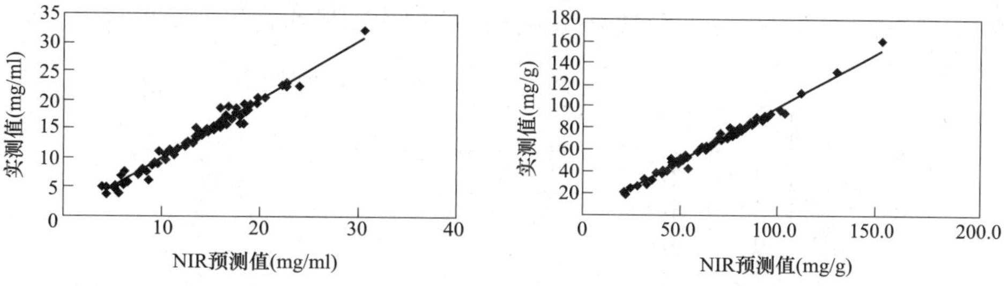

（a）绿原酸含量　（b）固含量

图9-19 绿原酸含量（a）和固含量（b）实测值和NIR预测值的相关性

模型的验证 用所建立的模型对验证集的绿原酸含量和固含量进行分析，发现样品的NIR光谱预测值与HPLC分析值之间相关性良好，相关系数r^2分别为0.9944、0.9984，RMSEP分别为0.7046、1.8767。金青萃取液浓缩过程中绿原酸含量和固含量预测趋势与实测值的变化趋势基本一致，RSE分别为6.01%、2.93%，能够满足中药实际生产过程中实时监控分析的精度要求。

重现性实验 为检验模型预测的重现性，对一未知样品的6次扫描光谱绿原酸含量和固含量进行预测，发现绿原酸含量和固含量6次预测结果的RSD分别为1.55%和1.12%，可见模型较为稳定可靠。

例9-4 近红外光谱法快速测定茯苓、桃仁和白芍醇提过程中多种成分的含量

茯苓、桃仁和白芍作为桂枝茯苓胶囊的组方药材，其提取过程的监测对最终成品的质量控制非常重要。建立茯苓、桃仁和白芍醇提过程样品中没食子酸、芍药苷、苯甲酰芍药苷和丹皮酚的含量与相应样品近红外光谱之间的数学模型，可以快速测定茯苓、桃仁和白芍醇提过程多种成分的含量，实现对桂枝茯苓胶囊组方饮片样品的无损、直接和快速分析。具体步骤如下。

样品制备 分别取茯苓、桃仁和白芍30.5g、30.1g和35.2g，加入90%乙醇800ml，90℃条件下加热回流，提取两次，取样，共收集到38份样品。

样品测定 采用HPLC法对茯苓、桃仁和白芍醇提过程样品中的没食子酸、芍药苷、苯甲酰芍药苷和丹皮酚含量进行测定。

近红外光谱采集 光谱采集参数：分辨率4cm^{-1}，扫描次数64次，增益为1×，扫描光谱波长范围4000～10 000cm^{-1}。每个样品重复扫描3次，得到原始光谱。醇提样品的原始光谱图见图9-20。

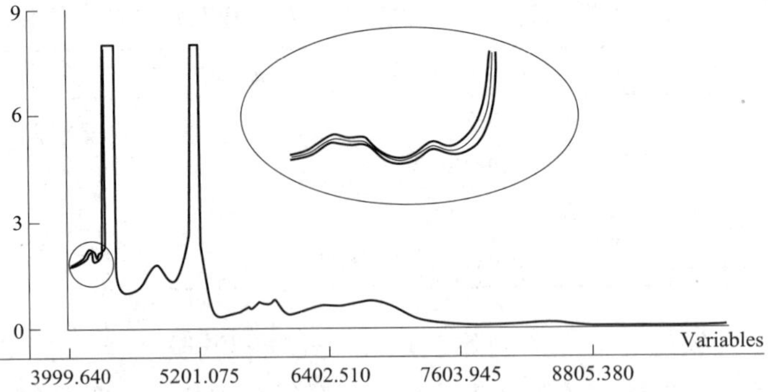

图 9－20　醇提样品近红外原始光谱图

光谱前处理方法的选择　采用 PLS 法建立多种成分的回归模型，采用内部全交叉进行验证。在模型建立之前，首先需要考察不同前处理方法对所建模型的性能影响，以相关系数 r^2 和预测误差均方根 RMSEP 作为模型稳定性的判定依据。研究分析比较了多元散射校正、基线校正、一阶导数＋平滑三种光谱前处理方法，发现醇提样本中各成分使用一阶微分＋平滑前处理法效果均较好，结果见图 9－21。

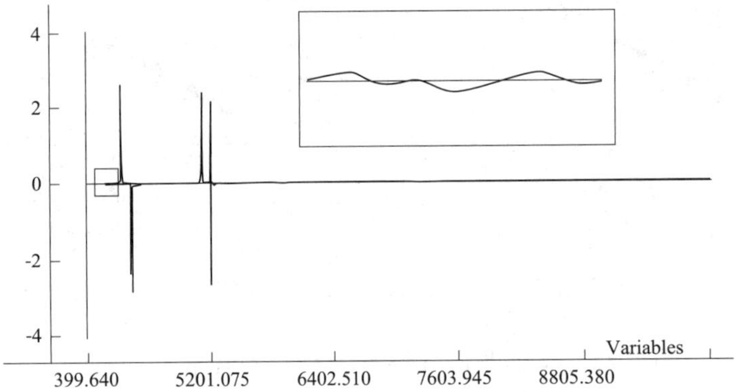

图 9－21　醇提样品经过一阶微分＋平滑处理后的光谱图

建模波段的选择　光谱波段的优化可避免引入过多冗余信息，改善模型性能，提高计算速度。研究中以主成分因子数、相关系数 r^2、RMSEP 作为评价指标，考察了全波长及不同波段范围对醇提样品各成分含量模型性能的影响。发现没食子酸的最佳谱段范围为 4493.3～5107.7cm^{-1}，芍药苷为 5191.4～9999.1cm^{-1}，苯甲酰芍药苷和丹皮酚选择全波长所建模型性能最优，即主成分因子数合理、相关系数 r^2 值较高、RMSEP 较小。

最优定量模型的建立　综合上述建模条件优选结果，采用一阶微分光谱，结合适宜的波段范围，将经过前处理后的光谱数据与样品的 HPLC 含量数据关联，采用偏最小二乘法（PLS）、交叉－验证法（cross－validation），用 Unscrambler 定量分析软件建立模型。没食子酸、芍药苷、苯甲酰芍药苷和丹皮酚含量最优模型的实测值与预测值之间的相关性见图9－22。

校正模型的验证　对上述建立的四种成分含量的 PLS 模型进行应用并加以验证。发现醇提过程各个成分模型预测值与实测值之间具有较好的相关性，预测误差均方根 RMSEP 分别为 1.468、6.536、2.865 和 0.930μg/ml，均为可接受的数值，模型预测效果良好。说明建立近红外光谱快速测定桂枝茯苓药材提取过程多种成分含量的方法具有一定的可行性。

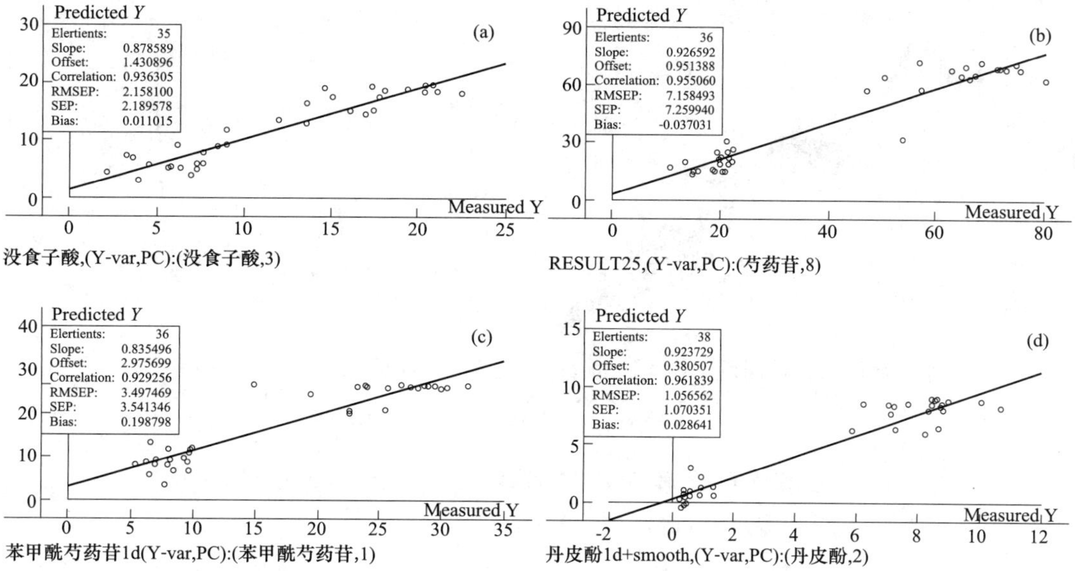

图 9－22　没食子酸（a）、芍药苷（b）、苯甲酰芍药苷（c）、丹皮酚（d）实测值和 NIR 预测值的相关性

四、中药制剂生产过程分析

中药制剂的特点是除中药药味外，通常含有较多的辅料，并在制剂过程中还要经过混料、制粒、干燥、制剂、包衣、包装等多种工艺流程。不同企业的产品，由于处方的差异，不仅辅料的组成可能不同，活性成分的含量也会产生差异。因此，建立中药制剂生产过程质量控制和分析方法，对保证中药制剂质量的稳定性和均一性都极其重要。

例 9－5　近红外光谱法用于桂枝茯苓胶囊的主成分快速分析

桂枝茯苓胶囊是由桂枝、茯苓、桃仁、丹皮、芍药 5 味药制备而成，具有活血化瘀、消癥散结之功效。没食子酸、芍药苷、苯甲酰芍药苷、桂皮醛、丹皮酚为桂枝茯苓胶囊发挥药效的主要活性成分，目前已报道的对这 5 种成分进行含量测定的方法很多，大部分都采用 HPLC 法。本研究采用 AOTF－NIR 光谱技术，结合主成分分析（PCA）和偏最小二乘法（PLS）分别建立桂枝茯苓胶囊的定性、定量分析模型，实现了对桂枝茯苓胶囊的无损、快速分析。具体步骤如下。

样品收集　收集经检验合格的 59 批桂枝茯苓胶囊样品，随机选取 6 批样品组成验证集，其他作为校正集样品。

样品测定　采用 HPLC 法分别对 59 批桂枝茯苓胶囊样品中的没食子酸、芍药苷、苯甲酰芍药苷、桂皮醛、丹皮酚含量进行测定，并以其作为参考值。

近红外光谱采集　取不同批次的样品粉末，分别倒入样品槽中，装样量大于 1cm，用专用的槽盖将样品表面抹平，在 1100～2300nm 扫描，波长增量 2nm，扫描平均次数为 600 次。每个样品重复扫描 3 次，得到原始光谱。59 个样品的原始光谱图见图 9－23（a）。

光谱前处理方法的选择　对扫描得到的原始吸收光谱进行微分处理，可消除基线漂移的影响，可分辨重叠峰，提高分辨率和灵敏度。但该方法放大了相邻波长点差异的同时也可能导致噪声被放大，信噪比降低，经比较采取一阶微分 9 点平滑处理光谱数据效果较好。结果见图 9－23（b）。

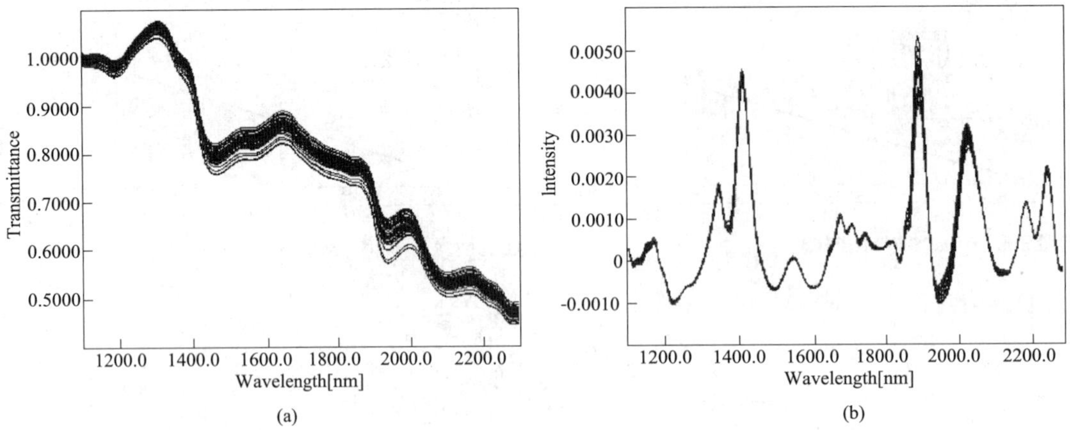

图 9-23　桂枝茯苓胶囊样品的原始光谱（a）和一阶微分光谱图（b）

定性分析

（1）PCA 定性模型　光谱以透射方式采集，然后转换为吸收光谱，对吸收光谱进行一阶微分 9 点平滑前处理，53 个校正集桂枝茯苓胶囊样品的 PC1、PC2 主成分空间分布图见图 9-24，图中横坐标表示每个样本的第一主成分得分值，纵坐标表示每个样本的第二主成分得分值。图中无明显异常点，说明校正集样本在一定区域内呈较均匀分布。

（2）检测模型效果　调用定性模型对验证集样品进行预测，结果见图 9-25，软件以两种方法显示结果：一是以表格显示，二是以模型区域判别显示。左侧表格中验证集样品编号后均有 * 号标记，说明它们属于模型内样品，模型区域图中（图中方框内圆点代表验证集样品，其余圆点为模型区域）说明被检测的样品与建模样品相同，被定性分析模型认可。两种显示方法均表明被检测的样品与建模样品为同一样品，即为桂枝茯苓胶囊成品。

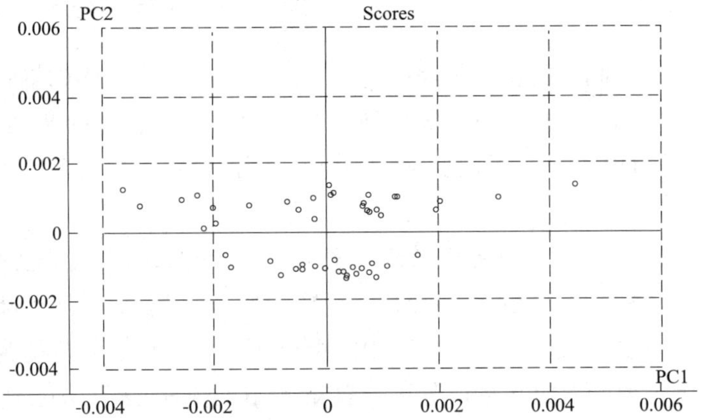

图 9-24　校正集桂枝茯苓胶囊样品的 PC1、PC2 主成分空间分布图

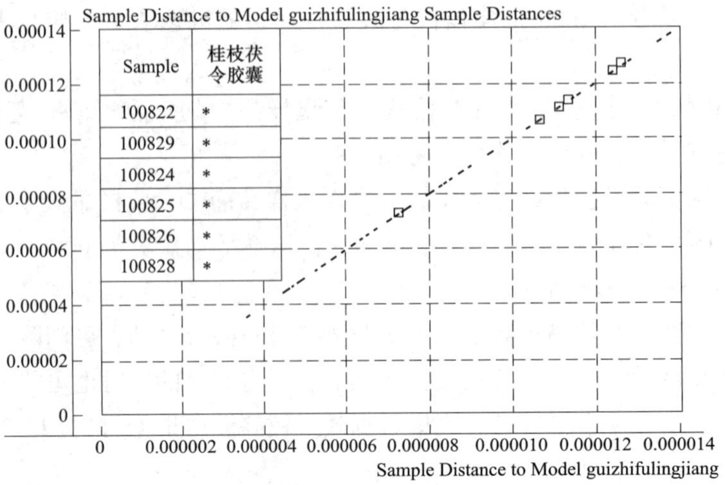

图 9-25　定性模型对验证集验证结果

定量模型

（1）定量模型的建立　将经过前处理后的光谱数据与样品的 HPLC 含量数据关联，采用偏最小二乘法（PLS）、交叉-验证法（cross-validation），用 Unscrambler 定量分析软件建立模型。光谱和化学值异常值（outlier）分别采用光谱杠杆值 Leverage 和化学值误差 Residual 这两个统计量来检验剔除。各成分模型经过异常值的剔除进行逐步优化，最后得到了较为理想的校正模型，结果如图 9-26 所示。

各模型的预测范围、相关系数 r^2、校正均方差 *RMSEC* 及预测误差均方根 *RMSEP* 等评价指标见表 9-2。

表 9-2　NIR 定量模型评价指标

组分	预测范围（%）	r^2	RMSECV（%）	RMSEP（%）
没食子酸	0.494～0.619	0.9242	0.4834	0.6931
芍药苷	1.529～1.829	0.9384	1.4168	1.7567
苯甲酰芍药苷	0.171～0.232	0.9242	0.3523	0.4304
桂皮醛	0.129～0.203	0.9336	0.4044	0.5546
丹皮酚	0.813～1.100	0.9347	1.7454	2.1418

（2）模型预测校验结果　以 PLS 建立的校正模型对 6 份外部验证集样品进行预测，以 HPLC 测定值作为实测值，用近红外预测值与实测值的相对误差来衡量模型的预测能力。结果显示，6 批预测集样本的各成分的相对误差均未超过 5%，各成分外部验证均方差分别为 1.103%、2.605%、0.577%、0.487% 和 2.269%，表明模型预测性好。t 显著性检验证明没食子酸、芍药苷、苯甲酰芍药苷、桂皮醛、丹皮酚含量的预测值与实测值之间无显著性差异，显示该方法可用于桂枝茯苓胶囊中没食子酸、芍药苷、苯甲酰芍药苷、桂皮醛、丹皮酚的快速准确测定。

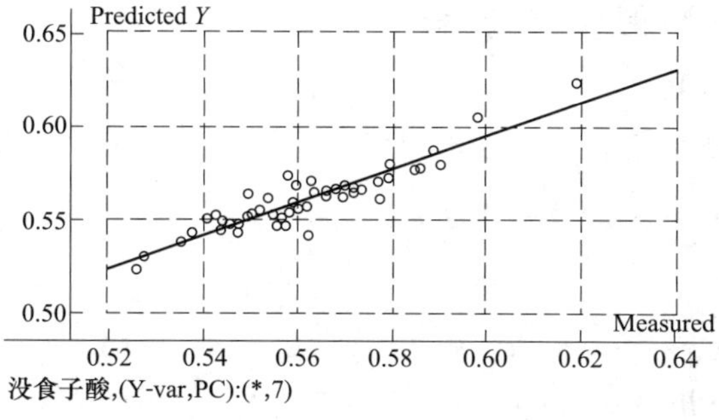

（a）没食子酸

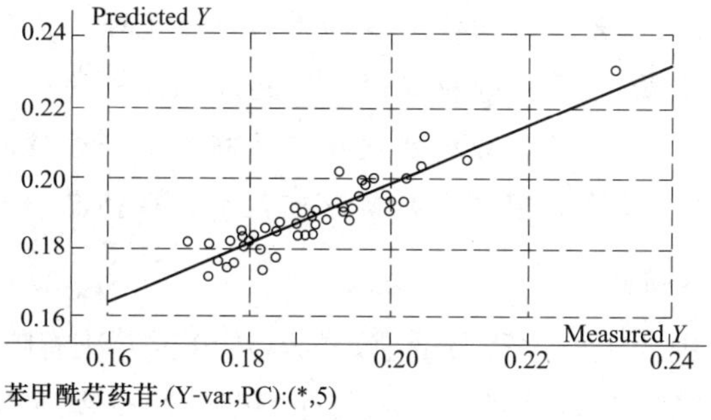

（b）苯甲酰芍药苷

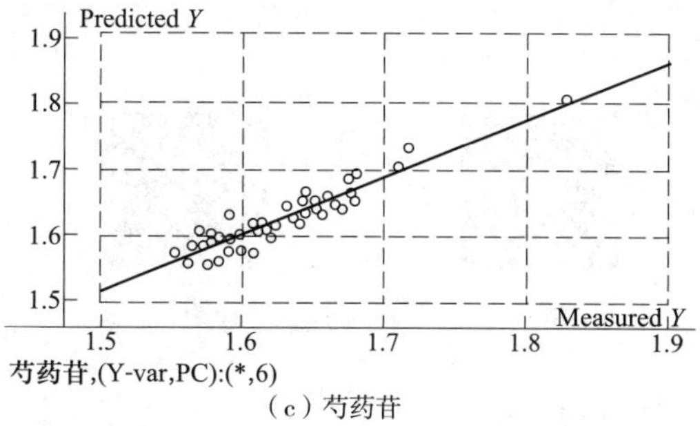

（c）芍药苷

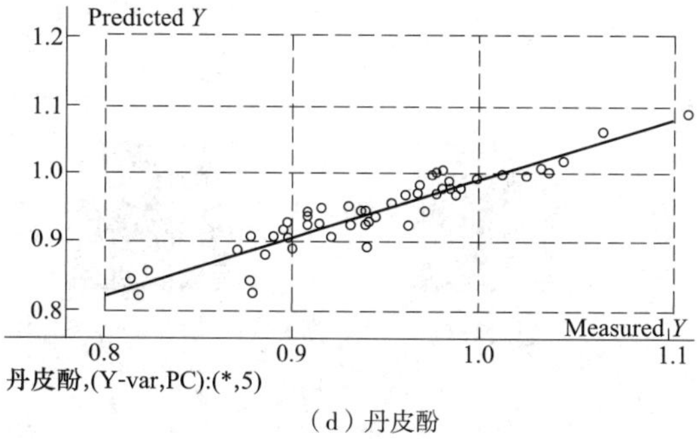

（d）丹皮酚

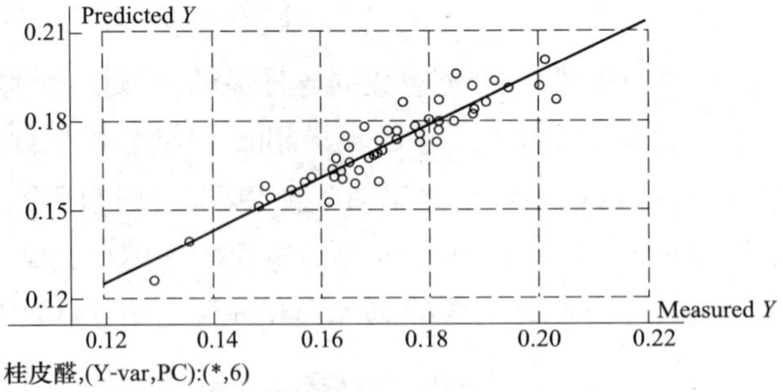

（e）桂皮醛

图 9-26 没食子酸、苯甲酰芍药苷、芍药苷、丹皮酚和桂皮醛实测值和 NIR 预测值的相关性

目标测试

答案解析

一、单选题

1. 中药生产过程分析主要的抽样方法有（　）

   A. 离线抽样理论与方法　B. 现场抽样理论与方法　C. 在线抽样理论与方法

   D. 原位抽样理论与方法　E. 随机抽样理论与方法

2. 中药生产过程分析的特点包括（　）

   A. 工艺过程的终点不再是一个确定的点

   B. 工艺过程的终点以物料的属性是否已达到预期状态为判断标准

   C. 工艺过程分析仪器是中药过程分析的核心工具之一

   D. 中药过程分析实现了中药制药生产过程的多变量数据采集与分析

   E. 单次单因素分析实验可系统阐释药品和工艺变量的相互关系

二、简答题

1. 中药生产过程质量控制的常用分析方法有哪些？
2. 请以 NIR 为例，说明其在中药生产过程质量分析中有哪些应用。
3. 在线检测技术可用于中药制药过程的哪些环节？请举例说明。

书网融合……

思政导航　本章小结　微课　题库

（耿　婷　肖　伟）

第十章　中药质量标准的制定

学习目标

知识目标

1. 掌握　中药质量标准的主要内容和制定方法。

2. 熟悉　中药质量标准的特性和制定中药质量标准的原则和前提及中药质量标准研究的一般程序。

3. 了解　稳定性研究内容及实验方法。

技能目标　通过本章的学习，能够对中药质量标准的制定有一定的理解，具备制定中药质量标准的基本能力和技能。

素质目标　既有中医药传统理论，又具有现代医药质量标准研究理论与能力的综合素质。

中药质量标准是国家对中药的质量规格及检验方法所做的技术规定，是中药生产、供应、使用、检验和管理部门共同遵循的法定依据。中药质量标准的制定需符合中药本身的特点，制定的方法与指标应能真正评价中药的质量。因此，建立与临床疗效相关的合理中药质量标准是中药分析学的重要任务之一。

第一节　概述

PPT

一、中药质量标准制定的原则和前提

微课1

中药质量标准的制定，需基于中医药理论，充分体现“安全有效、技术先进、经济合理、不断完善”的指导思想。由于中药基源复杂，来源受自然因素影响较大，加之生产过程人为因素影响，容易造成中药质量参差不齐。因此，必须制定统一的中药质量标准，从而保证中药的安全、有效、稳定。

（一）制定中药质量标准的原则

1. 安全、有效的原则　中药由于基源复杂，所含化学成分繁多，有效成分尚不完全明确，其质量标准建立任务十分艰巨，制定质量标准时必须把“安全、有效”原则放在首要位置。

2. 技术先进、国际化的原则　制定中药质量标准时，需注重新技术、新方法的应用，积极采用国际先进的药品标准评价技术和方法，促进中药质量标准国际化。

3. 科学、可控、规范的原则　制定中药质量标准时，必须遵循中医药理论，充分考虑中药本身特点，选择合适的技术方法，设置科学的检测项目，规定合理的判断标准，在确保质量安全有效前提下，应倡导简单可行。此外，中药质量标准的体例格式、文字术语、计量单位、数字符号及通用的检测技术与方法应统一规范。

4. 传承创新的原则　中药质量标准研究应遵循中医药发展规律，坚持继承和创新相结合，必须与时俱进，不断发展完善，体现药品质量全生命周期管理的理念。并鼓励自主创新，提高中药的国际竞争力。

（二）制定中药质量标准的前提

1. 基源明确 由于中药材的同名异物、同物异名及多基源现象比较普遍，直接影响药材的质量，所以药材必须基源明确，才能制定相关质量标准。

2. 处方、工艺固定 中药原料及处方相同，但工艺不同，也将导致中药提取物与中药制剂所含化学成分的种类及其含量不同，直接影响鉴别、含量测定等项目的建立和限度的规定。因此涉及制备工艺的品种，包括中药饮片、提取物及中药制剂等均需先进行工艺条件优化，确定最佳工艺条件，并进行中试规模的试生产验证。只有工艺确定后，才能进行质量标准研究。

3. 原辅料标准先行 中药提取物、中药制剂质量标准制定之前，必须先制定相关药材、饮片和辅料的质量标准，在新药临床研究、中试及后期生产时，投料的辅料必须符合相应的标准。

因此，药材基源明确，饮片炮制工艺固定，提取物、中药制剂处方和制备工艺固定，原辅料质量标准完备是制定中药质量标准的前提。

二、中药质量标准的特性

安全性、有效性、稳定性和可控性是药品的质量特性，而质量标准作为一种标准，除包含上述质量特性的同时，还具备以下标准特性。

（一）权威性

《中华人民共和国药品管理法》规定，药品必须符合国家药品标准，以供药品生产、供应、使用、检验和管理部门共同遵循。因此中药质量标准是一种法律法规，具有权威性。

（二）科学性

中药质量标准的制定，必须依据大量的数据资料，积累足够的样本数量，经过大量反复的实验验证。中药质量标准中方法的确定和限度的规定均需要充分的科学依据，既能真正控制中药质量，又能符合生产实际情况。

（三）进展性

中药质量标准不是一成不变的，某一时期所制定的质量标准只是当时对中药质量认识的阶段性小结，难免有不够全面，不够科学之处。随着对中药认识的加深及生产水平的提高和检测技术的改进，需不断对中药质量标准进行修订和完善。在新药申报过程中，从临床用质量标准到试行质量标准，再由试行质量标准到正式国家标准，均需不断修正和完善其内容和方法。此外，《中国药典》每五年修订再版，或出版增补本的做法均是药品质量标准进展性的体现。

>>> 知识链接

《中华人民共和国药品管理法》

《中华人民共和国药品管理法》（以下简称《药品管理法》）于1984年9月20日第六届全国人民代表大会常务委员会第七次会议通过，并于2001年2月28日第九届全国人民代表大会常务委员会第二十次会议第一次修订。根据2013年12月28日第十二届全国人民代表大会常务委员会第六次会议《关于修改〈中华人民共和国海洋环境保护法〉等七部法律的决定》进行了第一次修正，根据2015年4月24日第十二届全国人民代表大会常务委员会第十四次会议《关于修改〈中华人民共和国药品管理法〉的决定》进行第二次修正，2019年8月26日第十三届全国人民代表大会常务委员会第十二次会议第三次修订。

《药品注册管理办法》根据《中华人民共和国药品管理法》《中华人民共和国中医药法》《中华人民共和国疫苗管理法》《中华人民共和国行政许可法》《中华人民共和国药品管理法实施条例》等法律、

行政法规所制定。已于2020年1月15日经国家市场监督管理总局2020年第1次局务会议审议通过，自2020年7月1日起施行。

《中药注册管理专门规定》，为促进中医药传承创新发展，遵循中医药研究规律，加强中药新药研制与注册管理，根据《中华人民共和国药品管理法》《中华人民共和国中医药法》《中华人民共和国药品管理法实施条例》《药品注册管理办法》等法律、法规和规章，制定本规定。自2023年7月1日起施行。《中药注册管理专门规定》在药品注册管理通用性规定的基础上，进一步对中药相关要求进行细化，加强中药新药研制与注册管理，促进中医药传承创新发展。

三、中药质量标准研究的一般程序 微课2

（一）依据法规制定方案

中药质量标准研究方案的设计应根据《药品注册管理办法》《中药注册管理专门规定》《中药新药质量研究技术指导原则》《中药新药质量标准研究技术指导原则》等进行，质量标准拟定的各项内容需参照《中国药典》现行版而制定。

（二）文献查阅

查阅所研究中药材、饮片、提取物或中药制剂组方中各味中药的主要化学成分及理化性质以及与功能主治相关的药效学研究及质量控制方面的国内外文献资料，为制定质量标准提供参考依据。

（三）实验研究

根据质量标准研究方案和文献检索的结果，对质量标准中的各项内容进行实验研究，积累原始实验数据，为质量标准的制定提供科学依据。

（四）制定并起草质量标准草案及起草说明

根据实验研究结果，参照《中国药典》现行版中同类中药质量标准的内容和格式进行数据整理和起草质量标准草案，其内容和格式必须符合规范化的要求，并对质量标准草案进行详细的制定依据说明。

PPT

第二节　中药质量标准的主要内容及起草说明

中药质量标准的主要内容包括：品名、来源或处方、制法、性状、鉴别、检查、浸出物、特征图谱或指纹图谱、含量测定、炮制、性味与归经、功能与主治、用法与用量、规格、贮藏等项目，中药材、中药饮片、中药提取物和中药制剂的质量标准内容依据各自特点又稍有差异。

一、中药质量标准的主要内容

（一）药材和饮片

中药材和饮片质量标准正文按名称、来源、性状、鉴别、检查、含量测定等顺序编写。

未列饮片和炮制项的，其名称和药材名相同，则同为饮片和药材标准。

列在药材项下的饮片，列出【炮制】项。与药材相同的内容只列出项目名称，其要求用“同药材”表述，不同于药材的项目需逐项列出，并规定相应的指标。同时增加【性味与归经】【功能与主治】【用法与用量】【注意】【贮藏】等项目。

单列饮片的标准内容，其来源简化为“本品为××的炮制加工品”，增加【制法】项，收载相应的炮制工艺。其余同上，具体见下文。

1. 名称 包括中文名、汉语拼音及拉丁名。

2. 来源 包括原植（动）物的科名、植（动）物的中文名、拉丁学名、药用部位、采收季节、产地加工等。矿物药包括该矿物的类、族、矿石名或岩石名、主要成分等。

3. 性状 列出药材、饮片的形状、大小、表面（色泽、特征）、质地、断面、气味等特征。

4. 鉴别 列出鉴别药材、饮片真伪的方法，包括经验鉴别、显微鉴别、理化鉴别。

5. 检查 列出对药材或饮片的含水量、纯净程度、有害元素、农药残留等进行的限量或含量检查项目及限度。

6. 浸出物 列出用水、乙醇或其他适宜溶剂和针对药材、饮片中相应的有效类物质进行测定的方法，并规定限度。

7. 特征图谱或指纹图谱 列出相应的测定方法，采用色谱法建立的，需列出色谱条件和系统适用性实验，并附相应的对照图谱，指认色谱峰对应的成分。特征图谱需说明特征峰和相对保留时间，指纹图谱需按中药色谱指纹图谱相似度评价系统评价，并规定供试品指纹图谱与对照品指纹图谱的相似度。

8. 含量测定 列出所采用的含量测定方法，规定相应的限度标准。

9. 炮制 药材项下饮片标准中均需列出炮制项，描述炮制方法。与药材性状不同的需描述饮片性状。

10. 性味与归经 按中医药理论与经验概括中药饮片四气五味和归经。

11. 功能与主治 按中医药或民族医药学的理论和临床用药经验概述功能主治。

12. 用法与用量 如是常规水煎内服，只按成人一日剂量描述，必要时酌情增减，另有规定除外。

13. 注意 说明主要的禁忌和不良反应。

14. 贮藏 注明贮存与保管的基本要求。

（二）植物油脂和提取物

正文按名称、来源、制法、性状、鉴别、检查、含量测定、贮藏、制剂等顺序编写。

1. 名称 包括中文名、汉语拼音名及英文名。

2. 来源 说明其以何种中药或药用植物加工制得。

3. 制法 挥发油和油脂、有效成分不写制法；粗提物和有效部位、组分提取物需列制法项，列出制备方法。

4. 性状 挥发油和油脂需规定外观颜色、气味、溶解度、相对密度和折光率等；粗提物和有效部位提取物需规定外观颜色、气味等；有效成分提取物需规定外观颜色、溶解度、熔点、比旋度等。

5. 鉴别 列出鉴别真伪的方法，方法要求同中药材和饮片，但不作形态、显微鉴别。

6. 检查 提取物的检查项应视具体情况进行，列出相应的检查项目及限度。

7. 特征图谱或指纹图谱 方法要求同中药材和饮片。

8. 含量测定 对相关成分列出含量测定方法，并规定限度标准。

9. 贮藏 注明贮存与保管的基本要求。

10. 制剂 部分有明确制剂的油脂或提取物列出可制成的制剂。

（三）中药制剂

正文按名称、处方、制法、性状、鉴别、检查、含量测定、功能与主治、用法与用量、注意、规格、贮藏等顺序编写。

1. 名称 包括中文名和汉语拼音名。

2. 处方 列出处方组成及用量。

3. 制法 按实际生产情况简要表述工艺流程的主要步骤、必要的技术参数与规定的制成量（以1000 为单位）。

4. 性状 一般需写明品种的外观形状、色、嗅、味等。

5. 鉴别 方法及要求同中药材和饮片。

6. 检查 描述该品种需规定的检查项目，如水分、炽灼残渣、有害元素、农药残留量、有机溶剂残留量、树脂降解产物检查等以及制剂通则项下该剂型规定的检查项目。

7. 浸出物 方法及要求同中药材和饮片。

8. 特征图谱或指纹图谱 方法及要求同中药材和饮片。

9. 含量测定 方法及要求同中药材和饮片。

10. 功能与主治 方法及要求同饮片。

11. 用法与用量 先描述用法，后描述一次用量及一日用量次数，必要时酌情增减，另有规定除外。

12. 注意 方法及要求同中药材和饮片。

13. 规格 以重量计的，如丸剂、片剂，注明每丸（片）的重量；以装量计的，如散剂、胶囊剂、液体制剂，注明每包（粒、瓶）的装量；以标示量计的，注明每单剂含量。

14. 贮藏 方法及要求同中药材和饮片。

二、中药质量标准起草说明

中药质量标准起草说明是对所制定的质量标准的详细注释，解释标准起草过程中，制定各个项目，采用各指标和方法以及规定各限度的依据，是对该中药从历史考证、理化鉴别、质量控制、临床应用等资料全面的汇总。起草说明包括理论性解释和全部实践数据总结，即使部分实践内容未列入正文项下，也应编写在内，从而有助于判断制定质量标准的合理性和应用各种检测方法的可靠性。

（一）药材和饮片

1. 名称 阐明确定该名称的理由及依据。植物的科名、拉丁学名的主要参照依据为 *Flora of China*、《中国高等植物》及《中国植物志》相关卷册的核定。炮制品的名称需与药材名称相呼应，如炙黄芪、蜜麻黄、熟地黄。

2. 来源 简要说明历史沿革及目前使用和生产的药材品种和饮片情况。

（1）基源 需记录基源鉴定的详细资料，确定原植物（动物）的科名，中文名，拉丁学名，矿物药的中文名和拉丁学名。单列饮片的来源简化为“本品为××的炮制加工品”，并增加【制法】项，收载相应的炮制工艺。

（2）采收时间 采收时间与药材质量有密切关系，需对采收时间进行考察，并在起草说明中列入考察资料。采收时间如必须控制在某生长阶段的，则应明确规定，如“花盛开时采收”“枝叶茂盛时采收”；有的品种对采收时间段虽不十分敏感，但某生长阶段的采收质量相对较好，则应加以规定，如“全年均可采收，以枝叶茂盛时采收为佳”等。凡全年均可采收，对药材质量无影响者，规定为“全年均可采收”。

（3）产地加工 说明产地加工的方法及研究资料。有的药材由于地区习惯不同，加工的方法不一，尽可能选择能确保质量具有代表性的一种方法，必要时也可列两种方法。如果是在产地加工成片（段），应在起草说明中明确。有其他影响药材质量及性状的加工处理方法应重点注明，如“趁鲜切片后干燥”“开水略烫后干燥”“刮去外皮后干燥”等。

3. 性状 说明性状描述的依据。按药材、饮片的实际形态描述，描述要抓主要特征，文字要简练，用语要准确。多植（动）物来源的药材，其性状无明显区别者，可合并描述；有明显区别者，应分别描述。药材形状有明显区别，但植（动）物来源相互交叉则按传统习惯，以药材的形状分别描述。无论是根、根茎、藤茎、大果实、皮类药材，应尽量多描述断面特征，以便进行破碎药材或饮片的性状鉴别，也可避免饮片性状的重复描述内容。药材和饮片标本的来源，需附上彩色照片等资料。

4. 鉴别 需说明选用各项鉴别的依据并提供全部研究资料。

（1）经验鉴别 用传统的实践经验，对药材、饮片的某些特征，采用直观方法进行真伪鉴别。

（2）显微鉴别 凡有下列情况的药材、饮片，应尽量规定显微鉴别：即组织构造特殊或有明显特征可以区别类似品或伪品的；外形相似或破碎不易识别的；或某些常以粉末入药的毒性或贵重药材、饮片。

（3）理化鉴别 需注重方法的专属性及重现性，药材因成分复杂，干扰物质多，一般理化鉴别、光谱鉴别方法很难符合专属性的要求。因此，除矿物药材及炮制品外，原则上不予采用。①一般理化鉴别：在明确鉴别成分或成分类别时，需选择专属性强及反应明显的显色反应、沉淀反应、荧光现象等。选择显色反应、沉淀反应，注意避免出现假阳性的结果。选择荧光特征鉴别时，使用波长根据实际应用标明，注意荧光颜色描述应尽量准确，荧光鉴别的收载一定慎重，应考察药材、饮片放置不同时间引起的荧光变化情况；②光谱鉴别：矿物药的某些光谱特征，可作为鉴别的依据。其他中药材、饮片当无法建立专属性鉴别时，如含有的化学成分在紫外或可见光区有特征吸收光谱，也可作为鉴别的依据。鉴别特征可采用测定最大吸收波长，如有 2～3 个特定吸收波长时，也可测定各波长吸收度的比值；③色谱鉴别：需重点考察多植物来源药材、饮片的色谱行为是否一致，在化学物质研究的基础上，确定其色谱行为的相同和不同点，说明所选择条件的专属性。考察不同植物来源对照药材的色谱差异，提供考察色谱图，如果多植物来源对照药材的色谱行为差异大，应明确所使用对照药材的植物来源。

5. 检查 阐明各检查项目选定依据及实验依据。需根据药材、饮片的具体情况规定检查项目，选择代表性的样品，制定切实可行的指标和限度，以确保安全与有效。常见的检查项目有杂质、水分、灰分、有害元素、膨胀度、酸败度、农药残留量等。

6. 浸出物 需说明规定该项目的理由，所采用方法的依据，列出实测数据，并注明所用溶剂，含量按药材、饮片的干燥品计算。适用于尚无法建立含量测定方法，或虽已建立含量测定项目、但所测定成分与功效相关性差或含量低于万分之二的药材和饮片，以便更好地控制质量。

7. 特征图谱或指纹图谱 需说明选用特征图谱或指纹图谱的依据并提供全部试验资料。采用色谱法建立特征图谱或指纹图谱时，需进行色谱条件优化以保证信息最大化。特征图谱的辨识应从整体的角度综合考虑，经对 15 批以上样品图谱的研究和比较，确定具有特征意义的峰作为特征或指纹峰，确定合理的参比峰，给以编号。原则上需根据该药材或饮片所含主成分进行相关表征，并体现在特征图谱中，一般要求至少指认其中 3 个以上的有效成分、特征成分或主成分并对其比例作出规定。对色谱峰个数及指认色谱峰的相对保留时间和相对峰面积作出规定。指纹图谱需按中药色谱指纹图谱相似度评价系统评价供试品指纹图谱与对照指纹图谱的相似度。

8. 含量测定 说明含量测定项目选择的理由及测定方法和含量限度的依据，提供相应的实验数据资料。

（1）测定成分的选定 需首选有效成分，专属成分或特征成分，如药材、饮片含有多种活性成分，应尽可能选择与中医用药功能与主治相关成分；为了更全面控制质量，可以采用同一方法测定 2 个以上多成分含量，一般以总量计制定含量限度，如三七同时测定人参皂苷 Rg_1、人参皂苷 Rb_1 和三七皂苷 R_1 的总量；对于尚无法建立有效成分含量测定，或虽已建立含量测定、但所测定成分与功效相关性差或含量低的药材和饮片，而其有效成分类别又清楚的，可进行有效类别成分的测定，如总黄酮、总生物碱、总皂苷、总鞣质等的测定；含挥发油成分的，可测定挥发油含量；某些品种，除检测单一专属性成分外，还可测定其他类别成分，如五倍子测定没食子酸及鞣质；姜黄测定姜黄素及挥发油含量等；此外，应选择测定药材、饮片所含的原形成分，不宜选择测定水解成分；不宜采用无专属性的指标成分和微量成分（含量低于万分之二的成分）定量。

（2）含量测定方法　优先选用高效液相色谱法、气相色谱法等方法，也可采用化学分析方法（容量法、重量法）、分光光度法、薄层色谱扫描法、其他理化检测方法以及生物测定法等。定量方式上可采用外标法，一测多评等方式。

（3）含量测定方法验证　含量测定应进行分析方法验证，确证其可行性，验证方法按《中国药典》2020 年版（四部）“药品质量标准分析方法验证指导原则”（指导原则 9101）执行。

（4）含量限（幅）度的制定　含量限（幅）度的制定，应根据药材、饮片的实际情况来制定。一般应根据不低于 15 批样品的测定数据，按其平均值的 ±20% 作为限度的制定幅度，以干燥品来计算含量；毒性药材、饮片要制定限度范围，根据毒理学研究结果及中医临床常用剂量，确定合理的上下限数值。

含量限度规定的方式，有以下几种：只规定下限，用于所测定成分为有效成分时；只规定上限，用于所测定成分为有毒成分的限量检查时；规定幅度，用于所测定成分既为有毒成分又为有效成分时。如马钱子：“本品按干燥品计算，含士的宁（$C_{21}H_{22}N_2O_2$）应为 1.20% ~2.20%”。凡含有两种以上的有效成分，而且该类成分属于相互转化的，可规定各成分之和，如苦参：“本品按干燥品计算，含苦参碱（$C_{15}H_{24}N_2O$）和氧化苦参碱（$C_{15}H_{24}N_2O_2$）的总量，不得少于 1.2%”。多植物来源的药材、饮片，如外形能区分开而其含量差异又较大者，可分别制定限量标准，如昆布：“本品按干燥品计算，海带含碘（I）不得少于 0.35%；昆布含碘（I）不得少于 0.20%”。

9. 炮制　说明炮制的目的和炮制工艺制定的依据和试验数据。

【性味与归经】【功能与主治】【用法与用量】【注意】【贮藏】等项目应根据实际情况提供必要的药理毒理数据及文献研究资料，并说明依据。

（二）植物油脂和提取物

1. 名称　说明命名的依据。一般挥发油和油脂命名以药材名加“油”构成；粗提物命名以药材名加提取溶剂加“提取物”构成。提取溶剂为水时可省略为药材名加“提取物”构成；有效部位、组分提取物命名以药材名加有效部位、组分名构成，如三七三醇皂苷。

2. 来源　简要说明植物油脂和提取物的来源情况。写明该中药的原植（动）物科名、植（动）物中文名、拉丁学名、药用部位，有效成分应写出分子式、分子量和结构式，挥发油和油脂要写明简要提取方法。多来源药材提取物需固定一个基源，如必须采用两种以上基源植物的必须固定相互间的比例。

3. 制法　挥发油和油脂、有效成分不写制法；粗提物和有效部位、组分提取物应列制法项。需说明中药提取的制备过程，列出详细的制备工艺，说明各项技术指标和参数的含义，需考察提取工艺所采用溶剂、提取方法、提取次数等主要参数、浓缩的方法与指标、分离纯化的方法与主要参数。对药材的前处理方法（包括粉碎、切制等）也需说明。① 采用水煮醇沉工艺的制法项下，需规定煎煮次数与每次煎煮的时间，浓缩的指标，乙醇用量或含醇量（%），放置条件与时间等；② 采用醇提工艺的制法项下需规定加热回流提取所用乙醇的浓度、回流次数、每次回流的时间等；③ 采用渗漉法提取工艺的制法项下需规定渗漉所用溶剂种类、浸渍时间、渗漉速度、渗漉液收集量等；④ 采用浸渍工艺的品种，制法项下需规定浸渍溶剂的名称、浓度、用量与浸渍的方法与时间；⑤ 采用活性炭处理的品种需注明其来源和活性范围、使用次数与用量；⑥ 使用吸附树脂进行分离纯化工艺的品种，需注明吸附树脂的名称与型号，洗脱溶剂、用量与方法；⑦ 考察提取液的浓缩干燥方法、需控制的浓缩指标（如测定相对密度）、干燥所需温度与时间等。

4. 性状 说明性状描述的依据。

5. 鉴别 说明各项鉴别的理由，要求同药材和饮片。但植物油脂和提取物不具备原药材形态鉴别的特征。

6. 特征图谱或指纹图谱 要求同药材和饮片。还应在建立中药提取物特征或指纹图谱的同时建立药材饮片的相应图谱。并对中药提取物与原药材饮片之间的相关性要进行分析，药材饮片与中药提取物特征或指纹图谱应具相关性，提取物图谱中的特征或指纹峰在药材饮片的色谱图上应能指认。提取物图谱的建立应重点考察主要工艺过程中谱图的变化；提取物需采用对照品或对照提取物作对照（挥发油和油脂的特征或指纹图谱可以选择参照物或上述对照物质，或其中的有效成分、特征成分或主成分）。

7. 检查 说明检查项目的理由及依据。应根据原料药材中可能存在的有毒成分、生产过程中可能造成的污染情况、贮藏条件等建立检查项目，检查项目应能真实反映中药提取物质量，并确保安全与有效。

提取物的检查项应视具体情况按相应制剂通则要求进行，对于有效成分提取物，应对主成分以外的其他成分进行系统研究，并设相关物质检查，其要求同化学药原料药。

作为注射剂原料的提取物检查项除一般检查项外，还需对其安全性等的检查项进行研究，包括色度、酸碱度、水分、总固体、蛋白质、鞣质、树脂、草酸盐、钾离子、重金属、砷盐、溶剂残留量等项目，按照相应注射剂品种项下的规定选择检查项目，并列出控制限度。

8. 含量测定 要求同药材和饮片。需建立相关成分的含量测定方法并制定限度；对于有效部位、组分提取物必须建立成分类别的含量测定方法并制定限度。

9. 贮藏 说明贮藏的要求及理由。提取物属制剂中间体，需对光照、温度、湿度（包括含水量）等因素对其影响作稳定性考察研究，一般按照《中国药典》2020 年版“原料药物与制剂稳定性试验指导原则”（指导原则 9001）进行，提供稳定性研究资料。

10. 制剂 有明确制剂的油脂或提取物列出可制成的制剂。

（三）中药制剂

1. 名称 说明命名的依据及理由。

（1）名称 应科学、明确、简短、不重复，符合《中成药通用名称命名技术指导原则》要求。剂型需放在名称之后，不宜采用人名、地名、企业名称，不宜采用夸大、自诩、不切实际的用语，一般字数不超过 8 个字。

（2）单味制剂 一般采用原料（饮片）名与剂型名结合。

（3）复方制剂 根据处方组成的不同情况可酌情采用下列方法命名：① 采用君药前加复方后加剂型，如复方丹参片、复方龙血竭胶囊；② 方内主要药味缩写加剂型，如香连丸、银黄口服液；③ 方内主要药味缩写加功效加剂型，如龙胆泻肝丸（大蜜丸）、银翘解毒软胶囊；④ 采用药味数与主要药名或功效加剂型，如六味地黄颗粒、十全大补丸；⑤ 采用功效加剂型，如补中益气合剂、镇脑宁胶囊；⑥源于古方，不违反命名原则可采用古方加剂型，如左金胶囊；⑦ 单一成分或一类成分的复方制剂，可采用成分加剂型，如黄杨宁片；⑧ 采用方内药物剂量比例或服用剂量加剂型，如六一散、七厘散、九分散；⑨ 采用象形比喻结合剂型命名，如玉屏风颗粒；⑩ 采用主要药材和药引加剂型，如川芎茶调散，以茶水调服。

>>> 知识链接

《中成药通用名称命名技术指导原则》

《中成药通用名称命名技术指导原则》为规范中成药命名，体现中医药特色，2017 年 11 月 20 日，原国家食品药品监督管理总局发布《中成药通用名称命名技术指导原则》（2017 年第 188 号），予以发布。本通告自发布之日起执行。上述技术指导原则发布后受理的中药新药应根据此技术指导原则的要求进行命名；已经受理的中药新药，其命名与技术指导原则不符的，注册申请人可以通过补充申请重新命名。对已上市中成药名称进行规范的要求另行制定。

2. 处方　需列出详细处方药味及用量，包括主要辅料。如是保密品种，处方也需完整地列在起草说明中。中药复方需按中医药理论阐述方解。

3. 制法　详细列出完整的生产工艺和全部技术参数，说明各工艺步骤及技术参数的意义，确定最终制备工艺及技术条件的依据。一般需明确提取溶剂的名称、提取方法、分离、浓缩、干燥的方法与主要参数。

4. 性状　说明性状描述的依据。对制剂颜色的描述可根据样品贮藏期间颜色的实际情况规定一定的色度范围。

5. 鉴别　说明各鉴别项目选定的依据，提供完整研究资料，确保鉴别项目规范合理。

（1）鉴别项目　原则上处方中所有药味均需进行鉴别研究，首选处方中君药、贵重药、毒性药列入质量标准，再选其他药味，未列入标准的药味应说明理由。

（2）鉴别方法　制剂中各药味的鉴别方法应尽量与其饮片质量标准的鉴别方法相对应，如因其他成分干扰或制剂的提取方法不同，不能采用与饮片相同的鉴别方法时可采用其他鉴别方法，应予以阐明。

采用薄层色谱法鉴别需提供完整的研究资料，如前处理选择的依据和数据，试验条件及选定依据，对照药材、对照品的来源、阴性对照的制备方法等，要求随资料附相关图谱。经饮片粉末直接制成制剂或添加有部分饮片粉末的制剂，可选用显微鉴别。显微鉴别首选现行药典成方制剂中已有规定的该药味的显微特征，如果确有干扰，可选用其他显微特征或改用其他鉴别方法。在选取处方各药味显微特征时要考虑到二点：一是在该处方中的专一性；二是尽可能对处方外的饮片也可排除，并且范围越大越好。

化学反应鉴别法因其专属性较差，一般用于制剂中的矿物药或某一化学成分的鉴别，尽量避免用于中药复方制剂中共性成分的鉴别。

处方中多种药味含挥发性成分时，可选用气相色谱法鉴别，应尽可能在同一色谱条件下进行鉴别。采用挥发油对照提取物对照时，相关组分峰应达到良好分离，保证结果的重现性。必要时可选择高效液相色谱质谱联用技术作为鉴别方法。

6. 检查　说明各检查项目选定的依据，提供完整研究资料，确保检查项目规范合理。

（1）按照《中国药典》2020 年版（通则 0100）各剂型规定明确该制剂需检查的项目及规定的限度值。《中国药典》四部收载的检查方法根据药品的不同情况有的会按序排列多个方法，制定各品种质量标准时，应考察每种方法对所测品种的适用性，一般应明确规定使用第几法并说明使用该方法的理由。药典未收载的剂型根据剂型和用药需要制定相应的检查项目。

（2）单一成分的制剂或中西药复方制剂中的化学药需检查含量均匀度。

（3）含有毒性药材的制剂，原则上需制定有关毒性成分的检查项目，规定限度指标，以确保用药安全。

（4）生产过程可能造成重金属和砷盐污染的中药制剂，或使用含有矿物药、海洋药物、地龙等动物药及可能被重金属和砷盐污染的中药饮片生产的中药制剂，需制定重金属和砷盐的限量检查项目。

（5）使用乙酸乙酯、甲醇、三氯甲烷等有机溶剂经萃取、分离、重结晶等工艺制成的中药制剂需检查溶剂残留量，规定残留溶剂的限量。工艺中使用非药用吸附树脂进行分离纯化的制剂，应控制树脂中残留致孔剂和降解产物。根据吸附树脂的种类、型号规定检查项目，主要有苯、二甲苯、甲苯、苯乙烯、二乙基苯等。检测方法按《中国药典》2020年版（四部）“残留溶剂测定法”（通则0861）检查。

7. 浸出物 方法及要求同中药材和饮片，说明浸出物测定选定的依据，提供完整研究资料，确保浸出物方法及限度规范合理。可根据成方制剂中主要成分的理化性质选择合适的溶剂有针对性地对某一类成分进行浸出物测定，应注意避免辅料的干扰。含糖等辅料多的剂型对浸出物的测定有一定影响，一般不建议使用乙醇或甲醇作为浸出溶剂，可根据所含成分选用合适的溶剂。

8. 特征图谱或指纹图谱 方法及要求同药材和饮片。同时还需建立饮片、中间体相应的特征图谱或指纹图谱，并需对成方制剂与饮片、中间体特征图谱或指纹图谱之间的相关性进行分析，饮片图谱中的特征或指纹峰在中间体和制剂的图谱上应能指认。应采用对照品或对照提取物作对照物，对色谱峰较多的样品，对照品最好能设立2～3个，以便与对照图谱定位。特征或指纹图谱中具有特殊意义的峰应予以编号，对色谱峰个数及指认色谱峰的相对保留时间应作出规定。

9. 含量测定 说明含量测定方法选定的依据，并进行方法学考察，提供完整研究资料，确保含量测定方法及限度规范合理。

（1）测定药味的选定 按照中医药理论，选择药理作用与功能主治一致的药味，首选处方中君药、贵重药、毒剧药制定含量测定项目。在上述药味基础研究薄弱或无法进行含量测定时，也可选择臣药及其他药味进行测定。

（2）测定成分的选定 测定成分尽量与中医理论一致，与药理作用和功能主治一致。优先选择有效成分，专属成分或特征成分。① 首选制剂处方中的君药、贵重药及毒性药中的有效成分进行含量测定，如处方中君药、贵细药及毒性药的有效成分不明确或无专属性方法进行测定时，也可选择组方中佐、使药或其他能反应药品内在质量的成分进行含量测定；② 为了更全面控制中药制剂质量，可对多味药多成分进行定量分析，可分别测定二个以上单一有效成分的含量，也可以测定单一有效成分后再测定其他类别成分总量，如总黄酮、总生物碱、总皂苷、总鞣质等；③ 尽量与饮片含量测定成分相对映，以便更有效的控制质量；④ 系列品种的质量标准应尽可能统一，如选用相同的检测方法及指标；⑤ 测定成分应注意避免选择分解产物、不稳定成分、无专属性成分或微量成分。

（3）测定方法的选定 根据“准确、灵敏、简便、快速”的原则，参考文献及相关资料，并结合处方工艺和剂型特点等综合考虑选择测定方法，选择方法需考虑专属性、重现性、稳定性、先进性、适用性等方面，一般优先选择色谱法并进行方法学考察。

（4）含量限度的确定 含量限度需根据中药制剂实测结果与原料药饮片的含量情况确定。尽可能多的测定数据才有足够的代表性，申报新药至少10批以上，申请上药典至少15批次以上样品数据为依据。

有毒成分及中西药复方制剂中化学药品的含量需规定上下限，上下限幅度应根据测试方法、品种情况、转移率及理论值确定，一般应在±（5%～20%）之间，并在安全有效范围内，制定上下限应有充分依据。

10. 功能与主治 根据药理试验、临床试验研究的结果，说明制定功能与主治的理由。

11. 用法与用量、注意 根据实际情况提供可能的试验及文献研究资料，并说明依据。

12. 规格 阐明规格的理由，提供证明性资料。

（1）片剂（糖衣片规定片心重量）、胶囊、栓剂、口服液、大蜜丸、注射剂、喷雾剂、气雾剂等应规定每个制剂单位的重（装）量。

（2）单剂量包装的制剂应规定每个包装单位的装量，如颗粒剂、散剂、丸剂等。

（3）以丸数服用的丸剂、滴丸剂应规定每丸或每 10 丸的重量。

（4）单体成分或有效部位、组分制剂可规定每个制剂单位的标示含量。

13. 贮藏　根据稳定性研究资料说明贮藏的要求及理由。

三、中药质量标准的复核及使用

为保证中药质量标准中检测方法的科学性、重现性和可行性，保证设定的方法与指标基本能控制药品质量，中药新药质量标准草案或现有标准增修后，必须由符合要求的食品药品检验所进行标准复核工作。

（一）实验室条件要求

（1）从事药品标准复核检验的药品检验所，需按照《药品检验所实验管理规范》和国家计量认证的要求，通过同级技术监督部门的计量认证或国家实验室认可。

（2）按国家药品监督管理局颁布的药品检验所基本仪器设备配置要求，具有完善的中药检验仪器设备和必要的设施，符合药品检验的质量保证体系和技术要求。

（3）能确保实验消耗品的来源，如各类试剂、试药、对照物质、色谱柱等。

（二）复核的样品要求

复核用样品，中药材、中药饮片每个品种至少包括 3 个不同产地或 3 个不同饮片生产企业的样品，多来源品种应尽可能包含不同基源的药材；中成药、中药提取物应为正式生产的 3 个批号样品，多生产企业的品种，应包括至少 3 个企业的 3 个批号样品。样品量应为一次检验用量的三倍，一般，普通药材每份不少于 100g，贵重药材不少于 15g。

（三）复核的技术要求

复核试验应按照《中国药典》2020 年版（四部）和《中国药品检验标准操作规范》规定的技术要求进行。

1. 性状　考察标准草案中描述的性状是否与样品符合。性状中的颜色描述可规定一定的幅度范围。植物油脂和提取物的溶解度、相对密度、折光率、比旋度、熔点等理化常数的复核数据应在规定的范围内。

2. 鉴别　考察设立的鉴别项目是否具有专属性和良好的重现性。

（1）显微鉴别　考察显微特征是否明显易辨；是否具有专属性或特征性（必要时进行模拟实验验证）；描述用语是否规范、准确；复方制剂中的显微特征是否已归属到处方具体药味。同时，根据【处方】和【制法】判断是否关键药味（君药、臣药、贵重药或毒性药）的特征都收入正文。对成方制剂镜检出现概率低于 40%（制片 10 张，检出规定特征的应不少于 4 张）的或镜检难度大，且已有 TLC 鉴别该药味的，可不做正文规定。

（2）化学反应鉴别　包括各类沉淀反应、颜色反应或荧光颜色反应、气体反应等。考察供试品和试剂、试药的取用量（或浓度）及所需的器皿、温度条件等是否适宜；供试品处理方法是否合理、简便；是否有假阳性干扰。对专属性较差、需特殊试剂和试药，或可以其他鉴别方法取代的，应建议删除。

（3）薄层色谱鉴别　考察供试品取样量、制备方法是否合理及对照品配制溶剂、浓度是否适宜；对照药材用量、制备方法是否合理；固定相、展开剂、点样量、显色条件和检视方法是否适宜；色谱分离是否良好，斑点是否清晰，供试品和对照物质的色谱特征是否一致，方法是否具有专属性（必要时，采用阴性对照进行验证）。应采用对照品、对照药材或对照提取物对照；未采用实物对照的不予通过。对采用对照药材对照的，应要求供试品与对照药材的主要特征斑点相一致。必要时，应采用对照品和对照药材双重对照。多来源药材的色谱行为要重点考察，如不一致应明确原因并提出对来源进行限定的意见（存在多来源药材的，起草单位应提供每种来源对照药材各一份，以备复核所考察用）。

（4）气相色谱和高效液相色谱鉴别　考察供试品制备方法是否合理，供试液进样量、色谱条件（含色谱柱种类、柱温、流速、梯度、流动相组成及比例、检测器类型和参数）、鉴别成分峰的保留时间是否适宜，色谱分离是否良好，方法是否具有专属性。复核试验不应采用与起草标准时使用的同一支色谱柱试验。允许调整色谱柱的内径、长度，固定相的粒度，柱温、进样量、检测器灵敏度以及流动相比例、流速（高效液相色谱法），固定液涂布浓度和载气流速（气相色谱法）等。

（5）光谱鉴别　考察供试品、试剂（试药）的取用量、浓度等是否适宜；提取、纯化或显色处理的条件是否适宜；鉴别参数（例如，紫外光谱的最大吸收峰或最小吸收峰波长、吸光度比值等）确定是否合理；方法是否具有专属性。

3. 检查　有特殊限量规定和通则外检查项目的按标准草案方法进行试验，考察可行性和限度的合理性。其余按《中国药典》2020年版（四部）规定的方法复核，并考察限度的合理性。复核结果应在限度范围内。

4. 浸出物　测定考察供试品取样量，溶剂及使用量、浸渍方法（冷浸法、热浸法）、浸渍时间、干燥方式等是否适宜；限度值是否合理。复核测定两份结果的相对平均偏差不得大于2%（与起草单位数据的相对平均偏差不得大于10%）。

5. 含量测定　包括分光光度法（紫外－可见分光光度法、原子吸收分光光度法）、色谱法（薄层色谱扫描法、高效液相色谱法、气相色谱法等）、容量法和重量法等。紫外－可见分光光度法（对照品比较法）复核测定两份结果的相对平均偏差不得大于2%，紫外－可见分光光度法（比色法）、高效液相色谱法、气相色谱法等复核测定两份结果的相对平均偏差不得大于3%，且与起草单位数据的相对平均偏差不得大于10%；薄层扫描法复核测定两份结果的相对平均偏差不得大于5%，与起草单位数据的相对平均偏差不得大于15%。如不符合要求，应查找差异大的原因或与起草单位在相同条件下再复试。

（1）紫外－可见分光光度法　①对照品比较法：考察供试品取样量、提取和纯化方法、稀释倍数是否适宜；测定用溶剂、对照品浓度、测定波长、吸光度值（应在0.3～0.7之间）等是否合理；含量限度是否合理。用对照品和供试品溶液在200～400nm扫描测定吸收图谱，验证测定波长；②比色法：考察供试品取样量、提取和纯化方法、稀释倍数、显色剂的用量等是否适宜；显色条件如温度、时间等是否合理；供试品溶液中被测成分量是否在标准曲线测定范围；重现性是否良好；含量限度是否合理。用对照品和供试品比色液在400～760nm测定吸收图谱，验证测定波长。

（2）薄层色谱扫描法　考察供试品取样量、提取和纯化方法、点样量等是否适宜；对照品用量、浓度、溶剂、点样量是否适宜；固定相、展开剂、显色剂和检视方法是否适宜；扫描方式、测定波长是否合理；色谱分离、扫描效果是否良好；供试品中被测成分量是否在线性范围内；测定结果是否重现良好；含量限度是否合理。

对照品和供试品斑点在测定波长区间（紫外测定为200～400nm，可见光测定为400～700nm）进行波长扫描，验证测定波长。

（3）高效液相色谱法　考察供试品取样量、提取和纯化方法等是否适宜；对照品用量、浓度、溶剂等是否适宜；色谱柱类型、流动相（组成和比例）、洗脱梯度、检测波长（或其他检测器参数）是否合理；色谱分离效果是否良好；理论板数和分离度等规定的数值是否可行；被测成分峰是否有干扰；供试品中的被测成分测定量是否在线性范围内；含量限度是否合理。

复核试验不应采用与标准起草时使用的同一支色谱柱，允许选择调整色谱柱商品型号、内径、长度、固定相粒度等，允许调整流动相比例、柱温、检测器灵敏度、进样量等。

（4）气相色谱法　考察供试品取样量、提取和纯化方法等是否适宜；对照品用量、浓度、溶剂等是否适宜；固定液种类、程序升温梯度、柱温、检测器温度、进样口温度等参数设置是否合理；色谱分离效果是否良好；理论板数和分离度等规定的数值是否可行；被测成分峰是否有干扰；供试品中的被测成分测定量是否在线性范围内；含量限度是否合理。

复核试验不应采用与标准起草时使用的同一支色谱柱，允许选择调整色谱柱商品型号、固定液涂布浓度、柱内径、长度、载体型号、载气流速、柱温、检测器温度、进样口温度、检测器灵敏度、进样量等。

第三节　中药质量标准研究实例

PPT

一、药材的质量标准

（一）荆芥穗药材质量标准

荆芥穗

Jingjiesui

（SCHIZONEPETAE SPICA）

本品为唇形科植物荆芥 *Schizonepeta tenuifolia* Briq. 的干燥花穗。夏、秋二季花开到顶、穗绿时采摘，除去杂质，晒干。

【性状】本品穗状轮伞花序呈圆柱形，长 3～15cm，直径约 7mm。花冠多脱落，宿萼黄绿色，钟形，质脆易碎，内有棕黑色小坚果。气芳香，味微涩而辛凉。

【鉴别】

（1）本品粉末黄棕色。宿萼表皮细胞垂周壁深波状弯曲。腺鳞头部 8 细胞，直径 95～110μm，柄单细胞，棕黄色。小腺毛头部 1～2 个细胞，柄单细胞。非腺毛 1～6 细胞，大多具壁疣。外果皮细胞表面观多角形，壁黏液化，胞腔含棕色物；断面观细胞类方形或类长方形，胞腔小。内果皮石细胞淡棕色，表面观垂周壁深波状弯曲，密具纹孔。纤维成束，壁平直或微波状。

（2）取本品粗粉 1g，加甲醇 20ml，密塞，超声处理 15 分钟，滤过，滤液作为供试品溶液。另取荆芥穗对照药材 1.0g，同法制成对照药材溶液。再取胡薄荷酮对照品，加石油醚（60～90℃）制成每 1ml 含 4mg 的溶液，作为对照品溶液。照薄层色谱法（通则 0502）试验，吸取供试品溶液 4μl，对照药材溶液 6μl 和对照品溶液 1.0μl，分别点于同一硅胶 G 薄层板上，以石油醚（60～90℃）－乙酸乙酯（37∶3）为展开剂，展开，取出，晾干，喷以 1% 香草醛硫酸溶液，加热至斑点显色清晰。供试品色谱中，在与对照药材色谱和对照品色谱相应的位置上，显相同颜色的斑点。

【检查】

水分　不得过 12.0%（通则 0832 第四法）。

总灰分　不得过 12.0%（通则 2302）。

酸不溶性灰分　不得过 3.0%（通则 2302）。

【浸出物】照醇溶性浸出物测定法（通则 2201）项下的冷浸法测定，用乙醇作溶剂，不得少于8.0%。

【含量测定】

挥发油　照挥发油测定法（通则2204）测定。

本品含挥发油不得少于0.40%（ml/g）。

胡薄荷酮　照高效液相色谱法（通则0512）测定。

色谱条件与系统适用性试验　用十八烷基硅烷键合硅胶为填充剂；甲醇-水（80∶20）为流动相；检测波长为252nm。理论板数按胡薄荷酮峰计算应不低于3000。

对照品溶液的制备　取胡薄荷酮对照品适量，精密称定，加甲醇制成每1ml含20μg的溶液，即得。

供试品溶液的制备　取本品粉末（过二号筛）约0.5g，精密称定，置具塞锥形瓶中，加入甲醇10ml，超声处理（功率250W，频率50kHz）20分钟，滤过，滤渣和滤纸再加甲醇10ml，再超声处理一次，滤过，加适量甲醇洗涤2次，合并滤液和洗液，转移至25ml量瓶中，加甲醇至刻度，摇匀，即得。

测定法　分别精密吸取对照品溶液与供试品溶液各10μl，注入液相色谱仪，测定，即得。

本品按干燥品计算，含胡薄荷酮（$C_{10}H_{16}O$）不得少于0.080%。

【性味与归经】辛，微温。归肺、肝经。

【功能与主治】解表散风，透疹，消疮。用于感冒，头痛，麻疹，风疹，疮疡初起。

【用法与用量】5～10g。

【贮藏】置阴凉干燥处。

（二）荆芥穗药材质量标准起草说明

荆芥穗自《中国药典》2005年版（一部）单列收载。

1. 名称　中药材名加药用部位命名。

2. 来源　拉丁学名：SCHIZONEPETAE SPICA

中药荆芥始载于《神农本草经》，具有祛风，解表，止血作用，中医临床使用历史悠久，为最常用的解表药物之一。现代研究表明，荆芥解表作用的主要有效部位为挥发油类成分。荆芥穗挥发油含量的多少与其临床疗效有密切关系。

荆芥穗的采集时间与品质有较大关系，应夏、秋二季花开到顶、穗绿时采摘，除去杂质，晒干。

荆芥在我国分布广泛，历史产区为江苏太仓，称太仓荆芥；杭州笕桥所产称杭荆芥；苏北海门、南通各地产称为苏北荆芥；江苏丹阳、孟河亦产，称孟荆芥，以上各地所产均为家种。安徽、江西、湖北、四川、河南、陕西、山东、山西、河北各地都有野生。江苏江都、扬州、泰兴，浙江萧山、杭州，江西吉安、吉水，湖北，湖南等地亦有种植。现今荆芥为八大祁药之一，主产于河北安国、易县、唐县、承德等地。

3. 性状　根据荆芥穗药材实际形态描述。本品穗状轮伞花序呈圆柱形，长3～15cm，直径约7mm。花冠多脱落，宿萼黄绿色，钟形，质脆易碎，内有棕黑色小坚果。气芳香，味微涩而辛凉。

4. 鉴别

（1）粉末显微鉴别　显微粉末鉴别，取药材细粉（过五号筛）的特征，显微镜下观察，确定显微特征。图谱见《中华人民共和国药典中药材显微鉴别彩色图鉴》。

（2）薄层鉴别　由于荆芥穗主要成分为挥发油，而胡薄荷酮为挥发油中主要成分，所以采用以荆芥穗对照药材和胡薄荷酮对照品双对照的薄层色谱法对荆芥穗药材进行鉴别。由于胡薄荷酮有很好的脂溶性，故采用石油醚为浸提溶剂，以石油醚（60～90℃）-乙酸乙酯（37∶3）为展开剂，效果较好，见图10-1。

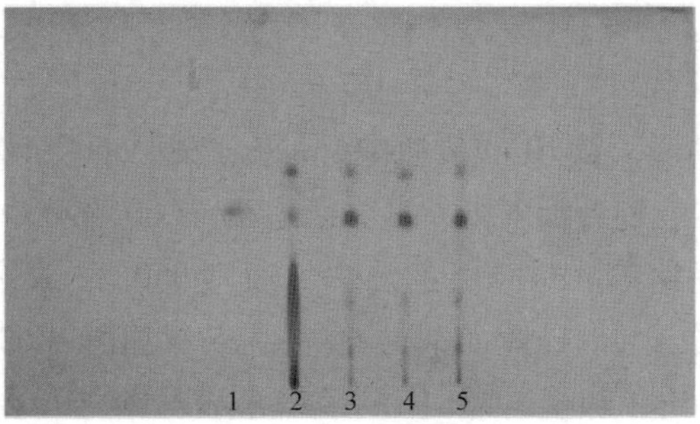

图 10 - 1　荆芥穗药材 TLC 图

1. 胡薄荷酮；2. 荆芥穗对照药材；3，4，5. 三批荆芥穗药材

5. 检查　按《中国药典》水分测定法（通则 0832 第四法），总灰分测定法（通则 2302），酸不溶性灰分测定法（通则 2302），测定 10 批荆芥穗药材水分，灰分，酸不溶性灰分的含量。根据测定结果及贮藏要求，制定荆芥穗药材水分不得过 12.0%，总灰分不得过 12.0%，酸不溶灰分不得过 3.0%。

6. 浸出物　由于荆芥穗主要成分为挥发性成分，脂溶性较强，故以乙醇为溶剂，采冷浸法提取。根据 10 批荆芥穗药材测定结果制定荆芥穗药材浸出物不得少于 8.0%。

7. 含量测定　由于荆芥穗主要成分为挥发油，而胡薄荷酮为挥发油中主要成分，故含量测定指标选择挥发油和胡薄荷酮为测定指标。

（1）挥发油　照《中国药典》2020 年版（四部）挥发油测定法（通则 2204）测定 10 批次荆芥穗药材，根据测定结果制定荆芥穗挥发油限度为不得少于 0.40%（ml/g）。

（2）胡薄荷酮　文献报道的胡薄荷酮含量测定方法有气相色谱法等。根据胡薄荷酮在 252nm 处有较强的紫外吸收，且高效液相方法具有灵敏度高、选择性好的特点，采用高效液相色谱法测定荆芥穗药材中的胡薄荷酮含量，建立起稳定的质量控制方法。实验中比较了不同提取方式、不同提取溶剂、提取次数等因素，根据实验结果确定了供试品的制备方法。

方法学验证　经方法学验证，胡薄荷酮进样量在 117 ~ 1872ng 之间呈良好的线性关系（$Y = 0.002254 + 7.407X$，$r = 0.9999$），对照品精密度试验结果 RSD 为 0.42%（$n = 6$）。稳定性试验结果表明供试液中胡薄荷酮在 8 小时内稳定，RSD 为 0.26%。重复性试验结果表明胡薄荷酮的平均含量为 1.028mg/g，RSD = 1.07%（$n = 6$），加样回收率试验结果表明平均回收率为 98.85%，RSD = 1.29%（$n = 9$）。样品中胡薄荷酮检测的最低限量为 9.36ng。

含量限度　根据十批药材中胡薄荷酮的含量，考虑药材质量受产地、采收季节、存放条件和时间等因素的影响，其中胡薄荷酮含量差异较大，必须确定以上各因素，减小对药材含量的影响。将含量限度定为以干燥品计，含胡薄荷酮（$C_{10}H_{16}O$）不得少于 0.080%。

二、中药饮片的质量标准

荆芥穗饮片质量标准同荆芥穗药材。

三、中药提取物的质量标准

（一）荆芥穗挥发油质量标准

荆芥穗挥发油

本品为中药荆芥穗经加工制成的挥发油。

【制法】取荆芥穗，加 10 倍量水，采用水蒸气蒸馏 6 小时，油水分离后冰冻 24 小时，去冰除水纯化，即得。

【性状】本品为淡黄色的澄明液体；气微香，味辛。

【鉴别】取荆芥穗挥发油50mg，置10ml量瓶中，加石油醚（60～90℃）溶解并稀释至刻度，摇匀，作为供试品溶液。另取胡薄荷酮、荆芥油对照品，加石油醚（60～90℃）制成每1ml含胡薄荷酮4mg、荆芥油5mg的溶液，作为对照品溶液。照薄层色谱法（通则0502）试验，吸取上述溶液各10μl，分别点于同一以羧甲基纤维素钠为黏合剂的硅胶G薄层板上，以石油醚（60～90℃）－醋酸乙酯（37：3）为展开剂，展开，展距8cm，取出，晾干，喷以1%香草醛硫酸溶液，在90℃加热5分钟。供试品色谱中，在与胡薄荷酮对照品及荆芥油对照品色谱相应的位置上，显相同颜色的斑点。

【含量测定】

总萜　照紫外－可见分光光度法（通则0401）测定。

对照品溶液的制备　精密称取胡薄荷酮对照品50mg，置10ml量瓶中，加甲醇至刻度，摇匀。精密量取1ml，置50ml量瓶中，加无水乙醇稀释至刻度，摇匀，即得（每1ml中含胡薄荷酮0.1mg）。

标准曲线的制备　精密量取对照品溶液0ml、0.5ml、1.0ml、1.5ml、2.0ml与2.5ml分别置于具塞试管中，加无水乙醇补足至3ml，分别精密加入新配制的5%香草醛－冰醋酸溶液1ml，高氯酸2.5ml，摇匀，置70℃水浴中分别加热15分钟，取出，立即用流动水冷却2分钟，精密加入冰醋酸5ml，摇匀，作为供试品溶液。照紫外－可见分光光度法（通则0401）于538nm波长处测定吸光度，以吸光度为纵坐标，对照品的量为横坐标，绘制标准曲线。

测定法　精密量取胡薄荷酮【含量测定】项下稀释至200ml的甲醇溶液1.0ml，置10ml量瓶中，加无水乙醇至刻度，摇匀。精密量取该溶液1.5ml于具塞试管中，照标准曲线制备项下的方法，自“加无水乙醇补足至3ml”起依法测定吸光度，从标准曲线上读出供试品溶液中胡薄荷酮的重量（mg），计算，即得。

本品含总萜类成分以胡薄荷酮（$C_{10}H_{16}O$）计，应为55.0%～90.0%。

胡薄荷酮　照高效液相色谱法（通则0512）测定。

色谱条件与系统适用性试验　以十八烷基硅烷键合硅胶为填充剂；甲醇－水（80：20）为流动相；检测波长为252nm。理论板数按胡薄荷酮峰计算应不低于3000。

内标溶液的制备　精密称取萘适量，加甲醇制成每1ml含3.0mg的溶液，即得。

对照品溶液的制备　精密称取胡薄荷酮对照品适量，置量瓶中，加甲醇制成每1ml含1mg的溶液。精密量取该溶液和内标溶液各1ml，置10ml量瓶中，加甲醇至刻度，摇匀，即得（每1ml含胡薄荷酮0.1mg，含萘0.3mg）。

供试品溶液的制备　取荆芥穗挥发油0.3g，精密称定，置200ml量瓶中，加甲醇溶解并稀释至刻度，摇匀。精密量取该溶液和内标溶液各1ml，置10ml量瓶中，加甲醇至刻度，摇匀，微孔滤膜（0.45μm）滤过，即得。

测定法　分别精密吸取对照品溶液与供试品溶液各10μl，注入液相色谱仪，记录色谱图，按内标法以峰面积计算，即得。

本品含胡薄荷酮（$C_{10}H_{16}O$）应为50.0%～80.0%。

【制剂】荆感胶囊

（二）荆芥穗挥发油质量标准草案起草说明

1. 名称　以药材名加“油”构成，故命名为荆芥穗挥发油。

2. 制法　取荆芥穗，采用水蒸气蒸馏法提取挥发油，冰冻脱水纯化，即得。

3. 性状　荆芥穗挥发油是淡黄色澄明液体。气微香，味辛。

4. 鉴别　同荆芥穗药材。

5. 含量测定

（1）含量测定指标　荆芥挥发油其主要有效成分为胡薄荷酮等萜类化合物，其中胡薄荷酮的含量超过50%，故将总萜和胡薄荷酮定为含量测定的指标成分。

（2）测定方法的选择　同饮片。

（3）方法学验证　同饮片。

（4）含量限度　三批挥发油中总萜和胡薄荷酮的平均含量为分别为73.60%、62.65%，如以±15%为上下限，则含量限度总萜应为62.56%～84.64%，胡薄荷酮不低于53.25%～72.05%。但是，由于药材质量受产地、采收季节、存放条件和时间等因素的影响，导致挥发油中胡薄荷酮含量差异较大，必须确定以上各因素，减小对其在制剂中含量的影响。为保证制剂质量，目前先初步将荆芥穗挥发油的含量限度定为含总萜为55.0%～90.0%，胡薄荷酮不低于50.0%～80.0%。

四、中药制剂的质量标准

（一）荆感胶囊质量标准

荆感胶囊

【处方】荆芥穗挥发油　31.5g

【制法】取荆芥穗挥发油，加入8倍量的β－环糊精和20倍β－环糊精的水包结，包结物经喷雾干燥得包结物粉末，制粒，灌装胶囊1000粒，即得。

【性状】本品为胶囊剂，内容物为类白色或微黄色颗粒和粉末；气微香，味辛。

【鉴别】取本品内容物0.5g，置25ml具塞锥形瓶中，加甲醇10ml，超声处理20分钟，滤过，取续滤液作为供试品溶液。另取胡薄荷酮、荆芥油对照品，加石油醚（60～90℃）制成每1ml含胡薄荷酮4mg、荆芥油5mg的溶液，作为对照品溶液。照薄层色谱法（通则0502）试验，吸取上述三种溶液各10μl，分别点于同一以羧甲基纤维素钠为黏合剂的硅胶G薄层板上，以石油醚（60～90℃）－乙酸乙酯（37∶3）为展开剂，展开，展距8cm，取出，晾干，喷以1%香草醛硫酸溶液，在90℃加热5分钟。供试品色谱中，在与胡薄荷酮对照品和荆芥油对照品色谱相应的位置上，显相同颜色的斑点。

【检查】

含量均匀度　精密称取萘适量，加甲醇制成每1ml含3.0mg的溶液，作为内标溶液。取本品1粒，内容物置25ml具塞锥形瓶，加入10ml甲醇，囊壳用少量甲醇洗涤，洗涤液合并入25ml具塞锥形瓶中，超声处理（功率250W，频率50kHz）20分钟，抽滤；滤渣和滤纸再加10ml甲醇，超声处理（功率250W，频率50kHz）20分钟，抽滤，用适量甲醇洗涤2次，合并两次滤液、洗涤液至50ml量瓶，加甲醇至刻度，摇匀。精密量取该溶液和内标溶液（萘）各1ml，置10ml量瓶中，加甲醇至刻度，摇匀，微孔滤膜（0.45μm）滤过，取续滤液作为供试品溶液。照含量测定胡薄荷酮项下方法测定含量，按内标法以平均含量计算，应符合规定。

溶出度　取本品，照溶出度与释放度测定法第二法（通则0931），以0.3%十二烷基硫酸钠的水溶液900ml为溶出介质，转速为每分钟100转，依法操作，经45分钟时，取溶液适量，高速离心（每分钟15000转，3分钟），倾取上清液作为供试品溶液。另精密称取胡薄荷酮对照品适量加甲醇制成每1ml约含0.02mg的溶液，作为对照品溶液。分别精密吸取上述对照品溶液与供试品溶液各10μl，照含量测定胡薄荷酮项下测定方法，依法测定。计算每粒中胡薄荷酮的溶出量。限度为胡薄荷酮平均实际含量的70%，应符合规定。

其他　应符合胶囊剂项下有关的各项规定（通则0103）。

【含量测定】

总萜　照紫外-可见分光光度法（通则0401）测定。

对照品溶液的制备　精密称取胡薄荷酮对照品50mg，置10ml量瓶中，加甲醇至刻度，摇匀。精密量取1ml，至50ml量瓶中，加无水乙醇至刻度，摇匀，即得（每1ml中含胡薄荷酮0.1mg）。

标准曲线的制备　精密量取对照品溶液0ml、0.5ml、1.0ml、1.5m、2.0ml与2.5ml分别置于具塞试管中，用无水乙醇补足至3ml，分别精密加入新配制的5%香草醛-冰醋酸溶液1ml，高氯酸2.5ml，摇匀，置70℃水浴中分别加热15分钟，取出，立即用流动水冷却2分钟，精密加入冰醋酸5ml，摇匀。照紫外-可见分光光度法（通则0401）于538nm处测定吸光度，以吸光度为纵坐标，对照品的量为横坐标，绘制标准曲线。

测定法　取本品装量差异项下的内容物，混匀，取约1.0g，精密称定，置25ml具塞锥形瓶中，加入10ml甲醇，超声处理（功率250W，频率50kHz）20分钟，抽滤；滤渣和滤纸再加10ml甲醇超声处理（功率250W，频率50kHz）20分钟，抽滤，用适量甲醇洗涤2次。合并滤液和洗液至25ml量瓶，加甲醇至刻度，摇匀，作为供试品溶液。精密量取该溶液1ml，置25ml量瓶中，加无水乙醇至刻度，摇匀，精密量取供试品溶液1.5ml于具塞试管中，照标准曲线制备项下的方法，自“加无水乙醇补足至3ml”起依法测定吸光度，从标准曲线上读出供试品溶液中胡薄荷酮的重量（mg），计算，即得。

本品每粒含总萜类成分以胡薄荷酮（$C_{10}H_{16}O$）计，不得少于11.0mg。

胡薄荷酮　照高效液相色谱法（通则0512）测定

色谱条件与系统适用性试验　用十八烷基硅烷键合硅胶为填充剂；甲醇-水（80∶20）为流动相；检测波长为252nm。理论板数按胡薄荷酮峰计算应不低于3000。

内标溶液的制备　精密称取萘适量，加甲醇制成每1ml含3.0mg的溶液，即得。

对照品溶液的制备　精密称取胡薄荷酮对照品适量，加甲醇制成每1ml含1mg的溶液。精密量取该溶液和内标溶液各1ml，置10ml量瓶中，加甲醇至刻度，摇匀，即得（每1ml含胡薄荷酮0.1mg，含萘0.3mg）。

供试品溶液的制备　精密量取总萜类成分测定法项下的供试品溶液和内标溶液各1ml，置10ml量瓶中，加甲醇至刻度，摇匀，微孔滤膜（0.45μm）滤过，即得。

测定法　分别精密吸取对照品溶液与供试品溶液各10μl，注入液相色谱仪，按内标法以峰面积计算，即得。

本品每粒含胡薄荷酮（$C_{10}H_{16}O$），不得少于10.0mg。

【功能主治】疏风散寒、发汗解表。用于风寒感冒。

【用法用量】口服，一次1粒，一日3次。

【规格】每粒含胡薄荷酮（$C_{10}H_{16}O$）不得少于10.0mg。

【贮藏】密封，置干燥阴凉处。

（二）荆感胶囊质量标准起草说明

1. 名称　本品是以中药荆芥挥发油为制成的胶囊剂，其功能主治为疏风散寒，发汗解表，用于感冒风寒。根据《中国药品通用名称命名原则》的相关要求，本品采用主要药味缩写加功能加剂型命名，故命名为“荆感胶囊”。

2. 处方

荆芥穗挥发油　31.5g

制成1000粒

荆芥挥发油的制备：取荆芥穗适量，水蒸气蒸馏提取，油水分离器分离得含水荆芥穗挥发油，冰冻除水，即得荆芥穗挥发油。

3. 制法　根据荆芥穗挥发油的性质，故采用环糊精包结工艺制成胶囊。采用正交试验法对荆芥穗挥发油与β-环糊精的搅拌包结工艺条件进行优选，优化了包结工艺，对喷雾干燥中的一些关键因素进行了考察，并采用干式制粒的方法，压制成颗粒，过筛，整粒，从而确定了本品的制剂工艺。

4. 性状　根据本制剂的三批中试产品进行性状描述。去囊壳后为类白色或微黄色粉末；气微香，味辛。

5. 鉴别　荆芥穗是制剂中唯一药材，本制剂采用荆芥穗挥发油为原料药，其中胡薄荷酮为荆芥穗挥发油中主要成分，所以采用以胡薄荷酮为对照品的薄层色谱法对其进行鉴别。由于包结后胡薄荷酮不易溶出，故采用甲醇超声处理的方法提取胡薄荷酮，以石油醚(60~90℃)-醋酸乙酯（37∶3）为展开剂，1%香草醛硫酸溶液显色，90℃加热5分钟后呈现深紫色斑点，制剂有相同的深紫色斑点，阴性在相应位置无此斑点存在。结果表明该方法专属性好、可操作性强，故列入本制剂质量标准鉴别项下。

6. 检查　制剂中每粒中含荆芥穗挥发油0.02g，含量较低，按照《中国药典》2020年版（四部）中特性检查法项下含量均匀度检查法（通则0941），采用制剂含量测定项中胡薄荷酮项下的测定方法，建立了含量均匀度检查，三批制剂中胡薄荷酮的平均含量分别为每粒16.08mg、16.00mg、16.05mg。

含量均匀度按公式应先计算每粒胶囊相当于标示量的含量 X_i，但本胶囊的质量标准中只对胶囊中胡薄荷酮的含量下限进行了规定，并未对标示量进行相关规定，故无法计算相当于标示量的含量 X_i，因此改用相对于平均值的百分含量，因此根据公式 $A=|100-\overline{X}|$，则 $A=0$；根据含量均匀度的判据：$A+2.2S\leq 15.0$，根据三批样品的SD值分别为2.70、4.43和3.01，计算三批样品的判据值为5.94、9.75和6.62，均小于15.0，因此均符合规定。

制剂中每粒中含荆芥穗挥发油0.02g，荆芥穗挥发油为水中难溶成分，按《中国药典》2020年版（四部）特性检查法项下溶出度与释放度测定法（通则0931），增加溶出度检查。因制剂中原有含量测定项指标为胡薄荷酮，因此溶出度检查仍以胡薄荷酮为指标，但原有胡薄荷酮测定的高效液相色谱法为内标法定量，溶出度取样后，再加内标，操作过于繁琐，因此考虑采用外标法定量，并对溶出度试验条件等进行了考察，绘制了溶出曲线（图10-2），由溶出曲线可知，三批制剂在30分钟溶出量均可达90%以上，且在90分钟内溶出量平稳，同时参考溶出度的常规取样时间确定方法，确定本制剂溶出度取样时间点为45分钟。

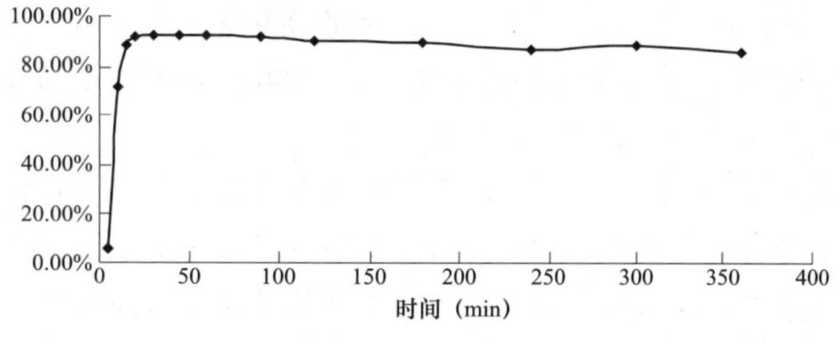

图10-2　荆感胶囊（P1）溶出曲线

按《中国药典》2020年版（四部）胶囊剂（通则0103）项下有关规定，检查三批制剂样品的微生物限度，根据结果确定限度。同时按《中国药典》2020年版（四部）重金属检查法（通则0821）第二法检查重金属，按砷盐检查法（通则0822）第一法检查砷盐。重金属限度为含量小于百万分之十，砷盐限度为含量小于百万分之十。检查三批制剂，结果均符合要求（图10-3），故不列入正式标准。

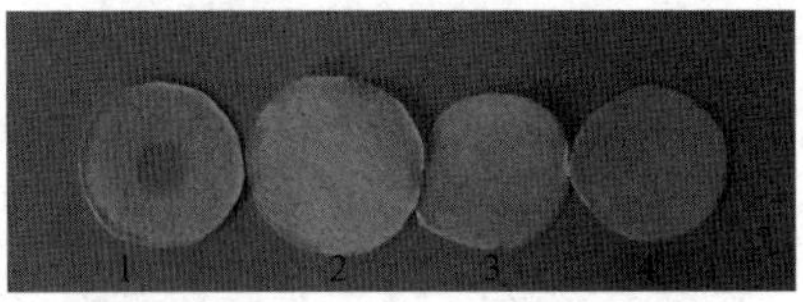

图 10-3 荆感胶囊三批制剂砷斑

1. 对照砷斑；2，3，4. 三批供试品砷斑

7. 含量测定 含量测定指标：荆芥穗挥发油为本方中唯一原料，荆芥穗挥发油中的主要有效成分为胡薄荷酮等萜类化合物，其中胡薄荷酮在荆芥穗挥发油中含量超过50%，故将总萜和胡薄荷酮定为本制剂含量测定的指标成分。以胡薄荷酮含量指标的研究过程为例。

（1）测定方法的选择 同荆芥穗，采用内标法。

（2）供试品的制备 考察不同提取溶剂如甲醇、流动相等，结果表明以甲醇为提取溶剂效果较好，考察提取次数，结果表明以甲醇提取两次就已完全，故确定提取次数为两次。

（3）方法学验证 ① 线性关系的考察：配制一系列胡薄荷酮标准溶液浓度分别为0.0117mg/ml、0.0234mg/ml、0.0468mg/ml、0.0936mg/ml、0.1872mg/ml，并加入适量内标溶液，使每份对照品溶液中内标浓度均相同。以胡薄荷酮与内标峰面积比值为纵坐标（Y），对照品浓度（mg/ml）为横坐标（X），绘制标准曲线，得回归方程：$Y=7.407X+2.254\times10^{-3}$（$r=0.9999$）。结果表明胡薄荷酮进样量在117～1872ng之间呈良好的线性关系。② 精密度试验：以浓度为0.0936mg/ml的胡薄荷酮对照品为考察对象，依法测定，连续进样6针，测定结果表明，胡薄荷酮与内标峰面积比（A_R/A_S）RSD为0.50%，表明精密度良好。③ 空白试验：原方去除荆芥穗挥发油，按制剂工艺制备得缺荆芥穗挥发油的空白制剂。按照供试品制备方法制备空白样品供试品。按含量测定方法分析，空白样品色谱图在胡薄荷酮相应保留时间上没有干扰峰（图10-4至图10-8）。说明在本条件下测定胡薄荷酮含量无干扰。本方法准确、可行。④ 稳定性试验：以同一份样品供试液（批号P1），隔2小时测一次，共测5次，结果表明，供试液中胡薄荷酮在8小时内稳定，RSD为1.16%。⑤ 重复性试验：同一批号制剂（批号P1），依法处理样品6份，依法测定，重复性结果为胡薄荷酮的平均含量为51.80mg/g，RSD=1.59%。⑥ 检测灵敏度及最低检测限：本品检测时，紫外检测器灵敏度为AUFS=2.0，检测信号（mv）与对照品进样量（ng）的比值约为0.105，基线噪音为0.31mV，当胡薄荷酮进样量为9.36ng时，呈现0.87mv强度的色谱峰，故样品检测的最低限量为9.36ng。⑦ 回收率试验：精密称取本品（批号P1）各0.5g共9份，3份一组，各组分别加入胡薄荷酮对照品溶液（3.744mg/ml）4ml，7ml，10ml。依法测定，并计算胡薄荷酮平均回收率为96.13%，RSD=0.89%。

（4）含量限度 根据三批制剂测定结果，胡薄荷酮的含量分别为12.81毫克/粒，12.83毫克/粒，13.29毫克/粒，胡薄荷酮的平均含量为12.98mg/粒，如以-20%为下限，含量限度应为含胡薄荷酮不低于10.38毫克/粒。但是，由于本方剂量较小，中试生产荆芥穗挥发油投料较少，质量标准应根据批量生产后进行修订。目前先初步将含量限度定为：本品每粒含荆芥穗挥发油以胡薄荷酮计，不少于10mg。

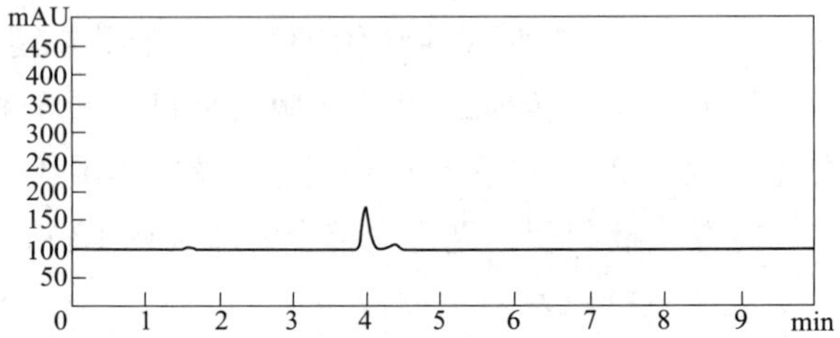

图 10-4 胡薄荷酮对照品色谱图

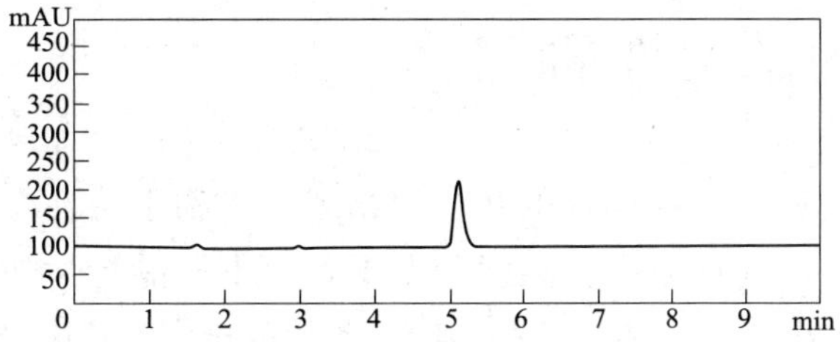

图 10－5　萘（内标）色谱图

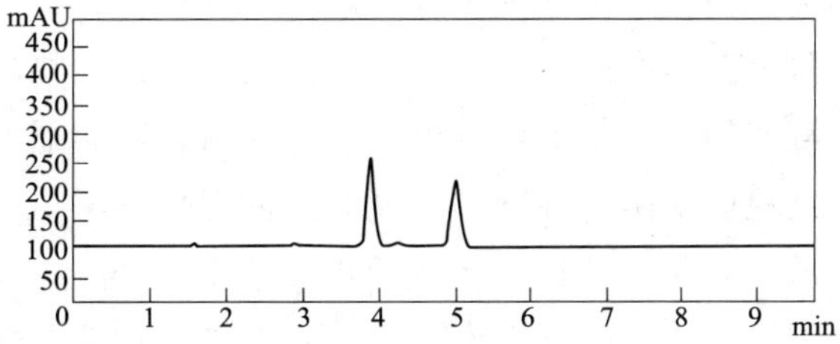

图 10－6　胡薄荷酮对照品（含内标）色谱图

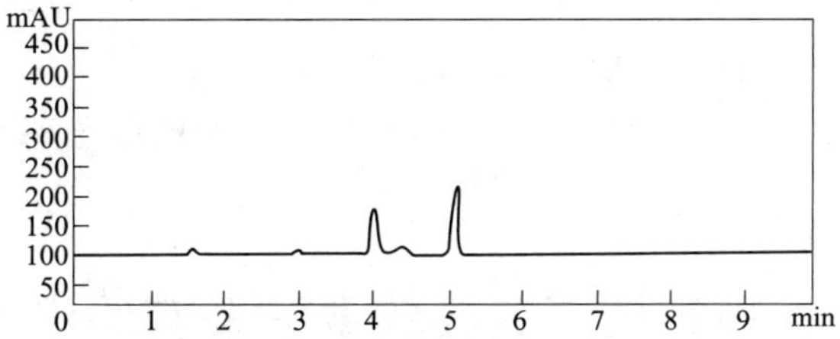

图 10－7　荆感胶囊样品（含内标）HPLC 图

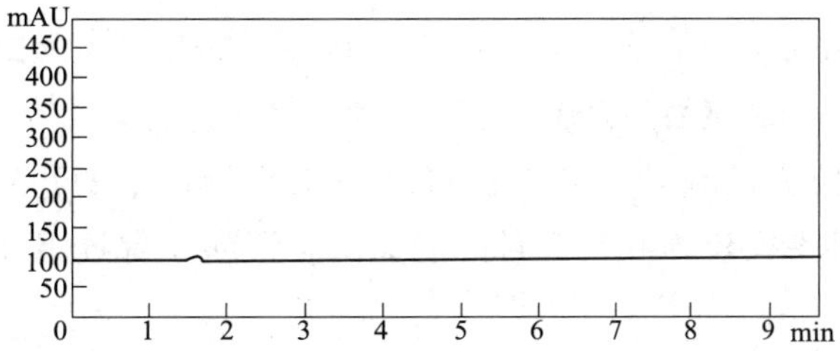

图 10－8　荆感胶囊空白 HPLC 图

8. 功能与主治　中药荆芥始载于《神农本草经》，具有祛风，解表，止血作用，中医临床使用历史悠久，为最常用的解表药物之一。荆芥为地上部分，当临床用于解表时，以荆芥穗应用更为普遍现代研究表明，荆芥穗解表作用的主要有效部位为挥发油类成分。荆芥穗挥发油含量的多少与其临床疗效有密切关系。药理实验表明，荆芥穗挥发油具有抗流感病毒、抗炎、发汗、清热等作用。故根据文献及药理试验资料，表明荆感胶囊功能为疏风散寒、发汗解表。主要用于风寒感冒。

9. 用法与用量　根据文献及药理试验资料，用法为口服，用量为一次 1 粒，一日 3 次。

10. 规格　根据实验结果，每粒装 0.25g（相当于含荆芥挥发油 20mg）。

11. 贮藏　根据稳定性研究资料表明贮藏要求密封，置干燥阴凉处。

PPT

第四节　中药的稳定性研究

中药的稳定性是指中药（原料或制剂）的化学、物理及生物学特性发生变化的程度。通过稳定性试验，考察中药在不同环境条件（如温度、湿度、光线等）下药品特性随时间变化的规律，以认识和预测药品的稳定趋势，为药品生产、包装、贮存、运输条件的确定和有效期的建立提供科学依据。稳定性研究是评价药品质量的主要内容之一，在药品的研究、开发和注册管理中占有重要地位。

根据研究目的和条件的不同，稳定性研究内容分为影响因素试验、加速试验和长期试验等。

影响因素试验是比加速试验更激烈的条件下进行，其目的是探讨药物的稳定性、了解影响其稳定性的因素及可能的降解途径和降解产物，为制剂生产工艺、包装材料和容器的选择、贮存条件的确定等提供依据。并为加速试验和长期试验应采用的温度和湿度等条件提供参考。

加速试验是在加速条件下进行的稳定性试验，其目的是在较短的时间内，了解原料或制剂的化学、物理和生物学方面的变化，为制剂设计、质量评价和包装、运输、贮存条件等提供试验依据，并初步预测样品的稳定性。

长期试验是在接近药物的实际贮存条件下进行的稳定性试验，为制定药物的有效期提供依据。

此外，有些药物制剂还应考察使用过程中的稳定性。

稳定性研究具有阶段性特点，不同阶段具有不同的目的。一般始于药品的临床前研究，贯穿药品研究与开发的全过程，在药品上市后还要继续进行稳定性研究。

一、稳定性研究实验要求及实验设计

（一）稳定性研究要求

稳定性研究的内容应根据注册申请的分类以及药品的具体情况，围绕稳定性研究的目的（如确定处方工艺、包装材料、贮存条件和制定有效期），进行设计和开展工作。

1. 新药　对于申报临床研究的新药，应提供符合临床研究要求的稳定性研究资料，一般情况下，应提供至少6个月的长期试验考察资料和6个月的加速试验资料。有效成分及其制剂还需提供影响因素试验资料。

对于申请生产的新药，应提供全部已完成的长期试验数据，一般情况下，应包括加速试验6个月和长期试验18个月以上的研究数据，以确定申报注册药品的实际有效期。

2. 已有国家标准药品　已有国家标准品种的注册申请，一般情况下，应提供6个月的加速试验和长期试验资料。有关研究可参考“申请生产已有国家标准中药、天然药物质量控制研究的指导原则”。

3. 其他　药品在获得上市批准后，可能会因各种原因而申请改变制备工艺、处方组成、规格、包装材料等，原则上应进行相应的稳定性研究，以考察变更后药品的稳定性趋势。必要时应与变更前的稳定性研究资料进行对比，以评价变更的合理性，确认变更后药品的包装、贮存条件和有效期。

以下是部分补充申请及其相应稳定性资料的要求。

（1）改变生产工艺　应提供6个月加速试验及长期试验资料。

（2）变更药品处方中已有药用要求的辅料　应提供6个月加速试验及长期试验资料。

（3）变更药品规格　一般情况下，应提供6个月的加速试验及长期试验资料，并与原规格药品的稳定性资料进行对比。如果仅为装量规格的改变，不变更处方工艺、包装材料，应进行稳定性分析，酌情进行稳定性研究。一般的，有效期可参照原装量规格药品有效期执行。

（4）变更直接接触药品的包装材料或者容器　一般情况下，应提供变更前后两种包装材料或者容器中药品在不同包装条件下的6个月加速试验及长期试验资料，以考察包装材料的改变对药品质量的影响。

（5）其他内容的补充申请　对于其他内容的补充申请，如申请进行的变更可能会影响药品质量，并影响药品的稳定性，应提供稳定性研究资料，根据研究结果分析变更对药品稳定性的影响。

（二）稳定性研究实验设计

应根据不同的研究目的，结合原料药的理化性质、剂型的特点和具体的处方及工艺条件进行。稳定性试验研究应采用专属性强、准确、精密、灵敏的分析方法，并对方法进行验证，以保证稳定性检测结果的可靠性。

1. 样品的批次和规模　影响因素试验可采用1批一定规模样品进行；加速试验和长期试验应采用3批中试以上规模样品进行。

2. 包装及放置条件　加速试验和长期试验所用包装材料和封装条件应与拟上市包装一致。

稳定性试验要求在一定的温度、湿度、光照等条件下进行，这些放置条件的设置应充分考虑到药品在贮存、运输及使用过程中可能遇到的环境因素。

稳定性研究中所用控温、控湿、光照等设备应能较好地对试验要求的环境条件进行控制和监测，如应能控制温度±2℃，相对湿度±5%，照度±500lx等，并能对真实温度、湿度与照度进行监测。

3. 考察时间点　稳定性研究中需要设置多个时间点。考察时间点的设置应基于对药品理化性质的认识、稳定性变化趋势而设置。如长期试验中，总体考察时间应涵盖所预期的有效期，中间取样点的设置要考虑药品的稳定特性和剂型特点。对某些环境因素敏感的药品，应适当增加考察时间点。

二、稳定性研究考察项目

一般情况下，考察项目可分为物理、化学和生物学等几个方面。

稳定性研究的考察项目（或指标）应根据所含成分和（或）制剂特性、质量要求设置，应选择在药品保存期间易于变化，可能会影响到药品的质量、安全性和有效性的项目，以便客观、全面地评价药品的稳定性。一般以质量标准及《中国药典》制剂通则中与稳定性相关的指标为考察项目，必要时，应超出质量标准的范围选择稳定性考察指标。

有效成分及其制剂应考察有关物质的变化。有效部位及其制剂应关注其同类成分中各成分的变化。复方制剂应注意考察项目的选择，注意试验中信息量的采集和分析。为了确定药物的稳定性，应对同批次不同取样时间点及不同批次样品所含成分的一致性进行比较研究。

三、稳定性研究实验方法

（一）影响因素试验

影响因素试验一般包括高温、高湿、强光照射试验。将原料置适宜的容器中（如称量瓶或培养皿），摊成≤5mm厚的薄层，疏松原料药摊成≤10mm厚的薄层进行试验。对于固体制剂产品，采用除去内包装的最小制剂单位，分散为单层置适宜的条件下进行。如试验结果不明确，应加试2个批号的样品。

1. 高温试验　供试品置密封洁净容器中，在60℃条件下放置10天，于0、5、10天取样检测。与0天比较，若供试品发生显著变化，则在40℃下同法进行试验。如60℃无显著变化，则不必进行40℃试验。

2. 高湿试验 供试品置恒湿设备中，于25℃、RH 92.5% ±5%条件下放置10天，在0、5、10天取样检测。检测项目应包括吸湿增重等。若吸湿增重在5%以上，则应在25℃、RH 75% ±5%下同法进行试验；若吸湿增重在5%以下，且其他考察项目符合要求，则不再进行此项试验。

恒湿条件可以通过恒温恒湿箱或在密闭容器中放置饱和盐溶液来实现。根据不同的湿度要求，选择NaCl饱和溶液（15.5~60℃，RH 75% ±1%）或KNO_3饱和溶液（25℃，RH 92.5%）。

对水性的液体制剂，可不进行此项试验。

3. 强光照射试验 供试品置装有日光灯的光照箱或其他适宜的光照容器内，于照度为4500lx ±500lx条件下放置10天，在0、5、10天取样检测。试验中应注意控制温度，与室温保持一致，并注意观察供试品的外观变化。

此外，根据药物的性质必要时应设计其他试验，探讨pH值、氧及其他条件（如冷冻等）对药物稳定性的影响。

（二）加速试验

加速试验一般应在40℃ ±2℃、相对湿度75% ±5%条件下进行试验，在试验期间第0、1、2、3、6个月末取样检测。若供试品经检测不符合质量标准要求或发生显著变化，则应在中间条件下，即在30℃ ±2℃、相对湿度65% ±5%条件下（可用Na_2CrO_4饱和溶液，30℃，RH 64.8%）进行试验。

对采用不可透过性包装的液体制剂，如合剂、乳剂、注射液等的稳定性研究中可不要求相对湿度。对采用半通透性的容器包装的液体制剂，如多层共挤PVC软袋装注射液、塑料瓶装滴眼液、滴鼻液等，加速试验应在40℃ ±2℃、相对湿度20% ±5%的条件下进行。

对膏药、胶剂、软膏剂、凝胶剂、眼膏剂、栓剂、气雾剂等制剂可直接采用30℃ ±2℃、相对湿度65% ±5%的条件进行试验。

对温度敏感药物（需在4~8℃冷藏保存）的加速试验可在25℃ ±2℃、相对湿度60% ±5%条件下同法进行。需要冷冻保存的药品可不进行加速试验。

（三）长期试验

长期试验是在接近药品的实际贮存条件下进行的稳定性试验，建议在25℃ ±2℃、相对湿度60% ±10%条件下，分别于0、3、6、9、12、18个月取样检测，也可在常温条件下进行。对温度特别敏感药物的长期试验可在6℃ ±2℃条件下进行试验，取样时间点同上。

（四）药品上市后的稳定性考察

药品注册申请单位应在药品获准生产上市后，采用实际生产规模的药品进行留样观察，以考察上市药品的稳定性。根据考察结果，对包装、贮存条件等进行进一步的确认或改进，并进一步确定有效期。

四、稳定性研究结果评价

药品稳定性的评价是对有关试验（如影响因素、加速试验、长期试验）的结果进行的系统分析和判断，其相关检测结果不应有明显变化。

1. 贮存条件的确定 新药应综合加速试验和长期试验的结果，同时结合药品在流通过程中可能遇到的情况进行综合分析。选定的贮存条件应按照规范术语描述。

已有国家标准药品的贮存条件，应根据所进行的稳定性研究结果，并参考已上市同品种的国家标准确定。

2. 包装材料/容器的确定 一般先根据影响因素试验结果，初步确定包装材料或容器，结合稳定性研究结果，进一步验证采用的包装材料和容器的合理性。

3. 有效期的确定　药品的有效期应根据加速试验和长期试验的结果分析确定，一般情况下，以长期试验的结果为依据，取长期试验中与 0 月数据相比无明显改变的最长时间点为有效期。

目标测试

答案解析

简答题

1. 制定中药质量标准的前提有哪些?
2. 中药质量标准的主要内容包括哪些?
3. 中药稳定性研究内容有哪些?
4. 芩连片的质量分析方案设计

【处方】黄芩 213g　连翘 213g　黄连 85g　黄柏 340g　赤芍 213g　甘草 85g

【制法】以上六味，赤芍、黄连粉碎成细粉，其余煎煮，余略。

【性状与功能与主治】略。

已知本品含量测定选用指标为黄芩中的黄芩苷。

供试品制备　取本品 20 片，研细，取约 0.3g，精密称定，置 50ml 量瓶中，加入 70% 乙醇 40ml，超声处理（功率 250W，频率 33kHz）20 分钟，放冷，用 70% 乙醇稀释至刻度，静置，取上清液，滤过，取续滤液，即得。

测定法　分别精密吸取对照品溶液与供试品溶液各 10μl，注入液相色谱仪，测定，即得。

经预试，50μg/ml 的黄芩苷对照品峰面积为 2560761，本品某一批号供试品溶液中黄芩苷的峰面积为 2532168。黄芩苷储备液的浓度为 1.0mg/ml。

质量分析方案要求：定性鉴别要写出所用对照品或对照药材、鉴别方法；本品六味药均要有鉴别项目。检查要求写明检查项目；含量测定请设计本制剂的线性关系考察、精密度、稳定性、重复性、检测限与加样回收率试验。

书网融合……

思政导航　本章小结　微课 1　微课 2　题库

（包贝华）

参考文献

[1] 蔡宝昌．中药制剂分析［M］. 2 版．北京：高等教育出版社，2012.

[2] 蔡宝昌．中药分析学［M］. 北京：人民卫生出版社，2012.

[3] 蔡宝昌，刘训红．常用中药材 HPLC 指纹图谱测定技术［M］. 北京：化学工业出版社，2005.

[4] 梁生旺．中药制剂分析［M］. 北京：中国中医药出版社，2013.

[5] 傅强．中药分析［M］. 北京：化学工业出版社，2010.

[6] 傅强．现代药物分离与分析技术［M］. 西安：西安交通大学出版社，2011.

[7] 黄璐琦，胡之璧．中药鉴定新技术新方法及其应用［M］. 北京：人民卫生出版社，2010.

[8] 张贵军．常用中药生物鉴定［M］. 北京：化学工业出版社，2006.

[9] 孙素琴，周群，陈建波．中药红外光谱分析与鉴定［M］. 北京：化学工业出版社，2010.

[10] 李萍，贡济宁．中药分析学［M］. 北京：中国中医药出版社，2012.

[11] 罗国安，梁琼麟，王义明．中药指纹图谱——质量评价、质量控制与新药研发［M］. 北京：化学工业出版社，2009.

[12] 王玉田．光纤传感技术及应用［M］. 北京：北京航空航天出版社，2009.

[13] 梁冰．药物分析与制药过程检测［M］. 北京：科学出版社，2013.

[14] 江滨．中药制剂分析［M］. 2 版．北京：科学出版社，2016.

[15] 毕开顺．实用药物分析［M］. 北京：人民卫生出版社，2011.

[16] 杭太俊．药物分析［M］. 7 版．北京：人民卫生出版，2011.

[17] 万德光．中药品质研究——理论、方法与实践［M］. 上海：上海科学技术出版社，2008.

[18] 石碧，狄莹．植物多酚［M］. 北京：科学出版社，2000.

[19] 李好枝．体内药物分析［M］. 北京：中国医药科技出版社，2011.

[20] 郭玫．中药成分分析［M］. 北京：中国中医药出版社，2006.

[21] 中国药品生物制品检定所，广东省药品检验所．中国中药材真伪鉴别图典［M］. 广州：广东科学技术出版社，2011.

[22] 中国药品生物制品检定所．中国药品检验标准操作规范［M］. 北京：中国医药科技出版社，2010.